Victor O. Lucia Gnathologische Konzepte

Gnathologische Konzepte

Victor O. Lucia, D.D.S., F.A.C.D.

Professor of Prosthodontics, Director
Graduate Prosthodontics Department
Fairleigh Dickinson University, School of Dentistry
Diplomate — American Board of Prosthodontics

Aus dem Englischen übertragen von
Georg Hoefer

unter Mitarbeit von
Dr. Axel Bauer

Quintessenz Verlags-GmbH
Berlin, Chicago, London, São Paulo und Tokio   1988

Titel der amerikanischen Originalausgabe:
"Modern Gnathological Concepts — Updated"

CIP-Titelaufnahme der Deutschen Bibliothek

Lucia, Victor O.
Gnathologische Konzepte/Victor O. Lucia. Dt. Ausgabe übers. und bearb.
von Georg Hoefer; Axel Bauer. –
Berlin, Chicago, London, São Paulo, Tokio: Quintessenz Verlags-GmbH, 1988
  (Quintessenz-Bibliothek)
  Einheitssacht.: Modern gnathological concepts — updated ⟨dt.⟩
  ISBN 3-87652-780-5

Dieses Werk ist urheberrechtlich geschützt. Jede Verwertung außerhalb der engen Grenzen des Urheberrechtsgesetzes ist ohne Zustimmung des Verlags unzulässig und strafbar. Das gilt insbesondere für Vervielfältigungen, Übersetzungen, Mikroverfilmungen und die Einspeicherung und Verarbeitung in elektronischen Systemen.

Copyright © 1988 by Quintessenz Verlags-GmbH, Berlin

Zeichnungen: Walter A. Lerch, Berlin
Lithographien: Industrie- und Presseklischee, Berlin/Sun Art Printing, Osaka
Satz und Druck: Franz W. Wesel, Baden-Baden
Bindearbeiten: Lüderitz & Bauer, Berlin

Printed in Germany

ISBN 3 87652 780 5

Für all meine Freunde und Kollegen, die seit Jahren auf eine aktualisierte Neufassung warten, und ganz besonders für meine Frau, die mich seit mehreren Jahren mit sanftem Nachdruck zu dieser Aufgabe gedrängt hat.

Vorwort

Die Anfänge der Gnathologie kann man bis Mitte der zwanziger Jahre zurückverfolgen. McCollum, Stallard und Stuart gründeten 1926 die Gnathological Society of California. Es handelte sich dabei um ein Forscherteam, das sich mit der Physiologie des Unterkiefers befaßte. So wurden Verfahren zur Beobachtung der Kieferbewegungen sowie zu deren Aufzeichnung und Reproduktion entwickelt. Die „Philosophie" dieser Forscher besagte, daß man den Mund als Einheit betrachten und zur Funktion sowie zum Gesundheitszustand des ganzen Patienten in Beziehung setzen muß.

Fortschritte stellten sich nur langsam ein, und es waren viele Widerstände zu überwinden, da die Gnathologie von vielen als zu kompliziert und unnötig erachtet wurde. Jahrelang wurde die Gnathologie nur im engsten Rahmen propagiert, und Informationen waren nur mit großer Mühe zu erhalten, mit Ausnahme der Hochschulebene.

Als das Interesse immer größer wurde, entschloß ich mich zur Erstellung eines Lehrbuchs, die *Modern Gnathological Concepts*. Es wurde 1961 veröffentlicht und ist inzwischen seit über einem Jahrzehnt vergriffen. Es handelte sich dabei um die einzige Veröffentlichung, die die Gnathologie in aller Gründlichkeit behandelte.

Im Laufe der sechziger Jahre hatte sich die Gnathologie so viele Bereiche erobert, daß sie allmählich zum Standard der neuzeitlichen zahnärztlichen Behandlung wurde.

In den nächsten beiden Jahrzehnten wurden die Prinzipien der Gnathologie in vielen Universitäten anerkannt. Immer mehr Zahnärzte interessierten sich dafür. Bei den meisten zahnärztlichen Fachtagungen stellt die Gnathologie inzwischen einen herausragenden Teil dar.

Auf jeder Tagung, an der ich teilnahm, wurde immer wieder nachgefragt, ob die *Modern Gnathological Concepts* nicht doch erhältlich seien. Aber die Auflage war längst restlos vergriffen. Auf dem 9. International Gnathological Congress war die Nachfrage so groß, daß ich mich dazu entschloß, das Buch zu überarbeiten.

Der Inhalt meines Buches hat sich zwar im großen und ganzen über die Jahre bewährt, doch einige Geräte sind inzwischen veraltet und neue Ideen sind dazugekommen.

Im vorliegenden Werk werden neuere und bessere Instrumente beschrieben, die an die Stelle der früheren Ausrüstung getreten sind. Außerdem werden die neuesten gnathologischen Konzepte vorgestellt. Die Prinzipien der Gnathologie haben sich nicht geändert; sie sind nur umfangreicher und besser ausgearbeitet worden. Verbesserte Geräte und Verfahren haben es ermöglicht, die Patienten schneller, einfacher und erfolgreicher zu versorgen. All dies ist im vorliegenden Buch nachzulesen.

Die Kapitel 1, 2 und 3 bieten die Grundlagen zum Verständnis der Anatomie und Physiologie des stomatognathen Systems.

Die Kapitel 4, 5, 6, 7 und 8 behandeln die technische Ausrüstung, die zur Aufzeichnung und Wiedergabe der Unterkieferbewegungen des Patienten notwendig ist.

In den Kapiteln 9 und 10 werden die Grundlagen zur Ausarbeitung einer Artikulation besprochen.

Die Kapitel 11 und 12 mögen zwar dem Anschein nach am falschen Platz sein, doch meine ich, daß man über Diagnose und Behandlungsplanung erst nachdenken kann, wenn die Grundlagen der Gnathologie dargelegt worden sind.

In Kapitel 13 hat Dr. R. Brian Ullmann die neuesten Erkenntnisse über die heute so beliebten Keramikrestaurationen zusammengestellt.

Kapitel 14 zeigt neue Möglichkeiten auf, wie man bei der Herstellung herausnehmbarer Teilprothesen mit Präzisionsgeschieben eine größere Genauigkeit erzielen kann.

In den Kapiteln 15, 16, 17, 18 und 19 wird jede Maßnahme, die bei der gnathologischen Rekonstruktion des Mundes notwendig ist, in allen Einzelheiten dargestellt.

Vorwort

In Kapitel 20 wird ein Verfahren vorgestellt, mit dem man die Okklusion natürlicher Zähne mit wissenschaftlicher Sorgfalt einschleifen kann.
In Kapitel 21 geht es um die Versorgung der Patienten nach abgeschlossener Behandlung.
In Kapitel 22 werden die Kosten einer vollständigen Rekonstruktion besprochen.
Kapitel 23 ist angefüllt mit praktischen Hinweisen aus über vierzigjähriger überreicher Berufserfahrung, die für den jungen Zahnarzt sehr nützlich sein können.
Kapitel 24 ist vielleicht das wichtigste des ganzen Buches: Hier geht es um die Funktion der Frontzähne. Ungeachtet seiner Bedeutung ist dieser Bereich bei der vollständigen Rekonstruktion am meisten vernachlässigt worden.

Die Fallbeispiele in Kapitel 25 mögen als Orientierungshilfen für die Behandlungsplanung dienen. Diese Behandlungen haben sich auf Dauer bewährt. Im abschließenden Kapitel komme ich kurz auf einige persönliche Gedanken über die Zukunft der Zahnheilkunde zu sprechen.
Dieses Buch ist so umfangreich, daß sich jeder Zahnarzt in seiner Praxis die Gnathologie in dem Tempo, das ihm behagt, aneignen kann.

Das Buch wäre allerdings ohne die fortgesetzte Unterstützung und Ermunterung durch meine Freunde und Kollegen und ohne die bereitwillige Mitarbeit meiner Patienten nie zustande gekommen. Ihnen gilt mein besonderer Dank.

Inhaltsverzeichnis

Kapitel 1	**Überblick über die vollständige Rekonstruktion**	**19**
	Gründe für eine vollständige Rekonstruktion	19
	Bei welchen Patienten soll eine vollständige Rekonstruktion nicht vorgenommen werden?	21
	Das Behandlungsziel	22
	Harmonie von Form und Funktion	22
	Die Behandlungsmethode	25
	Das Verblocken als letzter Ausweg	26
	Parodontale Behandlung	27
	Gnathologie	27
Kapitel 2	**Anatomie und Physiologie des stomatognathen Systems**	**29**
	Die Knochenkomponenten	29
	Die Funktion der Ligamente und Muskeln	30
	Der Temporalis	32
	Der Masseter	33
	Pterygoideus lateralis und medialis	33
	Neuromuskuläre Koordination	34
	Reziproke Innervation	34
	Die Kaubewegungen	35
	Harmonie von Form und Funktion	36
	Schutz durch Propriorezeption	36
	Literatur	37
Kapitel 3	**Die Scharnierachse**	**39**
	Definition der Scharnierachse	39
	Was versteht man unter der Scharnierachse?	39
	Scharnierachse und RKP	40
	Verfahren zur Ermittlung der Scharnierachse	42
	Behandlung mit der Aufbißschiene	42
	Markierung der Achse am Patienten	45
	Wahl des richtigen Gesichtsbogens	46

Inhaltsverzeichnis

Scharnierachse und Referenzebene	47
Diskussion und Schlußfolgerungen	47
Eine einzige Transversalachse	47
Eindeutiger Nachweis einer brauchbaren Scharnierachse	49

Kapitel 4 Die Herstellung von Löffeln (Clutches) — 55

Definition und Zweck	55
Vorbereitung der Modelle	55
Oberes Modell	55
Unteres Modell	58
Das Aufwachsen der Wachsschablonen	58
Obere Schablone	58
Untere Schablone	59
Anbringen der Gußkanäle, Einbetten und Gießen der Löffelschablonen	59
Maschinelle Bearbeitung der Löffel	59

Kapitel 5 Die Aufzeichnung von Kieferbewegungen — 65

Anforderungen an einen Artikulator	65
Die Aufzeichnung	68
Ermittlung der Scharnierachse	68
Anbringen der Referenzplatten	75
Plazierung des unteren Aufzeichnungselements	76

Kapitel 6 Die zentrische Relation — 83

Bestimmung der Drehpunkte	83
Das Kontrollsockelverfahren	86
Ermittlung der zentrischen Relation — Unterschiedliche Materialien für unterschiedliche Situationen	93
Aufzeichnung in zwei Phasen	95
Überprüfung des Interokklusalregistrats	98
Die Jig-Methode	99
Der Jones-Bißrahmen	107
Literatur	107

Kapitel 7 Das Einstellen des Stuart-Artikulators — 109

Die Gesichtsbogenübertragung	109

	Montage des Aufzeichnungsgeräts	111
	Montage des Aufzeichnungsgeräts im Schnellverfahren	113
	Die richtige Neigung der Fossa	115
	Einstellen des Winkels der Bennett-Bewegung	115
	Modifikation von Neigung und Rotation der Achse	115
	Korrektur der Einstellungen auf der gegenüberliegenden Seite	120
	Einstellen der seitlichen Drehpunkte	125
	Einschleifen der Bennett-Führung	125
	Wahl der richtigen Kondylarbahn	125
	Einschleifen der Eminentia für die laterale Bahn	129
	Eminentia für die Protrusion	129
	Dokumentieren der Einstellungen	130

Kapitel 8   Das Denar-System   131

	Immediate Sideshift	131
	Reprogrammierbar für die Behandlung	132
	Zentralverriegelung	134
	Numerische Skalen zum Nachstellen	134
	Konstruktionstyp „Arcon"	134
	Verwindungssteifheit	134
	Einstellbare vertikale Rotationsachsen	134
	Einstellbarer Inzisaltisch	135
	Aufzeichnung charakteristischer und reproduzierbarer Registrate	135
	Aufzeichnung aller Bewegungskomponenten	135
	Fernsteuerung	135
	Aufzeichnung der immediaten Sideshift	136
	Leichte Handhabung	136

Kapitel 9   Die Grundlagen der Artikulation   143

	Unterschiede in Höhe und Breite der Höcker	144
	Das Verhältnis von Unter- und Oberkiefer	146
	Die zentrische Relation	146
	Die Scharnierachse	147
	Die Krümmung der Kondylarbahn	147
	Die Neigung der Kondylarbahn	148
	Die Bennett-Bewegung	148
	Die Achsorbitalebene	149
	Die Okklusionsebene	154
	Die Spee-Kurve	154
	Die Frontzahnführung	155
	Die vertikale Dimension	156

Die Ruhelage	157
Der Interokklusalabstand	157
Die Muskellänge	158
Richtlinien für die vertikale Dimension	158
Die Wilson-Kurve	158
Kennzeichen einer guten Artikulation	159
Literatur	160

Kapitel 10 — Das Ausarbeiten einer Artikulation — 161

Einstellen der Frontzahnführung	161
Bereiche, die in den verschiedenen Exkursionen und Positionen miteinander koordiniert sind	163
Kontakte in der lateralen Protrusion	163
Kontakte in der Protrusion	164
Kontakte in der lateralen Balance	165
Kontaktbereiche am mesiolingualen Höcker des oberen 1. Molars	166
Arbeitsseitige Kontakte	166
RKP-Kontakte	169
Herstellung der Frontzahnrelation für eine ausgewogene Artikulation	170
Entwicklung einer front- und eckzahngeführten Artikulation nach Stallard, Stuart und Thomas	172
Einstellung der Frontzahnführung	174
Anordnung der oberen bukkalen Höckerkegel	175
Anordnung der oberen lingualen Höckerkegel	175
Anordnung der unteren bukkalen Höckerkegel	177
Anordnung der unteren lingualen Höckerkegel	177
Anordnung der Randwülste der oberen Zähne	179
Anordnung der Randwülste der unteren Zähne	179
Anordnung der dreieckigen sowie der Quer- und Schrägwülste der oberen Zähne	181
Anordnung der Quer- und Schrägwülste der unteren Zähne	181
Vervollständigung der Fossae	182
Modellieren der Entwicklungsfurchen	182
Modellation von Ergänzungsfurchen	182
Letzte Überprüfung der Kontakte in der zentrischen Relation	182
Kronenkonturen bei Restaurationen	189
Faziale und linguale Konturen	189
Faziallinguale Abmessungen der Kronen	189
Approximalkontakte	189
Approximalflächen	189
Randwülste	189
Literatur	189

Kapitel 11	**Die Diagnose**	**191**
	Der erste Termin	191
	Vervollständigung der Diagnose	193
	Literatur	195

Kapitel 12	**Die Behandlungsplanung**	**197**
	Parodontale Behandlung	197
	Unterkieferaufzeichnungen	199
	Restaurationen	200
	Prognose	202

Kapitel 13	**Metallkeramische Restaurationen**	**203**
	Präparation der Zähne	203
	Der Gewebeaspekt	203
	Großräumige Abtragung	209
	Abschlußlinie und Gestaltung des Metallrandes	213
	Plazierung des Randes	217
	Abformung und Meistermodell	217
	Provisorische Versorgung	220
	Bewertung des Unterbaus	220
	Anforderungen	221
	Festigkeit	225
	Modifikationen	228
	Verblockte Einheiten, Brückenglieder	228
	Unedle Legierungen	229
	Metallpräparation	229
	Die Keramikverblendung	229
	Wahl des Farbtons	229
	Beurteilung des Biskuitbrandes	234
	Färben und Glasieren	235
	Literatur	236

Kapitel 14	**Die herausnehmbare Teilprothese mit Geschieberetention**	**237**
	Zielsetzung	237
	Retention	237
	Stabilität der Basis	237
	Artikulation	238

Frühere Verfahren und ihre Mängel	238
Präparation der Stützzähne	242
Herstellung einer mukostatischen Basis	243
Mukostatische Abformung	243
Individuell angefertigter Aluminiumlöffel	243
Abformmaterial	244
Doublieren eines Meistermodells zwecks Herstellung eines Hochtemperaturmodells	246
Aufwachsen der Basis auf dem Hochtemperaturmodell	247
Basis für eine obere Prothese	247
Basis für eine untere Prothese	251
Laborarbeiten	255
Einbetten des Geschiebes	255
Löten des Geschiebes	260
Aufwachsen und Gießen der Strebe	260
Ausarbeiten der Strebe	260
Kauflächen aus edler Legierung	264
Spezielle Gesichtspunkte	265
Verwendung eines Brückenansatzzahnes	265
Verwendung des äußeren lingualen Arms	267
Das Resilienzgeschiebe (stress breaker)	267

Kapitel 15 Vorbereitung des Mundes zur vollständigen Rekonstruktion — 271

Behandlung der Weichgewebe	271
Der Seitenzahnbereich	272
Der Frontzahnbereich	272
Präparation der Zähne	272
Die Behandlung	272
Hochtourige Instrumente	276
Nützliche Hinweise	276
Provisorische Abdeckung präparierter Zähne	278
Onlays	279
Vollständige Abdeckung	279
Literatur	282

Kapitel 16 Die Abformung — 283

Alginatabformungen für Studienmodelle	283
Hydrokolloidabformungen	284
Abformungen für Studienmodelle	284
Retraktion der Gingiva vor der Abformung	286
Gummiabformungen	296
Vorteile des Gummiabformmaterials	296
Nachteile des Gummiabformmaterials	296

	Herstellung des Löffels	296
	Die Unterfütterungsabformung	296
	Abformung mit zwei Gemischen	301
	Die Silikonabformung	302
	Kupferhülsenabformung	303
	Das Verfahren	303
	Kupferbeschichtung des Bandes	303
	Abformungen von Präparationen für stiftverankerte Halbkronen	304

Kapitel 17	**Die Remontage**	**305**
	Paßform und Kontakt der Restaurationen	306
	Die Gesichtsbogenübertragung	308
	Anfertigung des zentrischen Registrats	308
	Die Remontageabformung	312
	Einige Anmerkungen zu den Remontageverfahren	328

Kapitel 18	**Das Ausarbeiten der Artikulation nach der Remontage**	**329**
	Ausarbeitung einer front- und eckzahngeführten Artikulation	330
	Korrektur der HIKP	333
	Kontaktbereiche in der zentrischen Relation	335
	Das Einschleifen der Frontzähne	337
	Einschleifen der Frontzähne bei front- und eckzahngeführter Okklusion	338

Kapitel 19	**Das Zementieren**	**341**
	Vorbereitung der Restaurationen zum Zementieren	341
	Vorbereitung der Zähne zum Zementieren	341
	Das Anmischen und Auftragen des Zements	342
	Besondere Aspekte beim Zementieren	343
	Herausnehmbare Restaurationen	343
	Festsitzende Brücken oder Schienen	343
	Porzellanjackets	343
	Stiftverankerte Halbkronen	344
	Schlechtsitzende Restaurationen	344
	Kleine Restaurationen	344

Kapitel 20 — Das Einschleifen der Artikulation natürlicher Zähne — 345

Definition des „Frühkontaktes" — 345
Indikationen und Kontraindikationen für das Einschleifen — 345
    Das Einschleifen als stabilisierende Maßnahme nach kieferorthopädischer Behandlung — 346
Allgemeine Richtlinien zum Einschleifen natürlicher Zähne — 347
Wahl der zu beschleifenden Bereiche — 347
    Fall 1 — 348
    Fall 2 — 349
    Fall 3 — 350
    Fall 4 — 350
    Fall 5 — 350
    Fall 6 — 350
    Fall 7 — 350
    Fall 8 — 355
Aufgefächerte Frontzähne — 355
    Ermittlung des Frühkontaktes — 356

Kapitel 21 — Nachbehandlung — 361

Dauer der provisorischen Zementation — 361
Nachuntersuchungen — 361
Häusliche Mundhygiene — 362
Versorgung von Geschieben — 362
Neuanfertigung einer Krone oder eines Inlays — 363
Verlust eines einzelnen Zahnes — 363
Versorgung von Verblendkronen — 363

Kapitel 22 — Vollständige Rekonstruktion — 365

Das Honorar — 365
Aneignung der Technik — 365
Mitarbeiter — 365
Labortätigkeit des Zahnarztes — 366
Vorteile für den Zahnarzt — 366
Falldarstellung — 366
    Die typische Falldarstellung — 366

Kapitel 23 — Praktische Hinweise aus vierzigjähriger Berufserfahrung — 369

Vorbereitung auf die gnathologische Praxis — 369
Der richtige Zeitplan — 369
Provisorische Restaurationen — 371
Verblendkronen — 371

	Provisorisches Zementieren	373
	Abnahme provisorisch zementierter Restaurationen	374
	Die Reinigung von Restaurationen	374
	Wichtige Hinweise	375
	Die richtige Auswahl der Patienten	375
	Die Zusammenarbeit mit einem Parodontologen	376
	Das Verblocken	376
	Werkstoffprobleme	377
	Löten an einer kunststoffbeschichteten Teilprothese	377
	Gußverfahren	380
Kapitel 24	**Die Funktion der Frontzähne**	**381**
	Folgen einer falschen Frontzahndisklusion	381
	Frontzahndisklusion (Schneidezahnführung — horizontaler und vertikaler Überbiß)	381
	Was versteht man unter Frontzahndisklusion (Schneidezahnführung)?	381
	Welche Frontzahndisklusion ist ideal?	382
	Dr. McHorris' Schlußfolgerungen (1979)	382
	Möglichkeiten zur Veränderung der Frontzahnführung	388
	Fallbeispiele	390
	Ausnahmefälle	398
	Durch Frühkontakt im Seitenzahnbereich verursachter Offenbiß	398
	Ausgeprägter Tiefbiß aufgrund von Abrasion und Stützzonenverlust im Seitenzahnbereich	404
	Kieferorthopädische Korrektur der Anordnung der Frontzähne	404
	Orthognathe Chirurgie	404
	Literatur	404
Kapitel 25	**Fallbeispiele**	**405**
	Gruppe I — Mangelhaftes Aussehen	405
	Fall 1 — Aufgefächerte Frontzähne	405
	Fall 2 — Schlechte Zahnkonturen	406
	Fall 3 — Unfall	406
	Fall 4 — Kongenital fehlende Zähne und Zähne in Fehlstellung	407
	Fall 5 — Gravierende Fehlstellung — kieferorthopädisch nicht behandelbar	408
	Gruppe II — Extreme Abrasion	409
	Fall 6 — Ständiges Kauen auf einer Zigarre	409
	Fall 7	410
	Gruppe III — Kreuzbisse	411
	Fall 8	411
	Fall 9 — Ausgeprägte Malokklusion Klasse III mit Verlust einer Stützzone im Seitenzahnbereich	412
	Fall 10 — Gravierende Malokklusion Klasse III mit Verlust der Zentrik	412

Gruppe IV — Parodontale Probleme	413
Fall 11 — Im Laufe der Jahre verschiedenste zahnärztliche Maßnahmen; Parodontium erkrankt	413
Fall 12	414
Fall 13 — Gravierender parodontaler Befund	415
Fall 14 — Gravierender parodontaler Befund	417
Gruppe V — Bemerkenswerte Fälle	420
Fall 15	420
Fall 16	421
Gruppe VI — Fälle aus dem Aufbaustudium	426
Fall 17	426
Fall 18	427
Fall 19	427
Fall 20	427

Kapitel 26	**Zusammenfassung**	**429**

Sachregister	**431**

Kapitel 1

Überblick über die vollständige Rekonstruktion

Die vollständige Rekonstruktion umfaßt alle Maßnahmen, die zur Erhaltung eines gesunden, ästhetischen, gut funktionierenden und sich selbst in diesem Zustand erhaltenden stomatognathen Systems nötig sind.

Gründe für eine vollständige Rekonstruktion

Der häufigste Grund für eine vollständige Rekonstruktion besteht darin, den guten Gesundheitszustand des Parodontiums wiederherzustellen und aufrechtzuerhalten.
Um Ausmaß und Eigenart jedweder Erkrankung zu ermitteln, bringt man die klinischen parodontalen Befunde mit den Ergebnissen der Röntgenaufnahmen in Zusammenhang. Diese Erkenntnisse wiederum vergleicht man nun mit der Funktion der Bezahnung.
Bei der Begutachtung der Funktion der Bezahnung sind viele Faktoren zu berücksichtigen. Der wichtigste Faktor sind hierbei die Frühkontakte, d. h. Kontakte zwischen oberen und unteren Zähnen, durch die der normale Bewegungsablauf beim Schließen des Unterkiefers gestört wird. Der Bereich, der die Kraft der Schließbewegung aufnehmen muß, nachdem der Patient vom Frühkontakt „abrutscht", steht möglicherweise in einem engeren Bezug zu einer Erkrankung. Da der Frühkontakt die Schließkraft von der normalen Bewegungsbahn ablenkt, prallt die Kraft nun auf den besagten Bereich auf (Abb. 1 bis 5).
Um zu erkennen, inwieweit die Kieferbewegungen noch mit den Zahnkontakten harmonieren, müssen die verschiedenen Exkursionsbewegungen des Unterkiefers untersucht werden. Dabei achtet man darauf, welche Zähne in welchen Stellungen am stärksten belastet werden.

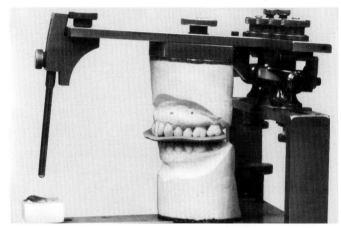

Abb. 1 Mit dem zentrischen Registrat läßt sich das untere Modell im Artikulator zum oberen Modell in die korrekte Relation bringen.

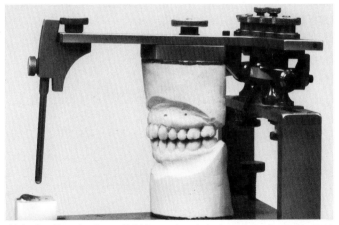

Abb. 2 Durch einen Frühkontakt wird der normale Schlußbiß des Unterkiefers unmöglich gemacht.

Überblick über die vollständige Rekonstruktion

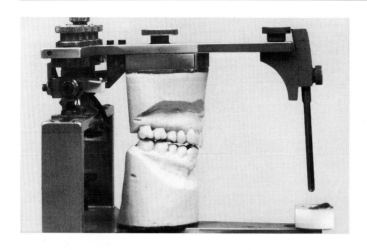

Abb. 3 Andere Seite des Falles aus Abbildung 2: Ein Frühkontakt verhindert den Kontakt der Zähne.

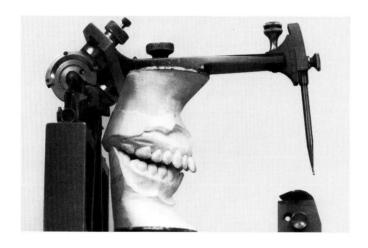

Abb. 4 Das zentrische Registrat wurde entfernt. Während man die Modelle in die RKP schließt, achtet man auf den Erstkontakt.

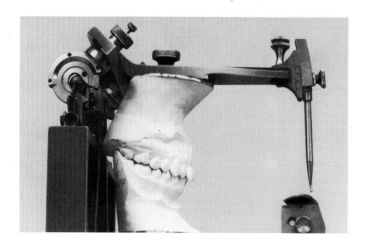

Abb. 5 Modelle aus Abbildung 4 in Kontakt. Erst dadurch, daß das Kondylenelement des Artikulators auf der Kondylarbahn nach vorn gleitet, können die Zähne ineinandergreifen.

In der Regel läßt sich ein eindeutiger Zusammenhang zwischen der Dysfunktion und dem klinischen parodontalen Befund erkennen. Damit lassen sich im allgemeinen alle anderen möglichen Ursachen des parodontalen Befundes ausschließen. Um jedoch das Problem von allen möglichen Seiten anzugehen, müssen wir auch alle anderen Faktoren in Betracht ziehen.

Wir müssen an mögliche orale Gewohnheiten denken, die in Verbindung mit der Dysfunktion zu dem vorhandenen Befund beigetragen haben können. Dazu zählen Parafunktionen wie Bruxismus, Lippen- und Nägelbeißen, Zungenpressen, Bleistiftkauen etc. Kiefergelenkbeschwerden sind ein weiterer Grund für eine vollständige Rekonstruktion. Sie sind manchmal schwer zu diagnostizieren, und die möglichen ätiologischen Faktoren müssen mit großer Sorgfalt eruiert werden.

Häufig stellt man eine ungenügende Abstimmung der Artikulation und der Kiefergelenkbewegungen aufeinander, eine Disharmonie in der Funktion, fest. Manchmal liegt eine muskuläre Dysfunktion vor, die durch einen irritierenden Faktor oder nervlich bedingt ist. Diese Dysfunktion der Muskeln kann durch eine schlechte Artikulation verursacht werden, wodurch Muskelspasmen entstehen, die wiederum als Gelenkstörung interpretiert werden. Kiefergelenkpatienten weisen in der Regel einen ausgezeichneten parodontalen Befund aus. Man hat direkt den Eindruck, daß in solchen Fällen anstelle des Parodontiums das Gelenk geschädigt wurde. Stellt man eine Disharmonie fest, muß ergründet werden, ob der Patient sein Gelenk aufgrund einer Dysfunktion, einer schlechten Gewohnheit oder psychischer Anspannung überbeansprucht. Psychische Probleme sind sehr schwer zu behandeln und erfordern häufig die Mitwirkung eines Psychiaters.

Eine vollständige Rekonstruktion ist ebenfalls dann angezeigt, wenn umfangreiche zahnärztliche Maßnahmen notwendig sind, wenn also z. B. mehrere Zähne fehlen, andere stark abradiert sind und alte Füllungen ersetzt werden müssen. Gewöhnlich ist bei diesen Patienten das Parodontium kaum betroffen und das Kiefergelenk symptomfrei. Es handelt sich hierbei um die leichtesten Fälle, und der Anfänger sollte nur an ihnen eine vollständige Rekonstruktion vornehmen. Wenn ohnehin umfangreiche zahnärztliche Maßnahmen erforderlich sind, warum sollte man dann nicht den Fall im ganzen behandeln, so daß alle Komponenten miteinander und mit der Funktion des Patienten wieder in Einklang gebracht werden? Am schwierigsten ist die Behandlung der Patienten, die sowohl einen gravierenden parodontalen Befund als auch ein dysfunktionierendes Gelenk entwickelt haben. Selbst wenn das Gelenk symptomfrei ist, zeigt es vielleicht doch ein schwer zu behandelndes Bewegungsmuster. Wenn es übermäßig beweglich ist, muß die Okklusion häufig nachkorrigiert werden, während das Gelenk seine Funktion wieder normalisiert und u. U. heilt. Durch Absinken und Wandern von Zähnen vergrößern sich die Interferenzen möglicherweise noch mehr. Das sind dann die Fälle, die für den Zahnarzt zum Prüfstein werden. Dabei muß man äußerst vorsichtig vorgehen und sollte mögliche Komplikationen am besten schon voraussahen. Manchmal läßt sich der Umfang der erforderlichen Behandlung zunächst nicht genau angeben.

Am anstrengendsten ist wohl die Behandlung von Patienten mit psychischen Problemen. Der Befund läßt sich zwar körperlich behandeln, die seelischen Schwierigkeiten sind jedoch ein weiteres Hindernis. Patienten mit ausgezeichnet funktionierendem stomatognathem System können beinahe willkürlich immer noch Gelenksymptome hervorrufen. Es mag unangenehm sein, eine psychiatrische Behandlung zu empfehlen, aber wenn der Zahnarzt sich davon überzeugt hat, daß dies das Problem ist, ist er dem Patienten und sich selbst einen solchen Hinweis schuldig.

Bei welchen Patienten soll eine vollständige Rekonstruktion nicht vorgenommen werden?

Häufig bitten Freunde und Verwandte eines Patienten, der eine vollständige Rekonstruktion erhielt, um eine entsprechende Behandlung. Es gibt aber viele Fälle mit einer Dysfunktion, die nicht unter Gelenksymptomen leiden und keiner umfangreichen zahnärztlichen Maßnahmen bedürfen. Diese Patienten läßt man am besten unbehandelt. Manche stomatognathen Systeme, die eine Desintegration erwarten lassen, halten sich dennoch aus irgendeinem Grunde erstaunlich gut. Eine vollständige Rekonstruktion ist nicht indiziert, wenn sich keine eindeutigen Gewebeschäden zeigen. Häufig wurde diese Behandlung zwar schon als vorbeugende Maßnahme empfohlen. Andererseits gibt es aber viele Fälle mit Dysfunktionen, die sich nicht weiter verschlimmern. Eine Vorhersage ist hier also nicht möglich. Sind dagegen umfangreiche zahnärztliche Maßnahmen notwendig, müssen sie mit Hilfe der vollständigen Restauration sorgfältig auf den übrigen Mundraum abgestimmt werden. Manchmal muß man ein oder zwei „gute" Zähne bearbeiten, um das gesteckte Ziel verfolgen zu können. Im Idealfall sollten zahnärztliche Maßnahmen auf die Vorbeugung solcher Befunde abzielen; kurz gesagt: keine Pathologie — keine Behandlung.

Das Behandlungsziel

Was ist nun das Ziel unserer Bemühungen, wenn wir uns bei einem Patienten zur vollständigen Rekonstruktion entschlossen haben? All diesen Patienten ist ein Problem gemein: Streß und Belastung. In der Regel sind diese auf eine Dysfunktion oder auf schlecht aufeinander abgestimmte Komponenten des stomatognathen Systems zurückzuführen. Manchmal sind Streß und Belastung des Systems auf psychische Probleme zurückzuführen. Ganz gleich, was die Ursache und was der Grund sein mag, der gemeinsame Nenner scheint offenbar der Streß zu sein. Unsere Aufgabe besteht nun darin, die Streßfaktoren zu verringern, so daß sie sich nicht mehr nachteilig auswirken können. Dabei darf die Belastbarkeit der Gewebe nicht überschritten werden, damit ein stabiler Gesundheitszustand erhalten bleibt. Um diesem Ziel möglichst nahe zu kommen, sind eingehende Kenntnis und Verständnis des stomatognathen Systems und der darin auftretenden Kräfte Voraussetzung. In den nächsten Kapiteln wird dies eingehend besprochen. Kurz gesagt geht es um die Kaukräfte, wobei auch andere Kräfte in der Mundhöhle vorkommen. Die Kenntnis von Bau und Funktionsweise des stomatognathen Systems ist also unerläßlich. Treten übermäßige Beanspruchungen auf, müssen wir sie auf ein ungefährliches Maß abbauen. Angenommen, die Muskeln üben eine Kraft aus, die für das System gefährlich werden kann, dann müssen wir diese Kraft auf möglichst große Bereiche gleichmäßig verteilen, auf möglichst viele Zähne, auf die Kiefergelenke, auf möglichst viel Gewebe und möglichst viele Zellen, um einer Überlastung vorzubeugen. Verteilt man eine bestimmte Kraft auf eine große Fläche, so ist die Beanspruchung pro Flächeneinheit für die Gewebe erträglich. Alternde Gewebe halten u. U. nicht so viel aus wie junges Gewebe. Daher wirkt sich eine Dysfunktion in jungen Jahren häufig nicht so katastrophal aus. Unsere Aufgabe besteht also in einer Umverteilung der Belastung.

Das stomatognathe System besteht im wesentlichen aus den Kiefergelenken, den Zähnen und ihren Stützgeweben sowie den Kaumuskeln. In diesem Zusammenhang geht es uns um Gelenke und Stützapparat. Die Zähne sind das Medium zur Übertragung der Belastungen. Aus Anatomie und Physiologie wissen wir, daß das Kiefergelenk ein belastetes Gelenk ist, und daß der Stützapparat der Zähne (Knochen) dazu da ist, Beanspruchungen aufzunehmen. Unsere Aufgabe ist es, die Belastungen gleichmäßig auf die Gelenkgewebe und die Stützstrukturen der Zähne zu verteilen. Diese Verteilung geschieht über die Zähne.

Harmonie von Form und Funktion

Das Kiefergelenk zeichnet sich durch eine eindeutige Funktionsweise aus. Wird diese Funktion durch die Zähne gestört, kommt es im Gelenk zu einem Konflikt der Beanspruchungen. Das gilt für die Belastungen beim Kauen genauso wie beim Schlucken. Harmoniert der Zahnkontakt nicht mit der Gelenkfunktion, wird die gesamte Belastung oder ein großer Teil von ihr über den unharmonischen Zahn auf seine Stützstrukturen übertragen. Dabei werden die Zellen u. U. überfordert. Es wäre besser, wenn der Zahnkontakt genau dann aufträte, wenn das Kiefergelenk in der Stellung ist, in der es optimal angespannt werden kann, so daß die Kräfte sich gleichmäßig auf Gelenke und Stützstrukturen verteilen könnten. Daher sollten beim Schließen in die Zentrik (die meisten Patienten beißen in dieser Position am kräftigsten zu) die Kauflächen aller oberen und unteren Seitenzähne gleichzeitig in Kontakt kommen (Abb. 6). Außerdem wären die Höcker im Idealfall tripodisiert angeordnet. Dadurch werden die Zähne am besten stabilisiert, da die Belastungen in Richtung der Längsachse des Zahnes gelenkt werden, wo sie am besten aufgefangen werden können. Die Frontzähne haben beim zentrischen Schlußbiß kaum Kontakt. In allen anderen Stellungen, in denen es zu Zahnkontakten kommt, erfolgen diese nur an den Frontzähnen. Dabei sind die Seitenzähne diskludiert, so daß sie nicht aufeinander reiben (Abb.

Harmonie von Form und Funktion

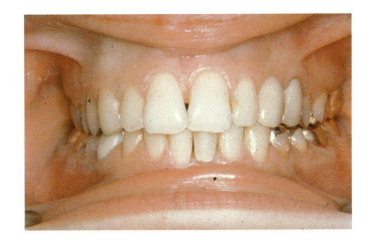

Abb. 6 Schlußbiß in der RKP bei einem typischen Fall.

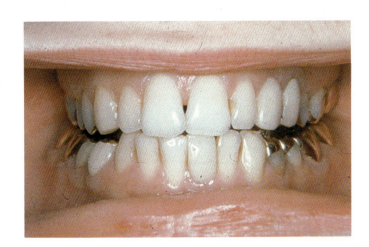

Abb. 7 Probe-Protrusion: nur die Frontzähne haben Kontakt.

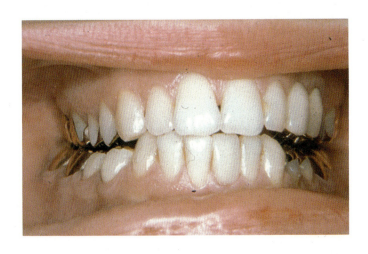

Abb. 8 Probe-Exkursion nach rechts: nur die Frontzähne haben Kontakt. Alle Seitenzähne sind auf der Arbeits- und der Balanceseite diskludiert.

23

Überblick über die vollständige Rekonstruktion

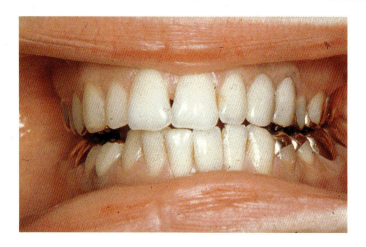

Abb. 9   Probe-Exkursion nach links: nur die Frontzähne haben Kontakt. Alle Seitenzähne sind auf der Arbeits- und der Balanceseite diskludiert.

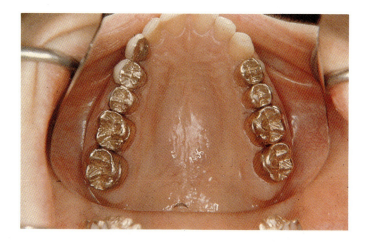

Abb. 10   Nach Abschluß der Behandlung weisen die Kauflächen der oberen Zähne eine natürliche Morphologie auf.

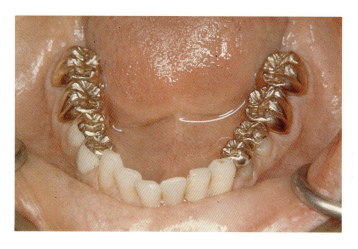

Abb. 11   Nach Abschluß der Behandlung weisen die Kauflächen der unteren Zähne eine natürliche Morphologie auf.

7 bis 9). Die Frontzähne schützen also die Seitenzähne bei Exkursionsbewegungen, die Seitenzähne dagegen die Frontzähne beim Schlußbiß.

Häufig wird die Frage aufgeworfen, wozu eigentlich Höcker gut sind.
Der Hauptgrund für die Höcker ist, daß wir ohne sie die Zähne nicht in der Längsachse stabilisieren könnten. Nur mit Hilfe von Höckern ist eine Tripodisierung möglich, d. h., ein Höcker trifft in der HIKP auf die Seiten einer gegenüberliegenden Fossa. Geschieht dies sachgemäß, kann man in den meisten Fällen auf eine Verblockung schwacher Zähne verzichten. Allerdings müssen dazu die Höcker exakt angeordnet sein. Das führt uns zur nächsten häufig gestellten Frage: „Warum brauchen wir eine genaue pantographische Aufzeichnung, wenn die Zähne bei Exkursionen diskludieren?"
Disklusion bedeutet nicht Abweichen um mehrere Millimeter. Bei einer idealen Disklusion gleiten die Höcker dicht aneinander vorbei, ohne sich aneinander zu reiben. Die Höcker sollen wie die Schneiden einer Schere funktionieren – sehr exakt und ohne sich selbst abzustumpfen. Das heißt aber, daß die Höcker sorgfältig und exakt plaziert werden müssen. Dazu müssen wir die Kieferbewegungen des Patienten kennen. Am getreuesten lassen sich die individuellen Kieferbewegungen mit Hilfe eines Pantographen und eines volleinstellbaren Artikulators erfassen und reproduzieren. Die verschiedenen beteiligten Faktoren und ihre Wirkung auf die Okklusion sind in Kapitel 9 „Grundlagen der Artikulation" eingehend erklärt.
Ein eher untergeordneter Nebeneffekt der Bemühungen um die Wiederherstellung der Kauflächen besteht darin, daß sie wie natürliche Zähne aussehen (Abb. 10 und 11).
Wenn am Ende der Zahnbogen keine Zähne mehr vorhanden sind und man sich herausnehmbarer Restaurationen bedienen muß, ist alles zu unternehmen, um auch hier die Belastungen auf einen möglichst großen Bereich zu verteilen. Dies gelingt mit Hilfe einer mukostatischen Basis und gut durchgeformter Kauflächen. Unter Verwendung einer guten herausnehmbaren Prothese lassen sich manchmal schwache Zähne stabilisieren, anstatt bereits gefährdete Stützzähne zusätzlich zu belasten. Bei Verwendung von Präzisionsgeschieben kann man die Beanspruchung von Pfeilerzähnen in engen Grenzen halten. Eine mukostatische Basis stellt das einzige Mittel dar, die richtige Funktion einer herausnehmbaren Prothese auf lange Zeit zu gewährleisten.
Festsitzende Brücken sind auf jeden Fall herausnehmbaren Brücken vorzuziehen, da bei ersteren die Belastung besser verteilt bleibt und Korrekturen nicht so häufig nötig sind wie bei herausnehmbaren Brücken.

Die Behandlungsmethode

Wir müssen in der Lage sein, den gesamten Mund und damit sämtliche Kauflächen gleichzeitig zu behandeln, so daß sie ihre vorgesehene antagonierende Funktion erfüllen können. „Gleichzeitig" bedeutet hier nicht binnen weniger Stunden, Tage oder Wochen; es geht vielmehr darum, daß jederzeit an allen Kauflächen Korrekturen vorgenommen werden können, solange noch nichts abgeschlossen ist.
Hohes Können erfordert die Behandlung, wenn man quadrantenweise vorgeht. Zunächst muß die vorhandene Okklusion mit größter Vorsicht eingeschliffen werden. Dies kann mit Schwierigkeiten verbunden sein, da sich Zähne manchmal verschieben, so daß mehrmals beschliffen werden muß. Dann folgt jeweils die exakte Behandlung eines Quadranten. Nach Abschluß aller vier Quadranten muß in der Regel weiter eingeschliffen werden. Das Einschleifen im Mund gestaltet sich schwierig und ist nicht so exakt möglich wie auf dem Artikulator.
Die Kiefergelenkbewegungen des Patienten müssen exakt aufgezeichnet und wiedergegeben werden. Dies bedeutet gleichsam, den Kopf des Patienten im Labor ohne die störenden Einflüsse von Speichel, Wangen und Zunge zu bearbeiten. Manche Zahnärzte verfolgen dieses Ziel direkt im Mund, aber dies ist ein fast aussichtsloses Unterfangen.
Vor Beginn der Präparationen muß man sich entscheiden, welche Höcker notwendig sind, und wo sie sich befinden sollen. Dies ist von größter Bedeutung, da damit die Art der anzulegenden Präparation vorgegeben ist. Durch die Art, wie die Zähne ineinandergreifen, entscheidet sich, ob Vollkronen oder Onlays notwendig sind. Natürlich sind Onlays die optimale Alternative. Die heutzutage zur Verfügung stehenden Verblendwerkstoffe sind ein schwacher Ersatz für den natürlichen Zahnschmelz und können dessen Aufgaben unmöglich erfüllen. Selbst die be-

sten Restaurationen wirken in unmittelbarer Nachbarschaft zur Gingiva als Reizstoff auf diese. Manchmal ist aber eine Gestaltung der Höcker notwendig, wobei zuviel Gold sichtbar wird. In diesem Fall muß ein Kompromiß eingegangen werden, der in einer vollständigen Überkronung mit all ihren Nachteilen besteht.

Im Rahmen der praktischen Behandlung ist es notwendig, zunächst die Präparationen aller Zähne fertigzustellen. Gewöhnlich ist das nicht an einem einzigen Termin möglich, und sollte es auch nicht sein. Also müssen wir für jeden einzelnen Quadranten provisorische Restaurationen anfertigen. Werden alle vier Quadranten präpariert, macht man Meisterabformungen und bringt diese Modelle im Artikulator mittels Gesichtsbogen und zentrischen Registrats in die richtige Relation zueinander. Nach Präparation nimmt man von jedem Quadranten eine Abformung und fertigt damit Modelle an, die der Adaptation der Ränder und Kontaktpunkte der Wachsschablonen dienen. Die provisorischen Restaurationen stellt man gewöhnlich aus hochwertigem Abfallgold her. Sie sollen aus einem Stück sein, um das häufige Herausnehmen und Wiedereinsetzen zu erleichtern. Werden sie verblockt, bleibt der Zustand während der Zwischenphase der Laborarbeiten erhalten.

Dank unserer verbesserten Verfahren und Werkstoffe können die meisten Fälle heute mit warm- oder selbsthärtenden Kunststoffschienen provisorisch versorgt werden.

Das Modellieren der Wachsschablonen und die Faktoren der Artikulation werden in den Kapiteln 9 und 10 besprochen. An dieser Stelle genügt der Hinweis, daß man auf den Meistermodellen im Artikulator eine Artikulation entwickelt. Diese muß sich dadurch auszeichnen, daß die Kauflächen harmonisch gestaltet sind, so daß sie den Bewegungen der Kiefergelenke Rechnung tragen. Die Frontzähne — horizontaler und vertikaler Überbiß — werden mit den Kauflächen der Seitenzähne gekoppelt. Die Wachsschablonen werden durchtrennt, auf die Quadrantenmatrize übertragen, und die Ränder adaptiert. Nun werden die Schablonen in hartem Teilprothesengold gegossen und für die Anprobe vorbereitet.

Ungeachtet dessen, wie sorgfältig und exakt wir (vermeintlich) arbeiten, sind diese Güsse noch längst nicht das fertige Produkt, das dem Patienten eingesetzt werden kann. Die Abweichungen beim Zerteilen der Wachsschablonen und Übertragen auf die Einzelstümpfe, beim Einbetten und Gießen sowie beim Schwund summieren sich beträchtlich. Die Restaurationen müssen daher vor dem Einsetzen korrigiert werden. Jede Restauration wird jedem Zahn und jeder anderen Restauration angepaßt. Nach dem Einpassen aller Restaurationen folgt eine „Remontage". Das heißt, daß exakte Modelle, die die Restaurationen enthalten, in derselben Relation auf den Artikulator gesetzt werden, die sie im Mund einnahmen. Die Remontage erfolgt mit Hilfe einer Gesichtsbogenübertragung und eines zentrischen Registrats. Dann werden die Restaurationen sorgfältig eingeschliffen, bis sie die gleichen Charakteristika und Relationen zueinander aufweisen wie die Wachsschablonen auf den Meistermodellen. Danach können die Restaurationen dem Patienten provisorisch eingesetzt werden.

Für das zeitweise Tragen der Restaurationen gibt es mehrere Gründe. Beim Ausheilen der Stützapparate von Zähnen mit parodontalem Befund verändern die Zähne ihre Position — und damit auch ihre Restaurationen — geringfügig. Nach Wiederherstellung der richtigen Funktion heilen oft Kiefergelenke mit einer Dysfunktion, wodurch sich die Kieferrelation etwas verändert. Nachdem die Patienten fest eingespielte neuromuskuläre Dysfunktionen wieder abgelegt haben, können wir leichter eine exakte Kiefergelenkrelation ermitteln. Sind die Restaurationen nur provisorisch zementiert, lassen sie sich mühelos wieder abnehmen, um geringe Korrekturen vornehmen zu können. Es genügt, einmal erfahren zu haben, wie schwer endgültig zementierte Restaurationen wieder zu entfernen sind, um sich mit dem Zementieren genügend Zeit zu lassen. Bei Patienten mit gravierendem Parodontal- oder Gelenkbefund sind oft ein halbes Dutzend Remontagen im Laufe mehrerer Jahre notwendig, ehe sich ein dauerhafter Erfolg einstellt.

Das Verblocken als letzter Ausweg

Provisorische Restaurationen verblockt man wegen der besseren Handlichkeit und damit der erreichte Zustand bewahrt wird. Endgültige Restaurationen werden dagegen fast nie verblockt. Aus Erfahrung weiß man, daß verblockte Zähne nie so umgehend und positiv auf eine Behandlung reagieren wie Einzelrestaurationen (eine korrekte Artikulation vorausgesetzt). Aber es gibt eine Ausnahme: Haben wir wiederholt vergeblich versucht, die Zähne mittels einzelner Restaurationen zu stabilisieren, dürfen wir zum letzten Mittel greifen und die Restaurationen miteinander zu einer Schiene verlöten. Wir betrachten dies aber als Notlösung und mäßigen Kompromiß, wenn es keinen anderen Weg gibt, um die Zähne noch eine Weile zu erhalten. Eine routinemäßige Verblockung vertuscht nur eine falsche Artikulation.

Parodontale Behandlung

Ziel der vollständigen Rekonstruktion ist ein gesundes, ästhetisches, gut funktionierendes und sich selbst stabilisierendes stomatognathes System. Um dies zu erreichen, muß häufig auch das Parodontium behandelt werden.
Taschen können durch (konservative und/oder chirurgische) parodontale Therapie beseitigt werden. Wird jedoch die Funktion nicht korrigiert, können taschenfreie Zähne dennoch bei Beanspruchung wakkeln. Die vollständige Beseitigung der Taschen ist nicht so wichtig wie Stabilität in der Funktion. Die Erfahrung hat gezeigt, daß Taschen sich nicht unbedingt verschlimmern, wenn sie nicht völlig beseitigt wurden, vorausgesetzt, die korrekte Funktion wurde wiederhergestellt. Dennoch sollten Taschen regelmäßig kürettiert und durch Mundhygiene zu Hause behandelt werden.
Ein nicht so gravierender parodontaler Befund kann in der Regel parallel zur Zahnpräparation behandelt werden. Wenn ein Quadrant zum Präparieren anästhesiert wurde, kann man auch gleich eine Kürettage oder elektrochirurgische Maßnahme vornehmen oder den Knochen leicht konturieren.
Ist eine kompliziertere Versorgung erforderlich, die vom Parodontologen durchgeführt werden muß, empfiehlt sich eine Zusammenarbeit mit dem Prothetiker. Die Zähne können zunächst teilpräpariert und provisorisch geschient werden. Diese Schiene kann der Parodontologe abnehmen, so daß die chirurgischen Maßnahmen am Parodontium leichter und mit größerem Erfolg vonstatten gehen.
Nach der Heilung werden die Präparationen abgeschlossen. Nach dem Ausheilen der Weichgewebe und dem Präparieren aller Zähne kann die Rekonstruktion vervollständigt werden.
Der Idealfall einer Behandlung wäre dann erreicht, wenn eine definitive parodontale Therapie Hand in Hand mit einer definitiven Behandlung der Okklusion, wie z. B. mit gnathologischen Maßnahmen, gehen würde. Dabei halte man sich aber immer vor Augen, daß auch die beste Behandlung nichts nützt, wenn der Patient danach keine gewissenhafte Mundhygiene durchführt.

Gnathologie

In einer persönlichen Mitteilung faßte Dr. Harvey Stallard die Gnathologie folgendermaßen zusammen: „Die Gnathologie stellt die Gesamtheit allen Wissens dar, das nötig ist, um mit Erfolg das komplizierte Kauorgan behandeln zu können. Dies umfaßt alle Bereiche der Zahnheilkunde." Häufig wird an der Methode der Gnathologie bemängelt, daß sie zu exakt, zu vorsichtig und zu kompliziert sei. In Wirklichkeit sind wir noch lange nicht exakt genug. Wir meinen dies zwar, und versuchen es zu sein. Später werden wir aber irgendwann einmal rückblickend feststellen, daß das, was wir hier vertreten, nur eine unzulängliche Annäherung an das Ideal darstellt.

Kapitel 2

Anatomie und Physiologie des stomatognathen Systems

Voraussetzung für eine vernünftige Diagnose und richtige Behandlung ist, die Anatomie und Physiologie des stomatognathen Systems zu verstehen. Nur wenn wir die normalen Kauvorgänge begreifen, können wir Dysfunktionen erkennen und beheben. Im Detail läßt sich der Mechanismus nur durchschauen, wenn man Anatomie und Funktion seiner Komponenten im Zusammenhang sieht.

Das stomatognathe System soll an dieser Stelle im gesunden, normalen Zustand beschrieben werden. Daher bleiben Phänomene wie Kondylektomie, partielle Ankylose, Lähmung, und alles, was eine Orthofunktion unmöglich macht, hier außer Betracht. Natürlich lassen sich aus der Betrachtung solcher Zustände interessante Erkenntnisse gewinnen. Dies gelingt jedoch eher, wenn man sich erst einmal mit dem normalen Funktionieren des Mechanismus vertraut gemacht hat.

Die Knochenkomponenten

Das stomatognathe System besteht im Grunde aus drei Knochen: Os temporale, Maxilla und Mandibula. Auf Maxilla und Mandibula sitzen die Zähne, die eigentlichen Kauwerkzeuge. Os temporale und der kondylare Teil der Mandibula bilden die Kontaktstelle bzw. das Gelenk zwischen den Knochen des stomatognathen Systems. Dieses System wird durch Muskeln in Bewegung gesetzt, die an diesen Knochen ansetzen. Der ständige Kontakt zwischen Mandibula und Os temporale wird über die Kiefergelenke hergestellt. Die Fossa glenoidalis des Os temporale ist anterior-posterior wie auch medial-lateral konkav. Die Form des anterioren Abhangs der Fossa bestimmt die (lateralen, protrusiven und lateral-protrusiven) Kondylarbahnen. Der Kopf des Kondylus ist oval; seine Längsachse bildet einen spitzen Winkel mit der Medianachse des Schädels. Gelenkhäute und -scheibe bzw. Diskus befinden sich zwischen Fossa und Kondylus (Abb. 12).

Beim Kauen rollt der Kopf des Kondylus auf der unteren Fläche des Diskus ab. In diesem Gelenkraum findet die scharnierartige Bewegung des Gelenks statt. Die Scharnierbewegung ist das Kernstück der Gelenkkomponenten, d. h. des Diskus, des Kondylenkopfes und der Gelenkhäute.

Die obere Fläche des Diskus hat Kontakt mit der Eminentia articularis der Fossa glenoidalis. Durch das gleichzeitige Gleiten von Diskus und Kondylus entsteht die Translationsbewegung des Kiefergelenks. Anders gesagt, der Kopf des Kondylus rotiert auf der unteren Fläche des Diskus; Kondylus und Diskus verschieben sich gemeinsam in der Fossa anterior-posterior, medial-lateral (oder dazwischen).

Der Diskus besteht aus Faserknorpel von ovaler Gestalt, der in der Mitte dünner als an den Rändern ist. „Die untere Fläche ist konkav und paßt auf den Kondylus des Unterkiefers; die obere Fläche ist dagegen, von vorn nach hinten betrachtet, konkav-konvex und berührt die Gelenkfläche des Os temporale" (Morris, 1933).

Daß der Diskus Kräfte aufnimmt, sieht man daran, daß er im Randbereich und nicht in der Mitte mit Blutgefäßen und Nerven durchzogen ist.

Der Kontakt zwischen dem Kopf des Kondylus und der Eminentia articularis erfolgt durch den zentralen Bereich des Diskus. Die Kaubeanspruchung des Kiefergelenks wird an dieser Stelle absorbiert. Der Diskus stützt sich gegen die Gelenkfläche des Os temporale ab, die die anteriore Wand (Eminentia articularis) der Fossa glenoidalis bildet.

Die Schmierung des Kiefergelenks erfolgt durch die Gelenkhäute. Jeder der Gelenkräume hat seinen eigenen Schleimbeutel.

Anatomie und Physiologie des stomatognathen Systems

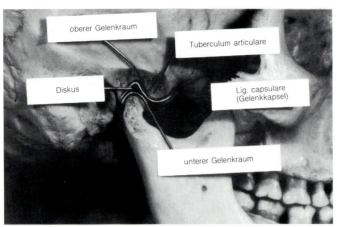

Abb. 12 Anatomisches Modell des Kiefergelenks. (Mit freundlicher Genehmigung von The Dentists' Supply Company of New York)

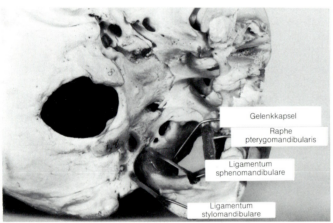

Abb. 13 Anatomisches Modell des Kiefergelenks mit Ligamenten.

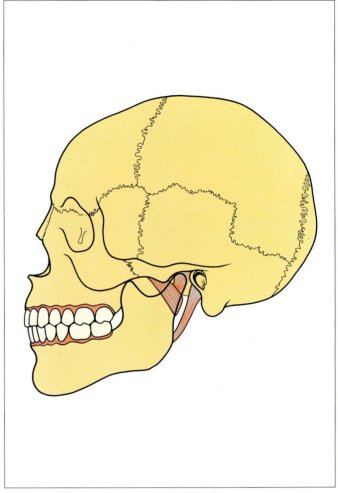

Abb. 14 Skizze des Ligamentum laterale.

Der Diskus und die Gelenkhäute sind im Normalfall nicht komprimierbar und wirken wie ein Kugellager zwischen dem Schädel und dem Kondylus.

Die Funktion der Ligamente und Muskeln

Die Kiefergelenke und das stomatognathe System werden durch Ligamente und Muskeln zusammengehalten. Die Ligamente (Abb. 13) halten den Bewegungsspielraum der Gelenke in Grenzen und bewahren sie davor, auseinanderzugleiten, wenn die Muskeln entspannt sind. Außerdem wird die Stellung des Unterkiefers dadurch beeinflußt, wenn die Muskeln sich entspannen. In gewissem Umfang wird also die physiologische Ruhelage von diesen Ligamenten bestimmt.

Die wichtigsten Ligamente des Kiefergelenks sind die

Die Funktion der Ligamente und Muskeln

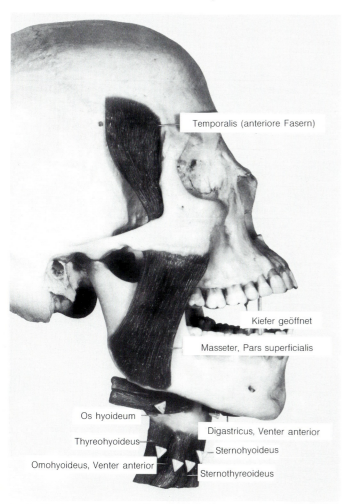

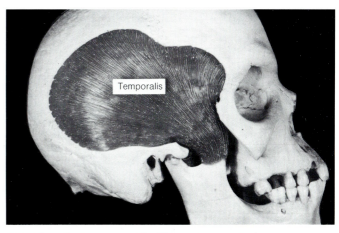

Abb. 16 Anatomisches Modell des Temporalis mit seinem ausgedehnten Ursprung und der schmalen Insertion. (Mit freundlicher Genehmigung von The Dentists' Supply Company of New York)

Abb. 15 Anatomisches Modell mit Muskeln, die eine kinematische Kette bilden. (Mit freundlicher Genehmigung von The Dentists' Supply Company of New York)

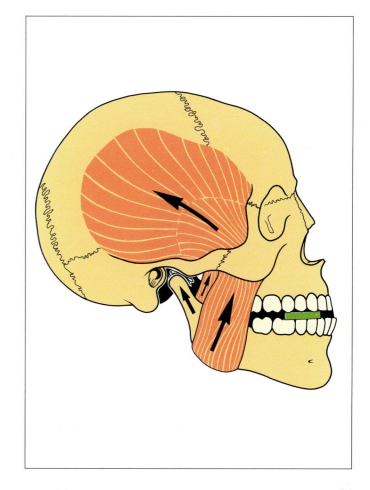

Abb. 17 Skizze der Unterkiefer-Levatormuskeln. Ihre Kontraktion bewirkt eine Rückverlagerung des Kondylus nach oben. (Mit freundlicher Genehmigung von The Dentists' Supply Company of New York)

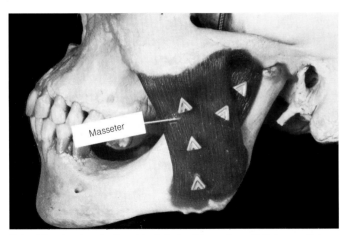

Abb. 18 Anatomisches Modell des Masseters. (Mit freundlicher Genehmigung von The Dentists' Supply Company of New York)

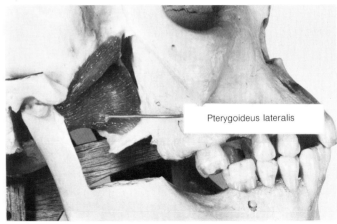

Abb. 19 Anatomisches Modell des Pterygoideus lateralis. Unterkiefer teilweise entfernt, um Ursprung und Insertion sichtbar zu machen. (Mit freundlicher Genehmigung von The Dentists' Supply Company of New York)

Gelenkkapsel und das Lig. temporomandibulare (laterale). Das Lig. laterale bildet den seitlichen Teil der Kapsel und verstärkt sie. Der obere Teil des Ligaments ist breit und setzt am Jochbein und am Tuberculum articulare des Jochbeins an. Er ist abwärts und rückwärts geneigt und inseriert an der Kondyle und lateral am Hals des Unterkiefers. Die vom Tuberculum kommenden Fasern sind kurz und verlaufen fast senkrecht (Abb. 14). Kapselligament und Lig. laterale umschließen die Gelenkkomponenten und begrenzen deren Bewegungen. Diese Ligamente sind im oberen Gelenkraum nur locker angeheftet, um Translationsbewegungen zu gestatten. Im unteren Gelenkraum, in dem die Scharnierbewegungen erfolgen, ist der Ansatz fester. Die Kiefergelenke stellen bewegliche Drehpunkte dar, die durch die Kaumuskeln in Bewegung versetzt werden. Diese Gelenke weisen auch gewisse Gemeinsamkeiten mit einem Kugelgelenk auf. Sie gleiten vor- und rückwärts und seitlich. Sie können sogar gleichzeitig gleiten und sich drehen wie ein bewegliches Kugelgelenk.

Bei der Betrachtung der Kaumuskeln besteht die Tendenz, die Muskeln und ihre Wirkungsweise getrennt voneinander zu besprechen. Muskeln funktionieren jedoch im Verbund und als kinematische Ketten (Abb. 15).

Der Temporalis

Der Temporalis (Abb. 16) ist ein großer, starker Kaumuskel. Er entspringt in der Fossa temporalis seitlich am Schädel. Sein Ursprung bedeckt eine beträchtliche Fläche und ist über eine Aponeurose mit seinem Gegenstück auf der anderen Seite des Schädels, einem Paar Satteltaschen vergleichbar, verbunden. Die Insertion befindet sich am Proc. coronoideus mandibulae und reicht hinab bis zum Ramus mandibulae. Es sei darauf hingewiesen, daß die Insertion anterior vom Kiefergelenk liegt. Die Fasern des Temporalis werden zwar als senkrecht, schräg und waagerecht verlaufend beschrieben, eine Kontraktion einiger oder aller dieser Fasern bewirkt jedoch eine Hebung und Retrusion des Unterkiefers. Dies wird verständlich, wenn man sich vergegenwärtigt, daß das Kiefergelenk aus der Fossa glenoidalis besteht, deren anteriore Fläche nach oben rückwärts geneigt ist, und der Diskus zwischen dem Kopf des Kondylus und dieser Fläche liegt. Bei der Kontraktion eines Muskels, der vor dieser nach oben geschwungenen Führungsfläche ansetzt, wird der Kopf des Kondylus posterior und superior gezogen (Abb. 17). (Mehr darüber bei der Besprechung der zentrischen Relation und deren Bedeutung für die Zahnheilkunde.)

Die Funktion der Ligamente und Muskeln

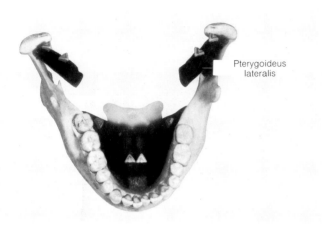

Abb. 20 Anatomisches Modell des Pterygoideus lateralis. Zu erkennen ist die Richtung, in der die Kontraktion erfolgt. (Mit freundlicher Genehmigung von The Dentists' Supply Company of New York)

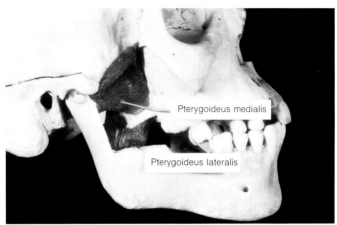

Abb. 21 Anatomisches Modell von Pterygoideus lateralis und medialis. (Mit freundlicher Genehmigung von The Dentists' Supply Company of New York)

Der Masseter

Der Masseter (Abb. 18) entspringt am Jochbogen und besteht aus zwei Teilen. Seine Pars superficialis hat ihren Ursprung am Außenrand des Jochbogens, die Pars profunda dagegen am inneren und weiter posterior gelegenen Teil des Bogens. Die Insertion erfolgt im äußeren Bereich des Unterkieferwinkels. Die Muskelfasern des Masseter verlaufen beinahe senkrecht zu den Kauflächen.
Der Masseter stellt einen äußerst kräftigen Kaumuskel dar. Durch seine Kontraktion wird der Unterkiefer angehoben, die Zähne werden aufeinandergepreßt. Ähnlich wie bei der Kontraktion des Temporalis wird auch beim Zusammenziehen des Masseters der Kondylus in der Fossa glenoidea posterior-superior verlagert. Keiner dieser beiden Muskeln hat im geringsten mit Seitwärtsbewegungen des Kiefers zu tun. Masseter und Temporalis heben den Kiefer an und nähern die Zahnreihen einander. Daher müssen die Kauflächen der Zähne mit der Scharnierbewegung des Unterkiefers in Einklang stehen. Der Masseter kann die Zähne in jeder Stellung von der RKP bis hin zur Protrusion aufeinanderpressen. Wenn die Kauflächen der Zähne mit diesen Bewegungen übereinstimmen, werden die Muskelkräfte besser auf die Gewebe des Parodontiums verteilt, während die Zähne einen Speisebrocken durchdringen und miteinander in Kontakt kommen.

Pterygoideus lateralis und medialis

Pterygoideus lateralis und medialis sind für die Seitwärtsbewegungen des Unterkiefers verantwortlich. Der laterale Pterygoideus (Abb. 19) entspringt in zwei Köpfen am großen Flügel des Os sphenoidale und an der äußeren Fläche der Lamina lat. Proc. pterygoidei. Die obersten Fasern dieses Muskels inserieren im Diskus, nachdem sie durch die Gelenkkapsel getreten sind. Die übrigen Fasern inserieren zum größten Teil in der anterioren Fläche des Unterkieferhalses.
Die Fasern des Pterygoideus lateralis sind waagerecht und medial ausgerichtet; bei Kontraktion werden der Kopf des Kondylus und der Diskus nach vorn und medial gezogen (Abb. 20). Dadurch wird der Unterkiefer in Kaustellung gebracht. Wird der Pterygoideus lateralis der einen Seite entspannt, während der der anderen Seite kontrahiert, bewegt sich der Unterkiefer in eine laterale Stellung. Dieser Muskel führt den Unterkiefer also seitwärts und stabilisiert ihn dort,

während der Patient in lateraler Stellung beißt (Kontraktion von Temporalis und Masseter). Die Kontraktion der Fasern des lateralen Pterygoideus wirkt bremsend auf den Zug des Temporalis nach posterior. Er stellt ein muskuläres Gegengewicht gegen heftiges Einklemmen des Kopfes des Kondylus nach posterior dar.
Der Pterygoideus medialis (Abb. 21 bis 23) entspringt am Os palatinum und der Maxilla sowie von der Innenfläche der Lamina pterygoidea. Seine Fasern inserieren im unteren Teil der Innenfläche des Ramus mandibulae am Angulus. Sie verlaufen lateral, abwärts und rückwärts.

Die Bennett-Bewegung

Die Kontraktion des Pterygoideus medialis auf einer Seite zieht den hinteren Teil des Unterkiefers seitwärts und unterstützt die Protrusion und das Anheben des Unterkiefers. Abbildung 24 zeigt einen Frontalschnitt des Schädels durch die Kiefergelenke. Man beachte den geneigten Verlauf der Fasern des Pterygoideus medialis sowie die Ausbildung der Fossa glenoidalis, die in den beiden Kiefergelenken etwas verschieden ist (A, B). Wenn der Pterygoideus medialis kontrahiert, um den Pterygoideus lateralis dabei zu unterstützen, den Unterkiefer in Kaustellung zu bringen, werden Richtung und Ausmaß der Medialbewegung des Kondylenkopfes von der inneren Krümmung der Fossa glenoidalis bestimmt. Dies ist vergleichbar mit dem Einfluß der Eminentia articularis der Fossa glenoidalis auf die Kondylarbahn bei einer geraden Protrusion. Durch kräftige Kontraktion von Masseter und Temporalis werden Kondylus und Unterkiefer in die zentrische Stellung zurückgebracht, wobei auf einen Nahrungsbrocken eine Kaukraft ausgeübt wird. In diesem Moment des Kauzyklus kann sich der Unterkiefer nur zwischen Kondylus und Eminentia abstützen, während die Zähne in die Nahrung eindringen. Die Bewegung muß durch die Innenkrümmung der Fossa ausgerichtet werden.
Wir gestalten die Höcker so, daß sie mit dieser Bennett-Bewegung übereinstimmen; wenn die Zähne sich also beim Durchdringen der Nahrung einander nähern, gleiten die Höcker aneinander vorbei, ohne das Parodontium zu verletzen und ohne zu kollidieren.

Neuromuskuläre Koordination

Die soeben beschriebenen Strukturen und Einzelbewegungen werden durch eine komplex integrierte Nervenfunktion gesteuert. Kommt ein Zahn beim Kauen unvermittelt mit einem harten Objekt in Kontakt, erzeugt dies eine unangenehme Empfindung, und der Mund wird reflexartig geöffnet. Diese Schaden verhindernde Reaktion stellt einen Teil des Schutzes des stomatognathen Systems bei Frühkontakten dar.

Reziproke Innervation

Der Schutz des stomatognathen Systems erfolgt durch die reziproke Innervation. Darunter versteht man die Aktivierung eines Beugereflexes bei gleichzeitiger Hemmung eines Streckreflexes und umgekehrt.
Das rhythmische Kauen wird möglich durch reziproke Innervation der Kaumuskeln, so daß diese den Unterkiefer abwechselnd niederdrücken und anheben. Beim Kauen senden Propriorezeptoren in den Muskeln, Sehnen und Gelenken Botschaften durch die afferenten Fasern des Trigeminus an den Nucleus sensorius principalis n. trigemini. Sekundäre Fasern kreuzen den Hirnstamm, steigen zum Thalamus auf und treffen schließlich über tertiäre Stränge im sensiblen Rindenzentrum ein. Auf diese Weise wird ein Bewußtsein der Kieferbewegungen und der Stellung des Unterkiefers in bezug auf den Oberkiefer während der Kaubewegungen übermittelt. Einige propriorezeptive Impulse wandern vom N. sensorius principalis n. trigemini zum Kleinhirn und von dort über eine Kette von Neuronen zum motorischen Rindenzentrum. Dieses erhält damit Informationen über die Stellung von Zähnen und Kiefern, und seine Aktivität ermöglicht synchrone Kaubewegungen. Motorische Aktivitäten, ob reflexartig oder willkürlich, erfordern kaum eine bewußte Anstrengung; daher müssen alle Komponenten des Kauapparats in ihren Aktionen miteinander harmonieren, damit sich das System nicht selbst schädigt.

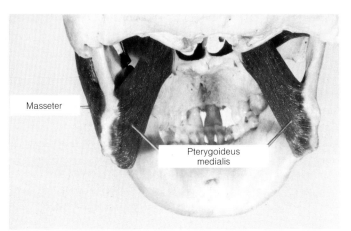

Abb. 22 Anatomisches Modell des Pterygoideus medialis (Ansicht von hinten). Erkennbar ist die Ausrichtung der Muskelfasern.

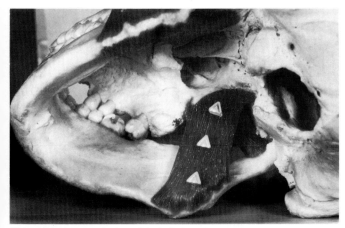

Abb. 23 Anatomisches Modell des Pterygoideus medialis von medial gesehen.

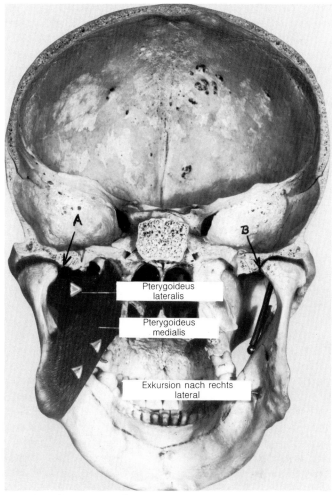

Abb. 24 Senkrechter Schnitt durch die Kiefergelenke; erkennbar ist die unterschiedliche Ausbildung der Fossae glenoidales. (Abb. 22 bis 24: Mit freundlicher Genehmigung von The Dentists' Supply Company of New York)

Die Kaubewegungen

Die Kaubewegungen des Unterkiefers sind automatisch und erfolgen unter beträchtlichem Kraftaufwand. Der Kauvorgang beginnt mit dem Abbeißen eines Nahrungsbrockens. Dazu muß der Unterkiefer durch Kontraktion der Pterygoidei laterales sowie des Infrahyoideus und Digastricus abgesenkt werden. Wenn die Pterygoidei laterales gleichmäßig kontrahieren (was unwahrscheinlich ist), vollführt der Patient eine gerade Protrusion. Viel wahrscheinlicher ist eine ungleiche Kontraktion, wodurch es zu einer lateralen Protrusion kommt. Nun müssen die Schneidezähne in die Nahrung getrieben werden, um sie abzutrennen; dies geschieht mit Hilfe einer Kontraktion der Levatormuskeln: Temporalis, Masseter und Pterygoideus medialis.

Nachdem etwas Nahrung abgebissen wurde, wird der Kauvorgang fortgesetzt. Der Nahrungsbrocken wird mit Lippen, Zunge und Wangen in den Mund hineinbefördert und wahrscheinlich auf die Prämolaren gewälzt, wo er durch Quetsch- und Scherwirkung weiter zerkleinert wird. Temporalis und Masseter entspannen sich teilweise, so daß die Nahrung auf den Kauflächen replaziert werden kann. Pterygoideus medialis und lateralis entspannen und kontrahieren abwechselnd und Temporalis und Masseter kontrahieren erneut, um die Nahrung noch mehr zu zerkleinern. Inzwischen hat der Speisebrocken nach mehreren Kauvorgängen die Molaren erreicht, wo er endgültig zermahlen wird, ehe er verschluckt wird. Masseter und Temporalis entspannen sich; Pterygoideus lateralis und medialis auf derselben Seite kontrahieren, während die auf der anderen Seite sich entspannen. Dadurch wird der Unterkiefer in einer lateralen Protrusion blockiert. Nun wird die Nahrung auf den Kauflächen der Molaren reponiert, und die wirklichen Kaukräfte setzen ein, die von Masseter, Temporalis und Pterygoideus medialis ausgeübt werden. Während Masseter und Temporalis kontrahieren und die Nahrung zerkleinern, bewirkt die abwechselnde Kontraktion der Pterygoidei mediales, daß die Kauflächen der unteren Molaren über die der oberen Molaren gleiten, so daß die Nahrung endgültig zerrieben wird, ehe es zum Schlucken kommt.

Befindet sich also der Speisebrocken auf dem unteren rechten 1. Molar, um endgültig zerkleinert zu werden, entspannen sich Temporalis und Masseter auf beiden Seiten. Pterygoideus lateralis und medialis auf der rechten Seite entspannen sich ebenfalls. Pterygoideus lateralis und medialis auf der linken Seite kontrahieren und zwingen den Unterkiefer, rechts eine Arbeitsokklusion auszuführen. Nun kontrahieren Temporalis und Masseter auf beiden Seiten kräftig, um die Nahrung zu durchtrennen. Der Pterygoideus lateralis links entspannt sich, so daß der Unterkiefer wieder in die Ausgangsstellung zurückkehren kann. Wenn die beiden Kondylen die RKP wieder erreichen, kontrahiert der rechte Pterygoideus medialis und bewirkt so die Bennett-Bewegung. Masseter und Temporalis rechts entspannen sich bald, so daß sich der Kauvorgang fortsetzen kann, während der rechte Pterygoideus lateralis kontrahiert.

Es sei daran erinnert, daß sich bei allen Kieferbewegungen die Kondylen und Disken miteinander bewegen. Zum besseren Verständnis haben wir aber den Kauvorgang etwas vereinfacht beschrieben. Wir müssen nochmals betonen, wie wichtig es ist, daß die Zähne mit diesen Bewegungen harmonieren, damit die Komponenten des Systems sich nicht gegenseitig schädigen.

Harmonie von Form und Funktion

Wegen der Kompliziertheit des automatischen Ablaufs und der hohen auftretenden Kräfte des Kauzyklus ist es klar, warum die Komponenten des Systems in Form und Funktion hochgradig harmonieren müssen. Zwar hat die Natur einen eingebauten Schutzmechanismus in Gestalt des propriorezeptiven Reflexes vorgesehen, dennoch kann durch wiederholte Insulte in Form eines Frühkontakts ein neues Reflexmuster erlernt werden. Vielleicht erweist es sich als nicht so wirksam, und schon beginnt die sich summierende Traumatisierung. Mit fortschreitendem Alter verliert der Schutzreflex ebenfalls seine Genauigkeit, so daß der Mechanismus mehr und mehr geschädigt wird.

Schutz durch Propriorezeption

Interessanterweise funktionieren die propriorezeptiven Schutzreflexe am besten während normaler Funktion. Der Selbstschutzmechanismus ist schwach oder fehlt bei nichtfunktionalen Bewegungen ganz. Auch wurde nachgewiesen, daß die Reflexaktivität im Schlaf, wenn die Parotis keinen Speichel produziert, vermindert ist. Der proprorezeptive Reflex funktioniert augenscheinlich beim Bruxieren nicht. Dies ist ein Grund, warum man eine Malokklusion bei bruxierenden Patienten korrigiert; die Gewohnheit wird zwar nicht beseitigt, der Schaden aber in Grenzen gehalten.

Bisher waren wir bemüht, die Kaubewegungen und die Anatomie des stomatognathen Systems zu beschreiben. Über die Zähne wurde aber noch kaum etwas gesagt. Wir sind jedoch davon ausgegangen, daß auch diese eigentlichen Kauwerkzeuge eine Harmonie in Form und Funktion aufweisen müssen. In Kapitel 10 wird eingehend besprochen, wie man die Form der Zähne mit der Funktion des stomatognathen Systems in Einklang bringt. An dieser Stelle wollen wir uns mit kurzen Andeutungen begnügen. Von allergrößter Wichtigkeit ist die Gesunderhaltung der Komponenten des Systems. Dazu müssen wir verhindern, daß irgendein Teil des stomatognathen Systems überbeansprucht oder mißbraucht wird. Das Kauen erfordert einen bestimmten Arbeitsaufwand. Im Moment wollen wir alle schlechten Gewohnheiten außer acht lassen und nur die normale Funktion beim Kauen betrachten.

Für das Kauen ist eine bestimmte Muskelkraft erforderlich. Wie diese sich auf die verschiedenen Komponenten (Gelenke, Zähne und Stützapparat) verteilt, ist von größter Bedeutung. Was würde geschehen, wenn während des zuvor beschriebenen Kauvorgangs ein einzelner Zahn vor allen anderen Kontakt mit seinem Gegenüber bekäme? Beim Durchtrennen des Speisebrockens würde sich sämtliche Muskelkraft auf diesen Zahn konzentrieren. Diese Kräfte würden auf das Parodontium übertragen und es mit der Zeit zerstören.

Mit Harmonie von Form und Funktion meinen wir also eine gleichmäßige Verteilung der Kaukräfte auf das Parodontium aller Zähne und die belasteten Bereiche der Gelenke. Eine gleichmäßige Verteilung der Kaukräfte auf möglichst viel Gewebe und eine größtmögliche Fläche gewährleistet die Gesundheit des gesamten stomatognathen Systems; dies ist das Ziel unserer Behandlungsmaßnahmen.

Literatur

Globus, J. H.: Neuro-anatomy. 6. Aufl. Williams & Wilkins, Baltimore 1934.
Langley und Cheraskin: The physiological foundation of dental practice. C. V. Mosby, St. Louis 1951.
Morris: Human anatomy. 9. Aufl. Hg.: C. M. Jackson. P. Blakiston, Philadelphia 1933.
Posselt, A., und Emslie, R. D.: Occlusal disharmonies and their effect on periodontal disease. Int. Den. J. 9 (Sept.): 367–376, 1955.
Sicher, Harry: Oral Anatomy. C. V. Mosby, St. Louis 1949.

Kapitel 3

Die Scharnierachse.

Die erfolgreiche Einführung der Scharnierachse in die Zahnheilkunde stellt die bedeutendste Einzelleistung der Gnathological Society dar. Damit war der Grundstein für alle weiteren Errungenschaften gelegt. Die Scharnierachse bildet noch immer den Ausgangspunkt für die Artikulation.
Seit über einem Jahrhundert wurde die Scharnierfunktion des Kiefergelenks von diversen Anatomen beschrieben. Doch erst die Gnathological Society hat in den zwanziger Jahren diese Erkenntnis in die Zahnmedizin eingebracht. Zuvor war es bereits Snow, Gysi und anderen klargeworden, daß die Öffnungs- und Schließbewegungen der Kiefer um eine Achse herum erfolgen. Die Methoden waren damals jedoch noch so ungenau, daß man diese Achse etwas unterhalb der Kondylen vermutete. Dies führte zu der Fehlannahme, die vertikale Dimension ließe sich einfach auf dem Behandlungsstuhl verändern.
Auf jeden Fall kam der Wunsch auf, das Öffnen und Schließen der Kiefer auf einem Artikulator nachzuvollziehen. Daß dies noch nicht möglich war, lag an den Methoden und am Fehlen eines Artikulators, mit dem man diese Bewegungen hätte exakt wiedergeben können. Die Gnathological Society entwickelte ein Verfahren zur starren Befestigung eines Gesichtsbogens an den unteren Zähnen. Damit ließ sich die Achse der Öffnungs- und Schließbewegungen genau ermitteln. Natürlich mußte die Ausrüstung noch erheblich verbessert werden, um das Verfahren alltagstauglich zu machen. Zum Beispiel mußten die Stifte leicht nachzustellen sein. Als es klinisch erwiesen war, daß es eine brauchbare Scharnierachse gibt, mußte ein Gerät zur Wiedergabe dieser Komponente entwickelt werden. Der Artikulator mußte mit einer Kondylarachse ausgerüstet werden, die sich auf die am Patienten vorgefundene Achse einstellen ließ (Abb. 25).

Definition der Scharnierachse

Was versteht man unter der Scharnierachse?

Der Kopf des Kondylus rollt auf der unteren Fläche des Diskus des Kiefergelenks ab. Währenddessen können Diskus und Kondylus über die Oberfläche der Eminentia articularis gleiten. Die Bewegung kann vorwärts, seitlich oder in jede Richtung dazwischen verlaufen. Während sich Diskus und Kondylus einfach verschieben, kann letzterer irgendwann im Verlauf dieser Translation eine reine Scharnierbewegung ausführen. Man sieht also, daß die Bewegungen des Unterkiefers sehr kompliziert und verwirrend sind. Man ermittelt das Zentrum der vertikalen Bewegung und das der lateralen Bewegung. Diese beiden Zentren sind identisch und ergeben für jeden der Kondylen ein Rotationszentrum.
Die Scharnierachse stellt eine gedachte Verbindungslinie der beiden Rotationszentren dar (Abb. 26). Die vertikalen Öffnungs- und Schließbewegungen wie auch die rein seitwärts gerichteten Bewegungen gehen von den Rotationszentren aus. Jede Kombination aus vertikaler und lateraler Bewegung hat ihr Zentrum in demselben Punkt. Das Rotationszentrum jedes Kondylus verlagert sich in bezug auf diesen Kondylus nicht und bleibt damit auch in Relation zum Unterkiefer gleich. Damit verändert auch die Scharnierachse (die gedachte Verbindung der beiden Drehpunkte) ihre Lage zum Unterkiefer (und zu den Zähnen) nicht. Die Scharnierachse macht sämtliche Exkursionsbewegungen des Unterkiefers mit. Der Unterkiefer kann in jeder Stellung scharnierartig schließen (Abb. 27). Schon aus diesem Grunde ist die Scharnierachse so wichtig. Damit gelingt es uns näm-

Die Scharnierachse

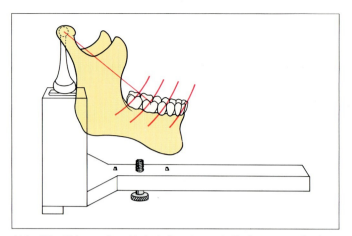

Abb. 25 Skizze des Unterteils eines Artikulators und eines Unterkiefers. Dabei ist die Kondylenachse mit der Achse des Instruments zur Deckung gebracht.

Abb. 26 Die Scharnierachse des Unterkiefers deckt sich mit der Scharnierachse des Artikulators.

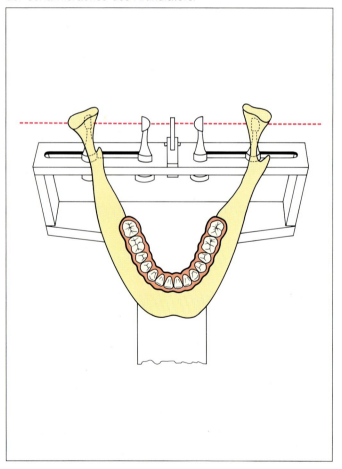

lich, alle Kurven der Kieferschließbewegungen auf einem Instrument nachzuvollziehen, so daß die Höcker der Zähne im Einklang mit diesen geschwungenen Bahnen gestaltet werden können.

Manchmal besteht Unklarheit darüber, wie die Scharnierachse ermittelt wird. Dazu muß sich der Unterkiefer in der am weitesten retrudierten Position — der terminalen Scharnierachslage — befinden (Abb. 28). Nur in dieser Stellung ist die Scharnierachse unabhängig von anderen Bewegungskomponenten des Unterkiefers exakt reproduzierbar. Der Patient nimmt normalerweise die terminale Scharnierachslage nicht ein. Wir müssen ihn erst dazu auffordern, den Unterkiefer in die terminale Scharnierachslage zu schließen, um den Drehpunkt zu ermitteln. Nun versuchen wir, die Bahn dieses Drehpunktes aufzuzeichnen, um jede mögliche Kombination aus Rotations- und Translationsbewegung zu reproduzieren, die der Patient bei normaler Kieferbewegung ausführt.

Durch Ermittlung der Scharnierachse und Übertragung auf einen Artikulator gelingt es, Modelle der Bezahnung in die exakte dynamische Beziehung zueinander zu bringen, wie sie am Patienten vorgefunden wurde. Nur mit Hilfe der Scharnierachse können die Zähne im Artikulator exakt in der Weise einander genähert werden, wie dies im Mund geschieht. Dank der Scharnierachse haben wir die vertikale Dimension am Artikulator im Griff und können alle exzentrischen Kieferrelationen und die möglichen Zahnkontakte in diesen Stellungen reproduzieren. Wir können die Zahnrelationen eingehend studieren und begutachten, mit dem beruhigenden Gefühl, daß sie getreu dem Vorbild im Munde des Patienten dargestellt sind. Schließlich können wir das Modell der Prothese oder der Rekonstruktion der natürlichen Zähne zwecks Korrektur erneut auf den Artikulator setzen und können dabei sicher sein, daß sich jegliche Veränderung der vertikalen Dimension im Munde des Patienten als harmonisch erweisen wird. Nur mit Hilfe der Scharnierachse (und der RKP) lassen sich die Zähne exakt zur terminalen Scharnierachslage in Beziehung setzen.

Scharnierachse und RKP

Um ein zentrisches Registrat zu erhalten, möchten wir die Schließbewegung in die terminale Scharnierachs-

Scharnierachse und RKP

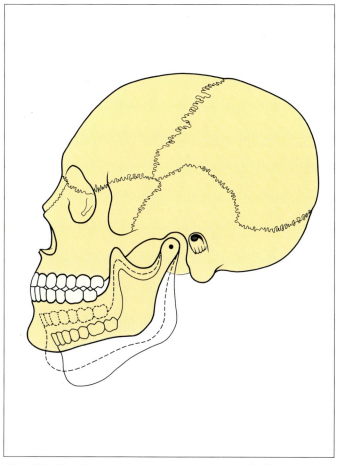

Abb. 27 Die Scharnierbewegung ist in jeder Stellung des Unterkiefers möglich.

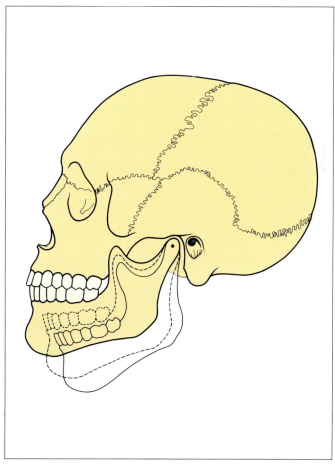

Abb. 28 Scharnierbewegung in der terminalen Scharnierachslage.

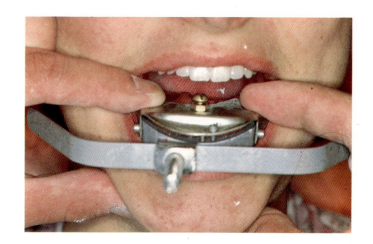

Abb. 29 Auf den unteren Zähnen wurde ein Abdrucklöffel festzementiert.

Die Scharnierachse

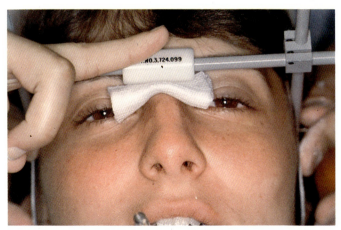

Abb. 30 Am oberen Querstab und am Oberkiefer werden Täfelchen mit Millimeterpapier so angebracht, daß sie an der Haut anliegen.

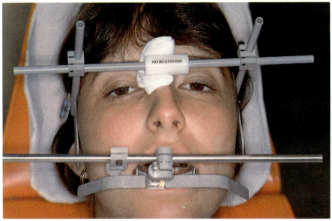

Abb. 31 Am unteren Abdrucklöffel wird ebenfalls ein Querstab angebracht.

Verfahren zur Ermittlung der Scharnierachse

Ermittlung und Übertragung der Scharnierachse sind nicht sehr schwierig; man muß dabei jedoch mit großer Sorgfalt vorgehen. Diese Maßnahmen bilden den Ausgangspunkt für viele weitere Vorgänge. Dazu bedient man sich eines entsprechenden Gesichtsbogens, der starr am Unterkiefer angebracht wird, so daß er praktisch dessen Verlängerung darstellt.
Mit Truplastic zementiert man einen Abdrucklöffel an den unteren Zähnen (Abb. 29). Seitlich am Gesicht werden im Bereich der Kondylen kleine Tafeln plaziert, die eine Verfälschung der Aufzeichnung durch Hautverschiebung verhindern (Abb. 30). Diese Täfelchen werden mit Hilfe eines Gestänges und eines maxillaren Bißlöffels am Oberkiefer befestigt oder mittels eines Rahmens oder dergleichen fixiert. Am unteren Löffel wird ebenfalls ein Querstab befestigt (Abb. 31).
Am unteren Querstab werden in der Nähe der Kondylen Stifte zur Registration angebracht (Abb. 32). Nun zeigt man dem Patienten die scharnierartigen Bewegungen. Es handelt sich dabei nicht um die Normalbewegung — sie soll uns nur die Aufzeichnung der Kondylarbahnen erleichtern. Man muß den Patienten dazu bringen, daß er den Mund entspannt öffnet (Abb. 33). Dazu müssen die lateralen Pterygoidei entspannt sein, was manchen Patienten nicht auf Anhieb gelingt. Zum besseren Verständnis können wir den Patienten mit seiner Hand an unserem Kinn fühlen lassen, während wir das entspannte Öffnen und Schließen des Kiefers vormachen.

lage an einem günstigen Punkt zum Stillstand bringen. Ohne Scharnierachse wäre es unmöglich, ein exaktes zentrisches Registrat anzufertigen, da die Zähne bzw. Bißwälle in das Aufzeichnungsmedium nicht eindringen dürfen. (Dabei würde der Unterkiefer seine Lage verändern, da die eindringenden Zähne bzw. Bißwälle eine Verschiebung bewirken würden.) Um ein Eindringen zu vermeiden, muß das zentrische Registrat bei diskludierten Kiefern erfolgen. Wenn dabei nicht dieselbe Schließbahn beschrieben wird, ist das Ergebnis unbrauchbar. *Ohne Achsmontage ist es unmöglich, ein zentrisches Registrat zu überprüfen.*

Behandlung mit der Aufbißschiene

Gelingt es einem Patienten nicht, reine Scharnierbewegungen auszuführen, kann es sein, daß man ihm diese unnormalen Bewegungen mit Hilfe eines Frontzahnreiters, wie in Kapitel 6 beschrieben, antrainieren muß.
Bei Kiefergelenkbeschwerden muß der Patient ggf. eine Aufbißschiene tragen, um die Zähne zu diskludieren und den Kiefergelenkbefund zu bessern. In der Regel genügen drei bis vier Tage, in manchen Fällen muß der Patient jedoch über mehrere Monate mit

einer Aufbißschiene behandelt werden. Trägt der Patient über längere Zeit ein Gerät zur Bewegung der Zähne, muß dies sorgfältig überwacht werden.
Von Natur aus öffnet man den Unterkiefer nach unten und vorn – also in einer Kombination aus Rotation und Translation. Diese beiden Bewegungskomponenten müssen wir trennen, um das Zentrum der vertikalen Öffnung zu ermitteln. Außerdem muß das Öffnen und Schließen in der terminalen Scharnierachsposition erfolgen, da man nur in dieser Stellung reproduzierbare Kondylarbahnen erhält, deren Zentrum sich feststellen läßt. Alle anderen Schließbahnen tragen hier nur zur Verwirrung bei. Man kann die gesamte Vorrichtung mit einem Kompaß aus gebogenen starren Auslegern vergleichen. Der bewegliche Teil des Kompasses befindet sich am Drehpunkt im Kondylus des Patienten. Die Spitze des Aufzeichnungsstiftes stellt den Zeiger des Kompasses dar. Gelingt es uns, Spitze und Drehpunkt zur Deckung zu bringen, beschreibt die Spitze keinen Bogen mehr (Abb. 34 und 35). Zur Verdeutlichung ein Beispiel aus der Geometrie: Nehmen wir zwei konzentrische Kreisbogen mit je einer Sehne, dann schneiden sich die die Sehnen halbierenden Senkrechten im Mittelpunkt der Kreisbogen (Abb. 36 bis 38). Dieses Denkmodell läßt sich jedoch nicht in die Praxis umsetzen. McCollums Näherungsverfahren ist immer noch der einzige Weg zur Ermittlung der Achse.
Haben wir den Patienten dazu gebracht, den Kiefer in der terminalen Scharnierachslage rhythmisch zu öffnen und zu schließen, und vollführt die Stiftspitze nun einen Bogen, versuchen wir uns vorzustellen, wo der Mittelpunkt dieses Bogens liegen müßte (Abb. 39). Nun wissen wir, in welche Richtung der Stift zu bewegen ist, um den Mittelpunkt zu erreichen. Nach der entsprechenden Korrektur muß der Patient den Kiefer erneut bewegen. Je weiter wir uns dem Zentrum nähern, desto kleiner werden die Kreisbogen. Zuletzt sollte man sich mit einem Vergrößerungsglas vergewissern, ob die Stiftspitze immer noch kreisende Bewegungen ausführt. Dabei erleichtern die Linien des Gitternetzes eine visuelle Beurteilung. Blickt man zuerst auf eine Linie und dann auf eine diese kreuzende Linie, läßt sich leicht erkennen, ob noch kreisende Bewegungen entstehen. Die Korrektur muß so lange fortgesetzt werden, bis diese Bewegungen vollständig ausbleiben.
Man muß erst einige Übung darin bekommen, zwischen einer reinen Scharnierbewegung und einer sol-

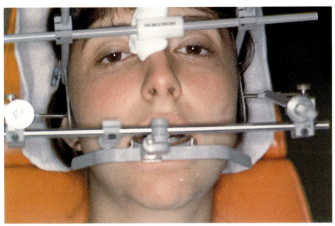

Abb. 32 Am unteren Querstab, der am Unterkieferlöffel festgeschraubt ist, werden Ausleger mit Stiften befestigt.

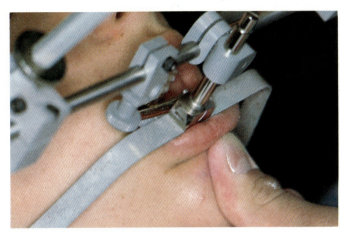

Abb. 33 Der Patient muß unter Hilfestellung eine reine Scharnierbewegung ausführen.

chen zu unterscheiden, in die sich auch eine geringe Translation einschleicht. Bei etwa jedem dritten oder vierten Versuch macht der Patient ungewollt eine Translation. Manche Patienten sind dabei sehr willig und hilfsbereit, andere bringen einen zur Verzweiflung. Es hilft aber alles nichts, wir müssen eine Achse ermitteln, sonst ist alles weitere umsonst.
Der Drehpunkt der Achse ist auf beiden Seiten zu lokalisieren. Dabei handelt es sich um einen Punkt der Scharnierachse seitlich am Gesicht und nicht um das tatsächliche Rotationszentrum (Abb. 40). Dieses befindet sich vielmehr ca. 10 bis 11 mm medial von diesem Punkt. Folglich muß dieser Punkt so nahe wie

Die Scharnierachse

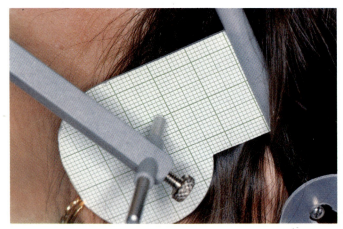

Abb. 34 Bei geöffnetem Kiefer bleibt der Stift auf der Markierung.

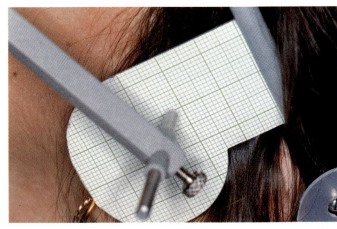

Abb. 35 Bei geschlossenem Kiefer bleibt der Stift auf der Markierung.

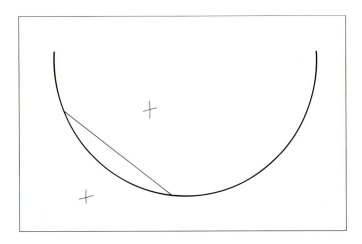

Abb. 36 Eine die Sehne eines Kreisbogens halbierende Senkrechte konstruiert man, indem man um die Endpunkte der Sehne Kreise mit einem Radius größer als die halbe Sehnenlänge schlägt. Die gesuchte Senkrechte verläuft durch die Schnittpunkte der beiden Kreise.

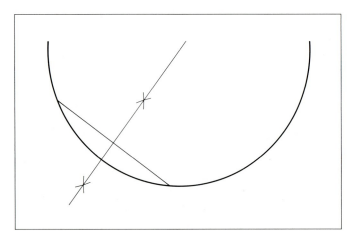

Abb. 37 Eine Bogensehne halbierende Senkrechte.

Verfahren zur Ermittlung der Scharnierachse

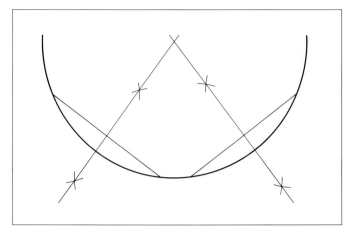

Abb. 38 Der Schnittpunkt zweier je eine Sehne halbierenden Senkrechten ist Kreismittelpunkt, wenn die Sehnen zum selben Bogen (Kreis) gehören.

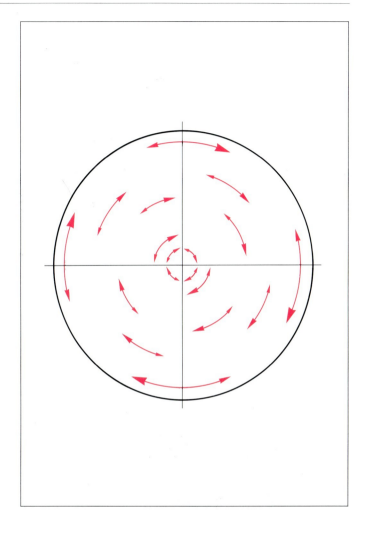

Abb. 39 Die Art der Bewegung der Stifte des Gesichtsbogens zeigt an, in welche Richtung der Stift bewegt werden muß, um den Drehpunkt zu erhalten. Die großen Pfeilspitzen geben die Bewegungsrichtung der Stiftspitze bei Kieferöffnung an.

möglich an der Haut lokalisiert werden. Das heißt, daß die Täfelchen mit dem Millimeterpapier dicht auf der Haut anliegen müssen.

Markierung der Achse am Patienten

Sind wir sicher, daß wir die Achspunkte gefunden haben, nehmen wir die Täfelchen ab. Nun trägt man etwas Farbe eines Filz- oder Tintenstifts auf die Spitzen der Stifte auf. Wir überprüfen, ob sich der Kiefer des Patienten noch in der terminalen Scharnierachslage befindet. Jetzt soll der Patient den Kopf aus dem Kephalostaten herausnehmen, ohne dabei diese Kieferstellung zu verlieren. Dann schiebt man den Stift vorsichtig an die Wange des Patienten, so daß der Achspunkt auf der Haut verzeichnet wird (Abb. 41). Diese Markierungen werden mit einer Spezialnadel und etwas rosafarbenem Quecksilbersulfid eintätowiert.

Die Scharnierachse

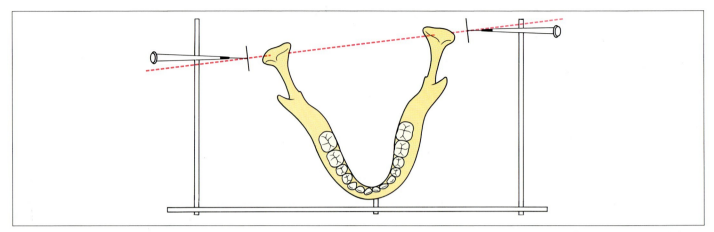

Abb. 40 Nur die Stiftspitzen eines einstellbaren Gesichtsbogens liegen auf der Achse. Daher müssen die Schreibtäfelchen dicht an der Haut anliegen, um Meßfehler zu vermeiden. Bei einer Übertragung des Bogens dürfen die Stifte nicht verschoben werden.

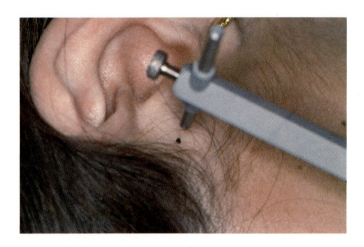

Abb. 41 Markierung der Scharnierachse; dabei befindet sich der Kiefer in der RKP.

Bei allen weiteren Gesichtsbogenübertragungen müssen wir danach streben, die gleichen Ausgangsbedingungen einzuhalten: die Haut muß genauso entspannt sein und die Stifte müssen denselben Abstand zur Haut haben wie vor Abnahme der Täfelchen. Dieser Abstand beträgt gewöhnlich 1,6 mm. Dadurch schränken wir den Meßfehler bei der Übertragung so weit wie möglich ein. Außerdem müssen die Stifte bis nach der Montage festgeschraubt bleiben und dürfen nicht verschoben werden. Der Artikulator muß über eine Interkondylarachse verfügen, die sich bis zu diesen Punkten verlängern läßt, so daß der Gesichtsbogen exakt auf die Achse des Geräts eingestellt werden kann.

Wahl des richtigen Gesichtsbogens

Rein theoretisch läßt sich die Scharnierachse mit einem gewöhnlichen Gesichtsbogen, z. B. Typ Snow oder Hanau, ermitteln. In der Praxis eignet sich jedoch keiner der beiden dafür; eher noch gelingt die Übertragung, wenn die beiden Stifte exakt zueinander positioniert sind. In diesem Fall und wenn wir den Bogen mit Hilfe des Universalgelenks vorn verriegeln können, so daß die Stiftspitzen auf die Achse deuten, kommen wir mit einem Artikulator ohne ausziehbare Interkondylarachse aus. Unter diesen Umständen lassen sich die Stifte auf dem Artikulator gleichmäßig der Kondylarachse nähern, ohne diese zu verlassen. Es ist

jedoch viel einfacher und exakter, einen volleinstellbaren Gesichtsbogen zu verwenden (d. h. dessen Ausleger sich einzeln mit Mikrometerschrauben nachstellen lassen). Dies gilt für die Ermittlung der Achse wie für die Übertragung.
Mittels Gesichtsbogenübertragung und Montagerahmen (darüber später mehr) läßt sich das obere Modell exakt entsprechend der Achse des Patienten im Artikulator montieren.

Scharnierachse und Referenzebene

Die Scharnierachse liegt bezüglich des Unterkiefers unverrückbar fest. Die terminale Scharnierachslage, d. h. die RKP, ist gegenüber Unter- wie Oberkiefer konstant. Die Modelle werden immer in dieser Stellung montiert. Sämtliche Positionen bleiben nur dann während der gesamten Behandlung unverändert, wenn man die Achsenpunkte und einen unveränderlichen dritten Punkt an der Basis der rechten Orbita als Referenzebene verwendet. Somit ergibt die Achsorbitalebene die konstante Lage des Oberkiefers, ein korrektes zentrisches Registrat dagegen die Stellung des Unterkiefers zum Oberkiefer. Auf diese Weise stehen die Modelle bei erneuter Montage immer in konstanter Relation zu den Registraten und zu den Rotationszentren des Patienten.

Diskussion und Schlußfolgerungen

Es wurde schon oft versucht, die Scharnierachse als ungeeignetes Mittel darzustellen. Als Argumente dienten dabei die Verschiebbarkeit der Haut, eine Verschiebung der Achse, Meßfehler durch leichtes Verrutschen der Siftspitzen sowie eine Deckungsungleichheit der Achsen beider Kondylen.
Die Gefahr einer Verschiebung der Haut läßt sich dadurch ausschalten, daß der Patient den Kopf aus dem Kephalostaten nimmt, wenn der Bogen auf die Markierungen eingestellt werden muß. Meßfehler durch Gewichtsverlust des Patienten u. dgl. können außer Betracht bleiben. Die Achse kann sich nach meinen Beobachtungen nur bei Kiefergelenkbeschwerden verlagern.
Hat der Patient Kiefergelenkschmerzen oder gelingen ihm nach mehreren geführten Bewegungen keine scharnierartigen Schließbewegungen, sollte man ihn entweder mit einem Frontzahnreiter wie bei einer RKP-Aufzeichnung trainieren (siehe Kapitel 6) oder man läßt ihn einige Tage lang eine Aufbißschiene tragen. In der Regel vergehen dabei die Schmerzen, und die Scharnierbewegung wird gleichmäßiger.
Bei Kiefergelenksymptomen kann die Achse etwas verschoben sein. Ein oder zwei Jahre nach Abklingen der Beschwerden sollte die Lage der Achse auf jeden Fall überprüft werden.
Warum sollte man in solchen Fällen überhaupt die Scharnierachse verwenden?
Einfach deshalb, weil sie der einzige Ausgangs- und Bezugspunkt für die Behandlung ist. An jedem Patienten mit normalen Kiefergelenken, den wir im Laufe der Jahre zu Demonstrationszwecken oder aus wissenschaftlicher Neugier überprüft haben, lag die Achse immer innerhalb eines sehr engen Schwankungsbereichs, der nicht größer als die Breite der eintätowierten Markierung selbst war.
Die unqualifizierteste Kritik besteht darin, daß sich angeblich beim Durchdrücken des Stifts durch das Millimeterpapier ein Meßfehler ergebe. Es wäre schön, wenn wir nur solche Probleme hätten!

Eine einzige Transversalachse

Die Annahme, jeder Kondylus habe eine andere Achse, ist völliger Unsinn. Dies ist von der Anatomie und Physiologie der Kiefergelenke her unmöglich.
Um 1950 führten die Ärzte William Branstad, Raymond Garvey und Robert Okey ein Experiment durch, um festzustellen, ob beide Kondylen eine gemeinsame Achse haben oder jede Kondyle eine separate Achse hat. Dabei wurde die Theorie der gemeinsamen Achse bestätigt. Dr. Arne Lauritzen, der im selben Team forschte, wiederholte das Experiment etwa 1957 und kam zu dem gleichen Ergebnis. Dr. Frank Celenza und ich stellten denselben Versuch im Sommer 1959 erneut an, wieder mit demselben Ergebnis. Im Herbst 1959 wurde das Experiment vom Hinge Axis Committee der Greater New York Academy of Prosthodontics ebenfalls angestellt; man kam zu dem Schluß, daß es nur eine einzige Achse durch beide Kondylen gebe.
Kurze Beschreibung des Versuchs: Auf die Zähne des Patienten wurden Abdrucklöffel zementiert. Am oberen Löffel wurde ein ca. 91 cm langer Querstab befestigt, desgleichen am unteren Löffel (Abb. 42). Am

Die Scharnierachse

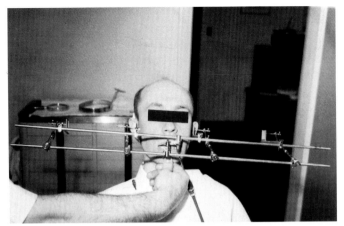

Abb. 42 Mit Hilfe von starren Abdrucklöffeln wurden ca. 90 cm lange Querstäbe am Patienten angebracht.

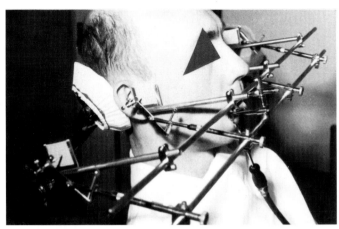

Abb. 43 Täfelchen mit Millimeterpapier wurden am oberen Stab befestigt, verschiebbare Stifte am unteren; damit wird die Achse an vier verschiedenen Punkten aufgezeichnet.

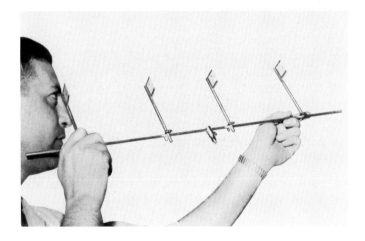

Abb. 44 Durch die ermittelten Zentren wurde ein Loch gebohrt; ein Blick ergibt, daß alle vier Löcher auf einer Linie liegen.

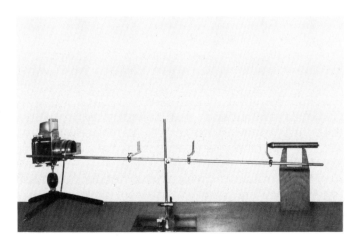

Abb. 45 Anordnung von Kamera und Taschenlampe zur Aufzeichnung des Lichtpunkts.

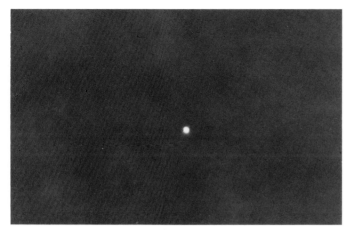

Abb. 46 Lichtpunkt auf dem Film: Beweis dafür, daß alle Löcher auf einer Achse liegen.

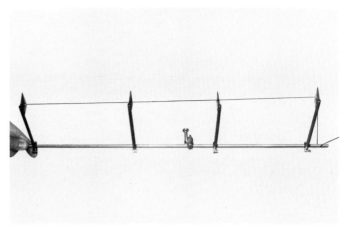

Abb. 47 Zahnseide wurde durch die vier Löcher gezogen und ergibt, straff gespannt, eine Gerade.

oberen Stab wurden vier Täfelchen mit Millimeterpapier zur exakten Ermittlung des Drehpunktes angebracht. Auf jeder Seite wurde eine Tafel dicht an der Haut befestigt, die andere Tafel dagegen am Ende des Stabes. Der Abstand zwischen diesen beiden Tafeln betrug ca. 32 cm. Der untere Stab wurde mit vier Auslegern zur Anzeige des Drehpunktes ausgerüstet. Jeder Ausleger war auf eine Tafel gerichtet (Abb. 43). Der Drehpunkt wurde an jeder der Tafeln ermittelt, d. h., jeder Ausleger wurde so lange justiert, bis die Stiftspitze keine kreisende, sondern nur noch eine reine Drehbewegung aufwies. Als alle vier Drehpunkte exakt ermittelt waren, wurden diese auf den Täfelchen mit Hilfe der Stiftspitzen sorgfältig markiert, wobei der Patient die RKP (terminale Scharnierachslage) beibehielt. Nun nahm man den oberen Stab samt Täfelchen ab. Jedes Täfelchen wurde an der Markierung mit einem dünnen, erhitzten Instrument durchbohrt. Blickte man durch eines der Löcher, konnte man auch durch alle anderen hindurchsehen (Abb. 44), was bewies, daß alle vier Löcher auf einer Geraden lagen. Daraus war zu schließen, daß es nur eine Querachse gab.
Zur eindrucksvolleren Demonstration benutzten wir die in Abbildung 45 gezeigte Versuchsanordnung. Der Fotoapparat zeichnete den Lichtstrahl der Lichtquelle auf, der durch alle vier Löcher verlief (Abb. 46). Dann führten wir ein Stück Zahnseide durch die Löcher und zogen es straff. Es entstand eine vollkommen gerade Linie (Abb. 47). Dies war der schlüssige Beweis für die gemeinsame Achse.
Die Existenz einer brauchbaren Scharnierachse im Kiefergelenk ist eine der größten Erleichterungen bei der Behandlung des stomatognathen Systems.

Eindeutiger Nachweis einer brauchbaren Scharnierachse

1962 wurde der Scharnierachsversuch gefilmt. Für das vorliegende Buch haben wir den Versuch mit einem anderen Patienten wiederholt und fotografiert (1980).
An einem Patienten mit bekannter Achse machten wir RKP-Aufzeichnungen bei zunehmender vertikaler Dimension und verglichen diese mit montierten Modellen mit zweiteiligem Sockel. Dazu wurden die Zähne exakt abgeformt. Das obere Modell erhielt einen geteilten Sockel, um die Gleichheit der verschiedenen Registrate exakt zu bestimmen. Das obere Modell wurde mittels Gesichtsbogenübertragung auf die Achse des Artikulators eingestellt und mit dessen oberem Bogen festgegipst. Unter Anwendung eines

Die Scharnierachse

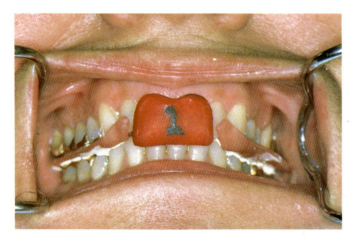

Abb. 48 RKP-Registrat mit einer Lage Wachs.

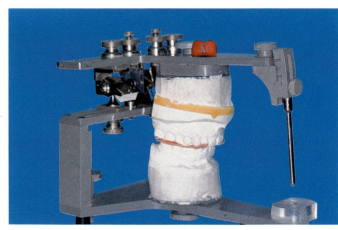

Abb. 49 Das untere Modell wird mit Hilfe des RKP-Registrats in die korrekte Beziehung zum Oberkiefermodell gesetzt.

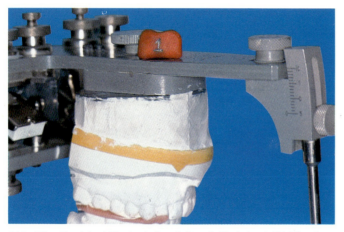

Abb. 50 Registrat Nr. 1 wird auf dem Artikulator mit Hilfe eines Kontrollsockels überprüft.

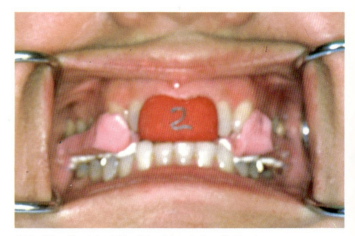

Abb. 51 Registrat Nr. 2 im Mund des Patienten.

Frontzahnreiters (siehe Kapitel 6) wurde die RKP auf einer einfachen Wachsschicht registriert (Abb. 48). Mit Hilfe dieses Registrats wurde das untere Modell in die richtige Lage zum oberen Modell gebracht und ebenfalls festgegipst (Abb. 49). Mit Hilfe des geteilten Sockels wurde die Exaktheit der Montage überprüft (Abb. 50).

Nun wurde ein zweiter Frontzahnreiter angefertigt, um die Kiefer etwas stärker zu diskludieren. Diesmal wurde mit drei Lagen Wachs die RKP registriert (Abb. 51).

Das erste Registrat wurde im Artikulator durch das zweite ersetzt (Abb. 52). Am geteilten Sockel sieht man, daß beide Registrate identisch waren (Abb. 53). Mit Hilfe eines dritten Reiters wurde die Disklusion weiter erhöht. Nun waren fünf Lagen Wachs notwendig, um die RKP zu registrieren (Abb. 54).

Das zweite Registrat wurde gegen das dritte ausgetauscht und der geteilte Sockel erneut begutachtet (Abb. 55). Die Nahaufnahme (Abb. 56) zeigt, daß der

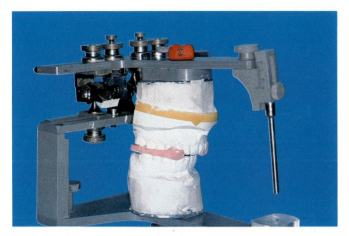

Abb. 52 Registrat Nr. 2 ersetzt Registrat Nr. 1.

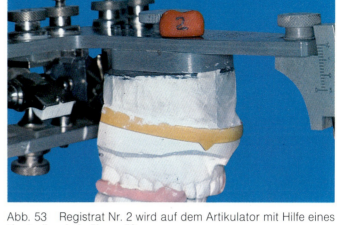

Abb. 53 Registrat Nr. 2 wird auf dem Artikulator mit Hilfe eines Kontrollsockels überprüft.

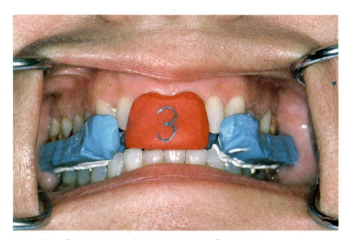

Abb. 54 Registrat Nr. 3 im Mund des Patienten.

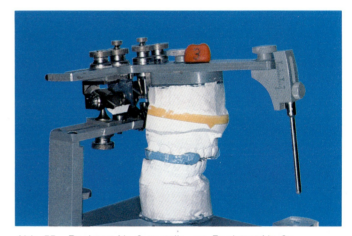

Abb. 55 Registrat Nr. 3 anstelle von Registrat Nr. 2.

Sockel genauso gut sitzt wie bei den beiden ersten Registraten.
Zwecks noch weiterer Disklusion wurde ein vierter Frontzahnreiter hergestellt. Damit betrug die vertikale Dimension im Schneidezahnbereich ca. 15 mm. Zur Aufzeichnung der RKP waren sieben Wachsschichten erforderlich (Abb. 57).
Die dritte Aufzeichnung wurde durch die vierte ersetzt (Abb. 58). Erneut zeigte sich am Sockel, daß das Registrat mit den übrigen dreien identisch war (Abb. 59).

Abbildung 60 zeigt eine Aufstellung der vier Frontzahnreiter mit dem jeweils entstandenen Registrat.
Durch all diese Registrate „trainierte" sich der Patient, wie im Kapitel über die RKP (S. 83 ff.) beschrieben. Am geteilten Sockel lassen sich Diskrepanzen bis hinab zu 0,025 mm nachweisen.
Bei der verwendeten Disklusion (ca. 15°) verhält sich das Kiefergelenk wie ein echtes Scharniergelenk – bei größerer Kieferöffnung verschieben sich die Kondylen nach vorn.

Die Scharnierachse

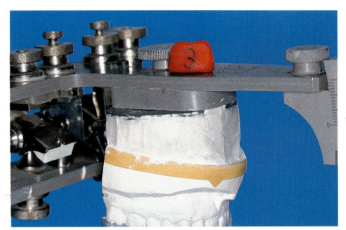

Abb. 56   Registrat Nr. 3 wird auf dem Artikulator mit Hilfe eines Kontrollsockels überprüft.

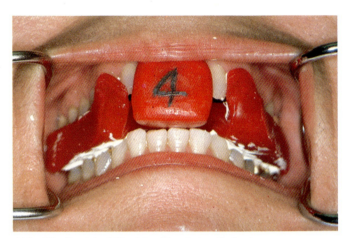

Abb. 57   Registrat Nr. 4 im Mund des Patienten.

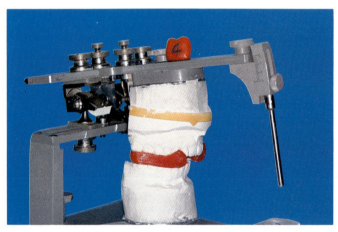

Abb. 58   Registrat Nr. 4 anstelle von Registrat Nr. 3.

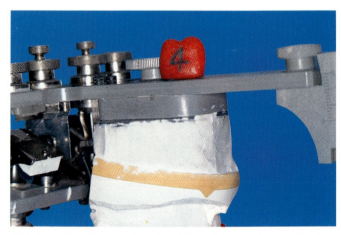

Abb. 59   Registrat Nr. 4 wird auf dem Artikulator mit Hilfe eines Kontrollsockels überprüft.

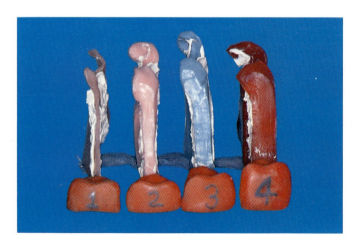

Abb. 60   Die vier in diesem Versuch verwendeten Wachsbisse im Vergleich.

Dieser Versuch beweist zweifelsfrei, daß das Kiefergelenk eine brauchbare Scharnierfunktion ausführt. Voraussetzung für den Versuch sind eine exakte Bestimmung der Achse, eine sorgfältige Gesichtsbogenübertragung und exakte Registrate der RKP. Nebenbei beweist der Versuch auch, daß die Achse korrekt ermittelt wurde, weil er andernfalls gar nicht möglich gewesen wäre. Mit diesem Versuch läßt sich feststellen, ob die Achse sachgerecht lokalisiert worden war. Allerdings kenne ich niemanden, der sich diese ganze Mühe macht. Meistens erkennt man mit einiger Erfahrung ganz gut, ob die Achse richtig bestimmt ist. Dieser Versuch ist für die Zweifler gedacht, die nicht an eine brauchbare Scharnierachse glauben.

Kapitel 4

Die Herstellung von Löffeln (Clutches)

Mit einem solchen Löffel wird die Vorrichtung zur Aufzeichnung von Kieferbewegungen am Unterkiefer des Patienten befestigt. Der Löffel spielt eine große Rolle und muß daher mit äußerster Sorgfalt hergestellt werden, da durch fehlerhafte Gestaltung die gesamte extraorale Aufzeichnung mißlingen kann.

Definition und Zweck

Aus irgendeinem Grund haben viele Zahnärzte zunächst Schwierigkeiten bei der Herstellung der Löffel. In der Tat sind damit teilweise Tätigkeiten verbunden, die nichts mit der Zahnheilkunde zu tun haben. Nichts ist dabei jedoch so kompliziert, daß es nicht in kurzer Zeit jedem Zahnarzt oder Zahntechniker leicht von der Hand ginge.
Der Zweck des Löffels besteht darin, die Ausrüstung zur Aufzeichnung von Unterkieferbewegungen starr an den Kiefern des Patienten zu halten. Die Verbindung muß dabei so verwindungssteif sein, daß sich unter keinen Umständen das Aufzeichnungsgerät und der Kieferknochen gegeneinander bewegen können.
Löffel sind keine Massenware; sie müssen vielmehr für jeden Patienten einzeln angefertigt werden.
Mit Hilfe einer ungefähren Gesichtsbogenmontage und eines guten zentrischen Registrats montiert man Studienmodelle im Artikulator. Bei fehlerhafter Montage der Modelle werden die Löffel zueinander und zum Patienten nicht richtig ausgerichtet sein. Damit entstehen aber ernste Probleme bei der Aufzeichnung.
Die folgenden Maßnahmen mögen unnötig kompliziert erscheinen, so daß man versucht ist, hier etwas zu vereinfachen. Dies kann aber schlimme Folgen haben, denn die Erfahrung hat gezeigt, daß diese Maßnahmen absolut unerläßlich sind.

Wenn man nach einiger Zeit Erfahrungen mit gnathologischen Maßnahmen gesammelt hat, glaubt man vielleicht, ohne individuell angefertigte Löffel auszukommen.
Zeichnet man die Kieferbewegungen mit dem Verfahren nach Stuart auf, werden Referenzplatten anstelle individueller Löffel verwendet. Hat man sich bei der Aufzeichnung mit Löffeln einige Routine erworben, kommt man in den meisten Fällen auch mit Referenzplatten zu brauchbaren Ergebnissen. Ihre Verwendung wird in Kapitel 5 beschrieben.
Beim Denar-System zur Aufzeichnung der Kieferbewegungen werden individuelle Löffel aus Kunststoff benutzt. Diese lassen sich in kürzester Zeit im Mund anfertigen. Zwischen der Halteschraube und der Kunststoffoberfläche entsteht ein gewisser Reibungswiderstand, der sich anscheinend etwas auf die Aufzeichnungen auswirkt. Die Herstellung dieser Kunststofflöffel wird in Kapitel 8 besprochen.

Vorbereitung der Modelle

Oberes Modell

Ein Streifen dünnes Basisplattenwachs wird den labialen und lingualen Zahnflächen angepaßt und unter Erwärmung dort festgeklebt. Das Wachs reicht von den Kauflächen labial bis zur bukkalen Schleimhautfalte. Lingual erstreckt sich das Wachs von den Kauflächen bis zum Gingivarand und bedeckt den gesamten Gaumen (Abb. 61). Alle unbezahnten Bereiche werden mit eingerolltem Wachs ausgeblockt, so daß sie mit den Nachbarzähnen bündig abschließen. Das gesamte Modell wird mit Alufolie (1/1000 in. = 0,03 mm) abgedeckt, so daß die Kauflächen, der Gaumen und die labialen Strukturen über die bukkale Schleimhautfalte hinaus mit Folie beschichtet sind.

Die Herstellung von Löffeln (Clutches)

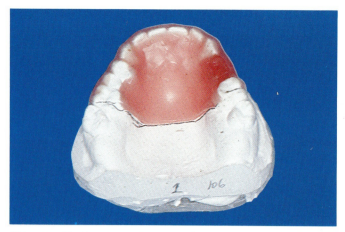

Abb. 61 Wachsrelief auf einem Oberkiefermodell. Unbezahnte Bereiche werden mit Wachs ausgeblockt.

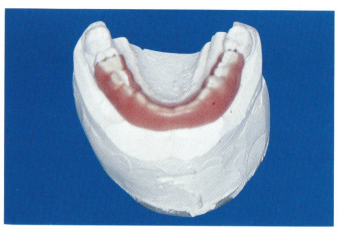

Abb. 62 Wachsrelief auf den bukkalen und lingualen Zahnflächen des unteren Modells.

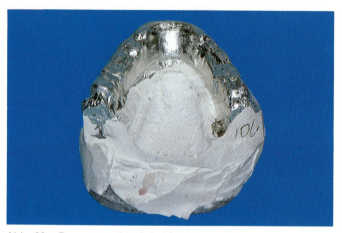

Abb. 63 Das untere Modell samt Wachsrelief wurde mit 1/1000-Alufolie abgedeckt.

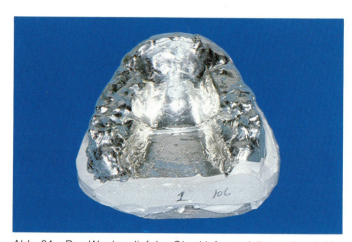

Abb. 64 Das Wachsrelief des Oberkiefermodells wurde mit Alufolie abgedeckt.

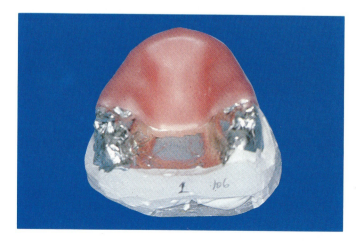

Abb. 65 Auf der isolierten Alufolie des oberen Modells wurde das Abdrucklöffelmodell aus Wachs begonnen.

Vorbereitung der Modelle

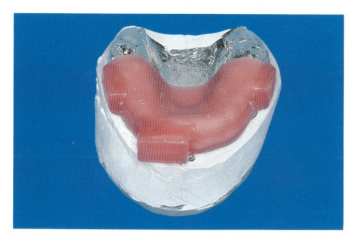

Abb. 66 Distobukkal und anterior wurden Wachsblöcke am Wachsmodell des oberen Löffels angefügt. Man beachte den Verstärkungsbogen an der Seite des Modells.

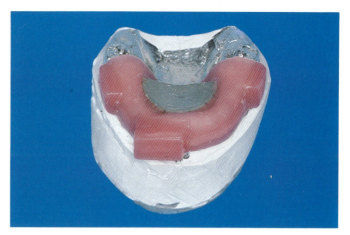

Abb. 67 In der Mitte des oberen Löffelmodells wurde ein Stützteller eingewachst.

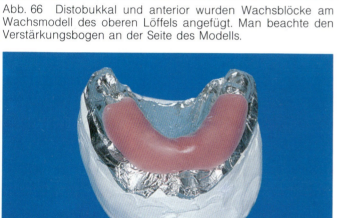

Abb. 68 Auf der isolierten Alufolie des unteren Modells wurde das Abdrucklöffelmodell aus Wachs begonnen.

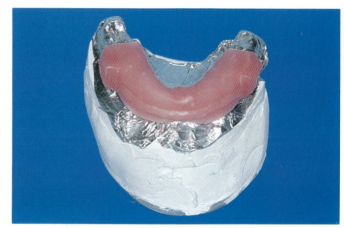

Abb. 69 Wachsblöcke wurden am Wachsmodell für den unteren Löffel angebracht. Beachte den Verstärkungswulst seitlich am Modell.

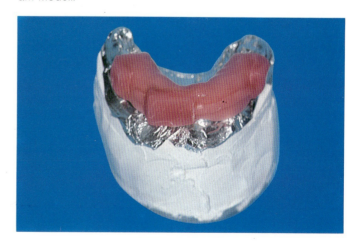

Abb. 70 Labialer Wachsblock für den Ansatz.

57

Unteres Modell

Streifen aus dünnem Basisplattenwachs adaptiert man auf den bukkalen und lingualen Zahnflächen. Bukkal erstreckt sich das Wachs bis zur bukkalen Schleimhautfalte, lingual etwas über den Gingivarand hinaus (Abb. 62). Über dem gesamten Modell adaptiert man daraufhin Alufolie der Stärke 1/1000 in. (Abb. 63), so daß die Kauflächen und die labialen und lingualen Flächen abgedeckt sind. Nun bestreicht man die Folie auf dem oberen und unteren Modell dünn mit Vaseline.

Das Aufwachsen der Wachsschablonen

Obere Schablone

Über dem Wachsrelief des oberen Modells wird Alufolie adaptiert (Abb. 64). Nachdem diese Folie isoliert wurde, wird darauf Basisplattenwachs locker adaptiert. Dabei muß man darauf achten, daß das Wachs im Gaumenbereich nicht zu dünn wird. Wenn nötig, durchtrennt man das Wachs in Gaumenmitte und verbindet es mit einem Stück von der anderen Seite, wobei man die Enden gründlich und glatt miteinander verschweißt.

Die Wachsschablone wird labial knapp bis an die bukkale Schleimhautfalte herangeführt, wobei man Muskelansätze exakt ausspart. Posterior soll die Schablone bis distal zum 1. Molar reichen. (Fehlt dieser, führt man die Schablone bis zum 2. Molar.) Der posteriore Rand wird wie bei einer Vollprothese von einer Seite des Zahnbogens zur anderen geführt (Abb. 65).

Nun wird die Wachsschablone abgekühlt und abgenommen. Es folgt die Überarbeitung mit einem warmen Spatel. Hat die Schablone die gewünschte Gestalt, setzt man sie erneut auf das Modell und adaptiert sie vorsichtig noch einmal. Auf beiden Seiten plazieren wir im Molarenbereich labial (oder auf der Seite des letzten von der Schablone erfaßten Zahnes) einen Wachsblock mit den Maßen 13 mm × 6 mm (Abb. 66). Da diese Blöcke die Bereiche darstellen, in denen später die Schrauben plaziert werden, müssen sie eine ausreichende Stärke aufweisen, damit für eine 2/56er Schraube ein Loch gebohrt und ein Gewinde geschnitten werden kann. Der posteriore Teil des Wachsblocks wird abgeschrägt, um mit der Wachsschablone übereinzustimmen, so daß der fertige Löffel für den Patienten nicht unangenehm ist. Im Bereich dieses Wachsblocks wird der Löffel später halbiert. Man muß stets darauf achten, daß der Trennblock sich mittig zum letzten von der Schablone erfaßten Zahn befindet. Anderenfalls wird der mittlere Teil des Löffels nämlich vom Zement zu stark festgehalten, so daß er sich nur mit Mühe abnehmen läßt. Erfolgt die Trennung durch die Mitte des letzten erfaßten Zahnes, gibt der labiale Teil des Löffels den Zement frei, und der mittlere Teil läßt sich leicht abnehmen.

Im Frontzahnbereich der Wachsschablone wird labial ebenfalls ein Wachsblock angebracht, der später die Befestigung der Halterung ergibt (Abb. 66). Am oberen Modell plaziert man diesen Block gewöhnlich links von der Mittellinie des Patienten. Die genaue Anordnung dieses Blocks, der den Haltestab aufnehmen wird, hängt von der Art der verwendeten Registriervorrichtung ab (Abb. 67). Die Haltestäbe der beiden Schablonen müssen zueinander parallel und in der Vertikalen und Horizontalen senkrecht zur Scharnierachse stehen.

Zur Versteifung des fertigen Löffels klebt man einen 3 mm × 3 mm breiten Wachsstreifen labial an die Wachsschablone zwischen dem posterioren Wachsblock und dem für die Halterung (Abb. 70).

Soll ein zentraler Stützteller verwendet werden, muß ein Stück 14er Messing- oder Nickelsilberdraht so in der Gaumenmitte plaziert werden, daß er bis in den lingualen Bereich des anterioren Teils der Wachsschablone reicht. Man befestigt ihn mit Wachs, so daß er nach dem Gießen der Schablone im Aluminium gehalten wird (Abb. 68).

Bei sehr starkem vertikalen Überbiß muß der Stützteller des oberen Löffels leicht durchgebogen werden. Außerdem kann man die Neigung von anterior nach posterior modifizieren, damit die Frontzähne ausreichend Freiraum haben, ohne daß die Zähne in der RKP extrem diskludieren müssen.

Untere Schablone

Die untere Wachsschablone wird entsprechend aufgewachst. Man adaptiert eine dünne Schicht Basisplattenwachs auf der die Zähne bedeckenden Alufolie. Das Wachs muß knapp bis an die bukkale Schleimhautfalte heranreichen; lingual muß es etwas über den Gingivarand überstehen (Abb. 69). Posterior endet die untere Wachsschablone beim 1. Molar (wenn dieser fehlt, beim 2. Molar). Fehlen distal von den Prämolaren die Zähne, empfiehlt sich ein kurzer Sattelbereich, damit der Löffel beim Registrieren stabil sitzt. In beiden Molarenbereichen wird labial ein Wachsblock angebracht und so abgeschrägt, daß er mit dem distalen Löffelrand übereinstimmt (Abb. 70).

Der anteriore Wachsblock für die Halterung wird in der Regel rechts von der Mittellinie des Patienten angebracht, wobei die genaue Stellung vom verwendeten Aufzeichnungsgerät abhängt (Abb. 71). Der untere Halterungsblock muß exakt auf den oberen ausgerichtet sein, damit sich die Registriervorrichtung gut am Patienten anbringen läßt. Dabei müssen die Haltestäbe später parallel zueinander stehen können. Wie wichtig dies ist, erkennt man beim Abnehmen des verriegelten Aufzeichnungsgeräts vom Patienten.

Die untere Wachsschablone wird ebenfalls mit einem 3 mm breiten und dicken Wachsstreifen labial zwischen dem vorderen und hinteren Wachsblock verstärkt (Abb. 71).

Ein Stück 14er Messing oder Nickelsilber wird lingual im Frontzahnbereich der Schablone plaziert, so daß es nach dem Guß im Aluminium festsitzt. Diese Verstärkung ist hufeisenförmig, um die Zunge möglichst wenig zu stören (Abb. 71). Mit einer speziellen Vorrichtung werden die Haltestäbe richtig angeordnet (Abb. 72).

Anbringen der Gußkanäle, Einbetten und Gießen der Löffelschablonen

Nun können die Löffelschablonen zum Einbetten und Gießen mit Gußkanälen versehen werden. Dabei kommt es auf die Art der Gießmaschine an. Beim Schleuderguß bringt man die Kanäle am besten rückwärts an den Schablonen an (Abb. 73 und 74). Flache Gußkanäle aus drei Lagen Basisplattenwachs werden an jeder Seite der Schablone angebracht und bilden, miteinander vereinigt, einen Gußstift. Ein 4" (10 cm) ovaler Gußring eignet sich für diese Art des Anbringens der Gußkanäle und des Einbettens (Abb. 75). Für die Füllung des Rings kann man irgendeine Einbettungsmasse verwenden. Nun wird die Wachsschablone mit der Masse bestrichen und in die Ringeinbettung eingetaucht. Es handelt sich hierbei nicht um Präzisionsgüsse, sondern um solche mit ungefährer Paßform, die an den Zähnen festzementiert werden.

Nun muß die Wachsschablone beseitigt werden. Dies gelingt teilweise in kochendem Wasser, wenn die Gußkanäle nach oben gerichtet sind. Nachdem der größte Teil des Wachses auf diese Weise entwichen ist, stellt man die Küvetten zum Ausbrennen des restlichen Wachses in einen Ofen. Das Ausbrennen ist genauso erforderlich wie bei einem Goldguß. Nachdem alle Wachsspuren gründlich beseitigt wurden, läßt man die Küvetten auf Zimmertemperatur abkühlen. Nun bringt man das Aluminium zum Schmelzen und gießt es in die Form, die man langsam abkühlen läßt, ehe sie abgeschreckt wird.

Jetzt geht es ans Säubern der Güsse (Abb. 76). Die Gußkanäle werden mit einer Karborundscheibe oder einer Goldsäge abgetrennt. Es folgt die Feinbearbeitung. Wenn nötig, werden die Löffel mit keine Wärme entwickelnden (heatless) Steinen geglättet und die Reste der Gußkanäle entfernt (Abb. 77).

Maschinelle Bearbeitung der Löffel

An den durch die Wachsblöcke entstandenen verdickten Stellen werden die Gußstücke geteilt, damit sich die Löffel nach Abschluß der Aufzeichnungen leichter abnehmen lassen. Vor dem Durchtrennen der Blöcke müssen jedoch Bohrungen angebracht und diese mit einem Gewinde versehen werden, so daß die beiden Teile beim Registrieren zusammengehalten werden können.

Dazu verwendet man einen Bohrer Nr. 49, der entweder in einen kleinen Bohrständer oder in das Jacobs-Futter[1] einer Drehbank eingespannt wird. In jeden Block bohrt man nebeneinander zwei Löcher (Abb. 78 und 79). In den Halterungsblock werden

---

[1] Jacobs Mfg. Co., Hartford, Conn.

Die Herstellung von Löffeln (Clutches)

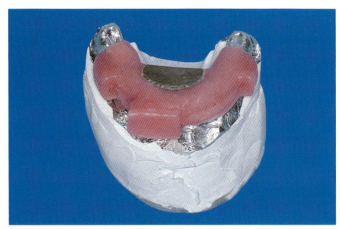

Abb. 71 Eine 14er Platte wurde mit Wachs befestigt. Diese Platte wird dann mit einem Loch für die Stützschraube versehen.

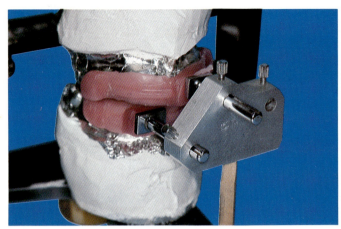

Abb. 72 Mit einer speziellen Vorrichtung werden die Haltestäbe korrekt angeordnet.

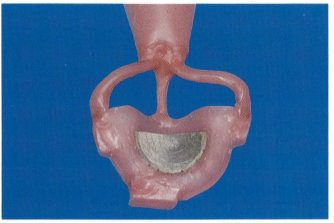

Abb. 73 Das obere Löffelmodell wurde vor dem Einbetten mit Gußstiften versehen.

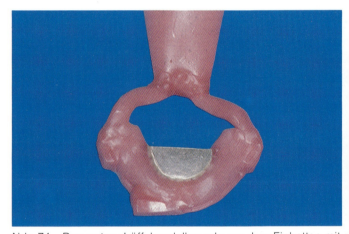

Abb. 74 Das untere Löffelmodell wurde vor dem Einbetten mit Gußstiften versehen.

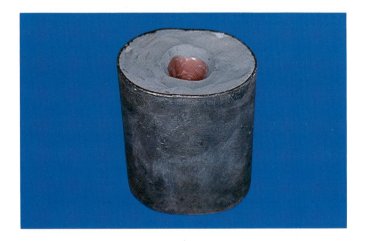

Abb. 75 Ovale Küvette zur Einbettung von Löffelmodellen, nachdem Gußstifte im Seitenbereich angebracht wurden.

Maschinelle Bearbeitung der Löffel

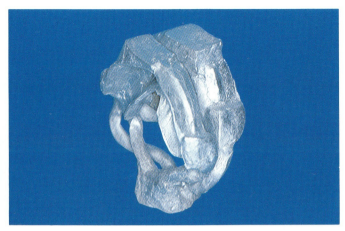

Abb. 76 Frisch gegossene Abdrucklöffel aus Aluminium nach Herausnahme aus der Einbettung.

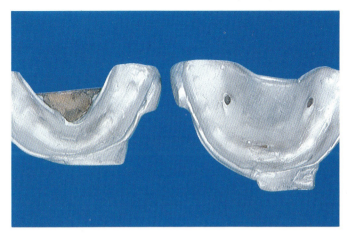

Abb. 77 Die Gußstifte wurden von den gegossenen Löffeln entfernt.

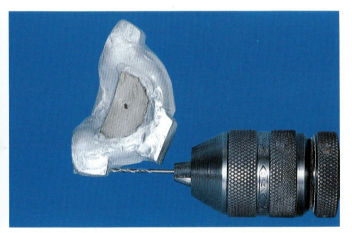

Abb. 78 In die Trennblöcke werden Löcher gebohrt.

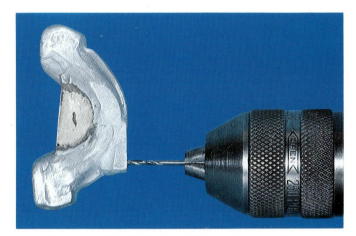

Abb. 79 In den Ansatzblock werden Löcher gebohrt.

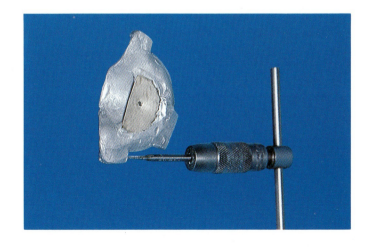

Abb. 80 In die Bohrungen der Trennblöcke werden Gewinde geschnitten.

Die Herstellung von Löffeln (Clutches)

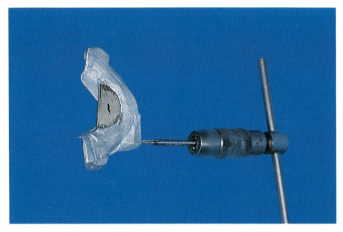

Abb. 81 Die Bohrungen der Ansatzblöcke werden mit Gewinden versehen.

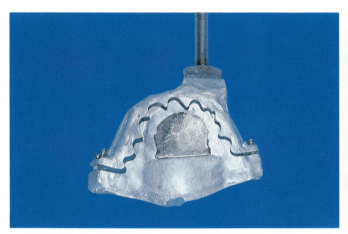

Abb. 82 Abformlöffel nach Abtrennung des labialen Teils. Der Haltestab wurde angebracht, um den Löffel beim Abtrennen besser halten zu können.

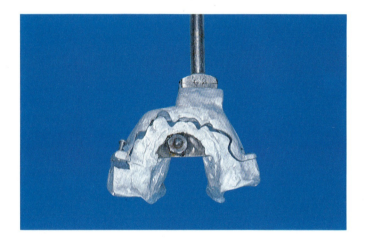

Abb. 83 Der untere Löffel wurde in zwei Teile gesägt. Der Haltestab erleichtert die Fixierung des Löffels beim Durchtrennen.

ebenfalls zwei Löcher gebohrt, die man exakt plazieren muß, damit die Halteplatte sicher befestigt werden kann. Anschließend schneidet man mit einem 2/56er Gewindeschneider von Hand die Gewinde für die Schrauben (Abb. 80 und 81). Beim Schneiden von Gewinden in Aluminium eignet sich Terpentin ausgezeichnet als Schmiermittel.

Nachdem alle Löcher gebohrt und mit Gewinden versehen worden sind, kann der Löffel in zwei Hälften geteilt werden (Abb. 82 und 83). Dazu verwendet man eine Goldsäge. Der Haltestab wird am Block angebracht und dient während des Sägens als Haltegriff,

den man im Jacobs-Futter der Drehbank einspannen kann. Mit einem dünnen Sägeblatt durchtrennen wir die Blöcke und führen den Schnitt im Zickzack durch die Kaufläche bis hin zum Schnitt des anderen Blocks. Nun fällt der Löffel in zwei Teile auseinander.

Mit einem Fissurenbohrer mit Kreuzhieb entfernen wir nun das Gewinde aus den Bohrungen des labialen Löffelteils, wodurch sich die beiden Löffelteile leichter zusammensetzen lassen. Anschließend legen wir mit diesem Bohrer eine leichte Einbuchtung an den Blöcken des größeren Löffelteils an (Abb. 84). An diesen

Maschinelle Bearbeitung der Löffel

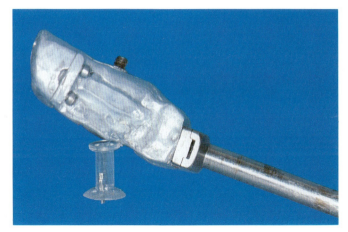

Abb. 84 Eine Kerbe im Trennblock erlaubt das Aufhebeln mittels eines kleinen Schraubenziehers.

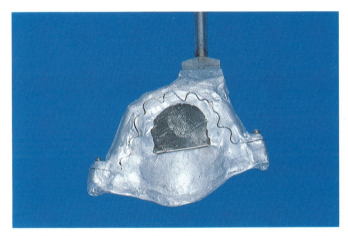

Abb. 85 Fertiger oberer Abformlöffel mit Stützteller in der Mitte.

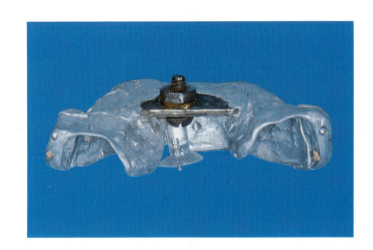

Abb. 86 Fertiger unterer Abformlöffel mit Stützschraube in der Mitte.

Stellen kann man später den Schraubenzieher ansetzen, um die beiden Löffelteile auseinanderzuhebeln, wenn sie wieder aus dem Mund genommen werden sollen. Diese Vorkehrung ist sehr wichtig.
Nun setzt man die Löffelhälften wieder zusammen und bringt die Schrauben an. Danach überprüft man das Ganze auf scharfe Kanten, die für den Patienten unangenehm sein könnten.
Wird ein zentraler Stützteller verwendet, müssen wir uns genau überlegen, wo das Loch für eine 6/32er Schraube in den unteren Teller gebohrt werden muß. (Die Schraubenspitze muß abgerundet werden.) Dazu setzt man den zusammengesetzten Löffel auf das Modell im Artikulator. Das Loch muß auf die Mitte des oberen Tellers treffen und so weit vorn liegen, wie es die unteren Frontzähne zulassen.
Nun können die Löffel dem Patienten eingesetzt werden (Abb. 85 und 86).

Kapitel 5

Die Aufzeichnung von Kieferbewegungen

Wenn umfassende Restaurationen angefertigt werden müssen, die im Mund des Patienten harmonisch funktionieren sollen, muß die Herstellung auf einem Gerät erfolgen, mit dem man die Kieferbewegungen des Patienten exakt reproduzieren kann.
Seit den Anfängen der Zahnheilkunde waren die Zahnärzte bemüht, Modelle des Ober- und Unterkiefers möglichst unkompliziert zueinander in Beziehung zu setzen. Anfangs war man mehr auf Handlichkeit bedacht, heute dagegen liegt die Betonung auf extremer Genauigkeit. Auf dem Weg dahin versuchte man es mit den unterschiedlichsten Verfahren und Geräten.
Anfänglich ging es um eine einfache Methode, die oberen und unteren Zähne miteinander in Kontakt zu bringen, also einen Okklusalkontakt herzustellen. Leider sind wohl 95 % der Zahnärzte bis heute über dieses Stadium noch nicht hinausgekommen. Seit Jahren wird an einer Verbesserung gearbeitet, womit man die tatsächlichen Kieferbewegungen besser simulieren kann, so daß die verschiedenen Komponenten des stomatognathen Systems besser aufeinander abgestimmt werden können. Lange Zeit blieben diese Bemühungen ohne Erfolg, und diejenigen, die an einer besseren zahnärztlichen Versorgung interessiert waren, müßten sich stundenlang damit ab, Okklusalkontakte direkt im Mund herzustellen. Natürlich war dies sehr schwierig und frustrierend, da das optimale Ergebnis auf diese Weise doch nicht zu erreichen war. Die grundlegenden Prinzipien der Kieferbewegung waren noch nicht erfaßt worden. Versuche, Kieferbewegungen zu reproduzieren, erbrachten nicht die erhofften Ergebnisse, und viele Zahnärzte wandten sich wieder den alten Methoden zu und versuchten, die Restaurationen im Mund zu korrigieren. Der beeindruckendste Beweis für das fehlende Verständnis ist die Tatsache, daß das Patentamt in Washington mehr als 750 Patente auf Artikulatoren ausgestellt hat. Zwar stellten all diese Instrumente einen beträchtlichen Fortschritt dar, dennoch gelingt es nur mit kaum einem halben Dutzend dieser Geräte, die Kieferbewegungen in etwa zu reproduzieren.

Anforderungen an einen Artikulator

Kapitel 2 über Anatomie und Physiologie umreißt indirekt die Anforderungen an einen Artikulator. Die erste Voraussetzung ist eine Achse für die Öffnungs- und Schließbewegungen, die eine Position einnimmt, aufgrund derer die Modelle mühelos im entsprechenden Abstand von dieser Achse plaziert werden können. Als nächstes müssen die Drehpunkte verstellbar sein, damit man den Artikulator für alle Patienten richtig einstellen kann. Außerdem muß eine Vorrichtung zur Reproduktion von Neigung und Krümmung der Eminentia articularis vorhanden sein. Daneben muß sich die Sideshift (Bennett-Bewegung) begrenzen lassen. Diese Vorrichtungen müssen exakt einstellbar und auswechselbar sein, damit man für jeden Patienten individuelle Einsätze anfertigen kann. Die wichtigste Anforderung, ohne die eine getreue Reproduktion der Bewegungen unmöglich ist, besteht in der geteilten Achse. Damit läßt sich die Sideshift, so wie sie am Patienten aufgezeichnet wurde, exakt wiedergeben.
Die Bennett-Bewegung im Bereich der Kondylen kann folgende Varianten aufweisen:

Kreisende (Balance-)Seite:

einwärts, abwärts,
vorwärts (Mediotrusion)

Rotierende (Arbeits-)Seite:

Immediate Sideshift:
geradewegs nach
außen *(Laterotrusion)*

Progressive Sideshift:
nach außen und
vorwärts *(Lateroprotrusion)*

nach außen und
rückwärts *(Lateroretrusion)*

nach außen und oben *(Laterosurtrusion)*

nach außen und unten *(Laterodetrusion)*

nach außen, oben und *(vertikale Laterosurtrusion*
vorwärts *und horizontale Latero-*
protrusion)

nach außen, oben *(vertikale Laterosurtrusion*
und rückwärts *und horizontale Latero-*
retrusion)

nach außen, unten *(vertikale Laterodetrusion*
und vorwärts *und horizontale Latero-*
protrusion)

nach außen, unten *(vertikale Laterodetrusion*
und rückwärts *und horizontale*
Lateroretrusion)

Wenn die grundlegenden Bewegungen wiedergegeben werden können, erleichtern die anderen Raffinessen nur noch die Handhabung: z. B. einstellbare Frontzahnführung, Art der Modellmontage, Trennung des oberen und unteren Bogens, Art und Ausmaß der Zugspannung zwischen den beiden Bogen etc. Haben wir die grundlegenden Bewegungen verstanden und verfügen wir über einen Artikulator, der diese wiedergibt, benötigen wir ein Gerät zur Aufzeichnung dieser Bewegungen und deren Übertragung auf den Artikulator. Diese Entwicklung verlief parallel zur Gestaltung des Artikulators.
Einer der gravierendsten Fehler, die bis in die jüngste Zeit begangen wurden, bestand in der Verkennung der scharnierähnlichen Wirkungsweise des Kiefergelenks. Scheunentorscharniere und Artikulatoren, die nach diesem Prinzip funktionieren, eignen sich einfach nicht dazu, die Modelle in richtiger Lage zur Achse zu montieren. Auch später noch, als es schon Artikulatoren mit Bogen gab, auf denen die Modelle in korrekter Relation zu den Gelenken montiert werden konnten, blieb die Bedeutung der richtigen Einstellung der Drehpunkte unerkannt.
Da die meisten Arbeiten auf diesem Gebiet in Verbindung mit Vollprothesen erfolgen, fielen leichte Abweichungen kaum auf, und man gab sich mit mittelmäßigen Ergebnissen zufrieden. Wer jedoch diese Methode auf natürliche Zähne anwandte, bemerkte die Fehlerquellen bald und kam wieder auf das direkte Arbeiten im Mund zurück. Interokklusale Aufzeichnungen waren noch von sehr begrenztem Nutzen, da die Modelle nicht in bezug auf die exakte Scharnierachse montiert wurden. Diese Registrate wiesen so viele Mängel auf, daß man sie bald wieder beiseite ließ. Eines der Probleme, das davon herrührte, daß man nicht auf die korrekte Achse hin montierte, hing mit der Notwendigkeit zusammen, die exakte vertikale Dimension zum Zeitpunkt der interokklusalen Aufzeichnung zu ermitteln. Dies war jedoch eine unlösbare Aufgabe. Die Modelle näherten sich einander nicht auf demselben Schließbogen, da die Zentren der vertikalen Rotation nicht ermittelt worden waren. Auf dem Artikulator entstanden Zahnkontakte an Stellen, die den Kontakten im Munde nicht entsprachen. Mit interokklusalen Aufzeichnungen ließen sich nur die Extrema der Bewegungen (feste Positionen) ermitteln. Die Krümmungen, die ja äußerst wichtig sind, wurden nicht aufgezeichnet.
Was Kieferbewegungen betrifft, kam Gysi mit Hilfe seines extraoralen Aufzeichnungsgeräts der Wahrheit am nächsten. Sein Instrument ist der Vorläufer unserer heutigen extraoralen Registriervorrichtungen. Leider unterliefen ihm aber einige gravierende Fehler. Erstens experimentierte er mit Vollprothesenträgern; es gelang ihm aber nicht, ein Verfahren zu entwickeln, mit dem das Aufzeichnungsgerät am unbezahnten Kiefer starr befestigt werden konnte. Zweitens ließ er die Scharnierachse außer Betracht. Da der Apparat nur auf primitive Weise am unbezahnten Patienten angebracht war, zog Gysi den Schluß, daß die Bennett-Bewegung — die wichtigste aller Aufzeichnungen — sich weder aufzeichnen noch exakt reproduzieren ließe. Er ging daher davon aus, daß die Bennett-Bewegung weder konstant noch von Bedeutung sei und man daher mit einer angenäherten Ein-

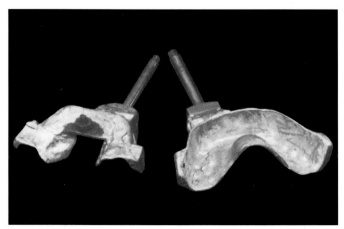

Abb. 87 Abformlöffel aus Aluminium mit angesetzten Halterungen, gebrauchsfertig.

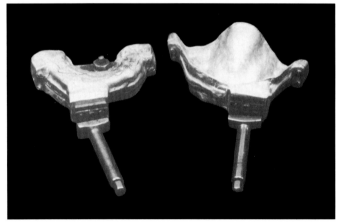

Abb. 88 Die Löffelhalterung ist abnehmbar. Somit ist eine exakte Montage des Registrats im Artikulator gewährleistet.

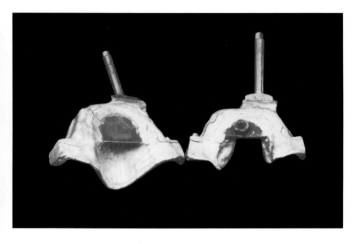

Abb. 89 Löffel mit intra-oralem Stützteller bzw. -schraube.

stellung auskomme. Aus den Arbeiten von McCollum und der Gnathologischen Gesellschaft in den Jahren 1921 bis 1940 wissen wir jedoch, daß es eine Scharnierachse gibt und daß sie sich verwenden läßt. Außerdem ist inzwischen bekannt, daß sich für jeden Patienten die Bennett-Bewegung exakt aufzeichnen und reproduzieren läßt.

Grob gesagt ist die Einstellung für jeden einstellbaren Artikulator im Prinzip dieselbe. Einheitliche Korrekturen der Einstellung bewirken entsprechende Veränderungen der Bewegung. Anders ausgedrückt: wenn man einen Drehpunkt nach innen oder außen verschiebt, führt dies auf allen Instrumenten zum gleichen Ergebnis.

Am besten lassen sich die einzelnen Einstellungen eines bestimmten Artikulators begreifen, wenn man ein Aufzeichnungsgerät darauf montiert und eine Reihe von Aufzeichnungen bei einer arbiträren Einstellung vornimmt. Wenn man jeweils nur eine Einstellung in die eine oder andere Richtung verändert, erkennt man leicht, wie sich dies auf die Relation der Stifte zu den Registraten auswirkt. Dabei ist zu beachten, daß man die Einstellung wieder auf den ursprünglichen Wert zurückführen muß, ehe man an einer anderen Stelle des Artikulators eine Veränderung vornimmt. Auf diese Weise kann man ausprobieren, wie jede Einstellung sein muß, damit die Stifte einem bestimmten Registrat genau folgen (vgl. Kap. 7).

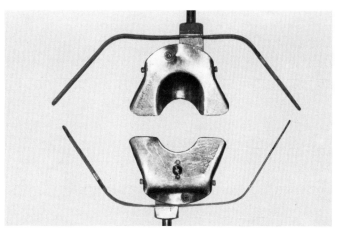

Abb. 90 Stuarts Referenzplatten.

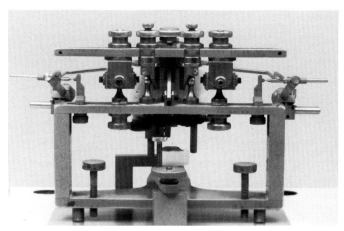

Abb. 91 Einstellung der Gesichtsbreite.

Die Aufzeichnung

Am exaktesten lassen sich Kieferbewegungen extraoral mit dem Gnathographen aufzeichnen. Dabei handelt es sich um einen Pantographen, der die Bewegungen der Drehpunkte des Unterkiefers aufzeichnet. Die Aufzeichnung erfolgt gleichzeitig in drei Freiheitsgraden. Aus Gründen der Handlichkeit werden die Registrate in bestimmten Bereichen gemacht. Theoretisch wären sie aber in irgendwelchen Ebenen möglich, vorausgesetzt, alle drei stehen senkrecht aufeinander.

Das Aufzeichnungsgerät muß starr mit den oberen und unteren Zähnen verbunden sein. Dazu zementiert man locker sitzende Aluminiumgüsse auf die Zähne. (Bei unbezahnten Patienten befestigt man das Aufzeichnungsgerät mit speziellen Klammern an den Kiefer.) Vorn an diesen Aluminiumlöffeln ist jeweils ein abnehmbarer Haltestab angebracht, der beim Ansetzen immer dieselbe Stellung einnimmt (Abb. 87 und 88). (Vergleiche dazu Kapitel 4.)

Die Löffel sind so beschaffen, daß sich der labiale Teil durch Lösen mehrerer Schrauben abnehmen läßt. Dadurch kann der Löffel nach Abschluß der Aufzeichnungen leichter entfernt werden. Die Löffel müssen vertikal voneinander getrennt werden, damit während der Aufzeichnung keine Führung durch Zähne zustande kommt. Diese Disklusion, die möglichst gering sein soll, erreicht man durch eine Distanzschraube am unteren Löffel, die auf einen Stützteller am oberen Löffel trifft (Abb. 89).

Anstelle individuell angefertigter Löffel kann man auch die von Dr. Stuart entwickelten Referenzplatten verwenden (Abb. 90). Stuart teilt den Aufzeichnungsvorgang in zwei Schritte auf: Zunächst wird die Scharnierachse ermittelt, danach wird ein Satz Studienmodelle exakt im Artikulator montiert. Zu diesem Zeitpunkt notiert man nun die Gesichtsbreite im Patientenvordruck. Dies ist wichtig, da man auf diese Weise den Aufzeichnungsapparat später genauer einstellen kann (Abb. 91). Mit diesen achsmontierten Modellen wird das Gerät so eingestellt, daß am Patienten kaum noch Korrekturen vorgenommen werden müssen. Dabei geht man folgendermaßen vor:

Ermittlung der Scharnierachse

Das Kopfgestell wird auf den Patienten aufgesetzt, um die Aufzeichnungstäfelchen zu stabilisieren. Der Querstab liegt auf dem Nasion des Patienten auf. Zur Vermeidung von Druckempfindungen klemmt man ein Stück Gaze als Polsterung darunter (Abb. 92).

Nun bringt man die seitlichen Stäbe an, deren hinteres Ende auf den Ohren aufliegt. Die Täfelchen müssen dicht am Gesicht im Gelenkbereich anliegen (Abb. 93). Das elastische Band wird auf die richtige

Die Aufzeichnung

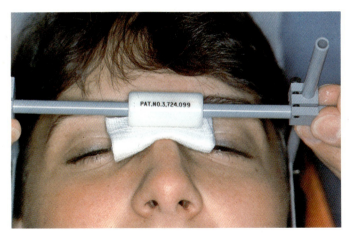

Abb. 92 Unter die Auflage des Querstabs wird ein Gazepolster geklemmt.

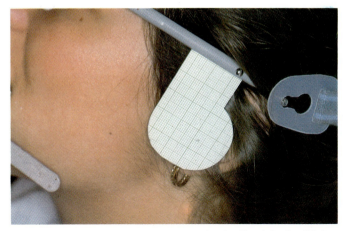

Abb. 93 Täfelchen mit Millimeterpapier im Bereich des Kiefergelenks.

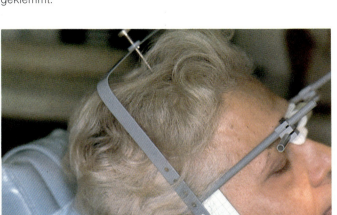

Abb. 94 U-förmiges Gestell in situ.

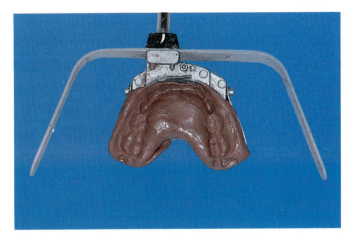

Abb. 95 Rote Abformmasse im unteren Löffel.

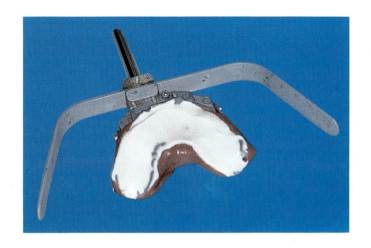

Abb. 96 Truplastic auf dem unteren Löffel.

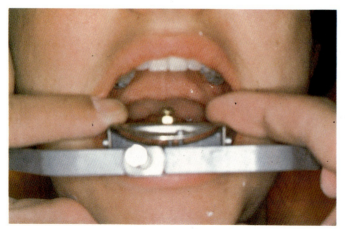

Abb. 97   Unterer Abformlöffel in situ.

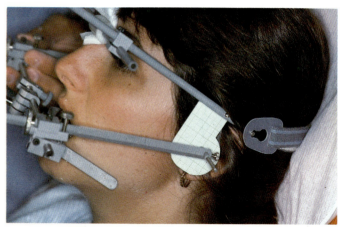

Abb. 98   Ausleger mit Stift zur Ermittlung der Scharnierachse.

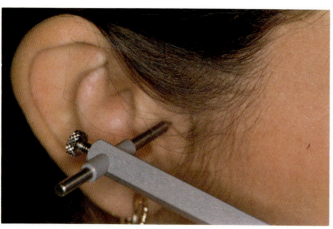

Abb. 99   Bei der Markierung der Scharnierachse darf der Patient den Kopf nicht abstützen.

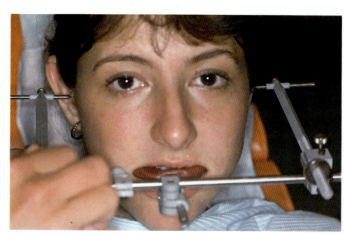

Abb. 100   Der Gesichtsbogen wird auf die Achsmarkierungen eingestellt.

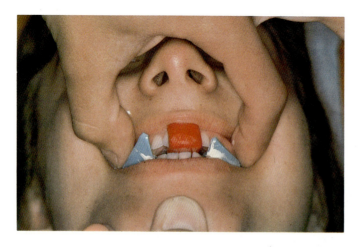

Abb. 101   RKP-Registrat.

Die Aufzeichnung

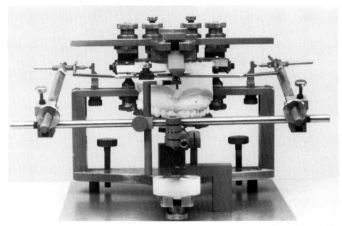

Abb. 102 Das obere Modell wurde am oberen Teil des Artikulators befestigt.

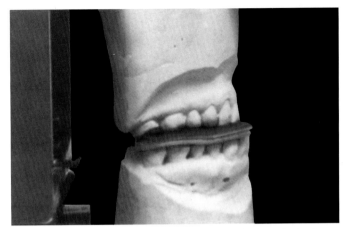

Abb. 103 Das untere Modell wurde am Artikulator befestigt.

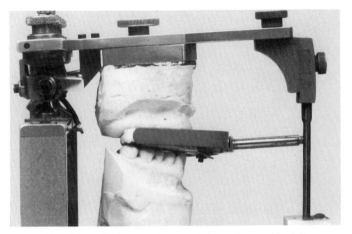

Abb. 104 Obere Referenzplatte auf dem oberen Modell.

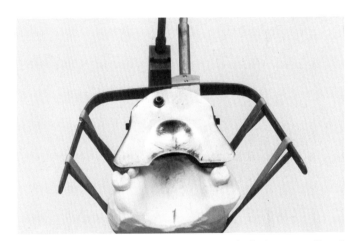

Abb. 105 Der Haltestift liegt parallel zum Artikulatorgestell und senkrecht zur Achse.

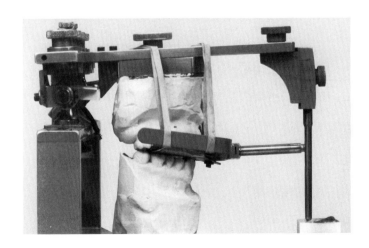

Abb. 106 Die obere Referenzplatte wird mit Gummizügen gesichert.

Die Aufzeichnung von Kieferbewegungen

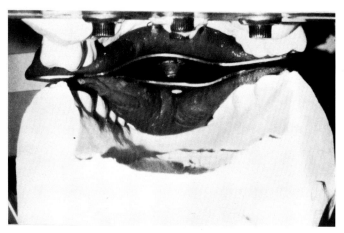

Abb. 107 Die Stützschraube liegt an der tiefsten Stelle der Höhlung der oberen Referenzplatte.

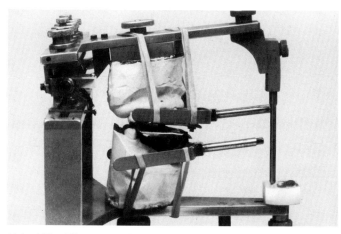

Abb. 108 Die untere Referenzplatte wird ebenfalls mit Gummizügen in der richtigen Lage gehalten.

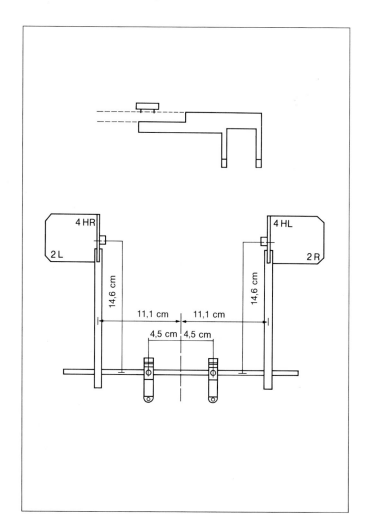

Abb. 109 Die Gelenke des Artikulators werden entsprechend der mit dem Gesichtsbogen gemessenen Gesichtsweite eingestellt (hier 11 mm auf jeder Seite einwärts).

Abb. 110 Diagramm des oberen Aufzeichnungsgerätes (Skizze nicht maßstäblich).

Die Aufzeichnung

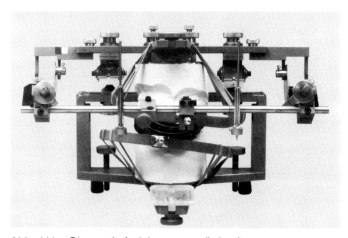

Abb. 111   Oberes Aufzeichnungsgerät in situ.

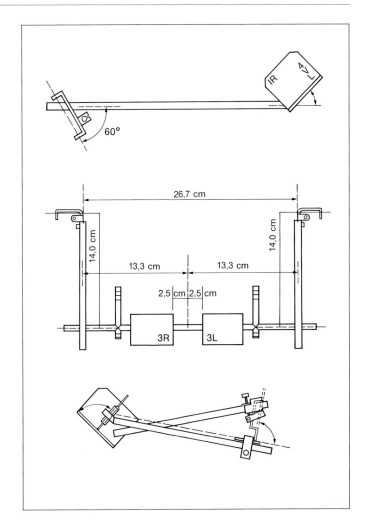

Abb. 112   Diagramm des unteren Aufzeichnungsgerätes (Skizze nicht maßstäblich).

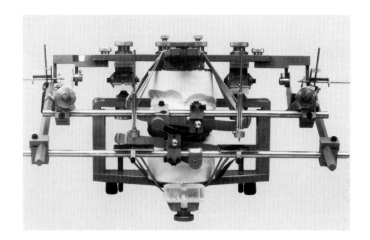

Abb. 113   Unteres Aufzeichnungsgerät in situ.

73

Die Aufzeichnung von Kieferbewegungen

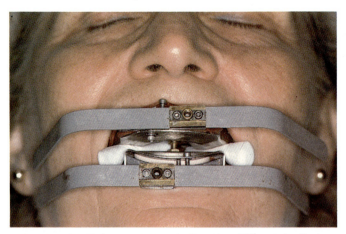

Abb. 114 Die Referenzplatten sind an den Zähnen der Patientin angebracht.

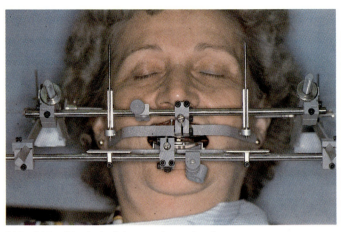

Abb. 115 Die Aufzeichnung kann beginnen.

Länge eingestellt und über den Hinterkopf gespannt, damit die Täfelchen fest an Ort und Stelle bleiben. Zur weiteren Fixierung setzt man nun den U-förmigen Bügel auf und rastet ihn mit dem passenden Loch ein. Zuletzt zieht man die Schraube oben am Bügel an, bis die Täfelchen sich nicht mehr verschieben können (Abb. 94).
Auf die untere Referenzplatte trägt man etwas weichgemachte Abformmasse auf, um den anterioren Bereich auszublocken (Abb. 95). Der Löffel wird mit trockener Wärme erwärmt, damit die Masse besser haftet. Nun führt man ihn in den Mund ein, damit sich die Zähne in der Masse abdrücken (Abb. 96).
Man mischt Truplastic (Abformgips) an und zementiert die Referenzplatte an den unteren Zähnen fest (Abb. 97).
Der Querstab des Scharnierbogens wird am Haltestab befestigt. Die Ausleger werden so plaziert, daß ihre Stifte sich im Gelenkbereich befinden, und festgeschraubt (Abb. 98).
Die Ermittlung der Achse ist in Kapitel 3 beschrieben. Hat man die Achse gefunden, nimmt man vorsichtig das Kopfgestell ab und markiert die Achse auf der Haut. Mit einem Tintenstift färbt man die Stiftspitzen ein. Vor dem Markieren muß der Patient den Kopf aus der Kopfstütze nehmen, um einen Druck auf den Hinterkopf zu vermeiden, wodurch sich die Haut verschieben könnte (Abb. 99). Bevor man den Stift vorsichtig an die Haut heranführt, muß der Patient die

terminale Scharnierachslage einnehmen. Die wasserfeste Tinte hinterläßt eine feine Punktmarkierung auf der Haut. Nun nimmt man den Scharnierbogen und die untere Referenzplatte ab. Um die Achse des Patienten dauerhaft festzulegen, wählt man einen dritten Punkt, mit dem die Achsorbitalebene definiert wird. Dazu palpiert man das Foramen infraorbitale. Diese Stelle markiert man auf der dem Foramen gegenüberliegenden Seite der Nase. Jetzt ist man so weit, daß man eine Gesichtsbogenübertragung und ein zentrisches Registrat durchführen kann.
Man gibt etwas weichgemachte Abformmasse auf eine Bißgabel und läßt den Patienten seine Zähne in die Masse schließen. Die Abformung wird herausgenommen, abgekühlt und so weit überarbeitet, daß nur noch die Eindrücke der Höckerspitzen verbleiben. Die maxillare Seite der Abformung wird getrocknet und mit Temp-Bond-Paste bedeckt. Nun muß der Patient die Zähne vorsichtig ins Temp-Bond schließen und warten, bis die Paste hart ist. Der Gesichtsbogen wird an der Bißgabel angebracht; die Stifte werden auf die Achsmarkierungen eingestellt, wobei man darauf achten muß, daß der Kopf nicht in der Kopfstütze ruht. Der Achsorbitalzeiger wird angebracht und auf den dritten Punkt seitlich an der Nase eingestellt (Abb. 100). Nun nimmt man den Gesichtsbogen ab und nimmt ein zentrisches Registrat (Abb. 101). Zu diesem Zweck muß das Registrat nicht vollkommen exakt sein. Wenn Ihnen dies lieber ist, können Sie mit

Hilfe der Frontzahnabstützung eine exakte Aufzeichnung, wie in Kapitel 6 beschrieben, anfertigen.

Der Gesichtsbogen wird auf die Montageplatte aufgesetzt und der Artikulator auf die Achse des Patienten eingestellt, die im Gesichtsbogen festgehalten wurde. Das obere Modell wird in die Eindellungen der Bißgabel eingesetzt und am oberen Bogen des Artikulators mit Montagegips (Mounting Stone von Whip-Mix) befestigt (Abb. 102). Die Gesichtsbreite wird anhand der Markierungen an den Indikatoranschlägen eingestellt.

Der Gesichtsbogen wird abgenommen und das untere Modell mit Hilfe des zentrischen Registrats am unteren Bogen des Artikulators in die richtige Stellung gebracht und befestigt (Abb. 103). Wir können nun das Aufzeichnungsgerät an den korrekt montierten Modellen anbringen.

Anbringen der Referenzplatten

Die Referenzplatten müssen sorgfältig an den achsmontierten Modellen angebracht werden.

Die Stellung der oberen Referenzplatte wird mit Hilfe der vorderen Stellschraube korrigiert, bis der abnehmbare Haltestab parallel zum Artikulatorrahmen steht (Abb. 104). Nun legt man rote Klebemasse in die obere Referenzplatte, die ggf. etwas trocken erwärmt werden muß, damit die Masse haftet. Jetzt wird die Platte mit der erweichten Masse auf das benetzte obere Modell vorsichtig aufgesetzt und so bewegt, daß der Haltestab parallel zum Rahmen und senkrecht zur Achse steht (Abb. 105). Die Stabilisierung von Platte und Modell erfolgt durch Gummizüge, die von einem Ausleger über den oberen Bogen zum anderen Ausleger gespannt werden (Abb. 106). Die vorderen Schrauben an der unteren Platte gestatten eine Lagekorrektur, so daß beim Aufsetzen auf das untere Modell der Haltestab zum Stab des oberen Löffels parallel liegen kann. Zugleich muß die zentrale Stützschraube der unteren Platte sich an der tiefsten Stelle der Einbuchtung des oberen Löffels befinden (Abb. 107). Nun legt man etwas weichgemachte rote Klebemasse in die trocken erwärmte untere Referenzplatte und setzt sie auf das befeuchtete untere Modell. Während die Masse noch weich ist, bewegt man die Platte so lange, bis dessen Haltestab in allen Richtungen mit dem oberen Stab parallel ist.

Die untere Platte wird mit Gummizügen stabilisiert, die man von einem Ausleger unter dem unteren Artikulatorrahmen hindurch zum anderen Ausleger spannt (Abb. 108).

Nun kann das Aufzeichnungsgerät montiert werden, ehe man es dem Patienten aufsetzt. Eine sorgfältige Montage stellt sicher, daß das Gerät später unverzüglich am Patienten in die richtige Lage gebracht werden kann. Dieser Vorgang erfolgt, wenn die Kieferbewegungen in zwei Schritten aufgezeichnet werden. Später wird ein Verfahren beschrieben, bei dem die Ermittlung der Scharnierachse mit der Aufzeichnung der Bewegungen kombiniert wird. Bei den Vorbereitungen gibt es jedoch einen Unterschied.

Die Drehpunkte auf dem Artikulator werden auf 11 mm eingestellt, einwärts gemessen von der ermittelten Stellung der Scharnierachsindikatoren. Sind die Indikatoren also z. B. (aufgrund der früheren Gesichtsbogenmontage) auf 71 mm eingestellt, müssen die Drehpunkte auf beiden Seiten auf 60 mm (oben und unten) eingestellt werden (Abb. 109).

Beachte: Nicht zu viel Masse beim Befestigen der Referenzplatten verwenden! Anzustreben ist ein klarer Abdruck der Kauflächen. Bukkal und lingual darf die Masse nur bis zum höchsten Punkt der Kontur ausgedehnt werden.

Der Aufstell-Jig wird in den Schlitz für die Fossa gesteckt. Die geschwungenen Wiegen sind anterior gewandt. Die Stiftführungen müssen einen Abstand von jeweils 4,5 cm von der Mittelmarkierung haben und um ca. 60° gegenüber den Seitenstäben verdreht sein. Das obere Aufzeichnungselement muß so ausgerichtet werden, daß die beiden Arme einen Abstand von jeweils 11,1 cm von der Mittelmarkierung haben und zueinander parallel stehen (Abb. 110). Die hinteren Aufzeichnungstafeln stehen in einem Winkel von 45° zu den Seitenarmen und weisen einen Abstand von jeweils 14,6 cm vom Achsstifthalter zum Querstab auf.

Nun löst man den Knebel in der Mitte des oberen Querstabes, so daß dieser auf dem Artikulator nach Belieben verschoben werden kann. Der Knebel wird auf die Halterung der oberen Referenzplatte gesetzt. Querstab und Seitenarme werden so verschoben, daß der Achsstifthalter sich am inneren Arm der Wiege befindet. In dieser Stellung zieht man alle sechs Schrauben des in drei Richtungen beweglichen Knebels fest.

Der vordere Querstab soll parallel zur Artikulatorachse liegen, die Seitenarme sollen auf beiden Seiten des Artikulators gleiche Positionen einnehmen (Abb. 111).

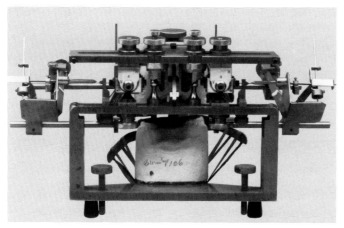

Abb. 116   Die Stiftspitzen liegen nahe bei den Achsindikatoren.

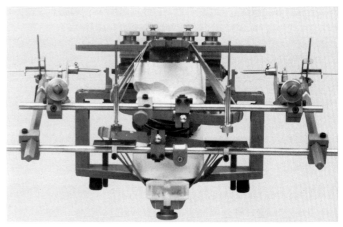

Abb. 117   Oberes und unteres Aufzeichnungselement, wie früher verwendet.

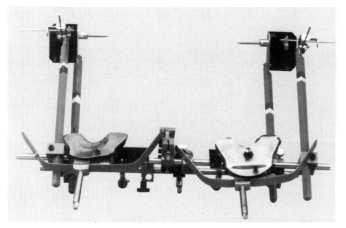

Abb. 118   Ein zweites Paar Haltestäbe an den Referenzplatten.

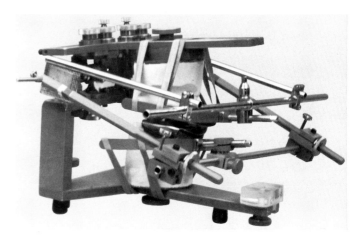

Abb. 119   Ober- und Unterkieferseitenarme in situ.

Plazierung des unteren Aufzeichnungselements

Die unteren vorderen Aufzeichnungstafeln werden so auf den unteren Querstab gesetzt, daß ihre Innenkante einen Abstand von 2,5 cm von der Mittelmarkierung hat und die Fläche der Aufzeichnungstafeln in derselben Ebene liegt wie der horizontale Aufzeichnungsstift (hinter dem Aufzeichnungsarm).
Die unteren Seitenarme (mit den Stiften) müssen einen Abstand von jeweils 13,3 cm von der Mittelmarkierung auf dem unteren Querstab aufweisen (vgl. Skizze in Abbildung 112). Die unteren Aufzeichnungsarme müssen parallel zueinander liegen.

Nun werden alle Schrauben des in drei Richtungen beweglichen Knebels gelöst, so daß man ihn auf den Haltestab des unteren Löffels aufsetzen kann. Die Seitenarme werden so verschoben, daß sie in die Wiege des äußeren Arms des Jigs passen. In dieser Stellung werden die sechs Schrauben festgezogen. Inzwischen können geringfügige Korrekturen notwendig sein, um die Stifte in die korrekte Lage zu ihrer jeweiligen Tafel zu bringen (d. h. senkrecht dazu und in der Mitte, damit sie bei Exkursionen nicht über den Rand hinaus schreiben; Abb. 113). Bei asymmetrischem Gesicht muß das Aufzeichnungsgerät u. U. etwas anders eingestellt werden. Durch Lösen des ab-

Die Aufzeichnung

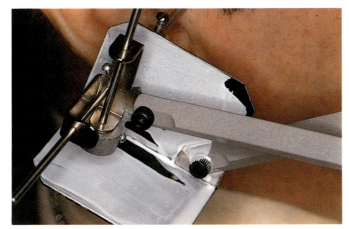

Abb. 120 Die Täfelchen sind gleichmäßig mit Kreide bestrichen.

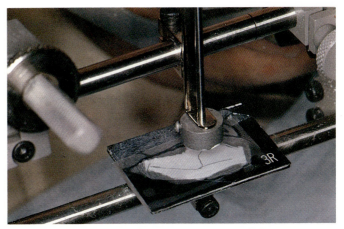

Abb. 121 Die Patientin führt eine protrusive Exkursion aus.

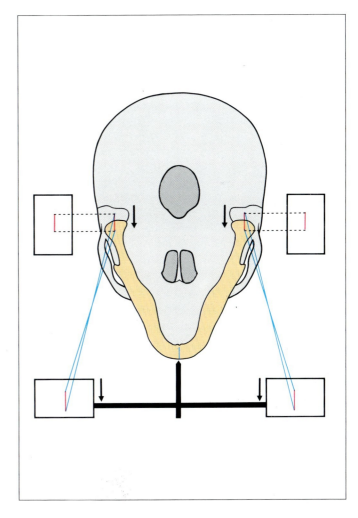

Abb. 122 Aufzeichnung einer Protrusion (Skizze). Man beachte, daß auf den hinteren Tafeln die Aufzeichnung der Kondylarbewegung folgt. Auf den vorderen Plättchen scheinen sie nach rückwärts zu verlaufen. Dies erklärt sich damit, daß die vorderen Tafeln am Unterkiefer und die Stifte am Oberkiefer befestigt sind. Die hinteren Tafeln sind am Oberkiefer und die Stifte am Unterkiefer angebracht.

77

Die Aufzeichnung von Kieferbewegungen

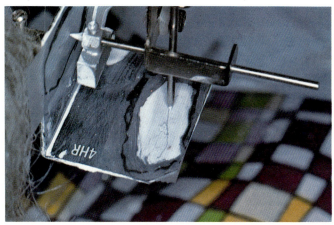

Abb. 123 Die Patientin führt eine seitliche Exkursion nach links aus.

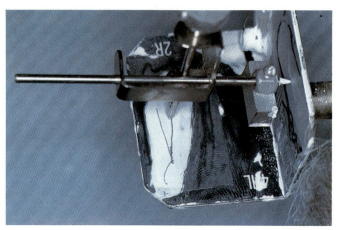

Abb. 124 Die Patientin führt eine seitliche Exkursion nach rechts aus.

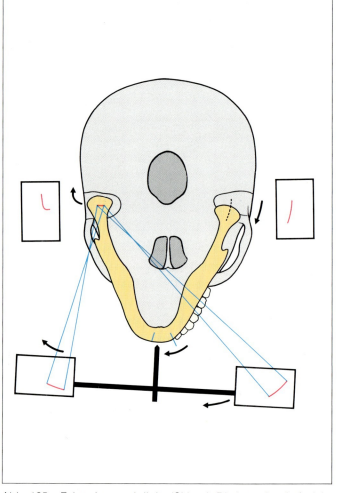

Abb. 125 Exkursion nach links (Skizze). Die lateralen Aufzeichnungen ergeben bei jedem Patienten ein anderes Bild.

nehmbaren oberen und unteren Haltestabes nimmt man das Gerät nun vom Artikulator ab. Die Löffel werden von den Modellen entfernt. Jetzt sind wir also soweit, die Kieferbewegungen am Patienten aufzuzeichnen.

Die Löffel werden mit einer dünnen Mischung aus Truplastic (Abformgips) gefüllt und im Mund plaziert, wobei man möglichst dieselbe Stellung anstrebt, die sie auf den Modellen gehabt haben. Die Eindrücke in der Masse dienen dabei als Anhaltspunkte. Bis der Gips hart ist, muß der Patient auf zwei Watterollen beißen (Abb. 114). Mit Hilfe der zerlegbaren Halterung wird der obere und untere Rahmen des Aufzeichnungsgeräts auf den jeweiligen Löffel gesetzt und die Schrauben der Halterungen werden stramm festgezogen. Bevor man nun mit der Aufzeichnung der Kieferbewegungen beginnt, überprüft man nochmals, ob alle Komponenten des Geräts korrekt eingerichtet sind (Abb. 115).

Bevor wir zur Beschreibung der eigentlichen Aufzeichnung kommen, wollen wir noch die Vorbereitungen besprechen, um mit Löffeln oder Referenzplatten in einer Sitzung unter Verwendung des früheren Geräts die Kieferbewegungen aufzuzeichnen. Dabei gibt es in einigen Punkten deutliche Unterschiede, die hier genannt werden sollen.

Die Aufzeichnung

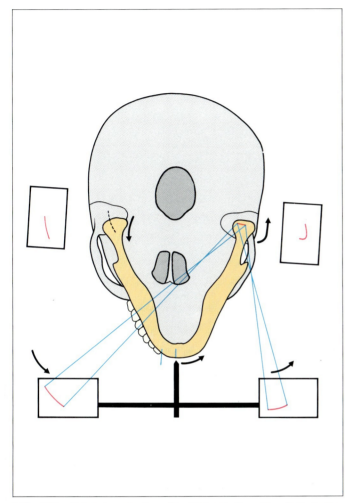

Abb. 126 Exkursion nach rechts (Skizze). Beachte, daß ein Zusammenhang zwischen den aufgezeichneten Bahnen der einen Seite mit denen der anderen zu erkennen ist.

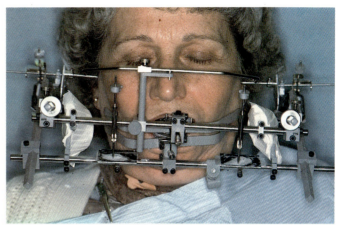

Abb. 127 Beim Schnellverfahren muß der Indikator für die Achsorbitalebene verwendet werden.

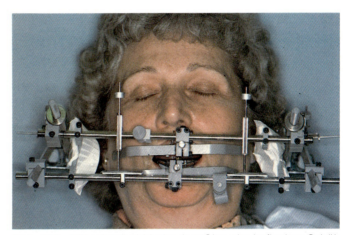

Abb. 128 Mit schnell abbindendem Gips, der in flachen Schälchen gehalten wird, werden die Ausleger miteinander starr verbunden.

Da die Aufzeichnungen auf dieselbe Art und Weise erfolgen, schließen wir deren Beschreibung an.
Da wir beim Schnellverfahren, das in einer Sitzung abgewickelt werden kann, bis zu diesem Zeitpunkt die Achse noch nicht ermittelt haben, benötigen wir zumindest eine ungefähre Gesichtsbogenmontage und ein zentrisches Registrat. Mit den Achsindikatoren wird bei der Gesichtsbogenmontage die Gesichtsbreite ermittelt. Die Stellung der Indikatoren wird nun nicht mehr verändert, damit man das Aufzeichnungsgerät exakter einstellen kann.
Da bei diesem Verfahren der Jig nicht zum Einsatz kommt, müssen wir die Achsstifte in den Halter auf der Innenseite der Aufzeichnungstafeln stecken. Wir verwenden die 3,8 cm langen Stifte (Abb. 116).
Die oberen und unteren Aufzeichnungsarme werden genauso plaziert wie beim zweistufigen Verfahren. Die einzige Ausnahme bilden die Seitenarme des oberen Aufzeichnungselements, die so plaziert werden, daß die Stiftspitzen den Achsindikatoren ganz nahe kommen. (Mit dieser Position wird die Gesichtsbreite übernommen.) Die unteren Seitenarme werden wie beim zweistufigen Verfahren eingestellt, wobei die Stifte in Relation zu den Tafeln sowie im richtigen Winkel ausgerichtet werden (Abb. 117). Nun kann das Aufzeichnungsgerät durch Auseinanderschrauben der zerleg-

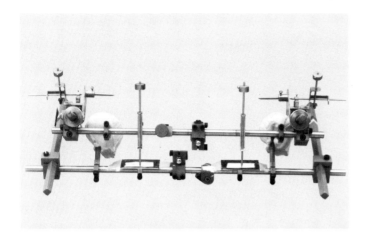

Abb. 129 Die Aufzeichnungsvorrichtung wird in fixiertem Zustand vom Patienten abgenommen und ins Labor gebracht.

baren Halterung abgenommen und beiseite gelegt werden.

Ein zweites Paar zerlegbare Halterungen sowie ein zusätzlicher Querstab stellen eine große Erleichterung dar. Der abnehmbare Teil dieser Halterungen kann auf die Löffel gesetzt werden (Abb. 118), die nun festzementiert werden. Löffel zementiert man mit einer Zinkoxideugenol-Abformpaste, Referenzlöffel dagegen mit Abformgips. Der zweite Querstab wird an der oberen Halterung angebracht. Die Aufzeichnungsflaggen befestigt man an diesem Stab nahe am Gesicht. Der untere Stab wird am unteren Löffel angebracht. Die Scharnierbogenarme werden am unteren Querstab so festgeschraubt, daß die Stifte im Achsbereich liegen (Abb. 119). Die Scharnierachse wird, wie in Kapitel 3 beschrieben, ermittelt.

Die Achspositionen werden auf das Gesicht des Patienten übertragen und das Gerät durch Lösen der abnehmbaren Halterungen entfernt. Nun wird die Vorrichtung zur Ortung der Achse gegen das Gerät zur Aufzeichnung der Kieferbewegungen ausgetauscht. Die Seitenarme müssen ggf. leicht nachgestellt werden.

Der Patient muß seinen Kopf aus der Kopfstütze nehmen, während man die Achsstifte auf die Achsmarkierungen am Gesicht einstellt. Die Stifte zur Aufzeichnung werden ebenfalls eingerichtet, so daß sie der Achse gegenüberstehen.

Nun können wir mit den Aufzeichnungen beginnen, die bei beiden Verfahren auf die gleiche Weise ablaufen.

Zunächst werden alle Magnete daraufhin überprüft, ob sie wie vorgesehen funktionieren: die waagerechten (rechteckigen) Magnete müssen den waagerechten Stift während der gesamten Exkursion gegen die Aufzeichnungstafel drücken. Die runden Magnete an den senkrechten Stiften müssen diese bei der Rückwärtsbewegung aus der Exkursion von den Tafeln zurückhalten.

Bevor man nun auf die Tafeln Kreide aufträgt, erfolgt ein Probelauf, damit sich der Patient an das Retrahieren der Stifte nach jeder Bewegung gewöhnt. Mit einem guten breiten Kamelhaarpinsel trägt man die in vergälltem Alkohol aufgeschwemmte Kreide auf. Dabei muß man auf eine gleichmäßige Verteilung auf den Aufzeichnungstafeln achten. Im trockenen Zustand zeigt es sich, ob die Täfelchen gleichmäßig bedeckt sind (Abb. 120).

Die Reihenfolge der Bewegungen ist nicht zwingend; dennoch empfiehlt es sich, immer dieselbe Abfolge beizubehalten, um den Patienten nicht zu verwirren (Abb. 121-126). Die Befehle „Rechts!" und „Links!" vermeidet man am besten, da dies den Patienten irritieren kann, und er die Bewegungsrichtung dadurch u. U. auf halbem Wege ändert. Viel besser eignet sich als zweite Anweisung: „Bewegen Sie den Kiefer in die entgegengesetzte Richtung!" Bei lateralen Bewegungen unterstützt man den Patienten mit Nachdruck in dieser Richtung. Damit wird sichergestellt, daß die Bennett-Bewegung bei jeder Exkursion voll ausgeführt wird.

Wichtig ist, daß der Patient am Ende jeder Bewegung lange genug innehält, damit der Zahnarzt mit seiner Helferin die Stifte gleichzeitig zurückziehen kann. Dies

ist die einzige Möglichkeit sicherzustellen, daß alle Registrate zum gleichen Zeitpunkt enden.
Die Endpunkte der Registrate sind der wichtigste Teil der Aufzeichnungen. Außerdem muß man darauf achten, daß man die horizontalen und vertikalen Stifte gleichzeitig anhebt, damit kein Artefakt aufgezeichnet wird. Werden die Stifte nicht gleichzeitig retrahiert, kann es passieren, daß einer der Stifte ein leichtes Nachgeben des Seitenarms aufzeichnet. Dadurch entsteht ein Artefakt, das sich beim anschließenden Einstellen nicht ausgleichen läßt.
Ist man mit den Aufzeichnungen zufrieden, wischt man die Kreide rund um die Aufzeichnungen vorsichtig weg, ohne die Linien zu berühren. Nun werden die Registrate mit 2 cm breitem Tesafilm dauerhaft fixiert. Dabei sind Fingerabdrücke auf dem Klebstoff und Lufteinschlüsse zu vermeiden. Anschließend kann man die Stifte wieder gegen die Täfelchen schieben, um die Registrate zu überprüfen. Gehen die Stifte bei einer Exkursion an einer Stelle über die Registrate hinaus, heißt dies, daß nicht die gesamte Grenzbewegung erfaßt wurde. In diesem Fall bleibt nichts anderes übrig, als den Tesafilm abzuziehen, die Tafeln erneut mit Kreide zu beschichten und die Bewegungen nochmals aufzuzeichnen.
Beim einstufigen Verfahren muß die Achsorbitalebene so ausgerichtet werden, daß die Aufzeichnungen korrekt auf die Achse orientiert sind (Abb. 127). Beim zweistufigen Verfahren geschah dies in der ersten Sitzung, nachdem die Achse ermittelt und eine Übertragung durchgeführt wurde. In beiden Fällen sind wir nun soweit, das obere und untere Aufzeichnungselement miteinander zu verriegeln. Die Haltebacken werden auf der dem Gesicht des Patienten zugewandten Seite der Querstäbe so angebracht, daß sie sich kreuzen, ohne sich zu berühren.
Die Haltebacken werden mit schnellabbindendem Gips arretiert; damit sind auch das obere und untere Aufzeichnungselement unverrückbar blockiert. Als Gips eignet sich „Snow-White-Gips" oder schnell härtender „Gray Rock". Wichtig ist, daß der Gips sich nicht ausdehnt. Der angerührte Gips wird in Pralinennäpfchen aus Papier gegeben (Abb. 128), die im Kreuzungsbereich der Haltebacken festgedrückt werden, so daß der Gips die Stäbe völlig umgibt. Der Patient muß die RKP beibehalten, bis der Gips hart ist.
Durch Lösen der Schrauben an den abnehmbaren Halterungen wird das Aufzeichnungsgerät abgenommen. Nun kann man es auf einen Artikulator setzen, um diesen danach einzustellen (Abb. 129).
Die Löffel werden aus dem Mund des Patienten entfernt und die Achsmarkierungen und der infraorbitale Punkt tätowiert.
Zur Abnahme der Löffel entfernt man die Schrauben und löst die vordere von der hinteren Hälfte des Löffels. Zuletzt beseitigt man verbliebene Zementreste.
Beide beschriebenen Verfahren haben ihre Vor- und Nachteile. Daher bleibt es dem einzelnen überlassen, welche Methode er vorzieht.

Kapitel 6

Die zentrische Relation

Langenscheidts Enzyklopädisches Wörterbuch gibt für das englische Wort „centric" folgende Bedeutungen an: zentral, zentrisch, mittig, im Mittelpunkt befindlich.
Die zentrische Relation wird sehr unterschiedlich interpretiert. Die einen verstehen darunter den Zahnkontakt nach dem Schließen der Kiefer, die anderen dagegen das Schließen in eine bestimmte Stellung, die wiederum vom habituellen Schließen bis zur gewaltsamen Retrusion reicht. Einer anderen Definition zufolge stellt die zentrische Relation die am weitesten retrudierte Stellung dar, aus der heraus der Unterkiefer Exkursionen nach rechts oder links vollführen kann. Manche Zahnärzte sprechen von einer zentrischen Relation, wobei sie den Unterkiefer im Auge haben und die Zähne außer acht lassen: Je nach Auffassung und Verständnis bezeichnen sie dann den Unterkiefer als in „centric relation" und die Zähne in dieser Stellung bei Kontakt als in „centric position" (RKP) befindlich. Wieder andere Zahnärzte beschreiben die „zentrische Stellung des Unterkiefers" (mandibular centricity) als ein bestimmtes Verhältnis von Unter- zu Oberkiefer bei einer bestimmten vertikalen Dimension. Es ist wirklich ein Dilemma, daß beinahe jeder etwas anderes unter „centric relation" versteht, da es kaum ein anderes Phänomen in der Zahnmedizin gibt, das eine eindeutige Definition so nötig hat.
Um die große Bedeutung der RKP zu begreifen, müssen wir wissen, wie der Unterkiefer funktioniert. Wir müssen uns bemühen, Restaurationen anzufertigen, die in diesem Kiefer normal funktionieren: Sie dürfen keine Funktion des stomatognathen Systems stören noch diesem eine bestimmte Funktionsweise aufzwingen. Mit anderen Worten, die Restaurationen müssen sich in das Muster der Kieferbewegungen einfügen. Sie müssen den Bewegungen des Kauorgans ohne schädliche Nebenwirkungen folgen können. Die Grundvoraussetzungen der Kieferbewegung sind an anderer Stelle in diesem Buch beschrieben worden. Hier geht es uns vielmehr um die Art der Bewegung, und wie sie abläuft, sowie um ihre Auswirkung auf die äußerst wichtige RKP. Damit müssen wir uns aber automatisch dem Kiefergelenk zuwenden. An dieser Stelle wollen wir die anderen wichtigen Komponenten — Muskeln, Sehnen, Ligamente, Nerven, Blutgefäße und Zähne — beiseite lassen, um uns ganz auf die Wirkungsweise des Kiefergelenks zu konzentrieren.

Bestimmung der Drehpunkte

Es läßt sich zweifelsfrei nachweisen, daß in den Kondylen ein Zentrum der vertikalen Rotation vorhanden ist, das aufgezeichnet werden kann. Die diese beiden Zentren verbindende imaginäre Linie wird als Scharnierachse bezeichnet.
In der Praxis ermitteln wir beim Orten des Punktes der Scharnierachse seitlich am Gesicht tatsächlich die Scharnierwirkung in der Fazialebene (seitlich am Gesicht). Allerdings ist dieser Punkt auf der Haut nicht das wirkliche Rotationszentrum; dieser Drehpunkt liegt vielmehr im Kondylus. Wir bestimmen also einen Punkt, der auf einer nach außen verlängerten Linie von den Zentren der vertikalen Drehung entfernt liegt. Mit anderen Worten, der Punkt, den wir seitlich am Gesicht ermitteln, liegt exakt auf der Geraden, die durch die Zentren der vertikalen Rotation beider Kondylen sowie durch den entsprechenden Punkt auf der anderen Wange verläuft. Daher dürfen wir bei der Übertragung auf den Artikulator die Stiftspitzen nicht mehr verschieben, sobald wir das Zentrum der Scharnierbewegung ermittelt haben. Wir brauchen also eine Vorrichtung, um diese Scharnierpunkte auf einen

Die zentrische Relation

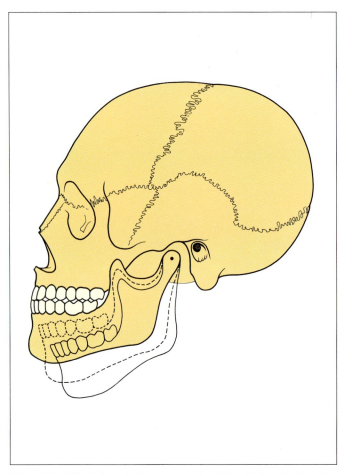

Abb. 130   Die Scharnierbewegung des Unterkiefers ist in jeder Stellung möglich.

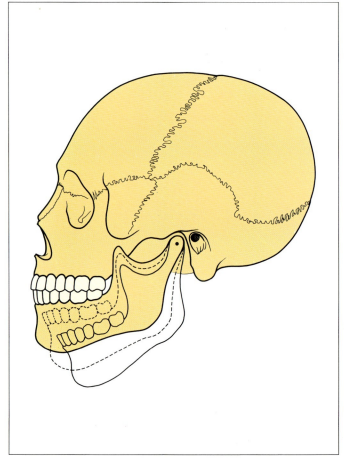

Abb. 131   Der Unterkiefer in der terminalen Scharnierachslage.

geeigneten Artikulator übertragen zu können, dessen Interkondylarachse auf diese Punkte ausgerichtet werden kann. Dies geschieht mit Hilfe des Montagerahmens, der in Kapitel 7, S. 111 ff., eingehend beschrieben ist.

Wir können die Zentren der Scharnierbewegung nur dann ermitteln, wenn der Kondylus sich bei der Rotation in einer reproduzierbaren Stellung befindet. Da die Patienten den Unterkiefer normalerweise nicht in der am weitesten retrudierten Stellung öffnen und schließen, müssen sie die Kieferbewegungen in dieser Position erst einüben. Angesichts der vielen Gewohnheiten, die manche Patienten im Laufe der Jahre annehmen, und der konditionierten Reflexe, die durch Gewohnheiten und Zahnrelationen erzwungen sind,

ist es nur zu verständlich, warum manche Patienten im Rahmen der Behandlung die Scharnierbewegung nur widerwillig ausführen.

Diese Scharnierbewegung und die Scharnierachse sind in bezug auf den Unterkiefer unveränderlich. Mit anderen Worten, die vertikale Bewegung des Unterkiefers und der Kondylen entsteht durch die Bewegung der Kondylenköpfe entlang der Unterseite des Diskus. Da sich der Kondylus und der Diskus verschieben, den Abhang der Fossa glenoidalis hinabgleiten oder die Fossa bei der Bennett-Bewegung überqueren, kann der Unterkiefer diese Scharnierbewegung bei jeder Stellung des Kondylus ausführen (Abb. 130). Übrigens beginnt die Scharnierbewegung sofort, wenn sich der Unterkiefer entlang der Kondylarbahn oder quer zu ihr bewegt. Es sei daran erinnert, daß die Scharnierbewegung in jeder Stellung des Diskus zu diesem dieselbe Relation einnimmt; diese Relation ist jedoch zum Oberkiefer oder zu den Fossae nur dann gleich, wenn der Kondylus die Scharnierbewegung in der terminalen Stellung ausführt. Diese wird von vielen als „centric relation" bezeichnet (Abb. 131); wie noch zu beweisen ist, geht dies jedoch nicht weit genug.

Neben den Zentren der vertikalen Kieferbewegung (Öffnen und Schließen) gibt es noch die Zentren der lateralen Rotation. Der Patient kann rein laterale Bewegungen ausführen, deren Drehpunkte sich in den Kondylen befinden. Eine Zeitlang bestanden beträchtliche Unklarheiten hinsichtlich dieser Drehpunkte, da diese nur selten unveränderlich sind. Anders ausgedrückt, diese Drehpunkte bewegen sich selbst, während der Unterkiefer (Kondylus) die Bewegung vollführt. Die Bahn, die diese Zentren der lateralen Rotation auf der rotierenden oder Arbeitsseite beschreiben, ist die Bennett-Bahn. Die Verwirrung entstand dadurch, daß behauptet wurde, das Zentrum der lateralen Rotation liege knapp hinter jedem Kondylus oder in der Nähe des Foramen magnum. Die sich bewegenden Zentren der lateralen Bewegung wurden als „loci" bezeichnet. Was als Zentrum der Lateralbewegung hinter den Kondylen oder „sonst irgendwo" bezeichnet wurde, war das Zentrum dieses „locus". Das Zentrum der Bewegungsbahn, die das Zentrum der lateralen Bewegung auf der Arbeitsseite beschrieb, war nämlich das Zentrum der Bennett-Bewegung.

Die exakten Zentren der lateralen Rotation können mit Hilfe zweier Pfeilwinkelregistrate ermittelt werden, die in derselben Ebene vor jedem Kondylus und auf jeder Seite der Mittellinie des Gesichtes angefertigt werden (Abb. 132), und ihre Bahn kann über die Fossae reproduziert werden. Wenn dazu noch die Zentren der vertikalen Rotation (Scharnierbewegung) geortet wurden, haben wir die wirkliche zentrische Relation gefunden. Die terminale Scharnierbewegung ist die vertikale Komponente der zentrischen Relation, die Zentren der lateralen Rotation sind die lateralen Komponenten. Wir wollen nun versuchen zu zeigen, warum dies die zentrische Relation ist und warum diese so wichtig ist.

Man kann kategorisch behaupten, daß man die zentrische Relation nicht berücksichtige, wenn man die Drehpunkte nicht ermittelt. Dies wird sofort heftige

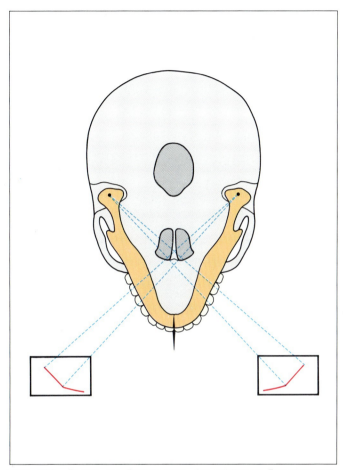

Abb. 132 Durch die Drehpunkte der seitlichen Rotation entstandene Pfeilwinkelaufzeichnung.

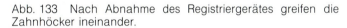

Abb. 133 Nach Abnahme des Registriergerätes greifen die Zahnhöcker ineinander.

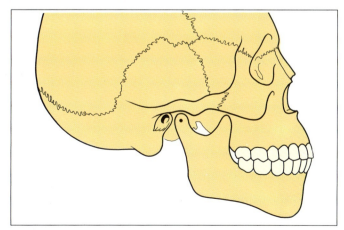

Proteste auslösen, da wir uns alle darin einig sind — ganz egal, was wir unter zentrischer Relation verstehen —, daß diese in der Zahnheilkunde eine Schlüsselposition innehat und nicht vernachlässigt werden darf.

Wir wollen also untersuchen, was wirklich passiert. Im Rahmen der Anfertigung von Kauflächen für Prothesen, Brücken oder die natürlichen Zähne stellen wir mit Hilfe des Materials unserer Wahl ein zentrisches Registrat her. Die Modelle, auf denen die Restaurationen aufgebaut werden sollen, werden auf einem Gerät montiert.

Damit das zentrische Registrat eine Aussagekraft gewinnt, muß es die Relation von Unter- zu Oberkiefer wiedergeben, wobei keinerlei Zahnkontakte entstehen und die Zähne nicht in das Aufzeichnungsmaterial eindringen dürfen. Wenn Zahnflächen durch das Registriermittel hindurch Kontakt bekommen haben, können wir davon ausgehen, daß uns propriorezeptive Reflexe in die Quere gekommen sind und wir daher eine falsche Kieferrelation aufgezeichnet haben.

Es ist leicht einzusehen, daß eine von zwei Maßnahmen notwendig ist, um ein zentrisches Registrat zu gewährleisten: Entweder muß es exakt in Höhe der vertikalen Dimension ohne Zahnkontakt angefertigt werden (eine schöne Sache, wenn dies gelingt) oder die Modelle müssen im Artikulator genau in Bezug zur selben Öffnungsachse montiert werden, die der Unterkiefer in Relation zum Oberkiefer am Patienten hat. Letzteres gestattet es, das zentrische Registrat bei geöffnetem Kiefer anzufertigen, so daß es keine Zahnkontakte geben kann. Nach Entfernung des Registriermediums können die Zähne der Modelle einander genauso genähert werden, wie dies im Mund des Patienten der Fall ist (Abb. 133).

Es ist außerdem unerläßlich, die zentrische Montage zu überprüfen, da von der richtigen Relation viele Stunden Laborarbeit abhängen. Es ist absolut unmöglich, ein zentrisches Registrat zu überprüfen, wenn die Scharnierachse nicht ermittelt und übertragen wurde.

Zur Kontrolle des zentrischen Registrats fertigt man mit der gleichen Sorgfalt ein zweites Registrat an. Dabei wäre es der reine Zufall, wenn das zweite Registrat dieselbe Dicke aufweisen würde wie das erste. Vielleicht ist das Wachs weicher oder der Patient schließt die Kiefer weiter. Ganz gleich aus welchem Grund ist es jedoch höchst unwahrscheinlich, daß wir zwei genau gleich dicke Registrate bekommen. Dies wäre allerdings eine Grundvoraussetzung, wenn wir im Artikulator nicht dieselbe gekrümmte Schließbahn wie im Mund des Patienten hätten.

Beim Aufsetzen eines zentrischen Registrats aus Wachs auf ein Modell kann man sich gewaltig täuschen. Beim zweiten Registrat kann man durchaus den Eindruck haben, daß es gut zwischen die Modelle paßt und am Artikulator keine Verschiebungen auslöst. Um aber wirklich feststellen zu können, ob unsere beiden zentrischen Registrate identisch sind, müssen wir auf das Verfahren zurückgreifen, das in Dr. Arne Lauritzens Klinik häufig angewandt wird.

Das Kontrollsockelverfahren

Bevor man das obere Modell im Artikulator montiert, wird ein zweiter Abschnitt, der Kontrollsockel, angefertigt. Voraussetzung dafür ist, daß das obere Modell sehr exakt und unter Vermeidung von Blasenbildung gegossen wurde. Die Montageseite des oberen Modells wird mit einem Gipstrimmer überarbeitet. Dann schneidet man V-förmige Kerben an den Kanten der Montageseite des oberen Modells ein — zwei vorne, zwei an den Seiten und eine im posterioren Bereich (Abb. 134). Diese Kerben müssen wirklich keilförmig aussehen. Dann wickelt man Isolierband um das Modell, so daß eine Einfassung entsteht, in die der zweite Teil des Kontrollsockels gegossen werden kann (Abb. 135). Zuvor muß das Modell noch sorgfältig mit Kerr Separating Medium isoliert werden.[1] Zuletzt werden noch drei Gipshäufchen auf den fertigen Guß gesetzt, an denen man ihn später vom ursprünglichen Modell abnehmen kann (Abb. 136). Beim Gießen muß jede Blasenbildung vermieden werden. Nach Hartwerden des Gipses nimmt man das Isolierband ab und hebt die fertige Kontrollsockelscheibe an den Gipshöckern ab. Die beiden Teile werden sofort wieder aufeinandergesetzt, damit sich weder Staub noch Gipsrückstände auf den Kontaktflächen ablagern. Die als Griff benutzten Höcker werden nun mit dem Trimmer so weit abgetragen, daß nur noch flache Erhebungen zurückbleiben (Abb. 137), die später in den Gips hineinragen, mit dem die Scheibe und das Modell am oberen Teil des Artikulators befestigt werden.

Von Almore International Inc. aus Portland, Oregon,

---

[1] Sybron/Kerr, Romulus, Michigan 48174.

Bestimmung der Drehpunkte

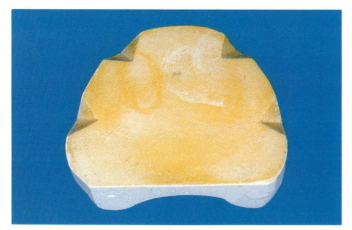
Abb. 134 Für die Anfertigung eines Kontrollsockels vorbereitetes oberes Modell.

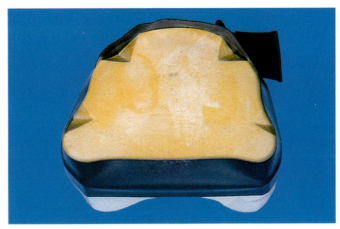
Abb. 135 Um das präparierte Modell wird ein Klebeband gewickelt, das eine Form ergibt, in die der sorgfältig angerührte Gips für den Kontrollsockel gegossen wird.

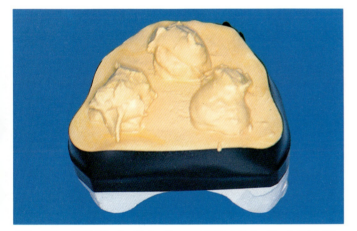
Abb. 136 Mit Hilfe der Retentionen läßt sich der Sockel leichter vom Modell abheben.

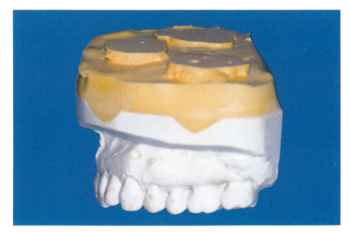
Abb. 137 Vor der Montage im Artikulator werden die Retentionen gekürzt.

gibt es einen Kontrollsockelformer, mit dem die Herstellung sehr erleichtert wird.
In Gips wird eine Abformung (für ein Studien-, Meisterarbeits- oder ein Remontagemodell) ausgegossen. Der übrige Gips wird unter Vibration in einen Kerbenformer aus Kunststoff gegeben, unverzüglich eingebettet und auf die ausgegossene Abformung aufgesetzt (Abb. 138). Diese wird festgedrückt, während man den Former nach Höhe und Mitte ausrichtet. Die Abformung darf nicht invertiert werden. Wenn der Gips hart ist, wird der Former abgenommen und an seiner Stelle die Ringform aufgesetzt und mit Pe-

riphery-Wachs gesichert (Abb. 139). Der mit Kerben versehene Gips wird mit einer Trennlösung isoliert, und eine andersfarbige Gipsmischung wird in die Ringform gegossen. Die Oberfläche wird mit einem Spatel geglättet, wobei man mehrere Gipshöcker anlegt, die eine Retention bei der Montage im Artikulator ermöglichen. Ist der Gips hart, nimmt man den Ring ab und separiert die Abformung. Die Seiten werden mit einem Modelltrimmer überarbeitet. Nun kann das Modell mit Hilfe einer Gesichtsbogenübertragung im Artikulator montiert werden.
Unter Zuhilfenahme einer Gesichtsbogenübertra-

Die zentrische Relation

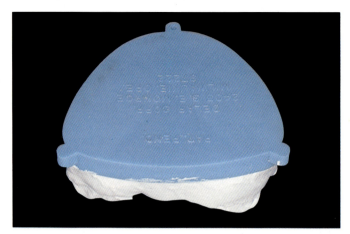

Abb. 138 Der Kerbenformer wird umgekehrt auf die ausgegossene Abformung gesetzt.

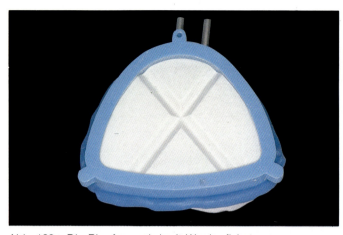

Abb. 139 Die Ringform wird mit Wachs fixiert.

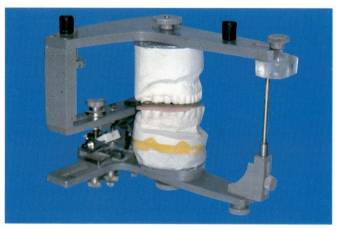

Abb. 140 Oberes und unteres Modell sowie Kontrollsockel sind fertig montiert.

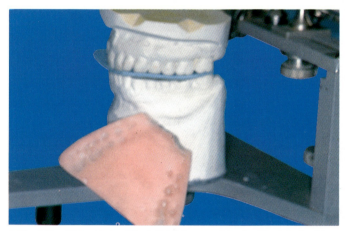

Abb. 141 Das obere Modell ist ins zentrische Registrat abgesenkt.

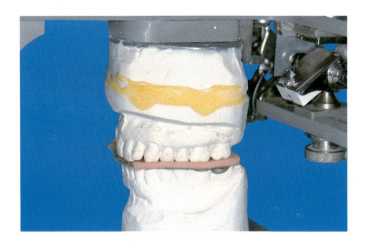

Abb. 142 Der Oberteil des Artikulators mit dem Kontrollsockel liegt auf dem oberen Modell auf, das durch das zentrische Registrat in der richtigen Stellung gehalten wird.

Bestimmung der Drehpunkte

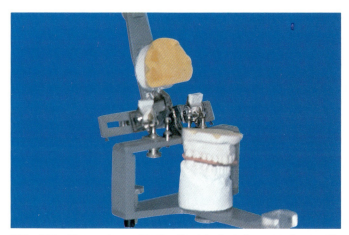

Abb. 143   Das erste zentrische Registrat wird gegen das zweite ausgetauscht, um die Gleichartigkeit zu überprüfen.

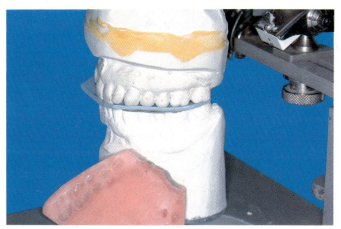

Abb. 144   Artikulator-Oberteil mit Kontrollsockel liegt auf dem Modell auf, das durch das zentrische Registrat in der richtigen Lage gehalten wird; der Kontrollwachsbiß ist herausgenommen.

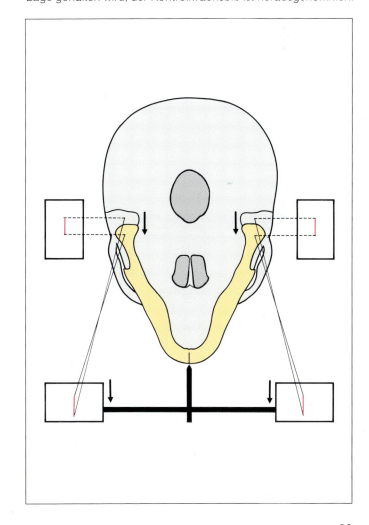

Abb. 145   Pantographische Aufzeichnung einer Protrusion von unten gesehen (Skizze). Die hinteren Aufzeichnungen bewegen sich in gleicher Richtung wie der Drehpunkt, die vorderen Aufzeichnungen dagegen scheinen nach rückwärts zu verlaufen. Dies liegt daran, daß die vorderen Tafeln am Unterkiefer, die hinteren Tafeln dagegen am Oberkiefer befestigt sind.

Die zentrische Relation

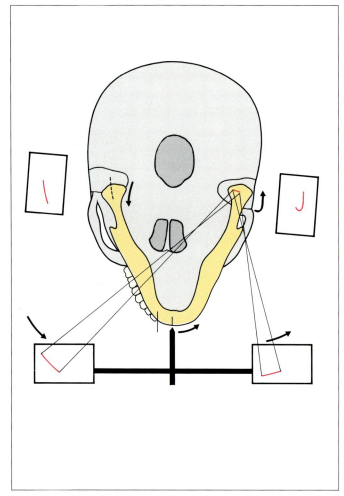

Abb. 146 Pantographische Aufzeichnung einer Exkursion nach rechts (Skizze). Man beachte die Sideshift des rotierenden Kondylus.

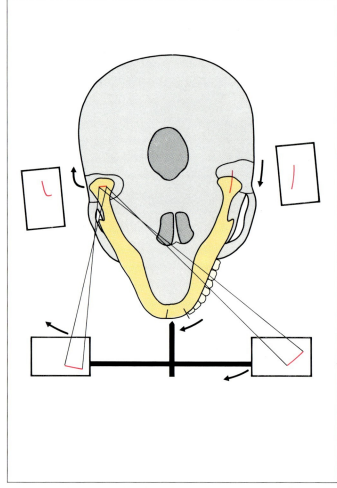

Abb. 147 Pantographische Aufzeichnung einer Exkursion nach links (Skizze). Man beachte die Korrelation der beiden Seiten und vergleiche sie mit Abbildung 146.

gung wird das obere Modell samt Kontrollsockelscheibe am oberen Teil des Artikulators befestigt. Mit Hilfe eines zentrischen Registrats bringt man das untere Modell am unteren Teil des Artikulators an. Damit sind der Kontrollsockel und das untere Modell nach unserer Auffassung in einer zentrischen Relation montiert (Abb. 140).

Wenn wir nun den Artikulator öffnen, den Kontrollsockel vom oberen Modell abnehmen, dieses auf das zentrische Registrat drücken, um seine richtige Plazierung zu überprüfen (Abb. 141), und nun versuchen, den oberen Artikulatorbogen samt Kontrollsok-

kelscheibe in die V-förmigen Kerben des oberen Modells zu schließen, stellt sich heraus, ob wir exakt montiert haben (Abb. 142). Wenn ja, überprüfen wir diese Montage und das zentrische Registrat anhand des zweiten Registrats. Dabei wird die erste Aufzeichnung gegen die zweite ausgetauscht (Abb. 143); das obere Modell wird in die Eindellungen gesetzt, worauf man erneut versucht, die Kontrollsockelscheibe in die V-förmigen Kerben des oberen Modells abzusenken (Abb. 144). Es ist erstaunlich, wie häufig ein scheinbar brauchbares zentrisches Registrat ungenau ist. Dieses Kontrollverfahren ist eigentlich Beweis genug,

Bestimmung der Drehpunkte

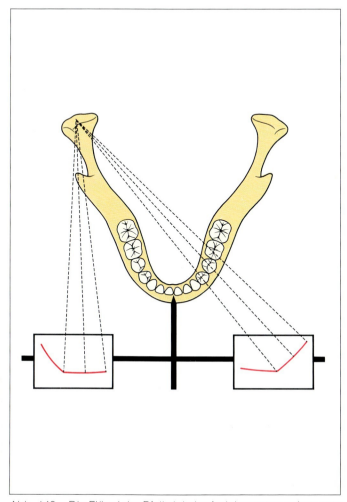

Abb. 148 Die Flügel der Pfeilwinkelaufzeichnungen gehen vom Zentrum der Seitwärtsdrehung aus.

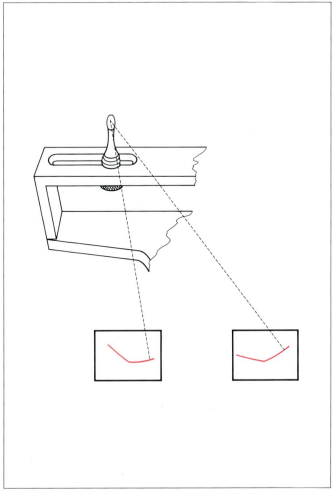

Abb. 149 Bestimmung des Drehpunkts auf einem einstellbaren Artikulator mit Hilfe von Projektionen der Pfeilwinkelaufzeichnung.

daß sich ein zentrisches Registrat ohne Ermittlung und Übertragung der Scharnierachse nicht überprüfen läßt.
Inzwischen sind wir so weit, daß auf diesen Modellen angefertigte Restaurationen beim zentrischen Schlußbiß exakt aufeinandertreffen würden. Gehen wir noch einen Schritt weiter und reproduzieren eine Protrusionsbahn mit Hilfe eines protrusiven Registrats, können wir in zentrischen und protrusiven Kieferstellungen richtige Zahnkontakte herstellen. Leider kauen aber die Patienten nicht nur in diesen Stellungen.

Was macht nun der Zahnarzt, der sich nicht der Achse und einer protrusiven Aufzeichnung bedient? Ähnlich wie der Zahnarzt, der nun einen statischen Schlußbiß aufzeichnet, muß er viel im Mund herumschleifen, bis einige Zahnflächen Kontakt bekommen. Mit einem beträchtlichen Arbeitsaufwand wird also ein unzureichendes Ergebnis erzielt.
Der Zahnarzt, der einen Scharnierschließvorgang aufzeichnet, ihn mit Hilfe eines Gesichtsbogens auf einen Artikulator überträgt und dann eine protrusive Aufzeichnung anfertigt, ist auch nicht viel besser dran, da er die lateralen Bewegungen nicht im Griff

Die zentrische Relation

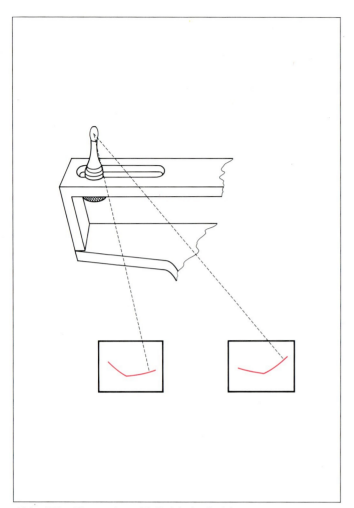

Abb. 150 Eine weitere Pfeilwinkelaufzeichnung.

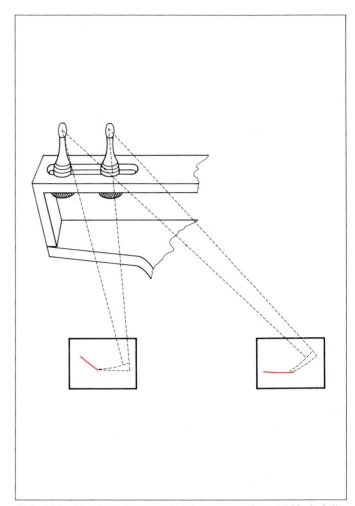

Abb. 151 Kombination aus Abbildungen 149 und 150: Auf diese Weise wird mit Hilfe der Pfeilwinkelaufzeichnungen bei jedem Patienten der korrekte Drehpunkt individuell ermittelt.

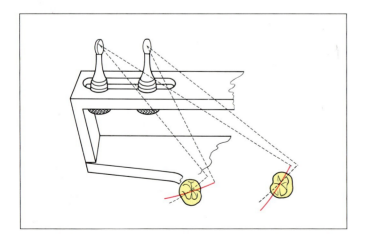

Abb. 152 Durch zwei verschiedene Mittelpunkte einer Seitwärtsdrehung beschreibt ein Höcker eines oberen Molars zwei unterschiedliche Bahnen. Bei jedem Patienten befinden sich die Zentren der Seitwärtsdrehung an einer anderen Stelle.

hat. Selbst wenn man glaubt, der Patient führe keine seitlichen Exkursionen aus, so tut er dies doch, wenn ihm die Möglichkeit dazu gegeben wird. Wenn man es sich erspart, die Achse aufzuzeichnen und sämtliche Bewegungen des Patienten zu reproduzieren, entstehen flache, unbrauchbare Okklusionen. Wir müssen daher die Drehpunkte ermitteln. Zusätzlich zur Ermittlung der Scharnierachse und zur Anfertigung eines korrekten zentrischen Registrats müssen wir die Zentren der lateralen Rotation bestimmen. Dies gelingt mit Hilfe des zweifachen Pfeilwinkelregistrats (Abb. 132). Außerdem müssen wir die Bahnen dieser Zentren der lateralen Rotation aufzeichnen. Dazu dient ein extraorales Aufzeichnungsgerät, der Pantograph. Der Pantograph ist bis heute die einzige brauchbare Vorrichtung, um dies zu bewerkstelligen. Mit ihm können wir die protrusiven Bahnen der Drehpunkte (Abb. 145) sowie die rechten und linken lateralen Bahnen (Abb. 146 bis 148) aufzeichnen. Ausgehend von den pantographischen Aufzeichnungen der Drehpunktbahnen, können wir den gesamten Vorgang umkehren und die Zentren und ihre Bahnen auf einem volleinstellbaren Artikulator wiedergeben (Abb. 149 bis 151). Fertigt man nun Restaurationen an und setzt sie ein, harmonieren sie mit den Kieferbewegungen des Patienten. Damit erübrigt sich ein Beschleifen, wodurch die richtige Funktion wieder verlorenginge (Abb. 152).

Fassen wir also nochmals zusammen: Ein gründliches Verständnis der zentrischen Relation ist zur fachgerechten zahnärztlichen Behandlung unerläßlich. Die zentrische Relation bleibt jedoch unberücksichtigt, wenn wir nicht die Drehpunkte ermitteln. Dazu sind folgende Arbeitsgänge nötig:

1. Ermittlung der Scharnierachse
2. Ermittlung der Zentren der lateralen Rotation
3. Übertragung der Modelle auf die Achse
   a) Gesichtsbogenübertragung des oberen Modells auf die Achse
   b) Ausrichtung des unteren Modells auf das obere mit Hilfe eines korrekten zentrischen Registrats

Ermittlung der zentrischen Relation — Unterschiedliche Materialien für unterschiedliche Situationen

Das Verfahren zur Ermittlung einer zentrischen Relation ist nicht so wichtig wie deren Verständnis. Brauchbare Ergebnisse lassen sich mit verschiedenen Materialien erzielen, wichtig ist jedoch zu wissen, was wir erreichen müssen, und zu erkennen, ob wir das Gewünschte erzielt haben.

Wie zuvor dargelegt, müssen wir die Drehpunkte ermitteln. Mittels zweier Pfeilwinkelregistrate können wir die Zentren der lateralen Rotation bestimmen, und mit Hilfe der Scharnierachsbestimmung können wir die Zentren der vertikalen Rotation ermitteln. Das Problem besteht nun darin, diese beiden Arten von Drehpunkten zu koppeln. Dazu müssen wir den Unterkiefer zum Oberkiefer in Beziehung bringen. Nachdem wir das Oberkiefermodell mit Hilfe des Gesichtsbogens auf das Zentrum der vertikalen Rotation und den Artikulator auf die Zentren der lateralen Rotation eingestellt haben, müssen wir nun das Unterkiefermodell auf diese Zentren einrichten.

Dazu müssen wir das untere Modell bei einer uns genehmen vertikalen Dimension auf der terminalen Scharnierachsschließbahn fixieren. Darin liegt die Schwierigkeit, eine zentrische Relation zu gewinnen. Viele Faktoren komplizieren diesen Vorgang, und nur mit Geduld und Erfahrung läßt sich diese Aufgabe zufriedenstellend bewältigen. Eine der Schwierigkeiten besteht darin, daß der Patient nur widerwillig eine reine Scharnierschließbewegung ausführt. Eine andere kann in dem neuromuskulären Muster bestehen, das sich im Bereich eines ablenkenden Okklusalkontakts entwickelt haben kann (Abb. 153). Viele Patienten neigen auch dazu, nach jeder Kieferbewegung eine physiologische Ruhelage einzunehmen; und schließlich tendiert jeder Patient dazu zuzubeißen, sobald ein Gegenstand zwischen die Zähne geschoben wird.

Um diese Schwierigkeiten zu meistern, sind bestimmte Vorgänge und Materialien erforderlich. Als erstes muß man mit dem Patienten so lange üben, bis er eine reine Scharnierschließbewegung vollführen kann. Zweitens müssen wir einige neuromuskuläre Reflexe unterbinden, indem wir die Zähne am Kontakt hindern (Abb. 154 und 155). Dabei können wir unseren Daumennagel als Frontzahnanschlag verwenden.

Die zentrische Relation

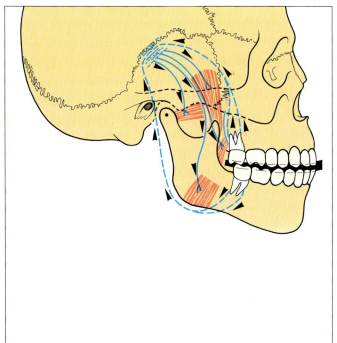

Abbildung 153

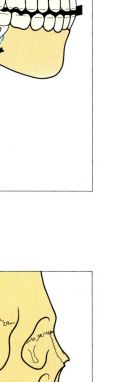

Abbildung 154

Abbildung 155

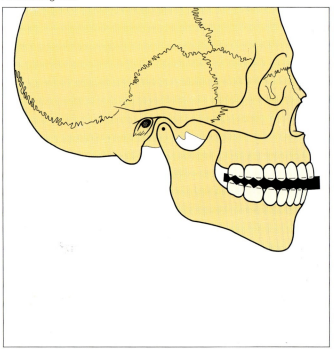

Abb. 153 Vom Parodontium geht ein propriorezeptiver Impuls an das motorische Rindenzentrum; dieses gibt seinerseits einen „Befehl" an die Muskeln, den Unterkiefer anders zu führen, um einen störenden Okklusalkontakt (hier die Durchdringung des Wachstäfelchens mit anschließendem Frühkontakt an einem überhöhten Höcker) zu vermeiden.

Abb. 154 Liegen keine ablenkenden Okklusalkontakte vor, kann die RKP mit einem dünnen Wachstäfelchen aufgezeichnet werden.

Abb. 155 Mit einer dickeren Wachsplatte wird ein zentrisches Registrat genommen, was ggf. erforderlich ist, um die Propriorezeption der Zähne gänzlich auszuschalten. Dazu ist aber wiederum eine Scharnierachsmontage nötig, damit die Höcker genauso aufeinandertreffen wie im Mund des Patienten.

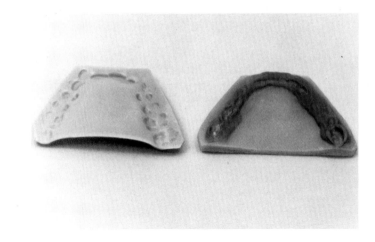

Abb. 156 Aufzeichnung der RKP in Wachs.

Drittens müssen wir den Patienten in Bewegung halten, d. h., er muß seinen Unterkiefer laufend auf- und abbewegen, so daß er keine physiologische Ruhelage einnehmen kann. Solange der Unterkiefer in Bewegung ist, sind die Kiefergelenke angespannt. Um den natürlichen Beißreflex zu vermindern, soll der Patient während dieser Maßnahmen die Augen schließen. Wenn er sieht, wie eine Wachstafel (als Aufzeichnungsmittel) auf seinen Mund zugeführt wird, macht sich der Unterkiefer automatisch zum Zubeißen bereit. Damit geht aber der zentrische Schlußbiß verloren. Während der Aufzeichnung müssen wir darauf achten, daß diese Vorsichtsmaßnahmen eingehalten werden. Ein Problem besteht auch darin, daß es kein ideales Registriermittel gibt, das der Aufzeichnung keinerlei Widerstand entgegensetzt, wodurch Gelenke oder Zähne ungleich verschoben würden, das aber in dem Augenblick hart wird, in dem die Aufzeichnung beendet ist.

Aufzeichnung in zwei Phasen

Bewährt hat sich eine Aufzeichnung in zwei Phasen. Dazu fertigt man eine Wachstafel aus je einer Schicht DeLar-Wachs[2] und Tenax-Wachs[3] an (Abb. 156). Diese werden miteinander verschmolzen. Die beiden unterschiedlichen Wachsarten sind notwendig, da die eine Seite als Untergrund steifer sein muß und sich in der weicheren Seite leicht Eindellungen bilden müssen. Die Wachstafel wird senkrecht in ein Wasserbad von 60 °C gesetzt (Abb. 157). Dabei muß der anteriore Teil aus dem Wasser herausragen, um härter zu bleiben, damit die Kondylen in der angespannten Stellung verharren.

Während das Wachs weichgemacht wird, muß der Patient das Schließen in die terminale Scharnierachslage üben. Er muß seine Kiefer öffnen und schließen, ohne dabei die Zähne aufeinander zu pressen. Durch Vermeiden der Zahnkontakte bleibt die parodontale Propriorezeption aus, wodurch eine abnorme reflexartige Schließbewegung zustande kommen könnte. Wir wollen ja schließlich eine reine Scharnierbewegung erzielen, die frei von „erworbenen" Fehlstellungen ist. Durch die Übungen kann sich das Lig. temporomandibulare auf seine normale Länge dehnen. Dabei lernt der Patient, die Rotation von der Translation zu trennen, die in allen funktionellen Bewegungen kombiniert sind.

Der Patient übt das Schließen in die terminale Scharnierachslage, während die Wangenretraktoren eingesetzt sind (Abb. 158). Damit wird die zentrische Bißnahme simuliert. Der Patient muß die Augen schließen, und wenn die Tenax-Seite weich genug ist, wird die Tafel mit dieser Seite gegen die oberen Zähne in den Mund eingeführt. Der Patient muß den Unterkiefer mehrmals auf und zu schwingen, ohne ins Wachs zu schließen. Wenn wir die terminale Scharnierbewegung „erfühlen" können, muß der Patient vorsichtig gegen das Wachs schließen (Abb. 159). Im Moment geht es uns vor allem darum, einen exakten

---

[2] Almore International Inc., Portland, Oregon.
[3] Moyco Industries, Philadelphia, Pennsylvania 11932.

Die zentrische Relation

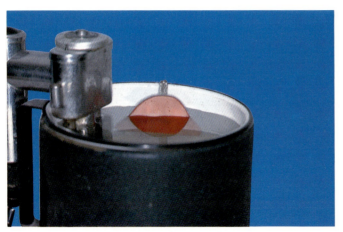

Abb. 157   Das Wachstäfelchen wird in Wasser von 60 °C weichgemacht.

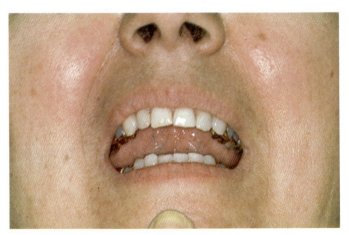

Abb. 158   Der Patient lernt, in die terminale Scharnierachslage zu schließen.

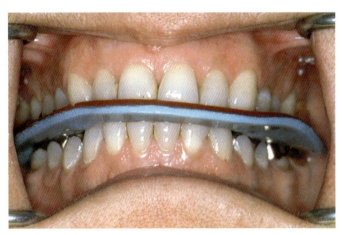

Abb. 159   Wachsschicht zwischen den Zähnen des Patienten.

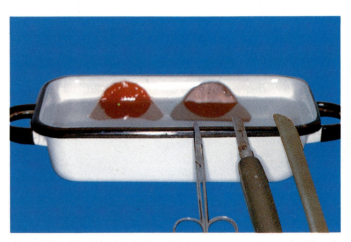

Abb. 160   Die Wachsplatte wird herausgenommen und in ein Wasserbad von Zimmertemperatur gelegt.

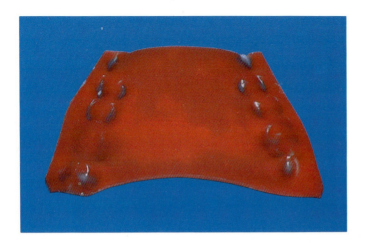

Abb. 161   Die Ränder und der Frontzahnbereich des Wachsbisses werden abgetrennt.

Ermittlung der zentrischen Relation — Unterschiedliche Materialien für unterschiedliche Situationen

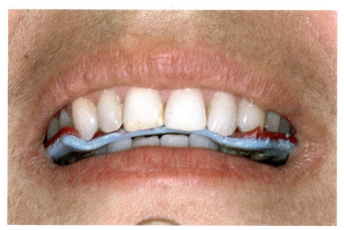

Abb. 162 Der zurückgetrimmte Wachsbiß wird erneut eingesetzt, um allfällige Verbiegungen zu korrigieren.

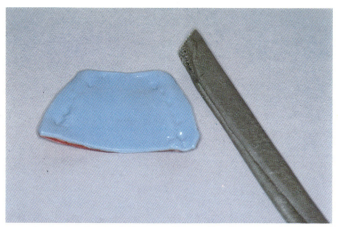

Abb. 163 Auf die Unterseite des Wachsbisses wird Aluwax aufgetragen.

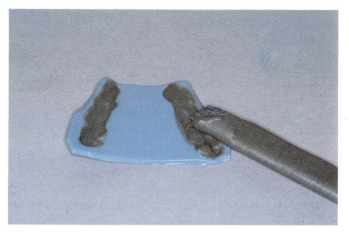

Abb. 164 Wachstäfelchen mit aufgebrachtem Aluwax.

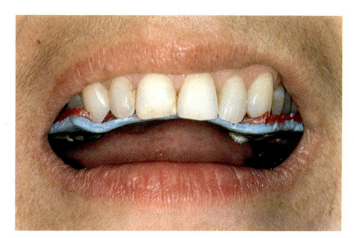

Abb. 165 Wachstafel mit Aluwax an der Unterseite im Mund des Patienten.

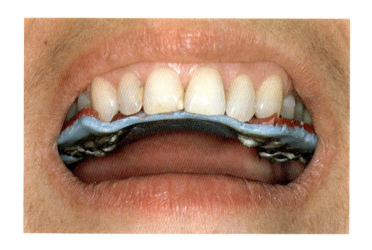

Abb. 166 Der Patient nähert den Unterkiefer der terminalen Scharnierachslage.

Abdruck der oberen Zähne im Tenax-Wachs zu erhalten.

Die Wachstafel wird aus dem Mund genommen und in Wasser von Raumtemperatur gelegt (Abb. 160). Nach teilweiser Abkühlung trimmt man das Wachs bis auf die äußeren Ränder der Zahnabdrücke. Außerdem wird der Frontzahnbereich entlang einer die Eckzähne verbindenden Linie abgetrennt (Abb. 161). Dafür gibt es zwei Gründe: Erstens können wir so unseren Daumennagel als Widerstand für die Frontzähne benützen, und zweitens ist so die Fläche viel kleiner, die bei der Montage gegen die Modelle gedrückt werden muß. Liegt also im Frontzahnbereich der Modelle eine leichte Abweichung vor, führt diese nicht zu einer falschen Relation. Kurzum, unser ganzes Interesse gilt dem Seitenzahnbereich.

Die Wachstafel wird nun erneut auf die oberen Zähne gesetzt und mit Daumen und Zeigefinger der linken Hand festgehalten. Dabei muß auf gleichmäßigen Andruck geachtet werden. Nun muß der Patient erneut den Kiefer darauf schließen, um Verwerfungen zu korrigieren (Abb. 162). Die Wachstafel wird wieder abgenommen. Mit einem Bard-Parker-Messer[4] entfernen wir das überschüssige Wachs auf der Tenax-Seite rund um die Eindellungen, so daß nur die Abdrücke der Höckerspitzen verbleiben und das Modell bei der Montage exakt aufgesetzt werden kann. Die Wachstafel wird erneut auf die oberen Zähne aufgesetzt, und der Patient muß noch einmal den Kiefer schließen, um Verbiegungen auszugleichen, die durch das Trimmen entstanden sein könnten. Wenn wir uns sicher sind, daß das Wachs exakt auf den oberen Zähnen anliegt, wird das zentrische Registrat abgeschlossen.

Das Wachs wird abgenommen und mit Druckluft getrocknet. Ein Stück Aluwax[5] formen wir zu einem Stab, den wir erwärmen und auf die untere (DeLar-) Seite der Wachstafel aufbringen (Abb. 163 und 164), so wie man eine Kerze tropfen läßt. Aluwax schmilzt bei niedrigerer Temperatur als DeLar oder Tenax und ermöglicht damit eine weiche Oberfläche, die leicht in den Mund eingeführt werden kann, ohne daß sich die Wachstafel dabei verbiegt. Wir setzen sie auf die oberen Zähne und halten sie mit Daumen und Zeigefinger der linken Hand. Mit dem rechten Daumen auf dem Kinn des Patienten führen wir diesen in einen terminalen Scharnierschluß (Abb. 165). Währenddessen hält der Patient die Augen geschlossen. Wir lassen ihn diese terminale Schließbewegung üben (Abb. 166); er darf das weichgemachte Aluwax aber erst berühren, wenn wir uns der richtigen Schließbewegung sicher sind. Der Schlußbiß erfolgt nicht auf einmal, vielmehr darf sich der Kiefer bei jeder Hin- und Herbewegung etwas weiter schließen, bis die Zähne das Aluwax treffen (Abb. 167). Unter Umständen muß mehrmals Wachs aufgetragen werden, ehe wir ein akzeptables Interokklusalregistrat haben.

Überprüfung des Interokklusalregistrats

Es gibt mehrere Möglichkeiten zu ermitteln, ob ein Interokklusalregistrat exakt ist.

1. Man hält die Wachstafel gegen das Licht, um Stellen zu erkennen, die durchgebissen wurden. Diese sind ein Zeichen für ein inkorrektes Registrat. Dünne Stellen lassen zumindest den Verdacht einer Ungenauigkeit aufkommen. Dünne oder durchgebissene Stellen führen zu einem geringen Abweichen des Unterkiefers, das uns wegen des minimalen Ausmaßes ansonsten entgeht. Starke Unterschiede zwischen dicken und dünnen Stellen ergeben einen unterschiedlichen Widerstand und können genauso große Ungenauigkeiten auslösen wie eine durchgebissene Stelle.
2. Ist die Wachsstärke zufriedenstellend, setzen wir die Wachstafel auf die oberen Zähne auf und überprüfen den guten Sitz eingehend. An keiner Stelle darf ein Spielraum zu beobachten sein.
3. Wir lassen den Patienten auf das Wachs schließen, nachdem wir ihn zunächst wie beim Registrieren führen und dann mit eigener Muskelkraft schließen lassen. Treffen die Zähne erst mit einer gewissen Unsicherheit auf die Eindellungen, ist die Aufzeichnung vielleicht ungenau.
4. Sind die vorigen drei Punkte zur Zufriedenheit ausgefallen, folgt ein letzter Test: Wir lassen den Patienten auf die Wachstafel schließen und sie festhalten. Nun untersuchen wir auf beiden Seiten den Seitenzahnbereich eingehend auf Spielräume.

Hat das zentrische Registrat all diesen Tests standgehalten, dürfen wir es als korrekt einstufen (Abb. 168). Dies mag alles mühsam und umständlich erscheinen, aber man denke immer daran, daß alle früheren und folgenden Arbeiten von diesem Registrat vollkommen abhängen. Ein Fehler in einem an-

---
[4] Bard Parker Co., Danbury, Connecticut.
[5] Hickok Specialties Co., Grand Rapids, Michigan.

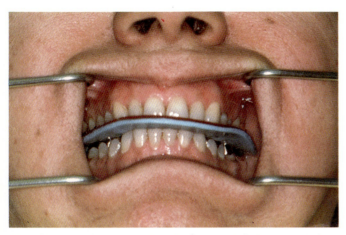 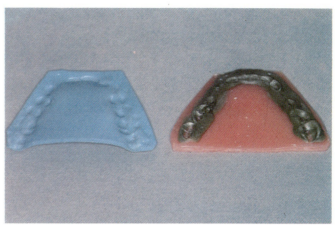

Abb. 167 Der Patient wird in die terminale Scharnierachslage geführt und schließt die Zähne ins Wachs.

Abb. 168 Fertiges zentrisches Registrat.

deren Teil der Behandlung läßt sich verschmerzen, eine Abweichung an dieser Stelle wirkt sich dagegen katastrophal aus.
Bis 1961 war das beschriebene Verfahren ziemlich erfolgreich.
In den Jahren 1961 und 1962 wurde der „Jig" entwickelt. An sich war daran nichts neu. Der verstorbene Ernest Granger verwendete seinen Daumennagel als Frontzahnwiderstand. Sein Vergleich des zentrischen Registrats mit dem Golfspielen ist sehr bezeichnend. Er betrachtete diese Aufzeichnung als eine Kunst, die ebenso wie das Golfspielen nur von wenigen exzellent beherrscht wird. Der verstorbene Steve Brown verwendete eine Wachsplatte mit gekühltem Wachs im Frontzahnbereich, um die Kondylen abzusenken. Dr. Grubb und sein Techniker „Jonsey" fixierten mit Hilfe eines Goldgusses auf den unteren Zähnen die vertikale und zentrische Relation, während sie die Restaurationen im Mund gestalteten. Ich bin sicher, daß Dr. Peter Dawson mit seinem Verfahren der Kiefermanipulation die richtige zentrische Relation trifft. Dr. Stuart verwendet einen Zungenspatel als Frontzahnwiderstand.

Die Jig-Methode

Herstellung des Jig

Der Jig wird am besten auf einem oberen Studienmodell angefertigt. Manche Kliniker stellen ihn im Mund her, aber dies ist wegen der Hitze, die der selbstpolymerisierende Kunststoff entwickelt, nicht ungefährlich.
Unterschnitte im Frontzahnbereich des Modells werden mit Wachs ausgeblockt. Dann adaptiert man Alufolie über den Frontzähnen des präparierten Modells. Die Folie wird mit Petrolatum isoliert (Abb. 169).
In einem Dappenbecher wird Duralay angerührt (Abb. 170). Wenn eine teigige Konsistenz erreicht ist, bringt man das Gemisch auf die Alufolie auf und adaptiert es labial und lingual auf den mittleren Schneidezähnen. Labial muß es gerade bis über den Zahnfleischrand reichen. Lingual darf es sich etwa 13 mm auf den Gaumen erstrecken. Die Seiten sind nach lingual abgeschrägt und reichen bis zu den Distalflächen der beiden mittleren Schneidezähne. Die Okklusalfläche stellt ein ebenes Plateau dar, wobei die Materialstärke Korrekturen erlaubt, nach denen die Zähne immer noch diskludiert sind. Während das Duralay polymerisiert, muß man es ständig bewegen und anpassen, damit ein gut sitzender Jig entsteht, der sich vom Modell abnehmen läßt, ohne daß dieses bricht.
Die Okklusalfläche ist nicht geneigt, da wir keine Keilwirkung erzielen wollen. Manche Zahnärzte haben den Jig als geneigte Fläche verwendet. Dies ist aber vollkommen falsch! Der Keil ist eines der stärksten mechanischen Mittel. Mit einem Keil kann man eine mächtige Eiche spalten. Ein keilförmiger Jig kann die Kiefergelenke mühelos distal verlagern. Die Plattform

Die zentrische Relation

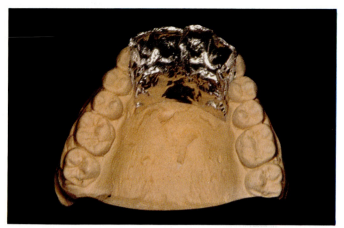

Abb. 169   Nach dem Ausblocken von unter sich gehenden Stellen drückt man auf den Frontzähnen Alufolie fest.

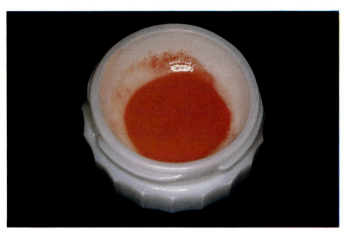

Abb. 170   In einem Dappenbecher wird Duralay angerührt.

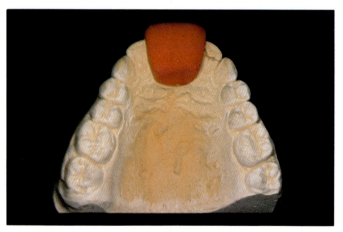

Abb. 171   Fertige Frontzahnabstützung.

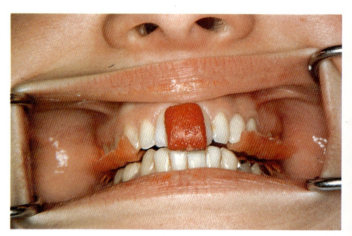

Abb. 172   Ansicht von labial.

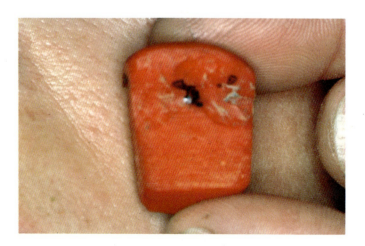

Abb. 173   Die unteren Frontzähne treffen auf diese ebene Fläche.

an der Unterfläche des Jigs dient nur als Anschlag für die unteren Frontzähne. Sie fungiert als drittes Bein eines Dreibeins, dessen beide andere Abstützungen die Kondylen sind. Die Plattform des Jigs darf die Richtung der Schließbewegung nicht beeinflussen. Der Unterkiefer darf weder nach links noch nach rechts abgelenkt werden; auch nicht nach vorn oder hinten. Es geht nur darum, der Schließbewegung Einhalt zu gebieten. Eine ganz, ganz leichte posteriore Neigung hilft dem Patienten, diese Stellung beizubehalten, während das Registriermittel hart wird. Selbst in Fällen mit gravierendem Tiefbiß ist die Kontaktfläche eben und nicht geneigt.

Nach dem Auspolymerisieren trimmen wird den Jig, wie in Abbildung 171 gezeigt. Die Schleimhautfalte der Oberlippe wird freigemacht. Der labiale Rand des Jigs reicht gerade über den freien Zahnfleischrand. Der Jig muß auf die Frontzähne passen, ohne sich zu verschieben (Abb. 172 und 173).

Auf dem oberen Studienmodell werden drei Wachstafeln angefertigt. Dazu nimmt man eine Platte DeLar-Wachs, die man in Wasser weichmacht und so auf das Modell legt, daß man sie gut zurechtschneiden kann. Das Wachs muß etwa 6 mm über die bukkalen Zahnflächen überstehen. Im Frontzahnbereich wird ein U-förmiger Bereich herausgetrennt, so daß der Duralay-Jig genügend Platz hat (Abb. 174).

Nun können wir uns dem Patienten zuwenden. In 60 °C warmem Wasser macht man eine DeLar-Wachstafel weich, setzt sie dem Patienten ein und führt diesen bei der Schließbewegung (hoffentlich ganz nahe an die zentrische Relation). Ehe das Wachs hart wird, biegt man es an den Ecken über die Labialflächen der Eckzähne (Abb. 175). Damit gelingt später das erneute Einsetzen, nachdem die Eindellungen mit Zinkoxideugenolpaste bedeckt wurden. Alle drei Wachstafeln werden so vorbereitet.

Nun können wir den Patienten mit dem Jig üben lassen. Eine der wichtigen Aufgaben des Jigs ist es, die habituelle Schließbewegung des Patienten aufzulösen. Die Zähne können nicht mehr aufeinandertreffen; dadurch wird das reflexartige Schließen nicht mehr verstärkt. Die Propriorezeption, die den Schließvorgang steuert, wird unterbrochen. Es ist daher unerläßlich, daß die Zähne während des Übungsvorgangs nicht miteinander Kontakt bekommen. Andernfalls würde der Reflex wieder verstärkt, und unsere Bemühungen wären umsonst. Zwischen die Unterseite des Jigs und die unteren Frontzähne legt man

ein Kohlepapier. Nun muß der Patient den Unterkiefer nach rechts, links, vorwärts und rückwärts bewegen (Abb. 176). Damit werden die Kieferbewegungen gelockert. Der Jig wird herausgenommen, und damit der Patient die Zähne nicht schließen kann, legt man einen Speichelabsauger dazwischen (Abb. 177). Der Jig wird mit einer Gummischleifscheibe dünner gemacht. In der Regel ist auf dem Jig ein Pfeilwinkel entstanden. Die Flügel und auch die Spitze werden vorsichtig abgeschliffen; letztere stellt den Kontaktbereich der unteren Zähne dar (Abb. 178). Dieser Vorgang wird so lange wiederholt, bis die vertikale Dimension verringert, aber dennoch ausreichend Interokklusaldistanz vorhanden ist. So macht man etwa 20 Minuten weiter. Danach legt man eine der Wachstafeln zwischen die Zähne, während der Patient fest auf den Jig beißt. Die Wachstafel muß sich leicht zwischen den Zähnen auf und ab bewegen lassen (Abb. 179). Zwischen Wachs und Zähnen darf nirgends ein Kontakt entstehen. Nach Auftragen der Zinkoxideugenolpaste muß die Wachstafel buchstäblich zwischen den Zähnen schwimmen. Auf diese Weise werden keine Reize von den oberen Zähnen an die unteren weitergeleitet.

Nun können wir die endgültige Aufzeichnung machen. Die Zähne werden mit Petrolatum isoliert. Der Jig wird mit Prothesenhaftmittel an den Frontzähnen gesichert. Eine Mischung aus Temp-Bond bzw. eine Bißregistratpaste wird auf die Eindellungen auf beiden Seiten der Wachstafel sparsam aufgetragen. Nicht zu viel Paste verwenden (Abb. 180). Nun wird die Wachstafel mit Hilfe der umgebogenen Ränder auf die oberen Zähne aufgesetzt. Der Patient wird beim Schließen in die Scharnierachse geführt und muß diese Stellung unverändert halten. Er beißt fest gegen den Jig. Das Kinn wird mit dem Daumen von vorn und mit Zeige- und Mittelfinger von unten stabilisiert (Abb. 181). Dadurch spürt man sofort, wenn der Patient die Muskeln entspannt, ehe die Paste hart geworden ist. Der Patient muß immer wieder daran erinnert werden, daß er fest zubeißen muß. Dadurch werden die Kondylen nach oben und gegen den posterioren Abhang der Eminentia articularis gedrückt – eine Stellung, die von den meisten Zahnärzten als die korrekte Position für die Kondylenköpfe angesehen wird.

Nach Aushärten der Paste wird das Registrat vorsichtig abgenommen. Um ein Verziehen zu vermeiden, legt man die beiden Daumen auf das Kinn des

Die zentrische Relation

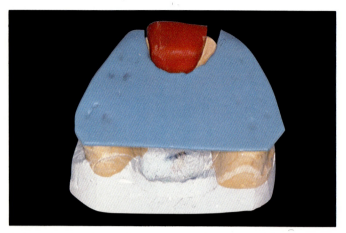

Abb. 174 Die Wachsplatte wird der Größe des Modells angepaßt.

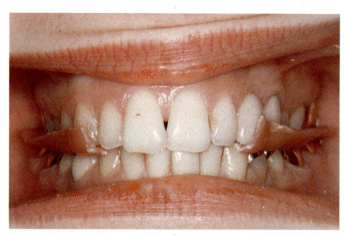

Abb. 175 Die Ecken der Wachstafel wurden im Mund auf die Labialflächen der Eckzähne gedrückt.

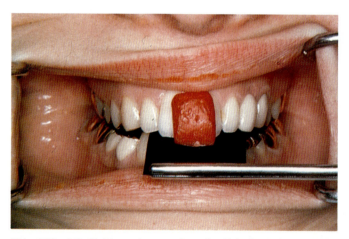

Abb. 176 Mit Kohlepapier werden die Zahnkontakte an der Abstützung markiert.

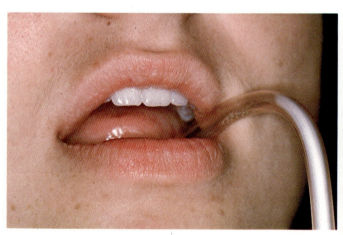

Abb. 177 Mit einem Speichelabsauger wird der Patient daran gehindert, die Kiefer zu schließen, während die Frontzahnabstützung eingeschliffen wird.

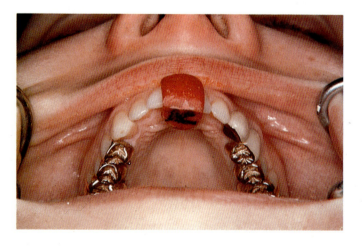

Abb. 178 Der Kontaktbereich wurde beschliffen.

Ermittlung der zentrischen Relation — Unterschiedliche Materialien für unterschiedliche Situationen

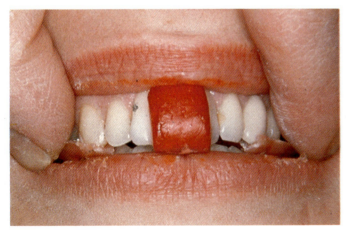

Abb. 179 Der Wachsbiß bleibt locker, wenn der Patient auf die Abstützung beißt.

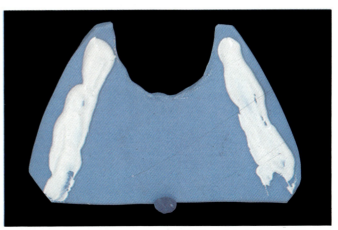

Abb. 180 Auf beide Flächen der Wachstafel wird etwas Temp-Bond-Paste aufgetragen.

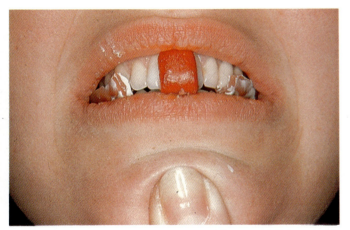

Abb. 181 Der Unterkiefer wird mit dem Finger stabilisiert, damit die RKP nicht verlorengeht, während die Paste hart wird.

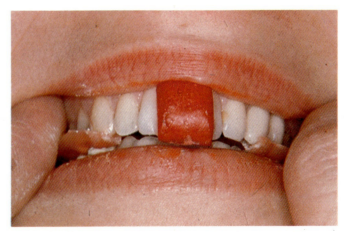

Abb. 182 Die unteren Zähne stützen den Wachsbiß ab, während er von den oberen Zähnen gelöst wird, so daß er sich nicht verziehen kann.

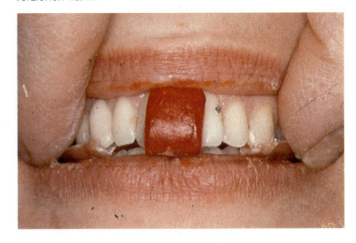

Abb. 183 Die oberen Zähne fangen den Wachsbiß auf, während er von den unteren Zähnen gelöst wird.

Die zentrische Relation

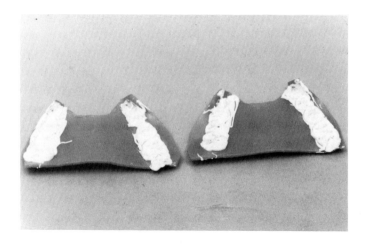

Abb. 184 Überschüssige Paste wird von den Zahnabdrücken entfernt.

Patienten und die Zeigefinger an den Außenrand der Wachsaufzeichnung (Abb. 182). Nun muß der Patient die Zähne leicht diskludieren. Das Wachs wird gegen die unteren Zähne gedrückt, so daß der Unterkiefer als Form fungiert. Dann wird der Patient erneut beim Schließen geführt. Mit Daumen und Zeigefinger der linken Hand drückt man dabei das Wachs gegen die oberen Zähne, und der Patient muß die Zähne erneut vorsichtig öffnen. Jetzt fungiert der Oberkiefer als Form, die das Verbiegen der Wachstafel verhindert (Abb. 183). Das Wachs wird herausgenommen und abgekühlt. Mit einer gezackten chirurgischen Schere entfernt man die überstehende Paste (Abb. 184). Wir benötigen ja nur die Abdrücke der Höckerspitzen, damit wir die Modelle exakt auf die Wachstafeln setzen können, um zu sehen, ob sie genau passen. Die getrimmte Wachstafel wird wieder in den Mund eingesetzt (mit dem Jig in situ) und der Patient in die RKP geführt. Dadurch werden etwaige geringe Verbiegungen korrigiert, die beim Herausnehmen und Trimmen entstanden sein können. Die beiden anderen Wachstafeln werden genauso behandelt. Nachdem die dritte Aufzeichnung angefertigt, getrimmt und wieder eingesetzt worden ist, nehmen wir den Jig ab und führen den Patienten in die RKP (Abb. 185). Die dritte Wachstafel wird entfernt, der Patient darf nicht zubeißen. Nun setzt man nacheinander die beiden anderen Wachsbisse ein und führt den Patienten ohne Jig in die RKP. Die Aufzeichnungen werden nun fertiggestellt. Jetzt können wir zwecks Montage und Überprüfung der RKP-Registrate ins Labor gehen.

Noch einige Anmerkungen für besondere Fälle. Zur Anfertigung eines RKP-Registrats für Arbeits-(Meister-)Modelle benötigen wir mehrere Wachsstärken (Abb. 186). Der Grund dafür liegt darin, daß nach der Präparation ein größerer Interokklusalabstand verhindert, daß die Spitzen der Präparationen sich in der Paste abdrücken, wenn der Abstand nicht durch eine dickere Wachsschicht verringert wird. Mit anderen Worten, die Paste reicht nicht weit genug, um einen Abdruck aufzunehmen.
Bei einer Remontageaufzeichnung genügt eine einzige Wachsschicht, da jetzt die Restaurationen eingesetzt sind und der Interokklusalabstand wieder geringer ist. Wenn Frontzähne fehlen, muß man u. U. eine Duralay-Brücke anfertigen (Abb. 187). Dabei sind dem Einfallsreichtum keine Grenzen gesetzt. Wenn Seitenzähne fehlen, muß man eine Tafel aus Forma-Tray mit Höckern herstellen, die das Weichgewebe nur an sehr kleinen Stellen berühren (Abb. 188). Mit etwas Überlegung läßt sich fast jede Situation meistern.
Im Labor wird das obere Modell samt Kontrollsockelplatte am oberen Teil des Artikulators angebracht und mit Hilfe einer Gesichtsbogenübertragung ausgerichtet. Mittels eines RKP-Registrats wird das untere Modell am unteren Teil des Artikulators eingerichtet. Nach Abschluß der Montage können wir unsere Ergebnisse überprüfen.
Der Artikulator wird geöffnet, indem man den Kontrollsockel teilt. Nach Überprüfung, ob das RKP-Registrat korrekt zwischen dem oberen und unteren Mo-

Ermittlung der zentrischen Relation — Unterschiedliche Materialien für unterschiedliche Situationen

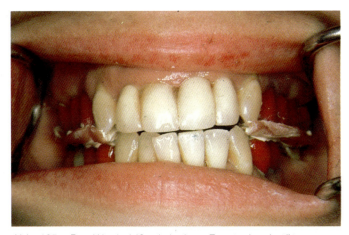

Abb. 185 Der Wachsbiß wird ohne Frontzahnabstützung getestet, um selbst geringste Verwerfungen zu korrigieren.

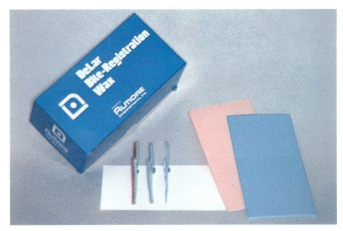

Abb. 186 Aufbißwachs unterschiedlicher Schichtdicke.

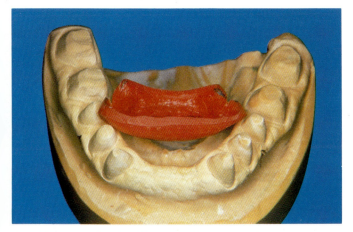

Abb. 187 Duralay-Brücke bei fehlenden Frontzähnen.

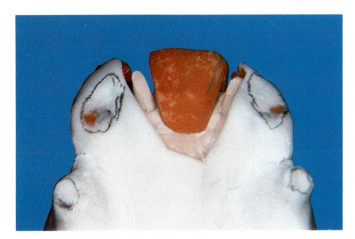

Abb. 188 Bei fehlenden Seitenzähnen verwendet man eine Lage Forma-Tray.

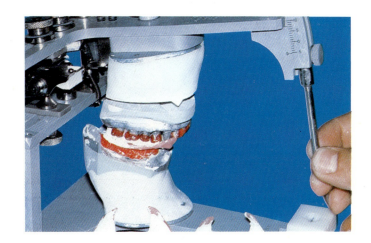

Abb. 189 Nach Befestigung des unteren Modells am Artikulator wird die Montage überprüft.

Die zentrische Relation

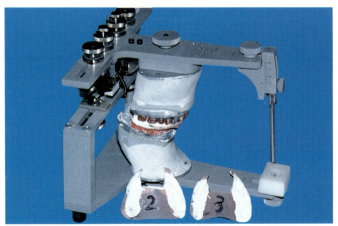

Abb. 190 Bei einem zweiten und dritten Bißregistrat muß der Kontrollsockel genauso tadellos passen wie beim ersten.

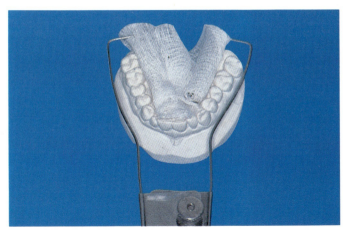

Abb. 191 Der Jones-Bißrahmen wird anhand eines Oberkiefermodells zurechtgebogen.

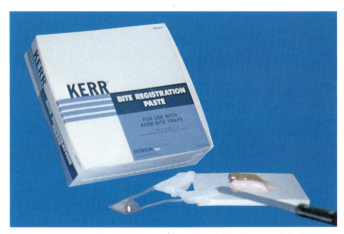

Abb. 192 Kerr-Registrierpaste vor dem Mischen und Auftragen auf den Rahmen.

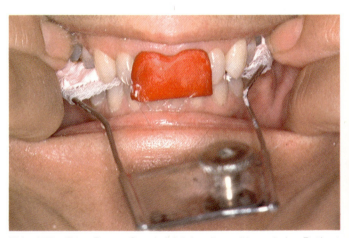

Abb. 193 Das Gaze-„Sandwich" in situ, während der Patient gegen die Abstützung beißt.

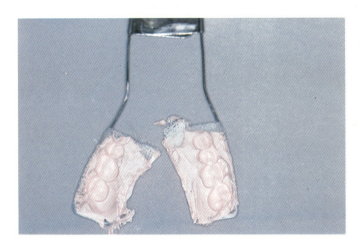

Abb. 194 Jones-Bißrahmen mit Aufzeichnung in Zinkoxideugenolpaste.

dell sitzt, schließt man den Artikulator. Der Kontrollsockel muß genau aufeinander passen. Damit ist eine exakte Montage gewährleistet (Abb. 189). Als nächstes müssen wir die RKP-Registrate überprüfen. Dazu wird das bei der Montage des unteren Modells verwendete Registrat abgenommen und durch eines der beiden anderen ersetzt. Erneut überprüfen wir den richtigen Sitz der Modelle auf dem Registrat und schließen den Artikulator. Der Kontrollsockel muß genausogut passen wie beim ersten Registrat (Abb. 190). Dasselbe geschieht mit der dritten Aufzeichnung. Wenn alle drei Registrate dasselbe Ergebnis erbringen, sind alle Zweifel hinsichtlich der Genauigkeit der ermittelten zentrischen Relation beseitigt. Nachdem ich dieses Verfahren über 20 Jahre angewendet habe, bin ich mehr denn je von seiner Richtigkeit überzeugt.

Der Jones-Bißrahmen

Als Alternative bietet sich die Anfertigung eines zentrischen Registrats mit Hilfe des Jones-Bißrahmens.[6] Nachdem der Patient mit dem Jig geübt hat, erfolgt die Aufzeichnung mit einer ZOE-Paste in einem Gaze-„Sandwich". Dies ist eine ziemlich verzwickte, aber genaue Vorgehensweise. Als Träger für die Gazestreifen dient ein verstellbarer Jones-Bißrahmen. Diese Streifen klebt man an eine dünne Drahtisolierung. Diese wird samt Streifen in 4 cm lange Stücke geschnitten, die man auf den Drahtrahmen schiebt. Der Rahmen wird der Kieferform des Patienten angepaßt. Das geschieht am besten an einem Oberkiefermodell (Abb. 191).

Verwendet wird eine ZOE-Paste wie z. B. Opotows Mandibular Paste[7] oder Kerrs Registration Paste[8]

[6] Sybron/Kerr, Romulus, Michigan 48174.
[7] Interstate Dental Co., Inc., New York, New York.
[8] Sybron/Kerr, Romulus, Michigan 48174.

(Abb. 192). Die angerührte Paste wird auf die Gaze aufgetragen und diese um die lingualen und bukkalen Drähte des Rahmens gewickelt. Dadurch gerät die Paste zwischen die Gaze und die genannten Drähte. Etwas Paste kann man auch auf die obere und untere Fläche der Rolle und an beiden Seiten des Rahmens auftragen. Mit etwas Übung läßt sich die Paste gut manipulieren, ohne mit ihr in Berührung zu kommen.

Nach Übungen mit dem Jig wird der Patient retrahiert und der Bißrahmen zwischen die Zähne eingeführt. Nun beißt der Patient fest auf den Jig, bis die Paste hart ist (Abb. 193). Gegen eine etwaige Entspannung sichert man den Unterkiefer mit Daumen, Zeige- und Mittelfinger. Das harte Gaze-„Sandwich" wird entnommen und getrimmt (Abb. 194). Mit dieser Aufzeichnung wird das untere Modell auf das obere ausgerichtet. Am besten eignet es sich für die Remontage, wo die echten Restaurationen vorhanden sind. Ich habe wiederholt gesagt: Wenn ich alle Instrumente meiner Ausrüstung bis auf eines abgeben müßte, dann würde ich den Jig behalten, da er mir am meisten nützt. In Kapitel 20 werden wir die Verwendung des Jigs beim okklusalen Einschleifen der natürlichen Zähne besprechen.

Literatur

Dykins, William R.: Requirements of partial denture prosthesis. JADA 57 (August): 232–236, 1958.

Granger, Ernest R.: Centric relation. J. Pros. Den. 2 (March): 160–171, 1952.

Lucia, Victor O.: The fundamentals of oral physiology and their practical application in the securing and reproducing of records to be used in restorative dentistry. J. Pros. Den. 3 (March): 213–231, 1953.

Lucia, Victor O.: Centric relation — theory and practice. J. Pros. Den. 10 (Sept.-Oct.): 849–856, 1960.

Kapitel 7

Das Einstellen des Stuart-Artikulators

Der Artikulator von Dr. Charles E. Stuart aus Ventura in Kalifornien ist ein Gerät, mit dem die am Patienten vorgenommenen Aufzeichnungen getreu wiedergegeben werden können. Der obere und untere Teil des Stuart-Pantographen werden miteinander verriegelt, vom Patienten abgenommen, indem man die zerlegbaren Halterungen löst (s. Kap. 5). Die verriegelte Vorrichtung (Abb. 195) kommt nun ins Labor, wo sie für die Montage im Artikulator vorbereitet wird.

Mit Hilfe der Montageplatte kann der Gesichtsbogen bzw. die Aufzeichnungsvorrichtung exakt auf den Artikulator ausgerichtet werden. Außerdem wird diese Relation bewahrt, während man am oberen Bogen des Artikulators die nötige Befestigung anbringt. Mittels Gesichtsbogenübertragung bringt man ein oberes Studienmodell, eine obere Prothese oder ein oberes Remontagemodell in die richtige Relation.

Die Gesichtsbogenübertragung

Der Gesichtsbogen wird mit Hilfe des Universalgelenks an der Stange der Montageplatte befestigt. Der Artikulator wird mit gelösten Stellschrauben auf die Montageplatte gesetzt, so daß er auf seinen drei Füßen steht (Abb. 196). Die Fossae und Kondylen werden auf jeder Seite auf 40 mm eingestellt. Neben den Kondylen setzt man die Achsindikatorklammern auf. Sie werden lateral verschoben, bis sie ganz nah bei den Stiftspitzen des Gesichtsbogens stehen. Sie werden auf jeder Seite gleich weit herausgezogen.

Die Achsindikatorklammern müssen nach außen auf die Achsstifte des Gesichtsbogens zu gerückt werden, da Gesichtsbogen und Aufzeichnungsgerät keine rechtwinkligen Systeme darstellen. Die Achse wurde ursprünglich seitlich am Gesicht lokalisiert. Die Achse ist nur in dieser Ebene lokalisiert (an der Spitze des Achslokalisationsstifts). Eine rechtwinklige Anordnung wird gar nicht erst angestrebt, da sie zu schwierig und unnötig ist. Da die Achse nur durch die beiden Stifte des Lokalisations- und Übertragungsbogens festgelegt ist, muß die Artikulatorachse mit den Spitzen der Übertragungsstifte zur Deckung gebracht werden. Dies geschieht mit Hilfe der Achsindikatorklammern.

Theoretisch ließe sich ein rechtwinkliger Gesichtsbogen wie z. B. der Typ Hanau verwenden, wenn es nicht so schwierig wäre, den Bogen korrekt auf die Achse ausgerichtet zu halten, während man gleichzeitig das Universalgelenk festzieht, ohne dabei die Achse zu verschieben. Dies ist aber fast unmöglich. Also korrigiert man die Stellung des Gesichtsbogens, nachdem man das Universalgelenk der Montageplatte gelöst hat, so daß die Spitzen des Gesichtsbogens den Spitzen der Achsindikatorklammern genau gegenüber oder ein wenig darüber stehen (Abb. 197). Das Gelenk wird festgezogen. Es folgt die Feineinstellung der Gesichtsbogenspitzen auf die Spitzen der Indikatorklammern, indem man die Stellschrauben hinten am unteren Rahmen des Artikulators hineindreht (Abb. 198). Die Niederhalteklammer wird festgezogen und der Anschlagstift durch das Orbitalniveau ersetzt, das auf dem Achsorbitalindikator aufliegt. Nun wird das Modell oder die Prothese in die Einbuchtungen auf der Bißgabel gelegt. Mit Hilfe der Keile unter der Bißgabel wird verhindert, daß der Gesichtsbogen unter dem Gewicht des Modells absinkt. Dann überprüft man die Ausrichtung der Achse und

Das Einstellen des Stuart-Artikulators

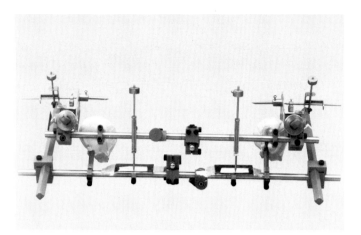

Abb. 195 Die festgegipste Registriervorrichtung wird ins Labor gegeben.

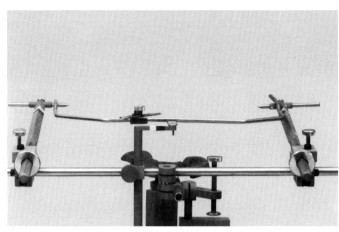

Abb. 196 Lage des Gesichtsbogens auf dem Montagerahmen.

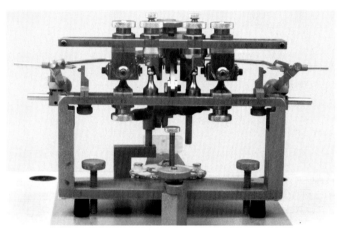

Abb. 197 Die Stifte des Gesichtsbogens müssen sich etwas oberhalb der Spitzen der verstellbaren Achsindikatoren befinden.

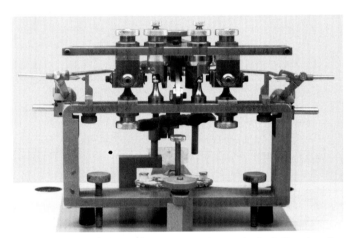

Abb. 198 Die Achsindikatoren werden auf die Stifte des Gesichtsbogens zubewegt; die Feineinstellung erfolgt mit den Stellschrauben des Artikulators.

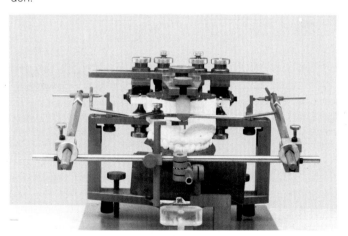

Abb. 199 Das Oberkiefermodell wird am oberen Bogen des Artikulators befestigt.

Montage des Aufzeichnungsgeräts

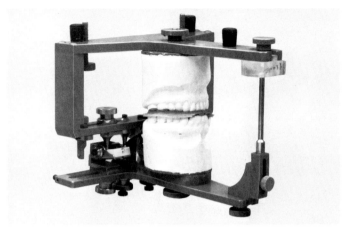

Abb. 200 Das Unterkiefermodell wird am unteren Teil des Artikulators befestigt, nachdem es mit Hilfe eines zentrischen Registrats in Relation zum oberen Modell gebracht wurde.

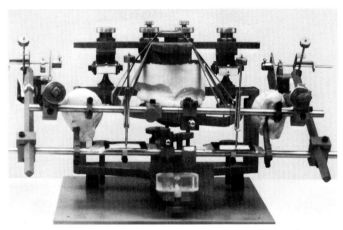

Abb. 201 Die obere Referenzplatte und das Aufzeichnungsgerät wurden auf das achsmontierte Modell gesetzt.

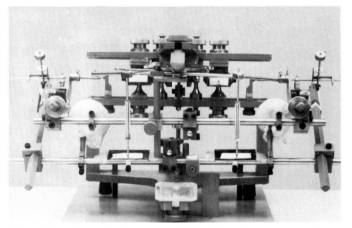

Abb. 202 Der Artikulator ist auf die Aufzeichnungsvorrichtung eingestellt.

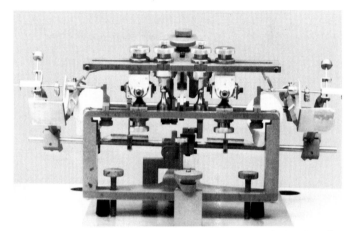

Abb. 203 Die Achsindikatoren werden an die Stifte des Gesichtsbogens herangeschoben, so daß beide Achsen deckungsgleich sind.

befestigt das Modell oder die Prothese mit Montagegips am oberen Bogen des Artikulators (Abb. 199). Nachdem der Gips hart geworden ist, nimmt man den Artikulator von der Montageplatte ab. Das Orbitalniveau wird wieder gegen den Anschlagstift ausgetauscht. Mit Hilfe des zentrischen Registrats muß nun das untere Modell bzw. die Prothese ausgerichtet und am unteren Bogen des Artikulators angebracht werden. Man muß immer darauf achten, daß die Bogen des Artikulators sich in der RKP befinden, während der Gips abbindet (Abb. 200).

Montage des Aufzeichnungsgeräts

Mit dem Aufzeichnungsgerät wird der obere Löffel bzw. die Referenztafel verbunden, die Teil der Aufzeichnungsvorrichtung ist. (Bei der Zwei-Phasen-Methode wurde das obere Modell korrekt im Artikulator montiert, und nun braucht man nur noch die obere Referenztafel und das Aufzeichnungsgerät auf das Modell aufzusetzen und mit Gummis am oberen Bogen zu befestigen) (Abb. 201).

Das Einstellen des Stuart-Artikulators

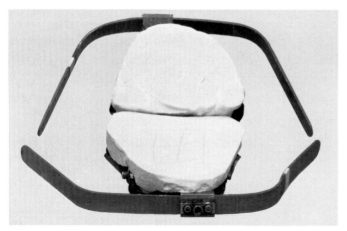

Abb. 204 Die Referenzplatten werden mit Gips gefüllt.

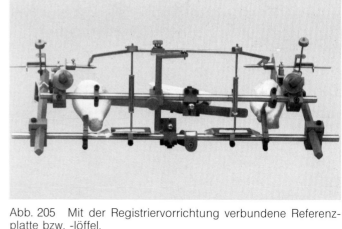

Abb. 205 Mit der Registriervorrichtung verbundene Referenzplatte bzw. -löffel.

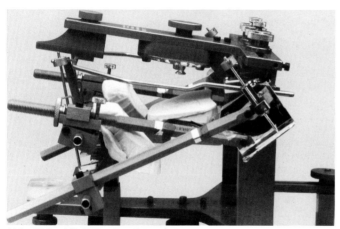

Abb. 206 Mit Hilfe des Orbitalniveaus kommt das Oberteil des Artikulators parallel zur Achsorbitalebene zu liegen.

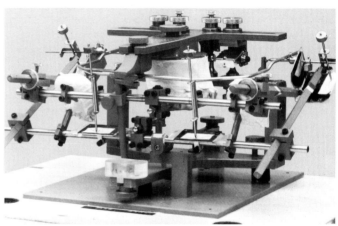

Abb. 207 Die obere Referenzplatte (bzw. -löffel) wird am Oberteil des Artikulators befestigt.

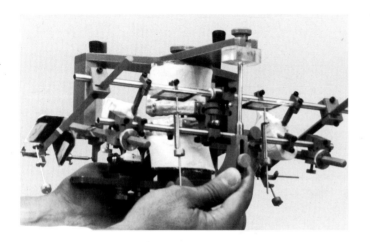

Abb. 208 Man hält den Artikulator verkehrt herum, während die untere Referenzplatte bzw. -löffel am unteren Teil des Artikulators befestigt wird.

Montage des Aufzeichnungsgeräts im Schnellverfahren

Das Aufzeichnungsgerät wird mit Hilfe des Universalgelenks auf dem Ständer der Montageplatte befestigt. Fossae und Kondylen des Artikulators werden auf 40 mm eingestellt. Der Artikulator mit den Achsindikatorklammern auf dem unteren Rahmen wird auf die Montageplatte aufgesetzt (Abb. 202). Die Stellschrauben hinten am unteren Rahmen werden gelöst, so daß der Artikulator auf seinen drei Füßen steht. Nun löst man den Knebel, der das Aufzeichnungsgerät auf der Montageplatte hält, und bewegt das Gerät so weit, daß der Achsstift auf beiden Seiten der Spitze der Achsindikatorklammer gegenüber oder etwas darüber steht. Die Indikatorklammern werden nahe an die Achsstifte herangeschoben und gleichmäßig auf dem unteren Rahmen angeordnet (gleiche Werte auf den Millimeter-Skalen (Abb. 203).

Mit Hilfe der Stellschrauben werden die Achsindikatorklammern (samt Artikulator) so weit angehoben, daß die Spitzen der Achsstifte exakt den Spitzen der Indikatorklammern gegenüberstehen. Nun wird die Rückhalteklammer hinten an der Montageplatte festgezogen.

Die obere Referenzplatte bzw. der Löffel wurde mit Gips gefüllt, so daß eine ebene Fläche entstanden ist, auf die später der Montagegips aufgetragen werden kann (Abb. 204). Die Löffel bzw. Referenzplatten werden mit Hilfe der abnehmbaren Halterungen am Aufzeichnungsgerät befestigt (Abb. 205).

Der untere Löffel bzw. die Referenzplatte wird mit Keilen abgestützt. Den Anschlagstift tauscht man gegen das Orbitalniveau, das auf dem Achsorbitalindikator aufliegt (Abb. 206). Nun muß überprüft werden, ob die Achsstifte einander immer noch exakt gegenüberliegen. Danach kann der obere Löffel bzw. die Referenzplatte mit Montagegips am oberen Bogen befestigt werden (Abb. 207). Wenn der Gips hart geworden ist, löst man den Knebel, mit dem das Aufzeichnungsgerät befestigt ist, sowie die Rückhalteklammer und nimmt den Artikulator samt der Aufzeichnungsvorrichtung von der Montageplatte. Das Orbitalniveau wird gegen den um 5° geöffneten Anschlagstift vertauscht. Der untere Löffel (Abb. 209) bzw. die Referenzplatte wird mit Montagegips am unteren Bogen des Artikulators befestigt. Dabei muß man darauf achten, daß sich die Teile des Artikulators in Zentrik befinden. Zum Anbringen des unteren Löffels bzw. der Referenzplatte am unteren Bogen des Artikulators empfiehlt es sich, den Artikulator samt dem Aufzeichnungsgerät umgekehrt zu halten (Abb. 208). Für diesen Vorgang sind eigentlich zwei Personen erforderlich. Ist man jedoch allein, kann man den Stift auf 5° öffnen. Dann setzt man eine Portion steifgeschlagenen Gipses zwischen die Basis des unteren Löffels bzw. der Referenzplatte und die Montageplatte. Der obere Bogen samt dem Aufzeichnungsgerät ruht nun auf dem harten Gips. Die Befestigung erfolgt mit zusätzlichem Montagegips (Abb. 210).

Nun sind wir so weit, daß der Artikulator anhand des Aufzeichnungsgeräts eingestellt werden kann. Zunächst nimmt man die Klauen ab, mit denen der obere und untere Teil des Aufzeichnungsgeräts zusammengehalten wurde. Da der obere Bogen des Pantographen mit dem oberen Bogen des Artikulators und der untere Bogen mit dem unteren Bogen verbunden sind, kann nun der Artikulator schrittweise justiert werden.

Den Artikulator einzustellen heißt nichts anderes, als die richtige Kombination von Einstellungen zu finden, bei denen die vom Patienten erzeugten Aufzeichnungen getreu reproduziert werden. Da alle Korrekturen sich gegenseitig beeinflussen, muß nach jeder Korrektur die vorige Einstellung überprüft werden. In der Regel ist dann ein geringes Nachstellen erforderlich. Um einen Artikulator einzustellen, werden zunächst die Rotationszentren ungefähr festgelegt. Von einer früheren Gesichtsbogenübertragung her kennen wir die Gesichtsbreite. Wenn man auf jeder Seite 11 mm abzieht, erhält man die ungefähren Positionen für die Rotationszentren. Nachdem alle anderen Einstellungen erfolgt sind, werden diese exakt eingestellt. Hat man also z. B. bei der Gesichtsbogenmontage am Achsindikator einen Wert von 71 mm abgelesen, muß das Rotationszentrum jetzt auf jeder Seite auf 60 mm eingestellt werden. Es muß darauf geachtet werden, daß man den oberen und unteren Teil des Artikulators auf dieselben Werte einstellt (Abb. 211).

Aufgrund der Konstruktion des Stuart-Aufzeichnungsgeräts läßt sich die Bewegung der Stifte in Relation zu den Aufzeichnungen nur schwer verfolgen, da die runden Magnete die Sicht behindern. Daher nimmt man sie besser von den vertikalen Stiften ab und setzt sie oben auf die Stifte auf. Die Aufzeichnungen werden dadurch nicht verfälscht, da die Magnete einzig den Zweck haben, die Stifte während der

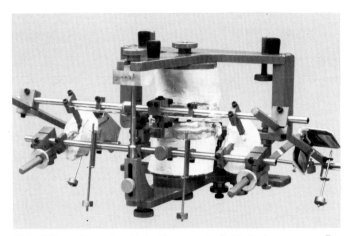

Abb. 209 Alternative Befestigungsmöglichkeit der unteren Referenzplatte am Artikulator.

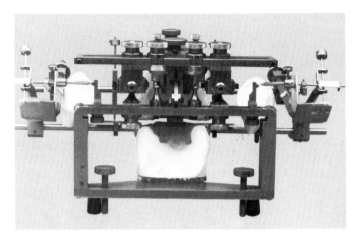

Abb. 210 Die untere Referenzplatte wird am unteren Teil des Artikulators befestigt.

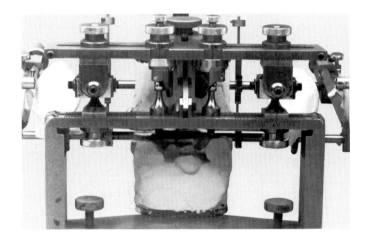

Abb. 211 Der Drehpunkt wird auf 11 mm von der Position der Achsindikatoren eingestellt, die aufgrund der Gesichtsbreite des Patienten mittels Gesichtsbogenübertragung gefunden wurde.

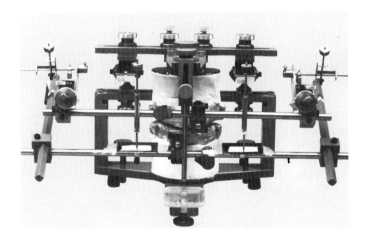

Abb. 212 Die Arretierungen werden abgenommen und die run den Magnete auf die vertikalen Stifte gesetzt, um bessere Sicht verhältnisse zu schaffen.

Rückbewegung retrahiert zu halten. Das auf der Aufzeichnung ruhende Gewicht bleibt dadurch unverändert, die Sicht ist jedoch weitaus besser, so daß man nun ungehindert beobachten kann, ob die Stifte der Aufzeichnung genau folgen (Abb. 212).
Beim horizontalen Stift, der die Kondylarbahn beschreibt, ist es etwas anders. Zum Glück sind die Sichtverhältnisse hier aber weitaus besser. Die Stellung der rechteckigen Magnete darf auf keinen Fall verändert werden, da deren Aufgabe darin besteht, den waagerechten Stift gegen die Aufzeichnungstafel zu drücken. Verändert man aber die Stellung des Magneten, die dieser während der Aufzeichnung hatte, ergibt sich eine Abweichung in der Relation des vertikalen Stiftes zur waagerechten Tafel, auf der die Sideshift aufgezeichnet wurde. Das weitere Einstellen des Artikulators würde sich nun sehr schwierig gestalten und es würde sich ein Fehler in die Bennett-Einstellung einschleichen.

Die richtige Neigung der Fossa

Als nächstes dreht man die Anschlagschraube auf der Seite hinein, die eingestellt werden soll (Abb. 213). Die Verwendung dieser Schraube ist nicht zwingend. Sie befindet sich hinten an der Sideshift-Führung und wird so lange gedreht, bis der Stift sich dem Ende des vertikalen (Kondylen-)Registrats nähert (Abb. 214). Mit dem Inbusschlüssel löst man die Fossa-Halteschraube (Abb. 215), so daß man die Neigung der Fossa verändern kann (Abb. 216), bis die Stiftspitze auf das Ende des Kondylarregistrats auf dem Aufzeichnungsgerät deutet (Abb. 217). Befindet sich die Spitze oberhalb des Registrats, muß die Fossa-Neigung vergrößert werden; liegt die Spitze dagegen unterhalb des Registrats, muß die Neigung verringert werden.

Einstellen des Winkels der Bennett-Bewegung

Als nächstes wird der Winkel der Sideshift eingestellt. Mit der Stellschraube wie bei der vorigen Einstellung löst man die Rändelmutter, mit der der Sideshift-Anschlag gehalten wird (Abb. 218). An dieser Stelle wollen wir die Beziehung des vertikalen Stifts zum Registrat auf der waagerechten Aufzeichnungstafel derselben (Balance-)Seite untersuchen. Das Sideshift-Gegengewicht muß am Sideshift-Anschlag anliegen. Befindet sich der Stift seitlich vom Registrat, wie in Abbildung 219, muß der Winkel der Sideshift-Führung vergrößert werden (Abb. 220). Dadurch bringen wir die Stiftspitze über das Ende des Registrats (Abb. 221). Damit die Sideshift-Führung in dieser Stellung bleibt, zieht man die Rändelschraube wieder fest. Befindet sich die Stiftspitze dagegen medial zur aufgezeichneten Bahn, muß der Winkel der Sideshift vermindert werden. Nun überprüfen wir das Kondylarbahnregistrat auf derselben Seite, um zu sehen, ob die nachfolgende Einstellung eine Veränderung bewirkt hat.

Modifikation von Neigung und Rotation der Achse

Die Stellschraube bleibt unverändert, während wir das Registrat auf der vertikalen Kondylaraufzeichnungstafel der rotierenden (Arbeits-)Seite untersuchen. Dabei entdecken wir ein umgekehrtes Registrat, was damit zu erklären ist, daß unsere Aufzeichnungen vom tatsächlichen Drehpunkt aus projiziert sind. Mit dieser umgekehrten Aufzeichnung können wir Richtung und Ausmaß der Achsverschiebung ermitteln (Abb. 222). Bei den beiden soeben vorgenommenen Einstellungen befinden sich die Stiftspitzen am Ende ihrer jeweiligen Aufzeichnung. Liegt der Stift unterhalb des Endes der umgekehrten Aufzeichnung, wie in Abbildung 223, muß die Seitwärtsverriegelung der Fossa gelöst (Abb. 224) und die Führung nach außen gedrückt werden (Abb. 225), bis der Stift auf das Registratende zeigt (Abb. 226). Wenn dies gelingt, braucht die mittlere Fossa-Führung nicht verändert zu werden, wie in manchen Fällen nötig (Abb. 227). Bevor wir die entsprechenden Einstellungen auf der anderen Seite vornehmen, prüfen wir nach, ob die jeweiligen Stiftspitzen auf dem Ende der Registrate von Kondylarbahn, Sideshift und umgekehrter Aufzeichnung liegen. Wegen der Interdependenz aller Einstellungen müssen wahrscheinlich bei manchen Einstellungen geringfügige Korrekturen vorgenommen werden.
Nun drehen wir die Stellschraube zurück, die den Artikulator während der Einstellungen in einer late-

Das Einstellen des Stuart-Artikulators

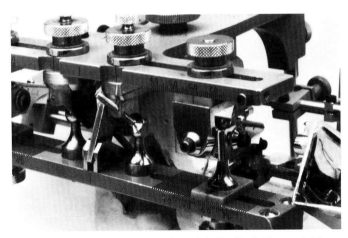

Abb. 213 Mit der Stellschraube wird die Registriervorrichtung bei lateralen Exkursionen aufgefangen.

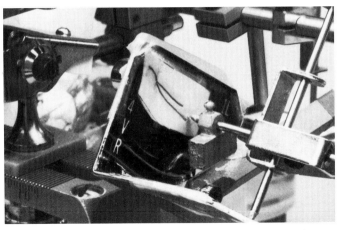

Abb. 214 Die Spitze deutet auf das Ende der vom Patienten vollführten Kondylarbahn.

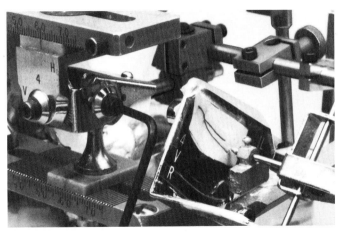

Abb. 215 Mit dem Inbusschlüssel wird die Kondylarbahnschraube gelöst.

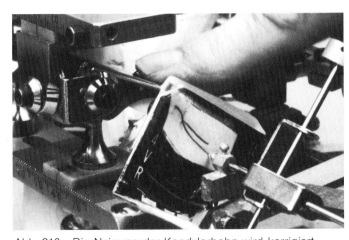

Abb. 216 Die Neigung der Kondylarbahn wird korrigiert.

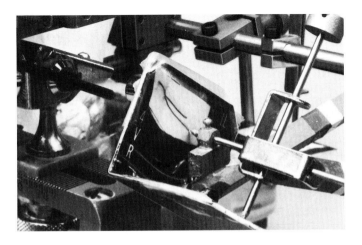

Abb. 217 Die Stiftspitze ist mit dem Endpunkt der Kondylarbahnaufzeichnung des Patienten deckungsgleich.

Modifikation von Neigung und Rotation der Achse

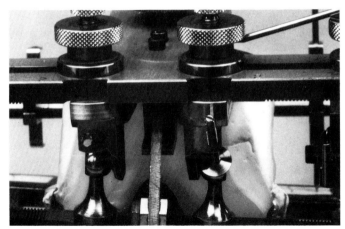

Abb. 218 Die Rändelmutter des Sideshift-Anschlags wird gelöst.

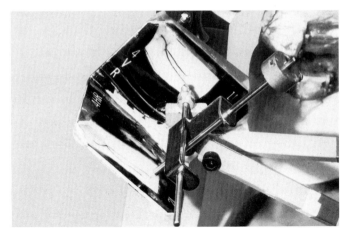

Abb. 219 Der Stift liegt lateral von der aufgezeichneten Bennett-Bewegung.

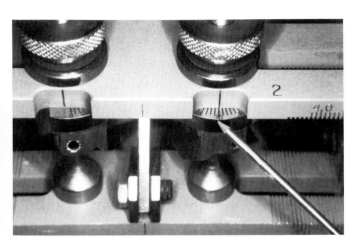

Abb. 220 Der Bennet-Winkel wird vergrößert.

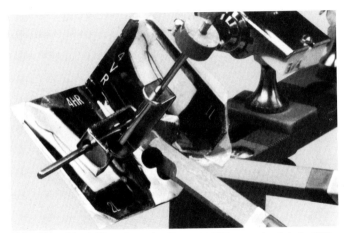

Abb. 221 Nach Korrektur der Bennett-Führung deutet die Stiftspitze auf das Ende der aufgezeichneten Bewegung.

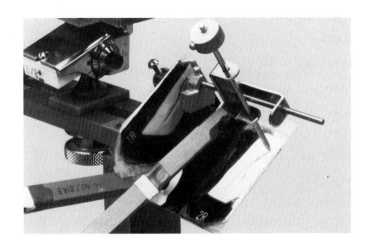

Abb. 222 Umgekehrte Aufzeichnung der Bennett-Bewegung auf der gegenüberliegenden Seite (Arbeitsseite).

Das Einstellen des Stuart-Artikulators

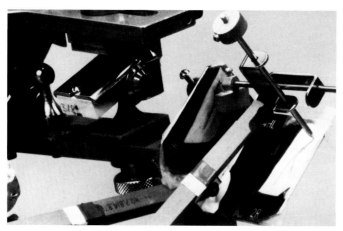

Abb. 223 Die Stiftspitze liegt unterhalb des Endes der umgekehrten Aufzeichnung.

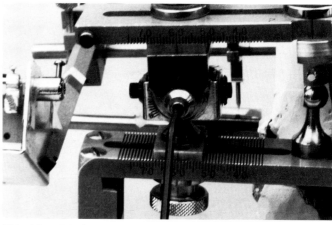

Abb. 224 Die Seitwärtsverriegelung der Kondylarbahn wird gelöst.

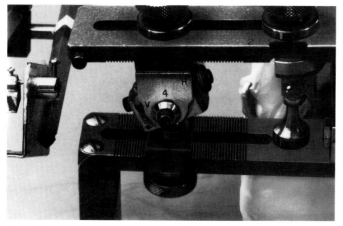

Abb. 225 Die Kondylarbahn wurde nach außen geneigt.

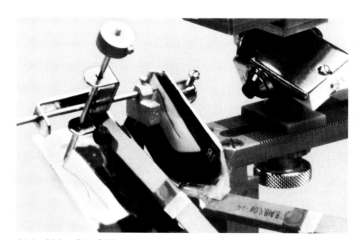

Abb. 226 Die Stiftspitze deutet auf das Ende der Linie.

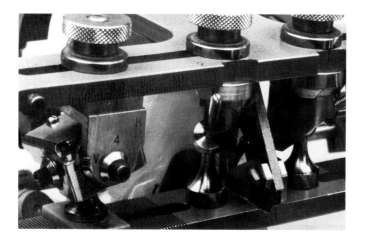

Abb. 227 In diesem Fall braucht die mittlere Führung nicht verändert zu werden.

Modifikation von Neigung und Rotation der Achse

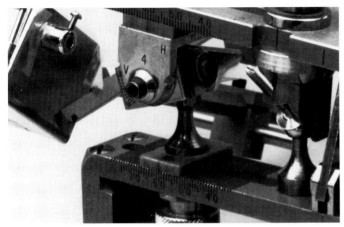

Abb. 228 Die Stellschraube an der anderen Seite wird hineingedreht.

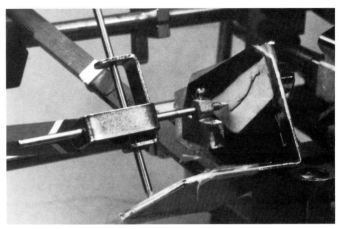

Abb. 229 Der horizontale Stift liegt oberhalb der lateralen Kondylarbahnaufzeichnung des Patienten.

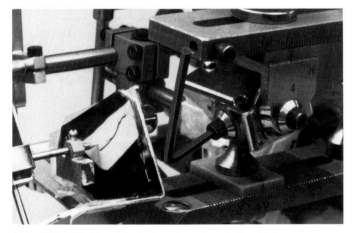

Abb. 230 Die Kondylarbahnschraube wird gelöst.

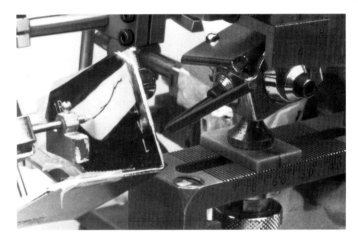

Abb. 231 Nach erfolgter Korrektur der Kondylarbahnneigung.

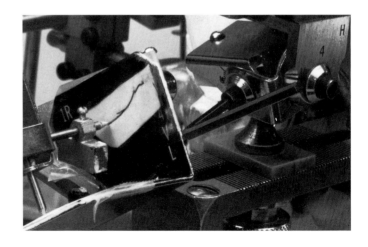

Abb. 232 Die Kondylarbahnschraube wird wieder festgezogen.

ralen Stellung gehalten hat, bringen den Artikulator in die zentrische Position und drehen die andere Stellschraube hinein (Abb. 228).

Korrektur der Einstellungen auf der gegenüberliegenden Seite

Auf der anderen Seite werden dieselben Einstellungen vorgenommen. In Abbildung 229 befindet sich der waagerechte Stift oberhalb der lateralen Kondylarbahn. Um diese Abweichung auszugleichen, löst man die den Kondylarbahneinsatz haltende Schraube (Abb. 230) und drückt den Einsatz nieder (wodurch sich das Registrat hebt), bis der Stift auf das Ende des lateralen Kondylarbahnregistrats zeigt (Abb. 231). Nun verriegeln wir den Kondylarbahneinsatz in dieser Stellung und nehmen den Inbusschlüssel ab (Abb. 232).

Als nächstes kommen wir zum Winkel der Sideshift-Führung. Beim Lösen der Rändelmutter (Abb. 233) überprüfen wir die aufgezeichnete Sideshift daraufhin, ob sich der Stift in ihrer Nähe befindet (Abb. 234). Während die Sideshift-Kugel an ihrer Führung anliegt, drehen wir letztere so weit (Abb. 235), daß die Spitze des senkrechten Stifts auf das Ende des Sideshift-Registrats deutet (Abb. 236).

Nun überprüfen wir das umgekehrte Registrat auf der rotierenden Seite und stellen fest, daß die Spitze des waagerechten Stifts unterhalb dieser Linie liegt (Abb. 237). Durch Lösen der Schraube, die die Kondylarbahnführung hält, und dadurch, daß wir letztere an der Außenseite (Abb. 238) so weit anheben, daß der Stift auf die Linie zeigt (Abb. 239), bringen wir die Stiftspitze hinter das Ende des umgekehrten Registrats. Nun lösen wir die Mutter, die die Kondylarbahnführung trägt, und drehen deren äußeres Ende nach vorn (Abb. 240), bis der Stift auf das Ende der Linie zeigt (Abb. 241). Dann überprüfen wir, ob sich die anderen Stifte mit ihren Registraten am Ende noch decken. Ist dies nicht der Fall, sind kleinere Korrekturen notwendig, um die Einflüsse auszugleichen, die die verschiedenen Justierungen aufeinander hatten. Beim Nachstellen auf die umgekehrte Linie muß man u. U. die Fossa außen etwas anheben, damit die sich nach außen bewegende rotierende Kondyle ein wenig nach oben verlagert. Dadurch kann eine extreme Einstellung entstehen, wodurch der Artikulator schwergängig wird. Bei einer extremen Einstellung kann es außerdem notwendig sein, die Eminentia zwecks protrusiver und lateraler Korrektur umfassend zu beschleifen.

Bei Modell 73 dieses Artikulators verfügt die Eminentia über ein Dach aus Kunststoff, wodurch der Artikulator leichter einstellbar und handlicher ist.

Wenn man das Dach der Fossa mit Kohlepapier markiert, läßt es sich vorsichtig beschleifen, so daß die Fossa-Führung außen nicht so stark angehoben zu werden braucht. Muß andererseits die Führung stark herabgedrückt werden, um den Stift mit dem Linienende zur Deckung zu bringen, kann man etwas schnellhärtenden Kunststoff auf das Dach der Fossa auftragen. Dies geschieht (nach Nullstellung der Fossa und Abnahme der Eminentia), indem man den Kunststoff mit einem Kamelhaarpinsel direkt neben der Stelle aufträgt, an der der zentrische Kontakt zwischen der Kondylenkugel und der Eminentia entsteht. Während der Kunststoff noch formbar ist, setzen wir die Eminentia wieder ein, so daß der Kunststoff den äußeren Bereich der Kondylenkugel umgibt, wobei darauf zu achten ist, daß der zentrische Kontakt nicht verändert wird (Abb. 242). Ist der Kunststoff hart, wird die Eminentia erneut abgenommen, um überschüssigen Kunststoff wegzufräsen, der u. U. an den Seiten der Kugel herabgerutscht ist. Schließlich wird nur der Kunststoff belassen, der die Außenseite der Kugel berührt.

Nach dem Wiedereinsetzen der Eminentia überprüfen wir mit der Fossa-Führung in Nullstellung und dem Artikulator in lateraler Position die Relation des Stiftes zum Ende der umgekehrten Aufzeichnung auf der vertikalen Tafel. Befindet sich der Stift oberhalb des Linienendes, muß entweder noch etwas mehr Kunststoff aufgetragen oder die Führung außen etwas herabgedrückt werden, damit der Stift auf das Linienende zeigt.

Liegt der Stift unterhalb des Endes der umgekehrten Aufzeichnung, trägt man etwas Kunststoff von der Eminentia ab und überprüft die Deckungsgleichheit. Dieser Vorgang wird so lange wiederholt, bis die Stiftspitze auf das Ende der Linie zeigt.

Korrektur der Einstellungen auf der gegenüberliegenden Seite

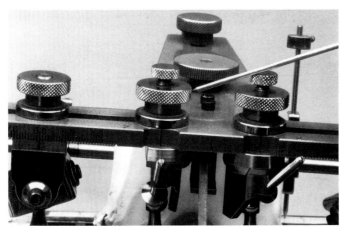

Abb. 233   Die Rändelmutter für die Bennett-Bewegung wird gelöst.

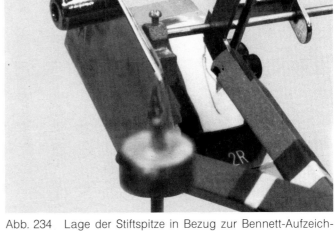

Abb. 234   Lage der Stiftspitze in Bezug zur Bennett-Aufzeichnung vor der Korrektur.

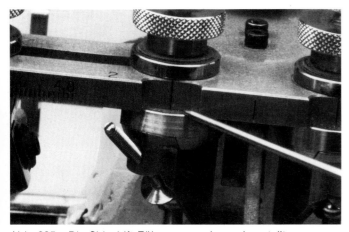

Abb. 235   Die Sideshift-Führung wurde nachgestellt.

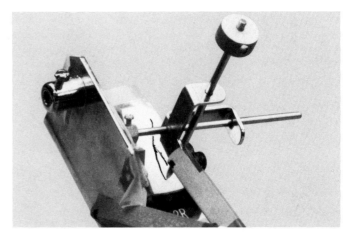

Abb. 236   Die Spitze liegt genau auf dem Endpunkt des Sideshift-Registrats.

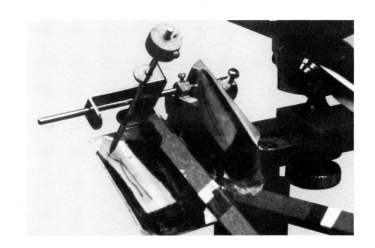

Abb. 237   Horizontaler Stift unterhalb der umgekehrten Aufzeichnung auf der gegenüberliegenden (rotierenden) Seite.

Das Einstellen des Stuart-Artikulators

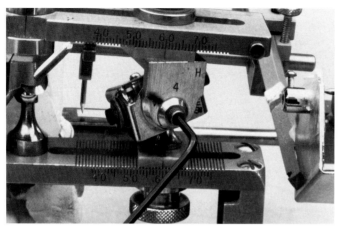

Abb. 238 Die Kondylarbahnführung wird außen angehoben.

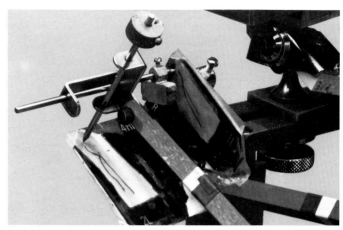

Abb. 239 Die Stiftspitze liegt auf einer gedachten Verlängerung der Aufzeichnung.

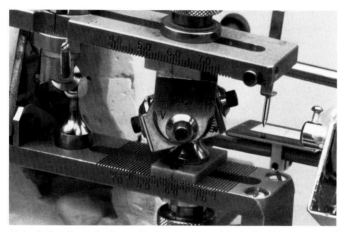

Abb. 240 Das äußere Ende der Kondylarbahnführung wird nach vorn gedreht.

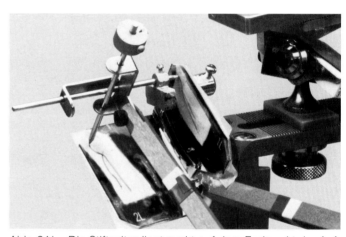

Abb. 241 Die Stiftspitze liegt exakt auf dem Endpunkt der Aufzeichnung, nachdem eine entsprechende Korrektur in der Einstellung erfolgt ist.

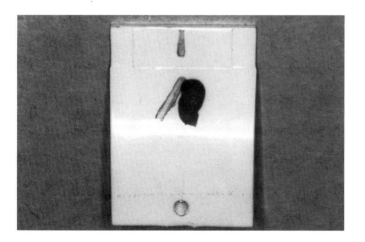

Abb. 242 Lateral vom zentrischen Kontakt wird etwas Kunststoff auf die Eminentia aufgetragen, um eine extreme Kippung der Fossa zu vermeiden.

Korrektur der Einstellungen auf der gegenüberliegenden Seite

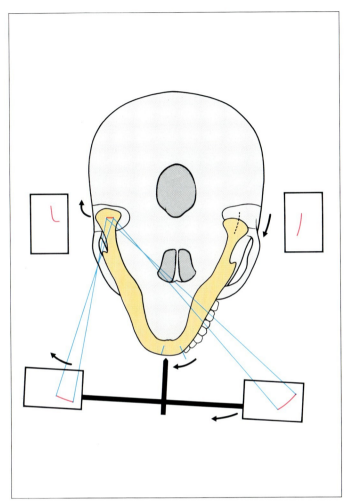

Abb. 243 Die Pfeilwinkelaufzeichnung erfolgte vom Drehpunkt aus.

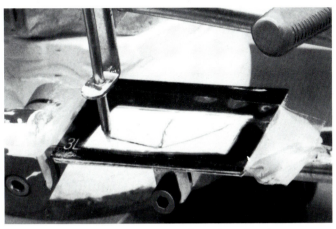

Abb. 244 Der Arbeitskondylus muß nach außen bewegt werden.

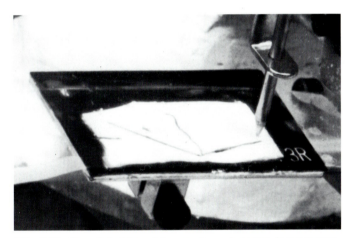

Abb. 245 Der Arbeitskondylus muß nach innen bewegt werden.

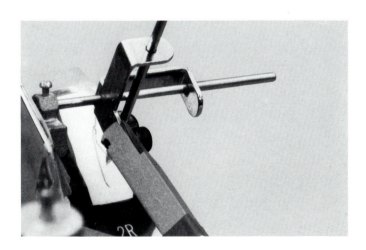

Abb. 246 Der Stift bewegt sich kreuz und quer über das Bennett-Registrat.

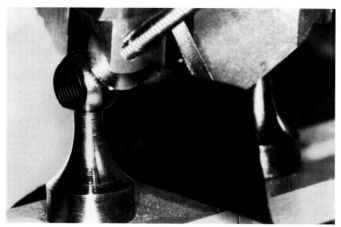

Abb. 247 Die Kohlepapiermarkierungen müssen tiefer gefräst werden.

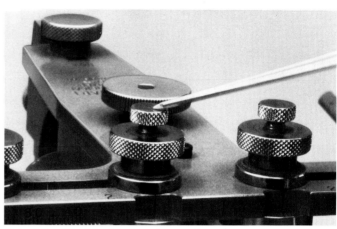

Abb. 248 Die Rändelschraube der Sideshift-Führung wird gelöst.

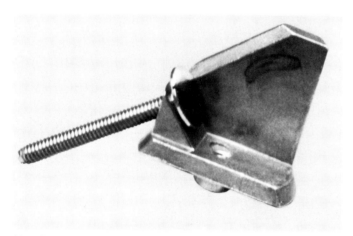

Abb. 249 Der Fehlerbereich wurde mit Kohlepapier gekennzeichnet.

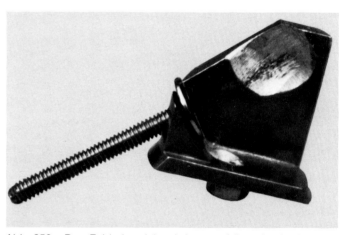

Abb. 250 Der Fehlerbereich wird ausgefräst, damit der Artikulator der Aufzeichnung des Patienten überall exakt folgen kann.

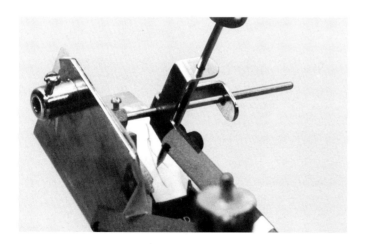

Abb. 251 Die Stiftspitze folgt der vom Patienten aufgezeichneten Bennett-Bewegung.

Einstellen der seitlichen Drehpunkte

Nun überprüfen wir die Pfeilwinkelaufzeichnung vorn am Aufzeichnungsgerät. Möglicherweise muß die Position der Drehpunkte modifiziert werden. Mit dem Artikulator in lateraler Stellung und den Stiften auf dem Ende der Registrate von Kondylus und Seitwärtsverlagerung überprüfen wir die vertikalen Stifte vorn am Aufzeichnungsgerät. Befindet sich also der Artikulator in der lateralen rechten Exkursion, untersucht man die Stellung der anterioren vertikalen Stifte in bezug auf die dazugehörigen Teile des Pfeilwinkelregistrats, d. h. den inneren (medialen) Flügel auf der rotierenden Seite und den äußeren (lateralen) Flügel auf der Seite des gleitenden Kondylus. Diese Aufzeichnungen erfolgten vom selben Zentrum (dem Drehpunkt) aus (Abb. 243). Liegen die Stifte vor den Aufzeichnungen, muß der rotierende Kondylus etwas nach außen verlagert werden (Abb. 244). Nicht vergessen, daß die obere Fossa und der untere Kondylus um denselben Betrag verlagert werden muß. Stehen die Stifte innerhalb der Aufzeichnungen (auf den Artikulator hin), muß der Drehpunkt nach innen verlagert werden (Abb. 245).

Nun haben wir den Artikulator auf die Enden aller Registrate eingestellt. Höchstwahrscheinlich gibt es aber Abweichungen auf dem Weg vom mittleren Bereich zu den Extrema. Daher müssen wir jetzt diejenigen Korrekturen vornehmen, die erforderlich sind, damit die Stifte sämtlichen Aufzeichnungen an allen Stellen exakt folgen.

Einschleifen der Bennett-Führung

Durch Herausdrehen beider Stellschrauben bringen wir den Artikulator wieder in die zentrische Stellung und führen ihn dann in eine laterale Exkursion, wobei darauf zu achten ist, daß die Kugel an der Sideshift-Führung anliegt. Nun beobachten wir die Bewegung, die der hintere senkrechte Stift über dem waagerechten Sideshift-Registrat vollführt. Dabei muß die Sideshift-Führung an ihrer Kugel entlang in derselben Richtung gleiten, in die der Artikulator bewegt wird. Wenn der Stift der Sideshift-Aufzeichnung nur im Zickzack folgt, muß die Sideshift-Führung beschliffen werden, damit die geschwungene Bahn der Sideshift wiedergegeben wird (Abb. 246).

Auf der Seite des gleitenden Kondylus schiebt man Kohlepapier zwischen die Kugel und die Sideshift-Führung (Abb. 247). Nun bringt man den Artikulator aus der zentrischen in die laterale Stellung. Hierbei ist wiederum darauf zu achten, daß die Kugel immer an der Führung bleibt. Jetzt bewegen wir den Artikulator in dem Bereich hin und her, in dem der Stift dem Registrat nicht folgt, wodurch der zu beschleifende Bereich auf der Sideshift-Führung markiert wird. Als nächstes lösen wir die kleine Haltemutter oben auf der Sideshift-Mutter (Abb. 248). Dadurch kann die Sideshift-Führung zum Beschleifen abgenommen werden, ohne dabei ihre Neigung zu verändern. Nach jedem Schleifvorgang läßt sie sich mit demselben Winkel wieder einsetzen. Mit einem Stein ($\varnothing = 10$ mm) schleifen wir vorsichtig den angezeichneten Weg ein (Abb. 249 und 250), bis der vertikale Stift dem Sideshift-Registrat auf der waagerechten Tafel an allen Stellen folgt (Abb. 251). Dabei muß unbedingt darauf geachtet werden, daß man den Beginn der Sideshift-Bahn nicht wegfräst, da sonst der so wichtige zentrische Anhaltpunkt verlorengeht.

In den meisten Fällen gelingt es nicht, den Artikulator auf die Bennett-Bewegung einzustellen, ohne diese Mittelstellung zu verlieren. Aus diesem Grund müssen wir ungeschliffene Bennett-Führungen in den Artikulator einsetzen, wenn wir montieren wollen oder die Wachsschablonen und später die fertigen Güsse in der Zentrik letztmalig überprüfen müssen.

Diese Schritte sind für die andere Seite zu wiederholen. Auf dieser Seite folgt der vertikale Stift der Bennett-Bahn überall. Die Führung muß daher nicht ausgefräst werden (Abb. 252).

Wahl der richtigen Kondylarbahn

Als nächstes müssen wir uns für eine Kondylarbahn entscheiden. Wir bewegen den Artikulator in eine laterale Exkursion und achten dabei darauf, daß die Sideshift-Kugel auf der gleitenden Seite an ihrer Führung entlangwandert. Währenddessen beobachten wir die Relation des waagerechten Stifts zur lateralen Kondylarbahn. Wenn er sich oberhalb des Registrats bewegt und erst am Ende mit diesem zur Deckung kommt, heißt dies, daß eine Eminentia mit geringerem

Das Einstellen des Stuart-Artikulators

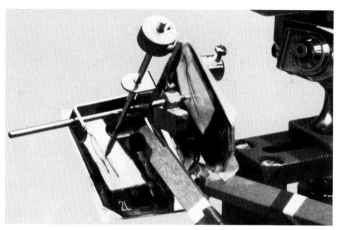

Abb. 252 Der Stift auf der anderen Seite folgt der Aufzeichnung genau; ein Nachfräsen ist daher überflüssig.

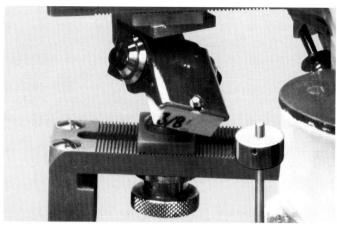

Abb. 253 Die Kondylarbahn ist zu stark geschwungen, um der Aufzeichnung des Patienten zu folgen.

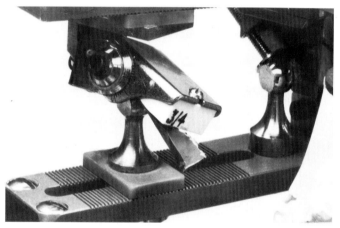

Abb. 254 Eine weniger geschwungene Führung gestattet eine stärkere Annäherung an die Kondylarbahn des Patienten.

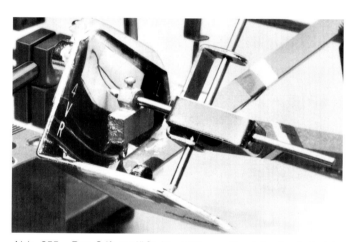

Abb. 255 Der Stift verläßt im mittleren Bereich die Aufzeichnung des Patienten.

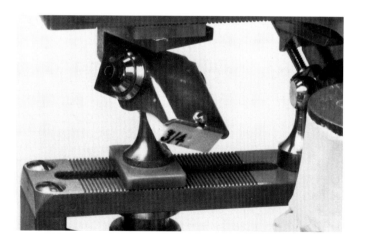

Abb. 256 Mit Kohlepapier wird der zu beschleifende Bereich markiert.

Wahl der richtigen Kondylarbahn

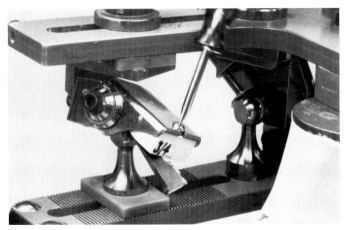

Abb. 257 Um die Eminentia zum Beschleifen herauszunehmen, muß die Schraube gelöst werden.

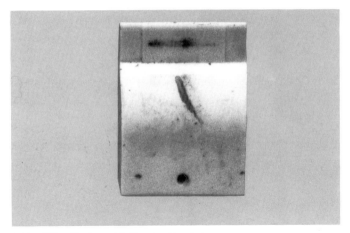

Abb. 258 Zu beschleifender Bereich.

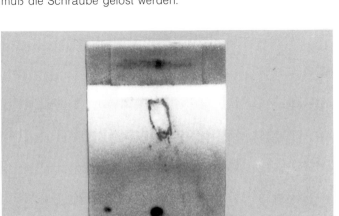

Abb. 259 Der Fehlerbereich wurde herausgefräst.

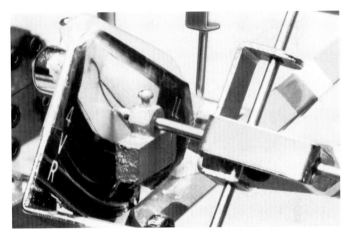

Abb. 260 Nach dem Fräsen folgt der Stift der Aufzeichnung des Patienten.

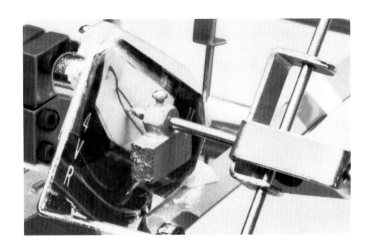

Abb. 261 Der Stift weicht von der aufgezeichneten Protrusion ab.

Das Einstellen des Stuart-Artikulators

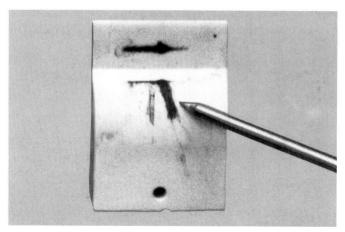

Abb. 262 Der Bereich der Eminentia, der die Protrusion steuert, liegt außerhalb des Bereichs für die Lateralbewegung.

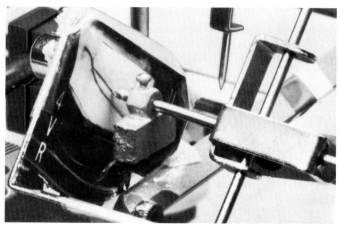

Abb. 263 Nach entsprechender Korrektur folgt der Stift exakt der aufgezeichneten Protrusion.

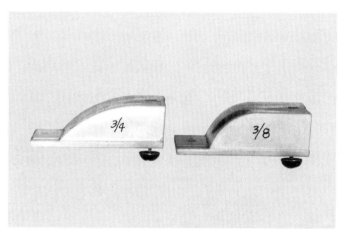

Abb. 264 Seitenansicht der für diesen Fall richtigen Eminentia und der Eminentia, die zuvor im Artikulator war.

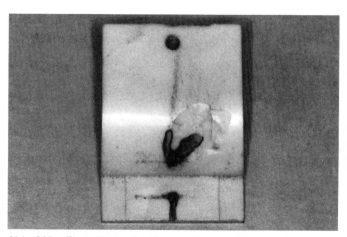

Abb. 265 Ein individuelles Beschleifen ist nötig, um eine exakte Wiedergabe der Bewegungen in jedem Detail zu gewährleisten.

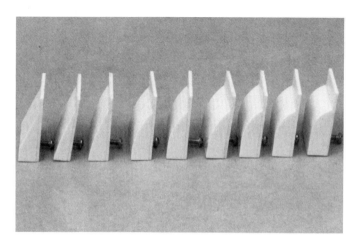

Abb. 266 Eminentiae unterschiedlicher Krümmung, angefangen von einer geraden bis hin zu solchen mit einem Radius von 9,5 mm (3/8″).

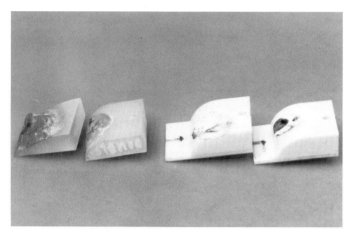

Abb. 267 Beispiele für starke Modifikationen an Eminentiae: links wurde Kunststoff aufgetragen, rechts abgeschliffen.

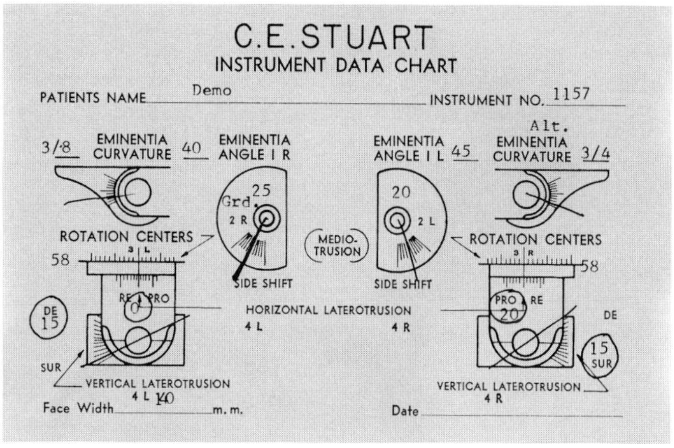

Abb. 268 Die Einstellungen des Artikulators werden auf einem Formular genau vermerkt.

Krümmungsradius erforderlich ist. Man braucht folglich eine steilere Kondylarbahn (Abb. 253 und 254). Wir probieren also mehrere Eminentiae aus, bis wir eine gefunden haben, bei der der Stift am besten dem Registrat folgt. Jedesmal wenn eine neue Eminentia eingesetzt wird, muß deren Neigung korrigiert werden, damit der Stift sich am Ende mit dem Registrat deckt.

Einschleifen der Eminentia für die laterale Bahn

Bewegt sich der Stift an manchen Stellen unterhalb des Registrats (Abb. 255), muß die Eminentia beschliffen werden. Der kritische Bereich wird mit Kohlepapier markiert (Abb. 256) und die Eminentia durch Lösen der Schraube herausgenommen (Abb. 257). Abbildung 258 zeigt die Markierung auf der Eminentia. Wir beschleifen diese nun (Abb. 259), bis der Stift der lateralen Kondylarbahn überall folgt (Abb. 260).

Eminentia für die Protrusion

Die Überprüfung der Einstellung für die Protrusion hat es in sich. Dazu muß man den oberen Teil des Artikulators führen, so daß der senkrechte Stift auf der vorderen waagerechten Tafel und der vertikale Stift auf der hinteren waagerechten Tafel gleichzeitig den protrusiven Registraten folgen, während man die Bewegung des hinteren waagerechten Stiftes über die hintere senkrechte Tafel beobachtet. Mit einiger Übung läßt sich diese schwierige Bewegung bewältigen.

Die protrusive Bahn, die in der Regel oberhalb der lateralen Bahn liegt, verfolgt der Stift automatisch, nachdem all diese Korrekturen an den Einstellungen vorgenommen worden sind. Wenn nicht, wie in Abbildung 261, müssen wir die Eminentia steiler neigen und entlang der Protrusion entsprechend markieren und beschleifen. Abbildung 262 zeigt die Kohlepapiermarkierung auf der Eminentia neben der lateralen Markierung. Wir müssen darauf achten, nur die protrusive Markierung zu beschleifen. Die lateralen Markierungen befinden sich immer medial von den protrusiven Markierungen. In Abbildung 263 ist zu erkennen, daß der Stift nach dem Schleifen dem protrusiven Registrat exakt folgt.

Nun muß die Eminentia für die laterale Bewegung markiert und beschliffen werden. Dieses Vorgehen wird auf der anderen Seite wiederholt. Wir beobachten die Bewegung der Spitze des horizontalen Stifts in bezug auf die laterale Kondylarbahn. Wenn sie sich oberhalb des Registrats bewegt, wählen wir eine Eminentia mit einem kleineren Krümmungsradius, d. h. mit größerer Krümmung. Abbildung 264 zeigt die beiden Eminentiae von der Seite. Nun folgt die waagerechte Stiftspitze der lateralen Kondylarbahn überall. Um die getreue Wiedergabe der Bewegungen in allen Einzelheiten zu erreichen, ist exaktes Einschleifen notwendig (Abb. 265). Es gibt eine große Auswahl an unterschiedlich stark gekrümmten Eminentiae (Abb. 266). Abbildung 267 zeigt extrem modifizierte Eminentiae zweier Patienten.

Dokumentieren der Einstellungen

Nachdem der Artikulator vollständig eingestellt worden ist, trägt man die Einstellungen auf einem entsprechenden Vordruck ein (Abb. 268). Der Name des Patienten wird auf den Sideshift-Führungen und den Eminentiae eingeritzt, wenn diese individuell beschliffen wurden. Damit sind wir in der Lage, den Artikulator wieder genauso einzustellen, wenn wir mit der geplanten Behandlung beginnen.

Kapitel 8

Das Denar-System

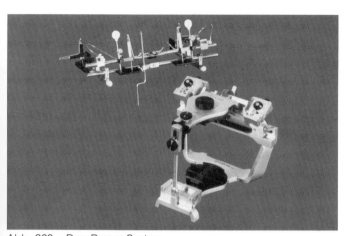

Abb. 269   Das Denar-System.

Der voll einstellbare Artikulator Modell „D5A" und der Pantograph der Firma Denar sind Bestandteile eines Systems von Instrumenten, das nach wissenschaftlichen Prinzipien zur Diagnose und Behandlung von okklusalen Beschwerden entwickelt wurde. In Verbindung miteinander ermöglichen es diese Geräte, die Kieferbewegungen des Patienten aufzuzeichnen, zu reproduzieren und, wenn nötig, auch zu korrigieren, um eine akzeptable Okklusion zu erzielen. Im vorliegenden Kapitel sollen die Kriterien besprochen werden, anhand derer dieses System entwickelt wurde; außerdem wird das Verfahren vorgestellt, das sich bei der Anwendung der Denar-Instrumente empfiehlt.
Der voll einstellbare Artikulator „D5A" wird mit seinen Einstellmöglichkeiten den verschiedenen Okklusionskonzepten gerecht und bietet daher viele Anwendungsmöglichkeiten. Der Pantograph ist ein Gerät zur graphischen Aufzeichnung von Kieferbewegungen. Am Patienten montiert, besteht der Pantograph aus seitlichen Auslegern und Stiften zur Aufzeichnung. Anhand der registrierten Unterkieferbewegungen kann der Artikulator „D5A" so programmiert werden, daß er die individuellen Bewegungen des Patienten exakt wiedergibt. Kombiniert man Pantograph und Artikulator, hat man ein System zur Hand, mit dem Interferenzen beseitigt und eine harmonische Okklusion wiederhergestellt werden können. Unter Verwendung des Denar-Systems lassen sich bei der Plazierung von endgültigen Restaurationen im Mund des Patienten Korrekturen und nochmalige Anfertigung auf ein Minimum reduzieren (Abb. 269).
Der volleinstellbare Denar-Artikulator „D5A" erfüllt folgende Konstruktionsmerkmale: 1. Immediate Sideshift, 2. reprogrammierbar für die Behandlung, 3. eindeutige Zentralverriegelung, 4. numerische Skalen zum Nachstellen, 5. Konstruktionstyp „Arcon", 6. Verwindungssteifheit, 7. einstellbare vertikale Rotationsachsen, 8. einstellbarer Inzisaltisch.

Immediate Sideshift

Bei der immediaten Sideshift oder Bennett-Bewegung handelt es sich um die erste Bewegung des Unterkiefers bei Beginn einer lateralen Exkursion. Diese Bewegung ist klinisch von vorrangiger Bedeutung, da damit die Breite und Richtung der Fossae auf den Seitenzähnen vorgegeben ist. Da der Artikulator „D5A" voll einstellbar ist, gelingt es, die Bennett-Bewegung voll in die Okklusion zu integrieren (Abb. 270).

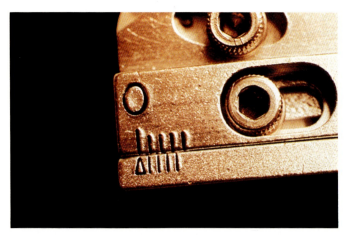

Abb. 270 Einstellung der Bennett-Bewegung.

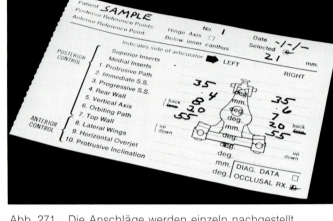

Abb. 271 Die Anschläge werden einzeln nachgestellt.

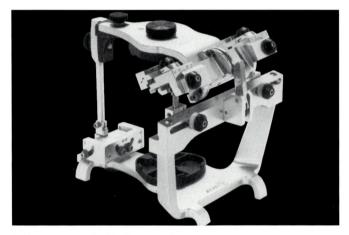

Abb. 272 Die Zentralverriegelung.

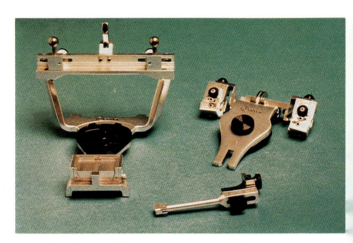

Abb. 273 Die drei Hauptelemente des Artikulators.

Reprogammierbar für die Behandlung

Es genügt nicht, die Funktionen des Unterkiefers einfach auf dem Artikulator zu reproduzieren. Der Zahnarzt, der ein bestimmtes Modell der Okklusion anstrebt, möchte außerdem sicherstellen, daß die Seitenzähne, die die größten Okklusalkräfte aufnehmen müssen, seitwärts nicht übermäßig beansprucht werden. Daher muß er Toleranzen in der Gestaltung der Höcker einplanen können. Dadurch wird eine Irritation oder Hebelwirkung bei Zahnkontakten in exzentrischen Exkursionen verhindert. All dies gestattet der Artikulator „D5A", da man ihn entsprechend reprogrammieren kann, so daß er Kieferfunktionen mit den erforderlichen Toleranzen beschreibt, die nicht mit den Bewegungen des Patienten deckungsgleich sind. Der Artikulator „D5A" fungiert also nicht nur als Reproduktionsgerät für die vorhandenen Kieferbewegungen, sondern läßt sich darüber hinaus zur Diagnose und Behandlung der Okklusion einsetzen. Außerdem ermöglichen es die einzeln veränderlichen Einstellungen, die Kieferfunktion im Laufe der Behandlung exakt und wiederholbar aufzuzeichnen (Abb. 271).

Reprogrammierbar für die Behandlung

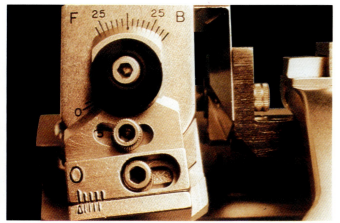

Abb. 274 Der Artikulator korrigiert seine Bewegungen fortlaufend nach.

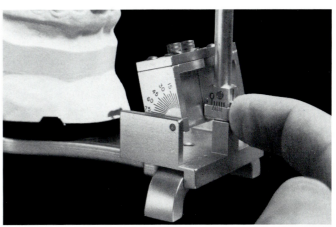

Abb. 275 Verstellbarer Inzisaltisch.

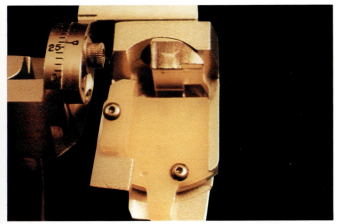

Abb. 276 Einsätze zur Wiedergabe der tatsächlichen Kieferbewegungen.

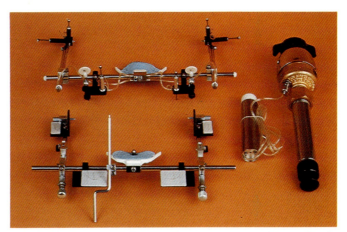

Abb. 277 Der untere Teil des Aufzeichnungsgeräts macht die Bewegungen des Unterkiefers mit.

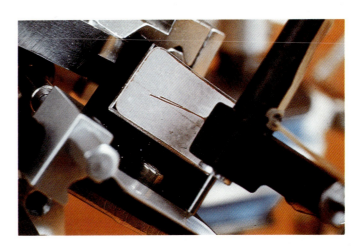

Abb. 278 Nachprüfung der Unterkieferbewegungen.

Das Denar-System

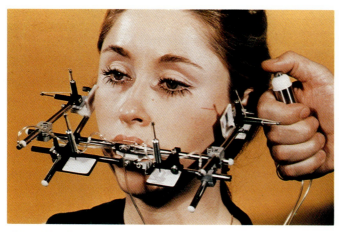

Abb. 279 Der Patient ist aktiv an der pantographischen Aufzeichnung beteiligt.

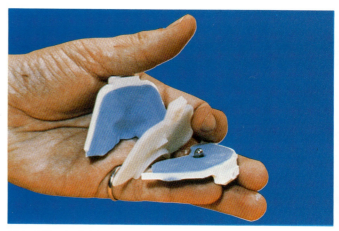

Abb. 280 Individuell angefertigte Löffel.

Zentralverriegelung

Um eine möglichst hohe Genauigkeit zu erzielen, wurde der Artikulator „D5A" mit einer eindeutigen Zentralverriegelung ausgerüstet. Diese gewährleistet Stabilität bei lateralen Bewegungen und beugt möglichen Verschiebungen beim Einstellen der immediaten Sideshift vor (Abb. 272).

Numerische Skalen zum Nachstellen

Da die Einstellskalen mit Zahlen versehen sind, kann der Zahnarzt bei Verwendung des Artikulators „D5A" exakte, reproduzierbare Angaben über die Okklusion machen, die sich leicht ans Dentallabor übermitteln lassen. Die Skalen sind am Artikulator eingeätzt und leicht zugänglich. Alle klinisch bedeutsamen Unterkieferbewegungen lassen sich auf diese Weise identifizieren, wodurch das Programmieren des Artikulators in hohem Maß einer klinischen Kontrolle unterworfen ist.

Konstruktionstyp „Arcon"

Der Artikulator „D5A" ist so konstruiert, daß sich die Kondylen am Unterkieferteil und die Fossae am Oberkieferteil befinden (Abb. 273). Dies entspricht der menschlichen Anatomie, weshalb der „D5A" ein anschauliches Gerät für Lehrzwecke ist. Außerdem gestattet diese Anordnung der Kondylen Korrekturen in den Fossae des Artikulators, so daß der rotierende Kondylus eine Aufwärts- oder Abwärtsbewegung ausführen kann, wie dies bei seitlichen Kieferbewegungen vorkommt.

Verwindungssteifheit

Der „D5A" ist verwindungssteif und verändert seine Abmessungen nicht, während der Zahnarzt die Restauration anfertigt. Dies führt zu einer höheren Genauigkeit bei der Wiedergabe von Kieferbewegungen.

Einstellbare vertikale Rotationsachsen

Die Möglichkeit, Lage und Verschiebung des rotierenden Kondylus in waagerechter Richtung während lateraler Exkursionen wiedergeben zu können, ist äußerst wichtig und beim voll einstellbaren Denar-Artikulator vorgesehen. Diese Bewegung beeinflußt direkt den Kreisbogen, den die Zähne in der Horizontalen beim Bewegen nach der Seite und zurück beschreiben. Form und Richtung der Fossae auf den

Zähnen werden folglich durch diese bogenförmige Bewegung bestimmt. Beim „D5A" ist daher die Möglichkeit vorgesehen, eine Bewegung progressiv zu korrigieren. Außerdem paßt sich der rückwärtige Anschlag an die Vorwärts-Rückwärts-Bewegung und der obere Anschlag an die Aufwärts-Abwärts-Bewegung an (Abb. 274).

Einstellbarer Inzisaltisch

Da die Schneidezähne die Bewegungsfreiheit des Unterkiefers während der Okklusion begrenzen, verfügt der „D5A" über einen einstellbaren Inzisaltisch (Abb. 275). Der Inzisaltisch besteht aus verstellbaren Komponenten, so daß die Stellung der Schneidezähne im Artikulator exakt nachempfunden werden kann. Die vertikale Dimension kann am Inzisalstift eingestellt werden. Lange Zentrik („long centric"), protrusiver vertikaler Überbiß und lateraler vertikaler Überbiß können am Inzisaltisch eingestellt werden. Für festsitzende Restaurationen gibt es eine individuell zu modifizierende Inzisalplattform zum Einstellen des Verhältnisses von horizontalem und vertikalem Überbiß der Frontzähne.

Zusätzlich zu den beschriebenen Konstruktionsmerkmalen wurde bei der Herstellung des Artikulators eine Meßgenauigkeit von ± 0,025 mm eingehalten. Diese Präzision ist unbedingt notwendig, da selbst Abweichungen geringen Ausmaßes im Mund spürbar sind. Die Fossae des „D5A" werden einzeln eingestellt, um die tatsächlichen Kieferbewegungen genau wiederzugeben. Nach persönlichem Ermessen können verschiedene Einsätze mit der superioren und medialen Wandung verwendet werden. Um die angestrebte Okklusionsbahn zu erzielen, können die Einsätze individuell beschliffen bzw. kann auch wieder Kunststoff aufgetragen werden. Je nach verwendetem Okklusionskonzept sind unterschiedliche Einsätze bzw. Kondylarbahnneigungen zu benutzen (Abb. 276).

Der Denar-Pantograph stellt die Ergänzung zum Artikulator „D5A" dar. Der Pantograph besteht aus einem oberen und einem unteren Element und wird am Patienten mit Hilfe einer Löffelgarnitur befestigt. Der obere Teil des Pantographen bewegt sich nicht und weist sechs Stifte für die Aufzeichnung auf. Der untere Teil bewegt sich mit dem Unterkiefer und verfügt über sechs Aufzeichnungstafeln (Abb. 277).

Der Denar-Pantograph erfüllt folgende Aufgaben bzw. Anforderungen:
1. Aufzeichnung charakteristischer und reproduzierbarer Registrate,
2. Aufzeichnung aller Bewegungskomponenten,
3. Fernsteuerung,
4. Aufzeichnung der immediaten Sideshift,
5. leichte Handhabung.

Aufzeichnung charakteristischer und reproduzierbarer Registrate

Der Denar-Pantograph ist so konstruiert, daß eine Unterscheidung von erratischen und echten peripheren Bewegungen des Unterkiefers möglich ist. Die lateralen Bewegungen werden dreimal ausgeführt und zweimal aufgezeichnet, um sicherzustellen, daß eine unverfälschte Bewegung aufgezeichnet wurde. Für die klinische Genauigkeit ist es unerläßlich, daß man die Unterkieferbewegungen reproduzieren kann, um sie zu überprüfen (Abb. 278). Kontrollbisse liefern diesen Genauigkeitsgrad nicht.

Aufzeichnung aller Bewegungskomponenten

Der Pantograph liefert eine Aufzeichnung, die die gesamte Unterkieferfunktion dreidimensional wiedergibt. Die Bewegung des Unterkiefers wird in ihrem gesamten Verlauf vom Beginn der Exkursion bis zum Ende dargestellt. Dies stellt einen ganz augenfälligen Vorteil gegenüber Kontrollbissen dar, die nur die Stellung wiedergeben, in der sie angefertigt wurden. Um einen Eindruck von der gesamten Bewegung zu bekommen, muß der Zahnarzt Einzelregistrate unterlassen.

Fernsteuerung

Der Denar-Pantograph wird pneumatisch bewegt, wobei der Zahnarzt den gesamten Aufzeichnungsvorgang per Knopfdruck überwachen kann. Dadurch werden Anomalien während der Aufzeichnung unwahrscheinlicher; zudem ist diese Art der Steuerung schnell und einfach auszuführen und erfordert keine manuelle Betätigung der Stifte.

Aufzeichnung der immediaten Sideshift

Wie bereits angedeutet, ist es von größter klinischer Bedeutung für die Diagnose und Behandlung der Okklusion, die immediate Sideshift in die Aufzeichnung mit einzubeziehen. Mit Kontrollbissen ist dies unmöglich, da sie nur statische Positionen erfassen. Der Denar-Pantograph ist so konstruiert, daß Art und Umfang der immediaten Sideshift exakt ermittelt und in den Artikulator einprogrammiert werden können.

Leichte Handhabung

Der Denar-Pantograph ist so konzipiert, daß man ihn am Gesicht des Patienten zusammensetzt. Dies ist mit geringem Zeitaufwand verbunden. Der gesamte Vorgang erfordert kaum eine halbe Stunde. Dank der Leichtbauweise ist der Pantograph problemlos zu betätigen, dennoch bleiben die Abweichungen bei der Übertragung auf den Artikulator innerhalb der klinischen Toleranzgrenzen. Das Denar-System zur Herstellung der Löffel wurde so vereinfacht, daß eine rasche Abwicklung unter Verwendung kostengünstiger Materialien möglich ist. Ein klarer Vorteil des Denar-Pantographen besteht darin, daß er direkt auf den Artikulator übertragen wird, so daß ein gesonderter Montagestand oder lange Vorbereitungen entfallen. Die Übertragung geht sehr schnell und ohne Verlust an Genauigkeit vor sich. Der Artikulator kann direkt vom Pantographen her eingestellt werden. Die pantographische Aufzeichnung ist für den Patienten nicht unangenehm, vielmehr läßt er sich leicht zu einer Mitarbeit ermuntern (Abb. 279).

Der erste Schritt bei der Arbeit mit dem Pantographen besteht in der Herstellung von Löffeln. Der fertige obere Löffel verfügt über einen konkaven Stützbereich, der fertige untere Löffel hat eine dazu passende Stützschraube. Während der pantographischen Aufzeichnung werden die Löffel dadurch an die Zähne gedrückt, daß die Stützschraube an der Stützfläche anliegt (Abb. 280).

Die Löffel werden mit Hilfe eines Löffelformers hergestellt, dessen Rahmen so weit biegsam ist, daß er sich unterschiedlichen Zahnbogen anpassen kann. Kunststoff wird angerührt und auf den Löffelformer gegeben, der in den Mund des Patienten eingesetzt wird, um die Stellung des unteren Zahnbogens in der RKP festzuhalten. Der fertige Löffel muß in der Mitte einen glatten Stützbereich aufweisen, so daß es bei Bewegungen nicht zu Interferenzen kommt. Im Mund liegt der Löffel parallel zur horizontalen Ebene und senkrecht zur Medianebene. Nach Abschluß der Aufzeichnung lösen sich die Löffel ohne weiteres von den Zähnen und werden samt dem Pantographen abgenommen.

Vor der Montage des Pantographen werden im Gesicht des Patienten Bezugspunkte markiert. Die Art und Weise, in der das Unterkiefermodell auf den Artikulator übertragen wird, bestimmt, wie die hinteren Bezugspunkte ermittelt werden.

Soll das untere Modell mittels eines RKP-Registrats auf den Artikulator übertragen werden, das bei erhöhter vertikaler Dimension angefertigt wurde, muß das obere Modell dieselbe Relation zur horizontalen Achse des Artikulators haben wie der obere Zahnbogen zur terminalen Scharnierachse des Patienten. Die hinteren Bezugspunkte müssen sich mit der terminalen Scharnierachse des Patienten decken, wenn sie mit dem Pantographen aufgezeichnet werden. Durch Ermittlung der exakten Scharnierachsstellung sind der Kreisbogen der Öffnungsbewegung des Patienten und der Kieferbogen der Schließbewegung des Artikulators deckungsgleich, so daß die RKP bei der korrekten vertikalen Dimension theoretisch exakt sein wird.

Wenn gleichzeitige und gleichmäßige Zahnkontakte bei der korrekten vertikalen Dimension mit den Kondylen in der RKP erfolgen, geschieht die Übertragung des unteren Modells auf den Artikulator dennoch am exaktesten durch Okklusion mit dem oberen Modell. In diesem Fall ist die Drehung um die horizontale Achse nicht groß genug, um von klinischer Bedeutung zu sein. Posteriore Referenzpunkte, die aufgrund anatomischer Durchschnittswerte, wie unten beschrieben, ermittelt werden, genügen, wenn eine präzise Ortung der Scharnierachse keinen Vorteil bietet. Die Vorrichtung zur Ermittlung der Referenzebene (Reference Plane Locator) von Denar liefert einen anatomischen Durchschnittswert. Zur Ortung und Markierung von posterioren Referenzpunkten auf jeder Seite des Gesichtes hält man den Locator waagerecht, so daß er eine Verbindung des äußeren Gehörgangs mit dem äußeren Augenwinkel darstellt. Die horizontale Bezugsebene erhält man, indem man den Locator senkrecht hält, wobei die Kerbe an der Schneidekante des rechten mittleren oder seitlichen Schneidezahnes anliegt. Dieser Punkt liegt 43 mm oberhalb dieser Schneidekante und wird am Gesicht des Patienten als vorderer Bezugspunkt markiert (Abb. 281). Der Locator verfügt über eine Skala, mit der man den Abstand zwischen dem vorderen Bezugspunkt und dem inneren Augenwinkel mißt. Dieser Wert wird für den Fall notiert, daß sich der Oberkiefer des Patienten jemals verändern sollte. Hält man den Locator waagerecht zwischen den vorderen und hinteren Bezugspunkt, ergibt sich die horizontale Bezugsebene, die am Gesicht des Patienten mit einem kurzen Strich markiert wird. All diese Messungen sind auf dem Locator eindeutig beschrieben.

Im Laufe der pantographischen Aufzeichnung führt der Patient folgende Bewegungen aus: dreimal nach rechts lateral, dreimal nach links lateral und eine Protrusion. Die RKP wird ebenfalls mehrmals überprüft. Es empfiehlt sich, den Patienten zunächst all diese Bewegungen zur Übung ausführen zu lassen, damit sie während der Aufzeichnung glatt und ruckfrei zustande kommen.

Vor dem Zusammensetzen des Pantographen ist zu überprüfen, ob die Wachswandungen glatt sind, ob die Gummizüge zur Retraktion der Stifte gut funktionieren, ob die posterioren Referenzstifte bis ganz nach innen gesichert sind, ob neues Millimeterpapier auf die Täfelchen gesteckt worden ist, ob die Schrauben des Zentralstifts retrahiert sind und ob die Preßluftquelle geladen ist und funktioniert.

Nun werden dem Patienten die Löffel eingesetzt, die RKP wird aufgesucht und überprüft. Das vordere Aufzeichnungselement wird auf dem vorderen Querstab angebracht und auf die am Patienten markierten hinteren Bezugspunkte eingestellt. Die Klemme des Stützstabes auf dem Querstab des vorderen Aufzeichnungsgeräts wird so eingestellt, daß sie parallel zur am Patienten markierten horizontalen Ebene liegt. Nun wird der vordere Querstab am oberen Löffel befestigt und die anterioren Stifte werden so eingerichtet, daß sie auf den Aufzeichnungstafeln senkrecht stehen (Abb. 282). In die Leitungen werden Zentralstifte eingesetzt und retrahiert, so daß sich ihre Endlage in den Wachswänden befindet.

Der Denar-Pantograph ist insofern einzigartig, als die Stifte durch ein unabhängiges Drucksystem pneumatisch angehoben werden können (siehe Abb. 277). Läßt der Luftdruck nach, ziehen die Gummizüge die sechs Stifte zu Beginn des Aufzeichnungsvorgangs gegen die jeweilige Tafel. Damit ist eine einfache Handhabung der Stifte möglich, indem der Arzt den Luftdruckschalter in einer Hand hält.

Vor Beginn der eigentlichen Aufzeichnung befestigt man die Luftschlauchanschlüsse vorn an jedem der Seitenarme. Das Stiftsteuerventil wird an der Preßluftquelle und am Verteiler des Querstabes angebracht (Abb. 283). Die Preßluft wird eingeschaltet, die Gummis werden am Ende der Stifte eingehängt (Abb. 284). Nun kann der Patient nach Anweisung die verschiedenen Unterkieferbewegungen ausführen, die von den Stiften aufgezeichnet werden. Nach Abschluß der pantographischen Aufzeichnung können alle Charakteristika der Kieferfunktion auf den Artikulator übertragen werden.

Nach Beendigung der Aufzeichnung hängt man die Gummis wieder aus und schaltet die Preßluft ab. Die Stifte werden von Hand niedergedrückt, um die Genauigkeit der zentrischen Stellung zu überprüfen. Erwärmte Zentralstifte werden in die Wachsquellen eingeschoben und die Verschlußschrauben oben auf jedes der Gehäuse aufgesetzt. Der Referenzebenenstützstab wird auf den am Patienten markierten vorderen Bezugspunkt eingestellt. Nun kann der Pantograph vom Patienten abgenommen werden. Dazu hält man beide Verteiler zusammen, während die Löffel aus dem Mund gezogen werden.

Folgende Kennzeichen der Kieferfunktion wurden mit dem Pantographen aufgezeichnet:

1. Neigung und Krümmung der Kondylarbahn (senkrechte Tafeln)
2. Interkondylardistanz (anteriore Tafeln)
3. Ausmaß und Zeitpunkt der Sideshift (hintere waagerechte Tafeln)
4. Vorwärts- und Rückwärtsbewegung des rotierenden Kondylus (hintere waagerechte Tafeln)
5. Auf- und Abwärtsbewegung des rotierenden Kondylus (hintere senkrechte Tafeln)

Diese Angaben können nun auf dem Artikulator analysiert werden.

Zur Aufnahme des Pantographen wird am Artikulator „D5A" zunächst die senkrechte Achse auf den Wert

Das Denar-System

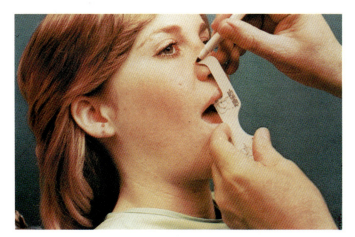

Abb. 281 Der anteriore Referenzpunkt liegt 43 mm oberhalb der Schneidekante des mittleren oder seitlichen Schneidezahnes.

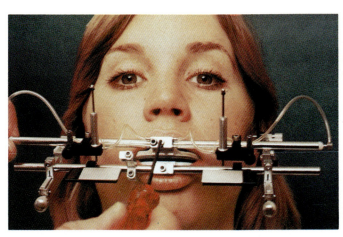

Abb. 282 Die Stifte stehen senkrecht zu den Aufzeichnungsplättchen.

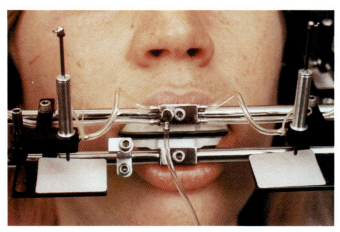

Abb. 283 Das Steuerventil für die Stifte wird an die Energiequelle angeschlossen.

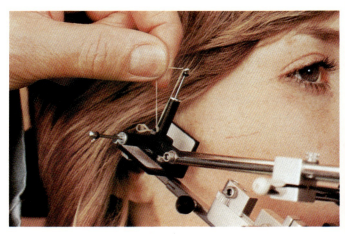

Abb. 284 An den Stiftenden werden Gummibänder eingehängt.

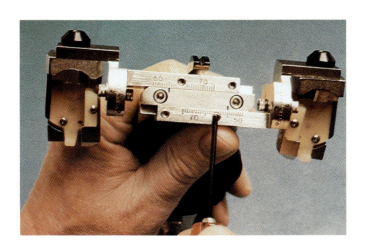

Abb. 285 Der Oberteil des Artikulators wird auf die gemessene Interkondylardistanz eingestellt.

des Patienten eingestellt. Diesen Wert erhält man, indem man die Interkondylarskala zwischen die hinteren Stifte des Pantographen hält. Die Schwalbenschwanzführungen am oberen Teil des Artikulators werden nun auf den gemessenen Wert eingestellt (Abb. 285). Die Kondylarkugeln am unteren Teil des Artikulators werden etwas über den gemessenen Wert nach außen geschoben. Nun setzt man den oberen Teil auf den unteren Teil und betätigt die Zentralverriegelung. Jetzt können die Kondylarkugeln nach innen verschoben werden, bis sie an der medialen Wandung der jeweiligen Fossa anschlagen. Diese Einstellung muß mit der tatsächlichen senkrechten Achse des Patienten übereinstimmen. Als Vorbereitung auf die Einstellung nach der pantographischen Aufzeichnung muß der Artikulator zunächst auf folgende Mittelwerte gebracht werden:

Protrusion: 30°
Immediate Sideshift: 0 mm
Progressive Sideshift: 5°
Rückwärtige Wandung: 0°
Obere Wandung: 0°

Am oberen und unteren Teil des Artikulators werden Verbindungselemente angebracht. In die Kondylen setzt man Haltestäbe zur Aufnahme der hinteren Referenzstifte des Pantographen ein. Das obere Verbindungselement wird bis auf den oberen Löffel herabgelassen, das untere bis an den unteren Löffel angehoben. Nun nimmt man das obere Element ab, setzt das obere Modell auf den Löffel und bringt eine Montageplatte am Oberteil des Artikulators an, so daß das obere Modell befestigt werden kann. Danach können die Löffel mit Kunststoff an den Verbindungselementen befestigt werden. Die Zentralverriegelung wird betätigt. Nun überzeugt man sich davon, daß der Inzisalstift auf dem Inzisaltisch aufliegt. Der Stützstab der vorderen Referenzebene ruht nun auf dem Tisch. Ebenfalls überprüft wird die zentrische Lage an den Aufzeichnungstafeln.
Die Zentralstifte und der Stützstab können jetzt abgenommen werden. Durch Niederdrücken der hinteren Stifte wird die RKP überprüft. Der Artikulator wird nun in dieser Reihenfolge auf die pantographische Aufzeichnung eingestellt:

1. Einstellung der Protrusion gleichzeitig
2. Einstellung der immediaten Sideshift
3. Einstellung der progressiven Sideshift
4. Einstellung der rückwärtigen Wandung
5. Einstellung der senkrechten Achse
6. linke kreisende Bewegung gleichzeitig
7. rechte obere Wandung
8. rechte kreisende Bewegung gleichzeitig
9. linke obere Wandung (Abb. 286)

Beim Einstellen auf die pantographische Aufzeichnung muß der Artikulator so gehalten werden, daß die Kondylen niemals den Kontakt mit ihrer Fossa verlieren (Abb. 287). Der Arzt beobachtet die Bewegung des Stifts in Relation zur aufgezeichneten Linie. Ist eine Korrektur der Kondylarbahn angezeigt, kann man so lange Testexkursionen und Nachstellungen vornehmen, bis man das Gefühl hat, die richtige Einstellung gefunden zu haben.
Pantograph und Artikulator „D5A" der Fa. Denar stellen extrem genaue Hilfsmittel zur Aufzeichnung und Übertragung von Kieferbewegungen zwecks Diagnose und Behandlung dar. Die Genauigkeit wird mehrmals im Laufe der Aufzeichnung überprüft, wenn sich der Pantograph auf dem Patienten befindet, sowie nach der Übertragung auf den Artikulator. Hat man sich einmal mit der Bedienung des Systems vertraut gemacht, läuft der ganze Vorgang schnell, sicher und exakt ab.
Dieser Pantograph wurde von Denar entwickelt, um den Anwendungsbereich des volleinstellbaren Artikulators „D5A" zu vergrößern und um den Datenaustausch zwischen Zahnarzt und Dentallabor zu verbessern. Bei Verwendung dieses Pantographen braucht der „D5A" nicht ans Labor geschickt zu werden. Der Zahnarzt erstellt damit nur das „Rezept" der gewünschten Okklusion. Das obere und untere Modell können im halbeinstellbaren Artikulator „Mark II" oder im Centric Lab Relator mit Hilfe von zentrischen Registraten montiert werden. (Die Paßgenauigkeit zentrischer Registrate auf montierten Modellen kann vor der Montage mit Hilfe des „Veri-Check" von Denar überprüft werden.) Der „Mark II" oder Centric Lab Relator wird dann mit den montierten Modellen unter Angabe der gewünschten Okklusion ans Labor geschickt. Dazu gibt es einen robusten Versandbehälter. Im Labor wird der dortige „D5A" mit Hilfe der Einstellhilfe (Denar Field Inspection Gauge) auf die Einstellung des samt den Modellen eingesandten Artikulators gebracht (Abb. 288). Dann wird der „D5A" entsprechend den Angaben über die gewünschte Okklusion programmiert; die Modelle werden mon-

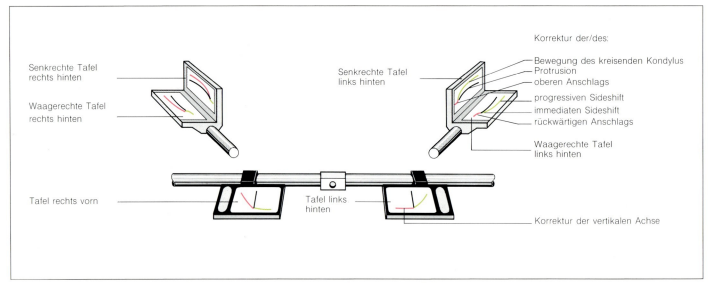

Abb. 286 Zusammenhang zwischen pantographischen Aufzeichnungen und Exkursionsbewegungen.

tiert, um die Restauration anzufertigen. Nach Abschluß dieser Arbeiten werden die Modelle auf dem „Mark II" oder Centric Lab Relator an den Zahnarzt zurückgeschickt. Dadurch ist es dem Zahnarzt möglich, seinen „D5A" für die nächste Diagnose in der Praxis zu behalten, so daß Zeitverluste vermieden werden. Gleichzeitig kann aber das Labor die Restaurationen nach den Angaben des Zahnarztes anfertigen. Mit diesem System von Denar werden Mißverständnisse zwischen Labor und Zahnarzt größtenteils ausgeräumt, der Ausnutzungsgrad der Geräte wird gesteigert, und es wird gewährleistet, daß die Restaurationen den geforderten Angaben des Zahnarztes entsprechen.

Neben Geräten und Zubehör liefert Denar eine ganze Palette von Lehrmitteln und Anschauungsmaterial. Das hat dazu beigetragen, daß das Interesse an Fragen der Okklusion weltweit im universitären Bereich wie bei den Zahnärzten deutlich gewachsen ist (Abb. 289).

Die Lehrmittel von Denar umfassen audiovisuelle Lernprogramme über verschiedene einschlägige Themen, wobei Graphiken und Bilder mittels Farbdias eindrucksvoll nahegebracht werden. Mit Hilfe des „Occlusal Analyzer", einer Art Rechenschieber, und des „Occlusal Treatment Planner", einer Hilfe zur Behandlungsplanung, kann sich der Zahnarzt bzw. der Student Konzepte der Okklusion besser vorstellen, begreifen und anwenden.

Außerdem macht die Fa. Denar zahlreiche illustrierte Handbücher und Abhandlungen berühmter Fachleute auf dem Gebiet der Okklusion zugänglich. Damit wird umfassend über verschiedene Theorien der Okklusion informiert, und es werden wichtige Tips für die Anwendung gegeben.

Denar liefert ferner Begleitmaterial wie Artikulatorformulare, Fragebogen zur Anamnese wichtiger klinischer Angaben sowie Handzettel zur Information des Patienten. Denars große Palette an Geräten und Zusatzartikeln trägt nachhaltig zur Verbreitung der Prinzipien der Okklusion in der Zahnarztpraxis des Alltags bei.

Das Denar-System aus Pantograph und Artikulator „D5A" hat die Beeinflussung der Okklusion in den Bereich der Möglichkeiten der allgemeinen Zahnmedizin gerückt. Der Pantograph läßt sich leicht montieren und handhaben, wobei ein hoher Genauigkeitsgrad gewährleistet, überprüfbar und auf den Artikulator übertragbar ist. Der volleinstellbare Artikulator „D5A" ist ein anatomisch exaktes Instrument, das die Mechanik des unteren Teils des Kopfes des Patienten getreu wiedergibt. Dieser Artikulator läßt

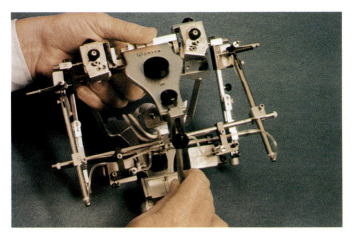

Abb. 287 So hält man den Artikulator beim Nachstellen richtig.

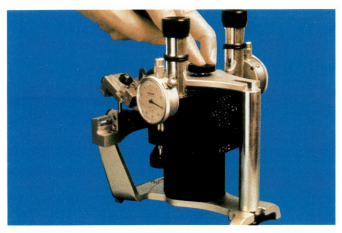

Abb. 288 Denar-Einstellhilfe (Field Inspection Gauge). Artikulatoren können aufeinander abgestimmt werden.

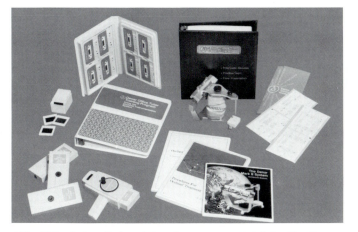

Abb. 289 Lehrmittel und Anschauungsmaterial der Fa. Denar.

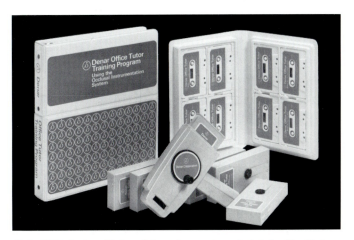

Abb. 290 Lehrmittel und Anschauungsmaterial der Fa. Denar.

sich anhand der mit dem Pantographen gewonnenen Angaben exakt so programmieren, daß die Unterkieferbewegungen des Patienten reproduziert werden. Am „D5A" können vollständig eingestellt werden: die Interkondylardistanz, die protrusive Bewegung, immediate und progressive Sideshift sowie Bewegungen der hinteren und oberen Wandung.

Mit Hilfe des „Denar Office Tutor" kann man sich die Funktion des Denar-Systems nahebringen. Dieses Lernprogramm umfaßt ein illustriertes Lehrbuch, acht Tonbandkassetten und sechs Kurzfilme mit manuellem Betrachter (Abb. 290). Häufig finden Kurse statt, in denen dem Zahnarzt und seinem Praxispersonal die Theorie und Anwendung der Denar-Geräte nahegebracht wird. Der „Patient Management-Staff Tutor" stellt ein weiteres Lernprogramm von Denar dar, in dem es um die Akzeptanz durch die Patienten und eine Anleitung des Personals zur Falldarstellung geht. Das Programm umfaßt ein Lehrbuch, Tonbandkassetten, Demonstrationsmodelle, einen Präsentationsartikulator, Formulare zur Diagnose und Praxisverwaltung, Handzettel für den Patienten sowie eine detaillierte Gebrauchsanweisung.

Kapitel 9

Die Grundlagen der Artikulation

Unter Artikulation versteht man die dynamische Beziehung der Zahnflächen zu denen ihrer Antagonisten während funktionaler oder simulierter Kaubewegungen.

Seit vielen Jahren interessieren sich Zahnärzte für die Rolle und Bedeutung der Artikulation. Viele Kontroversen sind daraus entstanden, daß es schwierig, wenn nicht gar unmöglich ist zu beweisen, daß ein Konzept der Artikulation einem anderen überlegen sei. Dabei spielen einfach zu viele Faktoren eine Rolle. Identische Situationen führen bei zwei verschiedenen Patienten zu unterschiedlichen Ergebnissen. Es gibt keine brauchbaren Richtwerte, anhand derer sich schlüssig beweisen ließe, daß ein bestimmtes Artikulationskonzept stichhaltiger wäre als ein anderes. Gesunder Menschenverstand und scharfsinniges Überlegen ermöglichen es dem Zahnarzt mehr als alles andere, gewisse Schlußfolgerungen zu ziehen, die sich auch auf Dauer bewähren.

Die Artikulation mit allem, was damit zusammenhängt, ist der Kern der Zahnheilkunde, und ihr Verständnis die Grundvoraussetzung für jeden Arbeitsschritt in der zahnärztlichen Behandlung. Auf eine falsche Artikulation ist ein großer Teil der parodontalen Befunde, der Mißerfolge bei Prothesen und kieferorthopädischen Maßnahmen sowie der Kiefergelenkbeschwerden zurückzuführen.

Immer mehr Parodontologen berücksichtigen die Malokklusion bei ihren Patienten. Manche lernen es, Malokklusionen durch selektives Einschleifen zu beheben (soweit dies in engerem Rahmen möglich ist). Manche Parodontologen interessieren sich sogar für gewisse restaurative Maßnahmen zur Unterstützung der parodontalen Behandlung.

Der umsichtige Kieferorthopäde rechnet ebenfalls mit der Artikulation als möglicher Ursache für ein Rezidiv nach abgeschlossener Behandlung. Durch selektives Einschleifen lassen sich Rezidive mit Erfolg verhindern; außerdem können sich Retentionsgeräte als überflüssig erweisen.

Die Behandlung myofazialer Schmerzen setzt eine eingehende Kenntnis der Artikulation voraus. Dabei können zwar auch schlechte Gewohnheiten oder Neurosen eine Rolle spielen, die Artikulation ist aber ganz sicher eine wesentliche Ursache wie auch eine Behandlungsmöglichkeit.

Eine gute Artikulation (Okklusion) ist auf Zahnhöcker angewiesen. Wir wissen ganz genau, daß viele Restaurationen ohne Höcker angefertigt werden. Gewöhnlich will man sich damit die Mühe ersparen, eine Okklusion mit Höckern zu entwickeln. Bei den meisten Patienten wirken sich falsch plazierte Höcker negativer aus, als wenn gar keine vorhanden wären. Eine Okklusion mit fachgerecht gestalteten Höckern ist auf jeden Fall einer höckerfreien Okklusion in vieler Hinsicht überlegen. Hier einige Gründe:

1. Die Kaukräfte (und alle Kontakte beim Schlucken) werden in die Längsachse der Zähne gelenkt.
2. Eine Höcker-Fossa-Okklusion schient die Zähne durch Tripodisierung der Höckerelemente. Eine ideale Tripodisierung läßt sich nicht immer erzielen, ist aber auf jeden Fall erstrebenswert. Das ist wie mit den Randabschlüssen, die nicht immer perfekt sind, die man aber immer möglichst exakt ausführen möchte.
3. Höckerelemente ermöglichen eine Propriorezeption, durch die die Kieferbewegungen gesteuert werden.
4. Effektives Kauen ist der wohl unwichtigste Grund für Höcker auf den Restaurationen. Dennoch werden die meisten höckerlosen Restaurationen mit irgendwelchen Furchen versehen.
5. Schließlich sei auch die Ästhetik nicht vergessen, die dadurch verbessert wird, daß die Restaurationen natürlichen Seitenzähnen ähneln.

Eine gute Vorstellung von der Artikulation zu vermitteln, ist nicht einfach. Manchmal beginnt man daher besser mit der Beschreibung einer Malokklusion. Wir wollen also zunächst überlegen, worauf wir bei der Beurteilung einer Bezahnung achten müssen, um zu erkennen, ob die Artikulation gut ist. Im Anschluß daran werden wir die verschiedenen Faktoren besprechen, die die Artikulation beeinflussen.

Um die Artikulation beurteilen zu können, muß der Unterkiefer des Patienten in die zentrische Relation gebracht werden (vgl. Kap. 6). Dazu müssen wir den Patienten das Schließen in die terminale Scharnierachslage üben lassen. Dabei dürfen die Zähne nicht aufeinandertreffen. Es hat sich bewährt, wenn der Zahnarzt seinen Daumennagel als Stopper für die Frontzähne verwendet. Wenn der Patient so weit ist, daß er exakt in die terminale Scharnierachslage schließen kann, ziehen wir den Daumennagel langsam zurück, bis ein erster Zahnkontakt entsteht oder alle Zähne gleichmäßig aufeinandertreffen. Dies sollte bei der geringsten vertikalen Dimension der Fall sein. Entsteht an einem Zahn ein Kontakt, bevor alle Zähne aufeinandertreffen, handelt es sich dabei um einen Frühkontakt. Wenn wir genau hinsehen, bemerken wir, daß der Unterkiefer von diesem Kontakt aus in eine exzentrische Position rutscht, bevor alle übrigen Zähne in Kontakt kommen. Dies bezeichnet man als „Gleiten aus der Zentrik" (eccentric slide).

Die erste Anforderung an eine Artikulation ist ein gleichmäßiger Kontakt bzw. ein Ineinandergreifen der Zähne, nachdem die Kiefer in die terminale Scharnierachslage geschlossen werden und sich am weitesten einander genähert haben. Natürlich liegt in dieser Stellung eine eindeutige Höcker-Fossa-Beziehung vor, aber diese Einzelheiten werden in Kapitel 10 (Das Ausarbeiten einer Artikulation) besprochen.

Der nächste Test der Artikulation besteht darin, daß man beobachtet, wie der Unterkiefer aus den exzentrischen Stellungen in die zentrische Relation zurückkehrt. Nehmen wir also die protrusive Exkursion. Im Idealfall berühren die bukkalen Höckerspitzen der unteren Seitenzähne die Ränder der bukkalen Höcker der oberen Seitenzähne und die Frontzähne stehen in Kopfbiß. Dies kommt aber ganz selten vor. Bei der Korrektur von Malokklusionen streben wir übrigens diesen Fall nur dann an, wenn die Frontzähne einen parodontalen Befund aufweisen. Ansonsten berühren sich bei Protrusion nur die Front-, nicht aber die Seitenzähne.

Nun untersuchen wir die laterale Protrusion. Hierbei gleiten die bukkalen Höcker auf der in Betracht stehenden Seite aneinander vorbei. Die Seitenzähne der anderen Seite haben keinerlei Kontakt. Der mittlere und seitliche Schneidezahn und der Eckzahn auf der untersuchten Seite berühren ihre Antagonisten. Laut Dr. Stuart hat in dieser Stellung aber nur der obere mit dem unteren seitlichen Schneidezahn Kontakt.

In der lateralen Exkursion sollen die Höcker auf der Arbeitsseite aneinander vorbeigleiten, ohne aneinander aufzusteigen. Die Spitzen der unteren bukkalen Höcker sollen in die Furchen und Randwülste der oberen Zähne eintauchen. Die Spitzen der oberen lingualen Höcker der Seitenzähne sollen sich in den Furchen und Randwülsten der unteren Seitenzähne bewegen. Auf der Balanceseite sollen die lingualen Höcker des oberen Prämolars um die unteren bukkalen Höcker herumwandern, während die lingualen Höcker der oberen Molaren sich durch die Furchen der unteren bukkalen Höcker der Molaren bewegen. Unsere Beschreibung der Artikulation ist bis jetzt höchst skizzenhaft ausgefallen, da wir erst am Anfang unserer Bemühungen stehen, dem Leser ein umfassendes Bild der Okklusion zu geben. Die Einzelheiten werden dann im nächsten Kapitel nachgeliefert. Wir wollen jetzt untersuchen, auf welche Weise die einzelnen Faktoren die Artikulation beeinflussen.

Unterschiede in Höhe und Breite der Höcker

Zunächst müssen wir uns fragen, warum die Höcker zunehmend steiler und damit höher werden, je weiter wir im Zahnbogen in Richtung der Frontzähne gehen. In Abbildung 291 ist eine Kondylarbahn AB dargestellt. Der Drehpunkt (d. h. der Kopf des Kondylus) bewegt sich von A nach B. Der Kreisbogen der Okklusalkontakte C'D' des Unterkiefers deckt sich in der zentrischen Relation mit dem Okklusalkontaktkreisbogen CD des Oberkiefers. CD hat das Zentrum A'. In protrusiver Stellung nimmt der Okklusalkontaktbogen des Unterkiefers die Stellung C'D' ein, da er

Unterschiede in Höhe und Breite der Höcker

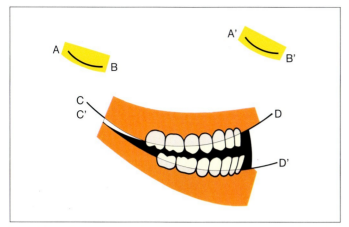

Abb. 291 Warum muß die Höhe der Höcker vom 2. Molar bis zum Eckzahn hin zunehmen (siehe Text)?

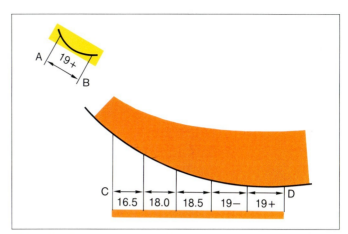

Abb. 292 Die mesiodistale Höckerbreite muß vom 2. Molar bis zum Eckzahn hin zunehmen (siehe Text).

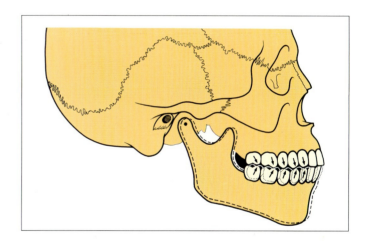

Abb. 293 Aufgrund einer inkorrekten zentrischen Relation werden die Zähne bei exzentrischen Exkursionen wie auch beim Schließen in die Scharnierachsendlage traumatisiert.

sich auf dem Kondylus befindet, der die Bahn AB beschreibt. Der untere und obere Bogen haben im Seitenzahnbereich Kontakt, im Frontzahnbereich klaffen sie aber auseinander. Der Mittelpunkt des Unterkieferbogens C'D' hat sich übrigens bei der Protrusion zum Punkt B' verlagert. A'B' liegt parallel zu AB. Wie aus dieser Skizze ersichtlich, müssen die Höcker nach vorn zu höher und damit steiler werden, um einen gleichmäßigen Kontakt zu gewährleisten. Allerdings ist die Skizze übertrieben dargestellt, da andere Faktoren der Okklusion wie die Frontzahnführung, die Spee-Kurve und die Okklusalebene ausgleichend wirken. Davon gleich mehr.

Nach vorn nehmen die Höcker nicht nur an Höhe und Neigung zu, sondern auch in ihrer mesiodistalen Breite, da die Längsachsen der Zähne mehr oder minder senkrecht verlaufen. Die Kauflächen dagegen liegen in einer gekrümmten Bahn. Der Weg, den die unteren Zähne in Relation zu den oberen Zähnen zurücklegen, wird von der Kondylarbahn bestimmt. Da Zähne, Unterkiefer und Kondylen eine Einheit bilden, müssen sie denselben Weg zurücklegen. Abbildung 292 soll verdeutlichen, daß derselbe Weg auf einer Kurve (die Kondylarbahn AB), auf eine Gerade CD projiziert, unterschiedliche Abstände ergibt. Daher muß die mesiodistale Breite der Höcker nach vorn zunehmen, wenn die Höcker sich in den verschiedenen Exkursionen nahe kommen sollen.

Das Verhältnis von Unter- zu Oberkiefer

Als nächstes müssen wir das Größen- und Lageverhältnis der beiden Kiefer betrachten. Wenn die beiden Kiefer größenmäßig nicht zueinander passen, kann dies zu einer abnormen Relation der Zähne führen. Ist der Unterkiefer größer als der Oberkiefer, kann ein Kreuzbiß entstehen, wobei die Frontzähne in Kopfbiß stehen. Umgekehrt kann auch der Oberkiefer größer als der Unterkiefer sein, wie bei Patienten mit fliehendem Kinn zu beobachten ist. Auch kann eine Kombination von Diskrepanzen vorliegen, die alle möglichen Anomalien heraufbeschwören. Bei deren Behandlung kommt man nicht um einen Kompromiß herum. Solche Fälle erfordern ein gerüttelt Maß an Urteilskraft. Durch neue Methoden auf dem Gebiet der kieferorthopädischen Chirurgie lassen sich manche dieser Befunde bessern.

Die zentrische Relation

Wenn die hintersten Zähne restauriert werden müssen, also der letzte Molar oder die beiden letzten Molaren, ist ein Aspekt zu beachten, den ich als „Phänomen des 1. und 2. Molars" bezeichne. In dieser Situation sind der 1. und 2. Molar, die die letzten Zähne sind, auf der einen Seite für eine vollständige Überkronung präpariert worden, und die Kaufläche ist so weit abgetragen worden, daß eine normale Lage Gold Platz hat. Die Gußstücke sind auf Modellen der gesamten Zahnbogen sorgfältig fertiggestellt worden, die im Artikulator montiert waren. Doch wenn dann die Restauration im Mund eingesetzt ist, klagt der Patient: „Viel zu hoch, Herr Doktor!" Wir haben also offenbar das gesamte neuromuskuläre System durcheinandergebracht. Die muskuläre Verspannung, die es dem Patienten ermöglichte, den Befund jahrelang zu ertragen, ist plötzlich aufgelöst, da wir die gewohnte Kaufläche in kürzester Zeit (eine Stunde) nach Form und Werkstoff umgestaltet haben. Die ans neuromuskuläre System gehenden Reize sind verändert und damit auch die Relation der Gelenkkomponenten. Häufig muß die Restauration bis auf die Präparation hinunter ausgehöhlt werden, obwohl die Kaufläche einen Abstand von drei bis vier Lagen normalen Artikulationspapiers hatte. Dieses häufig vorkommende Phänomen legt die Annahme nahe, daß Patienten ganz gut zurechtkommen, obwohl die Kondylen nicht gegen den distalen Abhang der Eminentia articularis gedrückt werden (zentrische Relation des Gelenks), bis der Zahnarzt mit der Behandlung beginnt. Wenn wir die Kaufläche unverzüglich genau so wiederherstellen könnten, wie sie war, wäre dieses Phänomen vielleicht nicht zu beobachten. Aber wozu sollte man die Zähne dann behandeln? Wenn wir es mit Veränderungen in der Okklusion zu tun haben, müssen wir uns nach einer Gelenkrelation umsehen, die leicht zu ermitteln und zu reproduzieren ist.

Die Wirkung einer falschen zentrischen Relation wurde bereits angesprochen (Abb. 293). Wenn dieser Ausgangspunkt nicht korrekt ermittelt wird, kann alles weitere an der Okklusion nur noch falsch sein. Ohne richtige zentrische Relation kann keine Zahnfläche mit den lateralen oder exzentrischen Kieferbewegungen harmonieren. Es sei daran erinnert, daß sich der Unterkiefer in jeder Stellung um seine Scharnierachse bewegt. Wird also der richtige Drehpunkt nicht ermittelt, kann keine der Schließbewegungen an irgendeinem Punkt stimmen. Greifen die Zähne nicht richtig ineinander, wenn der Unterkiefer in der zentrischen Relation ist, so treten schädliche, seitlich wirkende Kräfte auf, die den Stützapparat der Zähne schädigen. Die richtige Koordination der artikulierenden Zahnflächen mit der Achse der Kieferschließbewegungen verhindert eine frühzeitige Abrasion der Schneidekante dieser Oberflächen.

Anatomie und Physiologie des Kiefergelenks lassen vermuten, daß die ideale Position des Kondylenkopfes dann erreicht ist, wenn er nach oben gegen die posteriore Fläche der Eminentia articularis gedrückt wird. Dafür gibt es folgende Gründe:

1. Die Ausrichtung nach oben rückwärts der posterioren Fläche der Eminentia articularis und des Kondylus (mit dem Diskus dazwischen).
2. Das Vorhandensein einer gut geschmierten Fläche zwischen der Eminentia articularis und dem Kondylus (mit dem Diskus dazwischen).

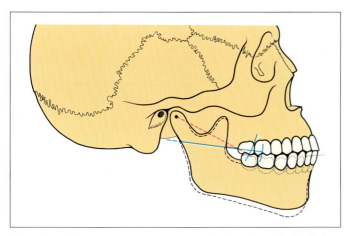

Abb. 294 Restaurationen, die ohne Rücksicht auf die Achse des Patienten hergestellt wurden (blau), okkludieren nicht ordentlich, wenn der Schließvorgang von dieser Achse bestimmt wird (rot). Der Patient kann also seine Zähne nicht richtig schließen.

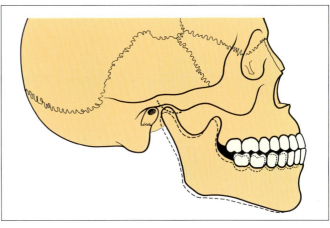

Abb. 295 Die Krümmung der Kondylarbahn wirkt sich auf die Kontaktflächen aus, und zwar *zwischen* den Extremen der RKP und der exzentrischen Relationen.

3. Die Kontraktion der wichtigen Kaumuskeln (mit Ausnahme des Pterygoideus lateralis) erfolgt nach oben rückwärts.
4. Anordnung und bremsende Wirkung der Ligamente (besonders des Lig. temporomandibulare).
5. Genaues Überlegen, gesunder Menschenverstand und langjährige günstige Ergebnisse sprechen dafür, daß diese Kondylenstellung für die Behandlung am vorteilhaftesten ist.

Zukünftige Forschungen ergeben vielleicht eine noch günstigere Position. Dann muß aber auch noch eine Methode gefunden werden, wie man sich diese Stellung für die Behandlung zunutze macht.

Die Scharnierachse

Die Wirkung der Scharnierachse auf die Artikulation ist äußerst eng mit der zentrischen Relation verbunden. Das eine kommt ohne das andere nicht aus. Die Scharnierachse kann nur in der terminalen Scharnierachslage ermittelt werden, die eine wichtige Komponente der zentrischen Relation darstellt. Die Öffnungs- und Schließkomponente der zentrischen Relation wird ausgerichtet, indem man die terminale Scharnierbewegung auf einem für uns praktischen Niveau bzw. einer vertikalen Dimension unterbricht. Wenn wir die Zentren der seitlichen Drehung exakt bestimmen, uns aber bei der Ortung der Scharnierachse ein Fehler unterläuft, wird die Artikulation unharmonisch. Die Kurven der vertikalen Rotation in exzentrischen Relationen werden sich nicht mit den Kurven des Patienten decken, so daß seitlich gerichtete Belastungen entstehen. Mit anderen Worten, wenn man die Scharnierachse nicht berücksichtigt, können keine richtigen Zahnkontakte entstehen (Abb. 294). Die Kräfte der Artikulation sind dann seitwärts gerichtet und wirken zerstörend.

Die Krümmung der Kondylarbahn

Die Krümmung der Kondylarbahn ist ein weiterer unveränderlicher Faktor der Artikulation, da man sie aufzeichnen muß, um eine exakte Artikulation zu erzeugen. Die Krümmung der protrusiven Bahn kann sich von der der lateralen Bahn unterscheiden. Die Krümmung der Kondylarbahn wirkt sich auf die Kontaktflächen zwischen den Extrema der zentrischen Relation und den exzentrischen Positionen aus (Abb. 295). Am deutlichsten wird das an den Zahnrelatio-

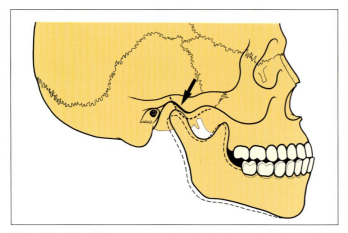 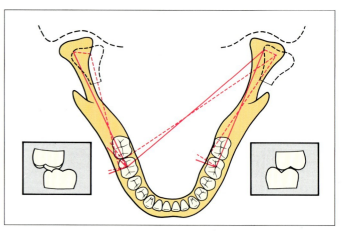

Abb. 296 Die Neigung der Kondylarbahn wirkt sich auf die Kontaktflächen bei den *Extremstellungen* der Artikulation aus.

Abb. 297 Die Auswirkungen der lateralen Sideshift auf die Zentren der Seitwärtsbewegung. Man beachte, wie die Sideshift die mesiodistale Relation der Bewegungsabläufe der Höcker in den verschiedenen Bereichen bestimmt.

nen der Balanceseite, da sich bei dieser Exkursion der Kondylus genau der Krümmung nach bewegt. Die Krümmung kann jeden Wert zwischen einer Geraden und einem Kreisbogen mit 10 mm Radius haben. Ausmaß und Art der Disklusion im Seitenzahnbereich hängt von dieser Krümmung ab. Da diese Krümmung unveränderlich ist, müssen wir in vielen Fällen einen anderen Faktor der Okklusion ändern, wie z. B. die Okklusalebene oder die Spee-Kurve, um eine akzeptablere Artikulation zu erzielen.

Die Neigung der Kondylarbahn

Unter Beibehaltung aller anderen Faktoren wirkt sich eine Änderung der Kondylarbahnneigung auf den Seitenzahnbereich ähnlich aus wie eine veränderte Krümmung (Abb. 296). Der Unterschied zwischen Krümmung und Neigung besteht in den betroffenen Bereichen. Während sich die Krümmung am stärksten auf den mittleren Funktionsbereich auswirkt, beeinflußt die Neigung am stärksten die Extrema der Artikulationskontakte.
Durch eine falsche Krümmung können die unteren Zähne zwar die Extrema richtig erreichen, doch auf dem Weg dahin gibt es Abweichungen. Durch eine falsche Neigung werden die Bereiche entlang der gesamten Bewegung stärker separiert. Natürlich gilt das Umgekehrte ebenso: Die Zähne können auch zu früh in zu engen Kontakt kommen. Mit anderen Worten: übersieht man eine geringe Neigung, kommt es im Seitenzahnbereich zu Frühkontakten.

Die Bennett-Bewegung

Der wichtigste Faktor bei der Artikulation von Zähnen ist die Bennett-Bewegung. Sie wurde bereits in Kapitel 2 (Anatomie und Physiologie des stomatognathen Systems) beschrieben. Es handelt sich dabei, kurz gesagt, um die Seitwärtsverlagerung des Unterkiefers im Seitenzahnbereich, wenn der Patient eine arbeitsseitige Okklusion aufsucht (Abb. 297). Diese Bewegung ist für die laterale Kaubewegung verantwortlich, während der die größte seitliche Belastung auftritt. Daher ist es unbedingt erforderlich, daß die artikulierenden Flächen mit dieser Sideshift gut harmonieren. Jede Störung dieser Übereinstimmung bewirkt die schädlichsten, seitwärts gerichteten Kräfte, die in einer Malokklusion auftreten können.

Wenn die Bennett-Bewegung nicht berücksichtigt wurde, zeigt sich das deutlicher auf der Balanceseite, da die Bahn zwischen den distobukkalen und distalen Höckern der unteren Molaren eher senkrecht zur Bahn des seitlich wandernden Drehpunktes auf der gegenüberliegenden Seite steht. Die schlimmsten Auswirkungen sind jedoch auf der Arbeitsseite zu beobachten, da dort die größten Kaukräfte auftreten. Wenn die Höcker nicht in der richtigen Relation zu den gegenüberliegenden Randwülsten und Fossae stehen, wirken die Kräfte seitlich und schädigend. Selbst durch geringe Abweichungen werden die Kräfte ganz anders auf die Stützstrukturen übertragen. Anders ausgedrückt: die Bennett-Bewegung beeinflußt die Stellung der Höcker in ihrer mesiodistalen Relation zueinander auf der Arbeitsseite. Auf der Balanceseite bestimmt die Bennett-Bewegung die Höhe der Höcker und ihre Stellung.

Ein Modell des koronalen Schnittes durch das Kiefergelenk verdeutlicht die Auswirkungen der Bennett-Bewegung auf die Anatomie der Kauflächen. An der Unterkieferimitation wird ein Aufzeichnungstäfelchen angebracht, ein Stift am imitierten Oberkiefer (Abb. 298). Der Unterkiefer wird nach rechts bewegt, und es erfolgt ein Registrat im Bereich der distalbukkalen Fossa des unteren 1. Molars (Abb. 299). Nun bringt man ein Stück Sperrholz auf dem Modell an, wodurch die innere Kontur der Fossa glenoidalis verändert wird. Das bedeutet nichts anderes als eine Veränderung der Anatomie dieses imaginären Patienten (Abb. 300).

Nun wird eine zweite Aufzeichnung gemacht (Abb. 301), die eine ganz andere Bahn ergibt. Diese stellt die distalbukkale Fossa dar, die erforderlich ist, um eine Interferenz zwischen dem mesialen lingualen Höcker des oberen Molars und den mesialbukkalen und distalbukkalen Höckern des unteren Molars zu vermeiden. In Abbildung 302 ist der Bereich der Abweichung gut erkennbar. Bei diesem Versuch haben wir die „Anatomie" experimentell verändert. Am Patienten kann das gleiche passieren, wenn wir die Bennett-Bewegung nicht aufzeichnen. Solange das nicht geschieht, kann man nicht vorhersagen, welchen Weg der Unterkiefer nehmen wird.

Mit Hilfe der aufgezeichneten Bennett-Bewegung können die Höcker der Zähne so angeordnet werden, daß sie aneinander vorbeigleiten können, ohne zu kollidieren oder aneinander aufzusteigen. Gleichzeitig wollen wir, daß sich die Höcker möglichst nahe kommen, damit das Kauen effektiver wird, ohne daß der Stützapparat geschädigt wird. Bisher haben wir nur die feststehenden Faktoren der Artikulation betrachtet. Diese Faktoren sind unveränderlich und bei jedem Patienten anders. Sie müssen genauso eingehend berücksichtigt werden wie die Zähne bzw. die Wülste, auf denen wir die Restaurationen aufbauen wollen.

Wir wollen uns jetzt den Faktoren der Artikulation zuwenden, die wir in gewissem Umfang beeinflussen können.

Die Achsorbitalebene

Die Achsorbitalebene ist eine Bezugsebene, die durch die beiden Scharnierachspunkte und einen Punkt am Boden der rechten Orbita festgelegt ist (Abb. 303). Sie wurde als Bezugssystem gewählt, da sie nahezu horizontal liegt, wenn der Patient aufrecht sitzt. Wenn man die Achsorbitalebene auf dem Artikulator nach der Achsorbitalebene des Patienten einstellt, lassen sich die exakten Verhältnisse der Kondylarbahn, Zähne etc. so wiedergeben, wie sie im Mund des Patienten bestehen (Abb. 304 bis 306).

Von dieser Bezugsebene aus wird die Kondylarbahnneigung errechnet (Abb. 307 bis 309). Wenn also eine Kondylarbahn um 30° geneigt ist, dann gilt dieser Wert in bezug auf diese Ebene. Indem man die Achsorbitalebene am Patienten dauerhaft markiert, ist sichergestellt, daß spätere Montagen von Arbeitsmodellen, Restaurationen oder Modellen zur Nachuntersuchung auf dem Artikulator unter Zugrundelegung der im Vordruck eingetragenen Werte identisch sind. Wenn die Modelle nicht auf die Bezugsebene ausgerichtet worden wären, wäre jede spätere Einstellung des Artikulators reine Glückssache.

Die Achsorbitalebene ist für Diagnose und Behandlung von unschätzbarem Wert. Die Neigung der Zahnlängsachse auf einem Modell hat Aussagekraft, wenn die Modelle exakt ausgerichtet sind. Bei fachgerechter Verwendung der Achsorbitalebene kann die richtige Okklusionsebene ermittelt und, falls nötig, auch geändert werden, um die Artikulation zu verbessern.

Die Grundlagen der Artikulation

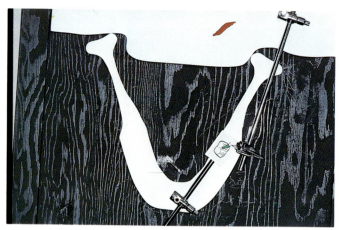

Abb. 298 Auswirkung der Bennett-Bewegung auf die Kauflächen der Zähne (Modell).

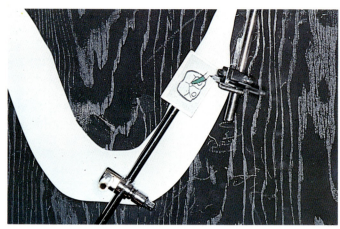

Abb. 299 Aufzeichnung der Bewegungsbahn des oberen Molars in der balancierenden Exkursion.

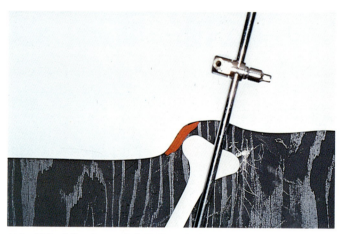

Abb. 300 Mit einem Stück Sperrholz wird die Anatomie der Fossa glenoidalis verändert.

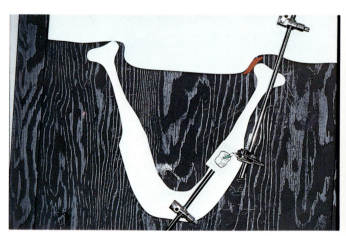

Abb. 301 Nach Veränderung der Fossa wird eine zweite Aufzeichnung vorgenommen.

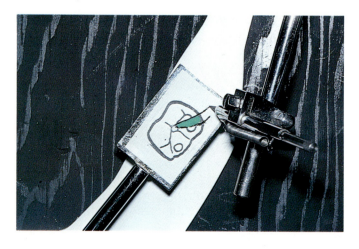

Abb. 302 Vergleich der beiden Registrate.

Die Achsorbitalebene

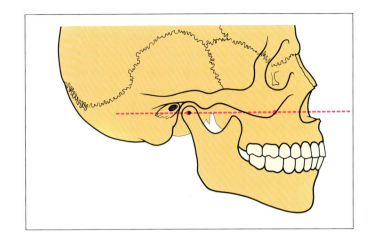

Abb. 303   Die Achsorbitalebene wird durch die beiden Scharnierachspunkte und einen arbiträren Punkt, das Foramen infraorbitale, festgelegt.

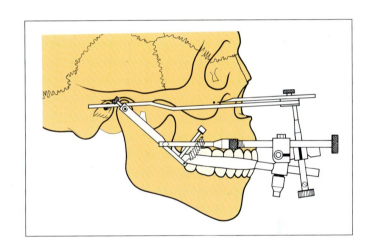

Abb. 304   Der Übertragungsbogen in situ; der Stift zur Fixierung der Achsorbitalebene ist auf das Foramen infraorbitale eingestellt.

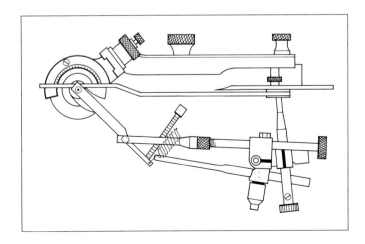

Abb. 305   Der Übertragungsbogen bringt das obere Modell (Restaurationen oder Prothese) in die richtige Relation zum Oberteil des Artikulators. Mit Hilfe des Achsorbitalstifts wird das Oberteil parallel zur Achsorbitalebene ausgerichtet.

Die Grundlagen der Artikulation

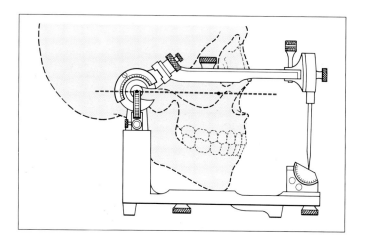

Abb. 306 Relation des Artikulators zur Achsorbitalebene des Patienten. Beachte, daß das Oberteil des Artikulators parallel zu dieser Ebene liegt. Die Kondylarbahn des Artikulators deckt sich mit der des Patienten und beide stehen in einer eindeutigen Beziehung zur Achsorbitalebene.

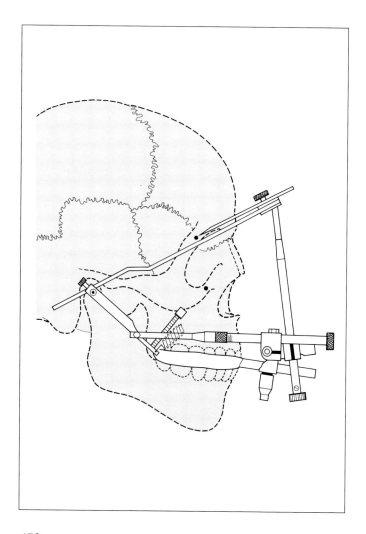

Abb. 307 Der dritte Punkt der Achsorbitalebene ist arbiträr und kann beliebig festgelegt werden. Es spricht jedoch einiges für die Verwendung des Foramen infraorbitale (vgl. Text).

Die Achsorbitalebene

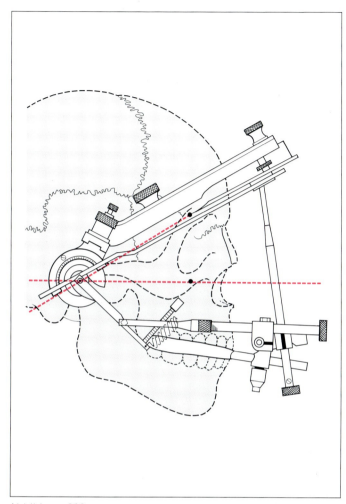

Abbildung 308

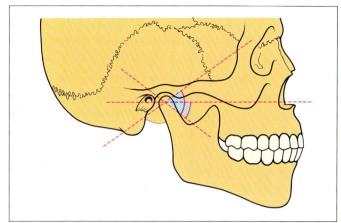

Abbildung 309

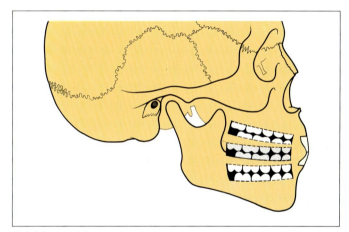

Abbildung 310

Abbildung 311

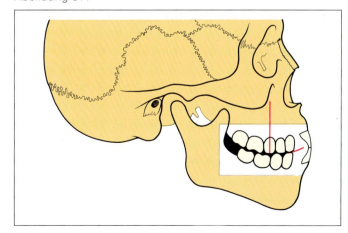

Abb. 308 Die Parallellage des Artikulatoroberteils zur gewählten Ebene wird durch die Konstruktion gewährleistet.

Abb. 309 Man beachte, daß die Neigung der Kondylarbahn des Patienten einen ganz anderen Wert ergibt, wenn eine andere Bezugsebene gewählt wird. Daher muß der dritte Referenzpunkt dauerhaft markiert werden, damit man sich immer auf dieselbe Ebene beziehen kann, so daß die Aufzeichnungen reproduzierbar sind.

Abb. 310 Die Lage der Okklusionsebene in Bezug zur Kondylarbahn bestimmt, wie steil die Höcker sein müssen, um einen gleichzeitigen Kontakt zu gewährleisten. Je stärker die Richtung der Okklusionsebene der der Kondylarbahn gleicht, desto flacher müssen die Höcker sein.

Abb. 311 Eine stark gekrümmte Spee-Kurve erfordert abnorm flache Höcker bei den Seitenzähnen und abnorm spitze Höcker im Frontzahnbereich.

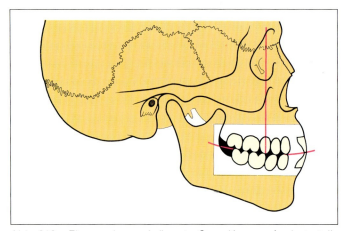

Abb. 312 Eine gering gekrümmte Spee-Kurve erfordert steile Höcker an den Seitenzähnen, was für das gesunde Gebiß nicht normal ist.

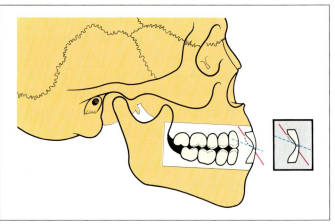

Abb. 313 Wird die Frontzahnführung reduziert, nimmt die Höhe der Höcker von hinten nach vorn immer stärker ab.

Die Okklusionsebene

Die Okklusionsebene wird manchmal als imaginäre Ebene definiert, die auf den Spitzen der unteren Eckzähne und den Rändern der distobukkalen Höcker der unteren 2. Molaren aufliegt. Sie dient der Ausrichtung der Zähne im Schädel oder im Artikulator.
Bei der Behandlung einer natürlichen Bezahnung können wir die Okklusionsebene in gewissem Umfang modifizieren. Beim Präparieren der Zähne und bei der Planung der Restaurationen können wir die Okklusionsebene z. B. im Seitenzahnbereich etwas anheben oder absenken. Dabei sind uns natürlich durch die Stellung der Zähne und die Lage der Pulpen in bezug auf diese Ebene Grenzen gesetzt. Manchmal muß man einen Zahn oder eine Wurzel opfern, um eine bessere Relation der Höcker in der Artikulation zu erzielen.
Bei der Anfertigung von Vollprothesen können wir die Okklusionsebene viel stärker verändern. Je stärker diese Ebene sich einer Parallelität mit der Kondylarbahn nähert, desto geringer wird die durchschnittliche Höckerhöhe. Je größer der Winkel zwischen Okklusionsebene und Kondylarbahn, desto steiler werden die Höcker (Abb. 310).

Die Spee-Kurve

Die Zähne sind nicht in der Okklusionsebene angeordnet, sondern in einer Kurve, der Spee-Kurve. Verändert man die Spee-Kurve, verändert sich auch die relative Höhe der Höcker zueinander. Mit anderen Worten, zu jeder Okklusionsebene gehört eine bestimmte durchschnittliche Höckerhöhe. Das Verhältnis der Höckerhöhen untereinander kann durch Veränderung des Radius der Spee-Kurve modifiziert werden (Abb. 311 und 312).
Durch überlegten Einsatz dieser beiden Faktoren — der Spee-Kurve und ihrer Sehne, der Okklusionsebene — können wir ganz unterschiedlich hohe Höcker erzielen. Wie weit bei natürlichen Zähnen Veränderungen möglich sind, hängt von der Stellung der Zähne und der Relation der Wurzeln ab. Bei künstlichen Bezahnungen haben wir mehr Spielraum.
In welchen Fällen müssen wir diese beiden Faktoren der Artikulation verändern?
Jeder Patient weist eine bestimmte Kondylarbahnneigung und Krümmung auf. (Aus Gründen der Vereinfachung wollen wir dieses Beispiel nicht dreidimensional behandeln.) Wir haben eine bestimmte Frontzahnführung. Dieser Faktor wird anschließend

besprochen, aber im Moment gehen wir von der Annahme aus, daß die Frontzahnführung unveränderlich sei. Die Zähne sind in einer bestimmten Okklusionsebene und einer bestimmten Spee-Kurve angeordnet. Mit anderen Worten, alle Faktoren der Artikulation sind festgelegt — die Kondylarbahn, die Frontzahnführung (in diesem Fall), die Spee-Kurve und ihre Sehne (die Okklusionsebene). Wir planen eine Höckergarnitur, die eine brauchbare Artikulation garantiert. Gerade noch rechtzeitig bemerken wir, daß die Höcker der Prämolaren zu steil ausfallen würden. Die Höcker im Molarenbereich sind auch ziemlich steil. Was können wir noch tun, wenn wir davon ausgehen, daß die Frontzahnführung unveränderlich ist? Wir wissen, daß die entstehende Höckerrelation nicht ideal ist.

Durch entsprechendes Präparieren der Zähne (Überpräparieren des 2. Prämolars und 1. Molars des oberen Zahnbogens und Überhöhen des unteren 2. Prämolars und 1. Molars) können wir die Spee-Kurve abflachen. Die relative Höhe der Höcker wird insofern geändert, als sie sich von anterior nach posterior nicht so rapide ändert. Durch Anheben der Okklusionsebene (Vertiefung der oberen Molarenpräparation und Erhöhung der unteren Molarenrestauration) können wir die Durchschnittshöhe aller Höcker verringern. Als Ergebnis dieser beiden Maßnahmen haben wir die Spee-Kurve abgeflacht und die Okklusionsebene im Seitenzahnbereich angehoben. Dadurch ist die Höckerrelation günstiger, die Höcker nehmen von vorn nach hinten an Höhe ab. Damit ist ein besseres Verhältnis der Höcker zum Stützapparat erreicht.

Die Frontzahnführung

Im besprochenen Beispiel gab es noch einen anderen Faktor, den wir vorteilhaft hätten verändern können: die Frontzahnführung. Dieser Faktor der Artikulation hat wahrscheinlich am meisten für Verwirrung gesorgt, was sich vielleicht aus einer Verwechslung mit der Inzisalführung eines Artikulators erklärt. Die Inzisalführung des Artikulators ist lediglich ein mechanisches Hilfsmittel, das die Bewegung des Artikulators gestattet, ohne daß dabei die Frontzähne des Modells bzw. die künstlichen Zähne auf einer Prothese herausgeschlagen werden, während man die Artikulation im Seitenzahnbereich herstellt. Es handelt sich dabei um einen Stopper für die vertikale Schließbewegung, den man am besten als Anschlagstift bezeichnet.

Die Frontzahnführung dagegen stellt das Verhältnis der Frontzähne dar, d. h. wie weit die oberen Frontzähne nach vorn und nach unten die unteren Frontzähne überragen. Mit anderen Worten, der horizontale und vertikale Überbiß der oberen Frontzähne über die unteren bildet einen Winkel (Abb. 313). Im Idealfall ist die Frontzahnführung das Ergebnis der Anordnung der Seitenzahnhöcker. Das Ausmaß der Höckerzunahme bewirkt oder verlangt eine bestimmte Frontzahnführung, um die Seitenzähne zu diskludieren. In der Praxis ist der Vorgang manchmal umgekehrt, und dies erklärt vielleicht die Verwirrung.

Häufig sind die Frontzähne bei einer Rekonstruktion nicht betroffen. Und wenn sie mit einbezogen werden müssen, werden sie zuletzt behandelt. Die feststehenden Faktoren der Artikulation werden also aufgezeichnet und auf einem Artikulator reproduziert. Die Modelle werden fachgerecht auf diese Faktoren eingestellt, und wir beginnen nun mit der Analyse des Falles bzw. mit der Rekonstruktion.

Wir ermitteln eine bestimmte Frontzahnrelation und, während wir den Artikulator in die verschiedenen Exkursionen führen, eine bestimmte Disklusion der präparierten Zähne im Seitenzahnbereich. Dies wird natürlich in erster Linie von der Krümmung und Neigung der Kondylarbahn bestimmt. Während wir im Seitenzahnbereich nach vorn gehen, bewirkt die Frontzahnrelation entweder eine Steigerung oder eine Abnahme der Disklusion. Dafür ist der Winkel der Frontzahnführung verantwortlich. Bei sehr steiler Frontzahnführung und relativ steiler Kondylarbahn müssen wir deshalb die Höcker extrem steil gestalten, damit sie ineinandergreifen können. Wie wir wissen, kann die Kondylarbahn nicht verändert werden. Um die Höhe der Höcker so weit wie möglich zu reduzieren, verändern wir die Spee-Kurve und die Okklusionsebene. Dann wenden wir uns der Frontzahnführung zu.

Die Modifizierbarkeit der Frontzahnführung kann man sich auf verschiedene Weise nutzbar machen. Wir können den Interalveolarraum etwas vergrößern, wodurch die Frontzahnführung etwas verringert wird und die Steilheit der Höcker im Prämolarenbereich sofort abnimmt, wo sie unter diesen Umständen gewöhnlich zu groß ist. Wenn jedoch durch diese Veränderung die klinischen Kronen zu hoch werden, so daß das Längenverhältnis von Wurzel zu Krone ungünstig ist, können wir an den Frontzähnen die Frontzahnführung reduzieren, ohne daß dabei die vertikale Dimension zunimmt. Dabei muß man u. U. die unteren Frontzähne kürzen und die oberen Frontzähne für Verblendkronen präparieren.

Durch eine kombinierte Veränderung von Frontzahnführung, Spee-Kurve und Neigung der Okklusionsebene läßt sich in der Regel die geeignetste Anordnung der Höcker für eine optimale Artikulation herbeiführen.

Die vertikale Dimension

Die vertikale Dimension ist ebenfalls ein wichtiger Faktor der Artikulation, der schon häufig Anlaß zu Mißverständnissen war. Um einige falsche Vorstellungen auszuräumen, wollen wir untersuchen, worum es sich dabei im einzelnen handelt.

Die vertikale Dimension kann man als Abstand zwischen zwei markanten Stellen am Ober- und Unterkiefer definieren, nachdem die (natürlichen oder künstlichen) Zähne die vertikale Schließbewegung beendet haben. Die Auswahl der feststehenden markanten Stellen ist ziemlich unwichtig und nur für zukünftige Vergleiche von Bedeutung.

Wichtig ist die Stellung des Unterkiefers bzw. der unteren Zähne beim Kontakt mit den oberen Zähnen; entsteht der Kontakt in exzentrischer Relation, treten sofort Probleme auf. Es versteht sich von selbst, daß bei Kontakt in der Protrusion eine andere vertikale Dimension entsteht als beim Kontakt in der IKP. Ebenfalls ein beträchtlicher Unterschied ergibt sich daraus, wenn beim IKP-Kontakt der Zähne der Unterkiefer nicht in zentrischer Relation ist. Um die vertikale Dimension vernünftig diskutieren zu können, müssen wir zunächst einige Standardvoraussetzungen festlegen.

Als erstes werfen wir einen Blick auf die vertikale Dimension in der zentrischen Relation. Wir haben die zentrische Relation als Schlußstellung des Unterkiefers in der terminalen Scharnierachslage definiert. Wenn wir die zu dieser Stellung führende Schließbewegung an einer bestimmten Stelle unterbrechen, können wir dies als vertikale Dimension bezeichnen. Wir können von einer bestimmten Disklusion sprechen, da die Bewegung einen Drehpunkt, die Scharnierachse, hat. Im Normalfall ist die Schließbewegung in die Scharnierachse dann beendet, wenn die unteren Zähne die oberen berühren. Das ist also die vertikale Dimension. Diese Erkenntnis wollen wir nun auf einen praktischen Fall, eine vollständige Rekonstruktion, übertragen.

Abgesehen von ganz wenigen Ausnahmen befinden sich die Kiefer, die einer vollständigen Rekonstruktion bedürfen, nicht in zentrischer Relation. Wir müssen also als erstes Studienmodelle im Artikulator in zentrischer Relation montieren, was sehr aufschlußreich ist. Wenn wir die Modelle miteinander in Kontakt bringen, können wir beobachten, wie die Zähne sich berühren. Gewöhnlich endet die Schließbewegung an einem Höcker, während die übrigen Zähne, einschließlich der Frontzähne, mehr oder minder weit voneinander entfernt sind. Manchmal verblüfft das Ausmaß dieser Disklusion. Da wir dasselbe Maß an vertikaler Dimension an unseren Restaurationen nicht wünschen, müssen wir die Präparationen entsprechend planen. Durch entsprechendes Beschleifen des Gipsmodells erreichen wir eine normalere Frontzahnrelation. Nun müssen auch noch andere Faktoren berücksichtigt werden, wie z. B. die Nähe der Pulpen, das Verhältnis von Krone zu Wurzel sowie das Ausmaß des horizontalen und vertikalen Überbisses.

Nun wollen wir den umgekehrten Fall betrachten — einen ausgeprägten Tiefbiß bei ungenügendem horizontalen Überbiß. In diesen Fällen muß die vertikale Dimension in der Regel vergrößert werden. Auch hier planen wir die Restaurationen sorgfältig anhand korrekt montierter Meister- und Studienmodelle. Zunächst mag es so erscheinen, als ob wir die korrekte Artikulation nur mit Hilfe extrem steiler Höcker erzielen könnten. Dies ist aber nicht wünschenswert. Vielleicht erwägen wir auch, die Frontzahnführung durch Präparieren der Frontzähne zu verändern. Manchmal ist dies aber wegen eines Pulpabefundes nicht möglich. Also vergrößert man die vertikale Dimension etwas, da sich dadurch automatisch auch die Frontzahnrelation verbessert. Wahrscheinlich muß man mehrere Faktoren kombinieren. Neben einer geringen Erhöhung der vertikalen Dimension kann auch eine gewisse Veränderung der Frontzahnführung und können etwas steilere Höcker angezeigt sein.

Bei einer vollständigen Rekonstruktion müssen wir uns nur selten den Kopf darüber zerbrechen, wie wir

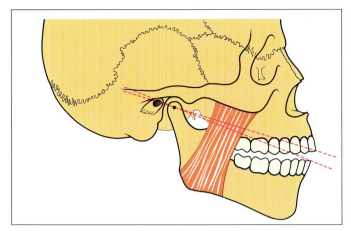 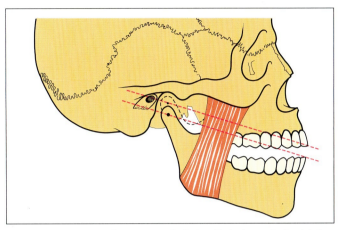

Abb. 314 Der Unterkiefer wird um die Scharnierachse herum in einem bestimmten Ausmaß geöffnet (gemessen im Frontzahnbereich). Das Ausmaß der Streckung des Masseters ist an dem Winkel erkennbar, den die beiden gestrichelten Linien bilden.

Abb. 315 Beispiel für eine mögliche Ruhelage bei gleicher Disklusion im Frontzahnbereich wie in Abbildung 314. Man vergleiche das Ausmaß der Muskelstreckung anhand der gestrichelten Linien.

die vertikale Dimension vergrößern sollen. Gewöhnlich besteht das Problem darin, wie man die Zähne richtig präpariert, damit der Patient die Zähne weit genug schließen kann, so daß die Frontzähne in Aktion treten können. In bestimmten Bereichen benötigen wir einigen Spielraum, damit sich die Höcker in zentrischer Relation korrekt berühren können. Eine Fehlstellung der Zähne trägt im allgemeinen zu diesem Problem bei, da der nötige Raum sehr oft genau in der Mitte eines Zahnes geschaffen werden muß, wo sich gewöhnlich die Pulpa befindet. Man könnte nun fragen, warum man in diesem Fall die vertikale Dimension nicht erhöhen kann. Auch hier müssen wir alle Faktoren berücksichtigen: das Krone-Wurzel-Verhältnis, die Frontzahnfunktion; letztere muß sich herbeiführen lassen, ohne daß die Frontzähne extrem groß sein müssen.

Bisher haben wir noch nicht über die Ruhelage, die Interokklusaldistanz, die Länge der Muskeln und ihre Beziehung zur vertikalen Relation gesprochen. Aber alles der Reihe nach.

Die Ruhelage

Die Ruhelage, d. h. „die Stellung des Unterkiefers, wenn die Kiefer in Ruhestellung sind" (Academy, 1960), interessiert uns insofern, als wir keine Restaurationen anfertigen dürfen, die diese Lage stören würden. Bei natürlichen Zähnen ist dies kein Problem, solange man hinsichtlich des Verhältnisses Krone:Wurzel und der Frontzahnführung ein ausgewogenes Maß einhält. Bei unbezahnten Patienten kann es schon passieren, daß man die Ruhelage tangiert. Aber nicht lange, da die Natur sich gegen eine solche Zwangslage wehrt und den Stützapparat so weit reduziert, bis die Ruhelage wieder erreicht ist.

Der Interokklusalabstand

Ruhelage und Interokklusalabstand („free-way space") sind schwer auseinanderzuhalten. Unter letzterem versteht man den Raum zwischen den Zähnen, wenn der Unterkiefer in der Ruhestellung ist. Auch hier ist es bei natürlichen Zähnen praktisch unmöglich, den Interokklusalabstand zu beseitigen, solange man die Faktoren der Artikulation maßvoll modifiziert. Die Ausnahme stellt hier der zur Verkrampfung neigende Patient dar, bei dem es nicht gelingt, einen Interokklusalabstand zu erzeugen oder aufrechtzuerhalten.

Die Muskellänge

Die Muskellänge ist ein bestimmender Faktor für Ruhelage und Interokklusalabstand. Auch hier ist es unwahrscheinlich, daß wir die vertikale Dimension so stark erhöhen müssen, daß die Muskeln dadurch überstreckt würden, vorausgesetzt, die Bißweitung erfolgt aus der zentrischen Relation heraus und nicht aus der Ruhelage. Mehrere Skizzen sollen das Problem verdeutlichen.

In Abbildung 314 ist der Unterkiefer zu einem bestimmten Maß geöffnet. Die Öffnung wurde an den Frontzähnen gemessen und ist durch die gestrichelten Linien angegeben. Beachte, daß diese Öffnung durch die Scharnierbewegung des Unterkiefers erfolgt ist und die Scharnierachse zum Drehpunkt hat. Das Ausmaß der Streckung des Masseters wird durch den keilförmigen Bereich beschrieben, den die beiden gestrichelten Linien auf diesem Muskel umreißen.

In Abbildung 315 sind die Frontzähne genau so weit diskludiert, der Unterkiefer befindet sich jedoch in einer Art Ruhelage. Beachte die größere Streckung des Masseters bei gleicher Frontzahndisklusion. Würden wir diese Stellung als zentrische Relation einführen und von hier ausgehend die vertikale Dimension erhöhen, würde diese zu groß.

Nehmen wir an, wir haben die Situation aus Abbildung 315 durch Verringerung der vertikalen Dimension so verändert, daß nun die Stellung aus Abbildung 316 entstanden ist. Die Frontzähne berühren sich, aber die Seitenzähne haben keinen Kontakt. Dies kann leicht passieren, wenn wir eine physiologische Ruhelage aufzeichnen, wie von manchen Zahnärzten empfohlen, und dann die vertikale Dimension vergrößern oder verkleinern, bis die Frontzähne die erwünschte Relation haben.

Wenn — wie in Abbildung 316 — die Entscheidung getroffen würde, mittels Onlays den „Biß" zu „weiten" oder sonst etwas damit zu erreichen, käme das Ergebnis von Abbildung 317 zustande.

Wenn der Patient mit diesen Restaurationen zu kauen versucht, nimmt der Unterkiefer wahrscheinlich die Stellung ein, die in Abbildung 318 dargestellt ist. Diese Illustration mag übertrieben erscheinen, doch sei daran erinnert, daß eine Abweichung von 1/50 mm im Mund sich so schlimm anfühlt, wie die Abbildung ungut aussieht.

Richtlinien für die vertikale Dimension

Bei Vollprothesen müssen wir uns verschiedener Anhaltspunkte bedienen, um die vertikale Dimension zu ermitteln.

Die Phonetik ist ein verläßlicher Test. Wenn der Patient bestimmte Laute oder Wörter richtig aussprechen kann, ohne daß der Interokklusalabstand verschwindet, ist dies ein gutes Zeichen dafür, daß die vertikale Dimension stimmt.

Das Gesicht des Patienten hat ebenfalls Aussagekraft. Normale, nicht verspannte, unverkrampfte Gesichtszüge lassen auf die richtige vertikale Dimension schließen. Wenn diese erreicht ist, läßt sich das Gesicht in der Regel mit Hilfe einer Gesichtsskala exakt dritteln. Das gilt allerdings nur für durchschnittlich gebaute Gesichter.

Bei Patienten, bei denen keine Angaben über den Zustand vor der Extraktion von Zähnen vorliegen, kann ein Foto aus der Zeit vor dieser Maßnahme bei der Bestimmung der vertikalen Dimension hilfreich sein. Durch Übertragung von Größenvergleichen, die wir am Foto vornehmen, auf den Patienten können wir uns die gesuchte vertikale Dimension erschließen.

In der Regel entwickeln wir das gute Aussehen der Bezahnung mit den zwölf Frontzähnen. In diesem Stadium muß man auf die vertikale Dimension achten. Die letzte Entscheidung fällt allerdings erst, wenn die Prothesenplatten auf dem Artikulator sind und die Artikulation entwickelt wird. Das geschieht genauso wie bei der Rekonstruktion natürlicher Zähne, nur können wir hier die veränderlichen Faktoren der Artikulation stärker beeinflussen.

Die Wilson-Kurve

Es gibt noch einen weiteren Artikulationsfaktor, die Ausgleichs- oder Wilson-Kurve. Diese wird von den lingualen Neigungsflächen der unteren Seitenzähne beschrieben. Das Ausmaß der lingualen Neigung und damit der Krümmung hängt vom Niveau der Okklusionsebene ab. Je größer der Abstand der Okklu-

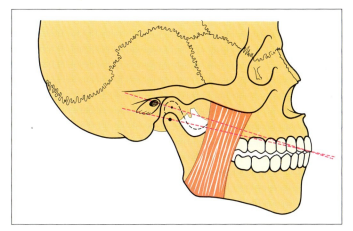

Abb. 316   Die vertikale Dimension wurde aus der Ruhelage heraus so weit verringert, bis die Frontzähne Kontakt bekommen.

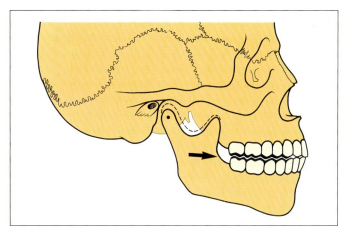

Abb. 317   Restaurationen, die bei diesem Befund eine „ausgewogene Okklusion" gewährleisten.

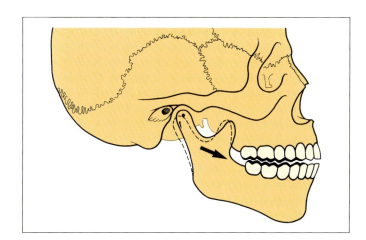

Abb. 318   Versucht der Patient, mit diesen Restaurationen zu kauen, stellt sich dieses Ergebnis ein.

sionsebene von der Kondylarbahn und der Achsorbitalebene, desto größer ist die Ausgleichskurve. Je ausgeprägter die Bennett-Bewegung, desto stärker sind die unteren Zähne lingual geneigt und desto größer muß die Ausgleichskurve sein. Dies ist natürlich bei der Artikulation künstlicher Zähne von vorrangiger Bedeutung.

Wenn wir bei der Schaffung einer Artikulation von natürlichen Zähnen die Okklusionsebene absenken, muß die Ausgleichskurve etwas vergrößert werden. Dies geschieht in der Regel automatisch beim Ausrichten der Okklusionsebene.

Kennzeichen einer guten Artikulation

Kennt der Zahnarzt die Richtlinien der Artikulation, kann er die Anforderungen an eine gute Kauflächenrestauration der Seitenzähne erfüllen:

1. HIKP = RKP, d. h. gleichzeitiger Kontakt der Zähne
2. Seitenzähne ohne Kontakt bei Protrusion und lateralen Exkursionen

3. Seitlich gerichtete Kräfte vermindert
4. Zähne durch Tripodisierung oder Verblockung stabilisiert
5. Korrekte Stellung der Zähne
6. Frontzahnführung ermöglicht Disklusion der Seitenzähne
7. Ausreichende Abflußwege
8. Verminderte Muskelanspannung wegen korrekter vertikaler Dimension

Die gründliche Kenntnis der Richtlinien der Artikulation ermöglicht es dem Zahnarzt, bei jedem Patienten die richtige Okklusion zu planen — und zwar, bevor man mit dem Präparieren beginnt, damit nichts Überflüssiges unternommen wird.

Literatur

Academy of Denture Prosthetics. Glossary of prosthodontic terms. J. Pros. Den. 10: Part II, 33, 1960.

Kapitel 10

Das Ausarbeiten einer Artikulation

Das Ausarbeiten einer Artikulation kann nur auf einem Artikulator erfolgen. Da die Modellation individuell einzigartig ist, muß der Artikulator die Kieferbewegungen des Patienten reproduzieren. Wir benötigen deshalb ein exakt eingestelltes Gerät, auf dem die Meistermodelle auf die korrekten Drehpunkte hin sorgfältig montiert wurden.
Nun müssen wir eine Entscheidung bezüglich der Frontzahnführung treffen. Die Frage ist, ob die Frontzähne unverändert zu belassen sind, ob wir sie für Restaurationen präparieren sollen oder ob sie durch Beschleifen ausreichend modifiziert werden können. Die vertikale Dimension verlangt ebenfalls eine Entscheidung. Im vorigen Kapitel beschrieben wir die Beziehung des horizontalen und vertikalen Überbisses zu den anderen Faktoren und deuteten an, daß die Frontzahnführung u. U. verändert werden muß. Diese Veränderungen können Restaurationen auf den oberen Frontzähnen, das Beschleifen und Überarbeiten der oberen und unteren Frontzähne sowie eine Vergrößerung der vertikalen Dimension umfassen, um die Frontzahnführung weniger steil zu machen. Das beste Ergebnis läßt sich häufig nur durch Kombination mehrerer Maßnahmen erzielen. Die genannten Änderungen sollten vor Beginn des Aufwachsens durchgeführt werden. Wenn wir eine falsche Entscheidung treffen, muß die Modellation korrigiert werden. Es bedarf schon einiger Erfahrung, um eine Wiederholung mancher Arbeitsgänge zu vermeiden.

Einstellen der Frontzahnführung

Angenommen, die Frontzahnrelation ist für den vorliegenden Fall brauchbar, ist es an der Zeit, am Artikulator die Frontzahnführung einzustellen. Durch Kippen des Inzisaltisches und Anheben der Führungen können wir eine Erhöhung der Frontzahnhöcker bewirken. Meistens kommen wir jedoch nicht darum herum, eine individuell angepaßte Frontzahnführung anzufertigen. Bei der von Stuart entwickelten Frontzahnführung gelingt dies mühelos mit selbsthärtendem Kunststoff. Man benötigt dazu nur einen Tisch, auf den etwas autopolymerisierender Kunststoff aufgetragen wird. Die individuelle Modifikation geschieht durch Beschleifen mit einem Bohrer oder montierten Stein, nachdem die entsprechenden Bereiche mit Kohlepapier markiert worden sind.
Der Inzisaltisch wird folgendermaßen eingestellt: Nachdem der Inzisalstift so eingestellt wurde, daß er den Inzisaltisch in der zentrischen Relation sowie bei der korrekten vertikalen Dimension berührt, schieben wir den oberen Bogen des Artikulators in die Protrusion. In dieser Stellung müssen sich die Frontzähne in Kopfbiß befinden. In dieser Position füllen wir den Zwischenraum zwischen der Spitze des Inzisalstiftes und dem Inzisaltisch mit schnellhärtendem Acrylat. Nun schaffen wir eine geschwungene Bahn von dieser Stellung zum Punkt auf dem Inzisaltisch, der der zentrischen Relation entspricht. Dasselbe geschieht mit den lateralen Exkursionen, wobei der Eckzahn als Führung dient. Nachdem der Inzisaltisch entsprechend modifiziert wurde, muß man den oberen Bogen des Artikulators in jede Exkursion führen können, wobei die Frontzähne sich gerade berühren. Befindet sich der Artikulator in zentrischer Relation, muß das „Loch der Zentrik" die korrekte vertikale Dimension widerspiegeln.
Man kann aber auch mit einem Kunststoffblock beginnen, aus dem man das Loch für die Zentrik herausfräst. Daraufhin wird der Inzisalstift so eingestellt, daß die gerade beschriebenen Bedingungen erfüllt sind.
Die bilateral balancierte Okklusion ist zwar bei der vollständigen Rekonstruktion Vergangenheit und

Das Ausarbeiten einer Artikulation

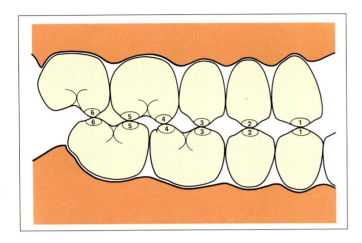

Abb. 319   Stellung der Seitenzähne bei lateraler Protrusion.

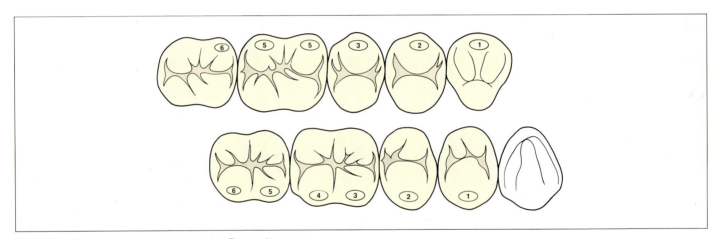

Abb. 320   Kontaktbereiche bei lateraler Protrusion.

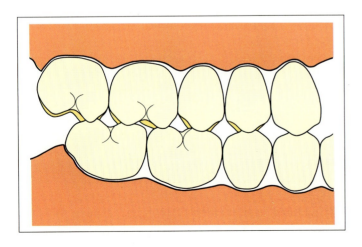

Abb. 321   Stellung der Seitenzähne bei Protrusion.

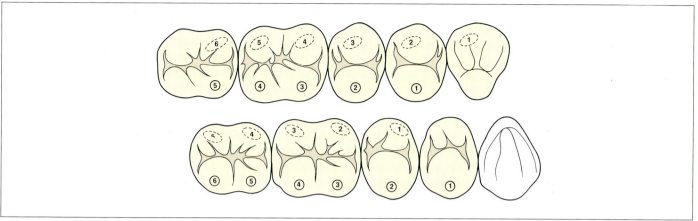

Abb. 322 Kontaktbereiche bei der Protrusion.

wird heute nur noch von ganz wenigen Zahnärzten angestrebt, dennoch empfiehlt es sich, mit ihr vertraut zu sein, damit man sie als Bezugspunkt für die Höcker-Fossa- oder „organische" Okklusion benutzen kann, die an ihre Stelle getreten ist. Befürworter der Gruppenfunktion können diese Art der Okklusion ebenfalls gut als Ausgangsposition gebrauchen. Die Kenntnis der Höckerrelationen kommt außerdem den vielen Zahnärzten zugute, die natürliche Bezahnungen einschleifen.
Wir empfehlen die beidseitig balancierte Okklusion heute nicht mehr als Behandlung, sondern nur noch als wichtige Hintergrundinformation.

Bereiche, die in den verschiedenen Exkursionen und Positionen miteinander koordiniert sind

Es gibt viele Möglichkeiten zur Schaffung einer ausgewogenen Artikulation, und jeder Zahntechniker hat sich dafür sein eigenes System entwickelt. Wichtig ist, daß das Endergebnis dasselbe ist. Daher wollen wir das Resultat betrachten und nicht die Methoden, mit denen man es erzielt.
Beim Entwickeln der Artikulation muß man jeweils möglichst kleine Wachsportionen auftragen, da es viel leichter ist, Wachs aufzutragen, als überschüssiges Wachs wieder abzutragen. Das Wachs wird mit einem dünnen Spatel, einer Sonde oder einer dünnen Collegezange aufgetragen. Dabei muß man immer daran denken, daß der Artikulator als Meßinstrument fungiert, um zu ermitteln, ob an den richtigen Stellen Wachs in ausreichender Menge aufgetragen wurde. Beim Herstellen von Höckerrelationen dürfen die Zähne nicht aneinander gerieben werden. Beim Verfeinern der Artikulation wird der Artikulator in alle Exkursionen bewegt, um Interferenzen aufzuspüren; beim Aufbauen der Höcker wird der Artikulator dagegen in der gewünschten Position geöffnet und geschlossen, um zu sehen, ob das Wachs im richtigen Ausmaß und an der richtigen Stelle aufgetragen wurde.

Kontakte in der lateralen Protrusion

Beim Überprüfen der Artikulation auf dem Artikulator muß dieser in die entsprechenden Positionen bewegt werden. Bei der lateralen Protrusion muß man ihn z. B. protrudieren und gleichzeitig die Bennett-Bewegung auf die zu überprüfende Seite hin voll ausfahren.
Befinden sich die Zähne in der lateralen Protrusion, entstehen Kontakte wie in den Abb. 319 und 320 dar-

Das Ausarbeiten einer Artikulation

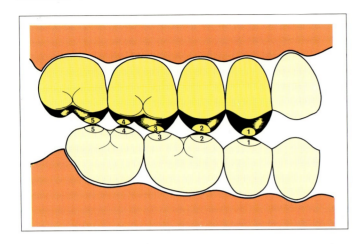

Abb. 323   Die extreme Balancestellung.

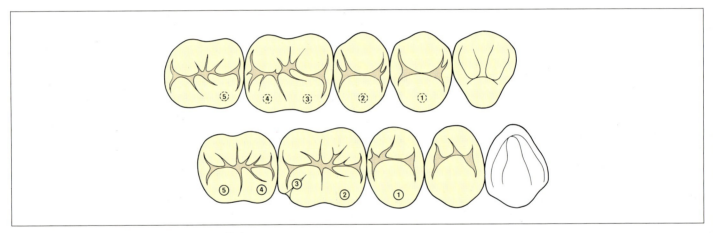

Abb. 324   Kontaktbereiche bei extremer Balance.

gestellt. Die Spitzen der oberen bukkalen Höcker berühren die Spitzen der unteren bukkalen Höcker. Die Spitze des oberen Eckzahnes berührt die Spitze des bukkalen Höckers des unteren 1. Prämolars. Die Spitze des bukkalen Höckers des oberen 1. Prämolars berührt die Spitze des bukkalen Höckers des unteren 2. Prämolars usw. wie in der Zeichnung. Man beachte die leichte Kurve von der Spitze des oberen Eckzahnes zur Spitze des distobukkalen Höckers des oberen 2. Molars.

Kontakte in der Protrusion

In der Protrusion werden die unteren Zähne auf beiden Seiten im gleichen Ausmaß nach vorn geschoben. Die Kontaktbereiche zwischen den Zähnen bei dieser Exkursion (Abb. 321) sind in Abbildung 322 dargestellt. Die Spitze des bukkalen Höckers des unteren 1. Prämolars berührt den oberen Eckzahn vom distalen Randwulst bis zum Rand der lingualen Fläche. Die Spitze des bukkalen Höckers des unteren

Kontakte in der lateralen Balance

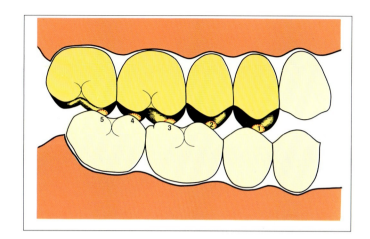

Abb. 325 Die Balancestellung zwischen extremer Balance und RKP.

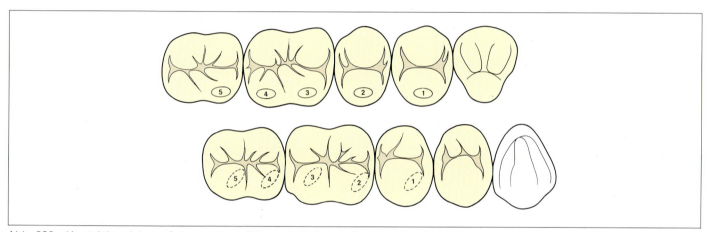

Abb. 326 Kontaktbereiche auf den unteren Zähnen bei einer balancierenden Exkursion.

2. Prämolars berührt den oberen 1. Prämolar vom distalen Randwulst bis zum bukkalen Querwulst.
Im Idealfall berührt die Spitze des lingualen Höckers des oberen 1. Prämolars den unteren 2. Prämolar vom mesialen Randwulst bis zum Rand des lingualen Querwulstes. Die Spitze des lingualen Höckers des oberen 2. Prämolars berührt den unteren 1. Molar vom mesialen Randwulst bis zum Rand des mesiolingualen Querwulstes. Entsprechende Kontakte entstehen an den Molaren in der Protrusion wie in den Skizzen dargestellt (Abb. 321 und 322).

Kontakte in der lateralen Balance

In der lateralen Grenzposition der Balanceseite berühren sich die Spitzen der oberen lingualen Höcker und die Spitzen der unteren bukkalen Höcker wie in Abbildung 323. Die Spitze des lingualen Höckers des oberen 1. Prämolars berührt die Spitze des bukkalen Höckers des unteren 2. Prämolars. Die Spitze des lingualen Höckers des oberen 2. Prämolars berührt die

Das Ausarbeiten einer Artikulation

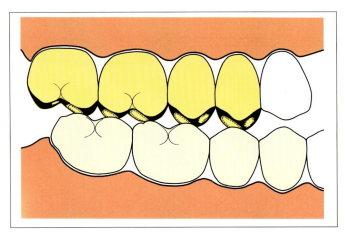

Abbildung 327

Abb. 327   Die Balancestellung zwischen extremer Balance und RKP.

Abb. 328   Kontaktbereiche auf den oberen Zähnen bei einer balancierenden Exkursion.

Abb. 329   Protrusive Stellung und Kontaktbereiche an den oberen und unteren ersten Molaren.

Abb. 330   Die Balancestellung und Kontaktbereiche an den oberen und unteren ersten Molaren.

Spitze des mesiobukkalen Höckers des unteren 1. Molars. An den Höckern der Molaren entstehen entsprechende Kontakte (Abb. 323 und 324).
Abbildung 325 zeigt die Höckerrelation, wenn sich der Unterkiefer genau zwischen zentrischer Relation und vollständig lateraler Balancestellung befindet. Kontakte entstehen zwischen den Spitzen der lingualen Höcker der oberen Zähne und den mesiolingualen Flächen zwischen den mesialen Randwülsten und den Rändern der Querwülste der unteren bukkalen Höcker (Abb. 326). Die Spitze des lingualen Höckers des oberen 1. Prämolars berührt z. B. den unteren 2. Prämolar vom Rand des Querwulstes des bukkalen Höckers bis zum mesialen Randwulst im Bereich in Abbildung 326, wenn der Patient den Unterkiefer aus der extrem lateralen Balancestellung in die zentrische Relation bewegt. Die übrigen oberen lingualen Höckerspitzen entwickeln entsprechende Kontakte mit den Bereichen der unteren Zähne (Abb. 326).
Während die Kontakte aus Abbildung 326 entstehen, gibt es zusätzliche Balancekontakte zwischen den Spitzen der unteren bukkalen Höcker und den distobukkalen Bereichen der lingualen Höcker der oberen Zähne (Abb. 327). So berührt z. B. die Spitze des bukkalen Höckers des unteren 2. Prämolars den Bereich zwischen dem distalen Randwulst und dem Querwulst des lingualen Höckers des oberen 1. Prämolars (Abb. 328). Die übrigen unteren bukkalen Höckerspitzen haben entsprechende Kontakte mit den entsprechenden Bereichen der oberen lingualen Höcker (Abb. 328).

Kontaktbereiche am mesiolingualen Höcker des oberen 1. Molars

Der mesiolinguale Höcker des oberen 1. Molars ist wahrscheinlich der wichtigste Höcker der Artikulation. In seiner Funktion unterscheidet er sich etwas von den anderen oberen lingualen Höckern, und er soll deshalb getrennt besprochen werden.
Bei der Protrusion berührt die Spitze des mesiolingualen Höckers des oberen 1. Molars den distobukkalen Höcker des unteren 1. Molars (Abb. 329).
In der balancierenden Exkursion bewegt sich dieselbe Spitze des mesiolingualen Höckers des oberen 1. Molars durch die Fossa zwischen dem bukkalen und distobukkalen Höcker und berührt dabei die Seiten dieser Fossa (Abb. 330).

Arbeitsseitige Kontakte

Arbeitsseitige Kontakte (Abb. 331) entstehen zwischen den mesialen und distalen Abhängen der oberen bukkalen Höcker und den mesialen und distalen Abhängen der unteren bukkalen Höcker. Die Abhänge der unteren befinden sich in der Tat auf den bukkalen Flächen der Höcker; die Abhänge der oberen

Kontakte in der lateralen Balance

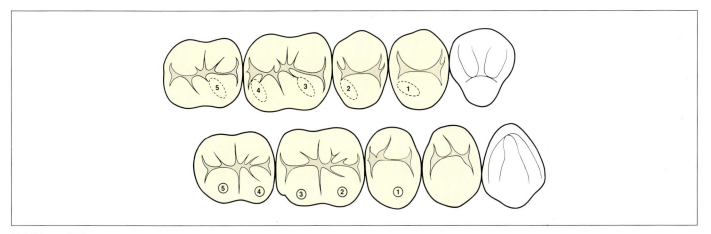
Abbildung 328

Abbildung 329

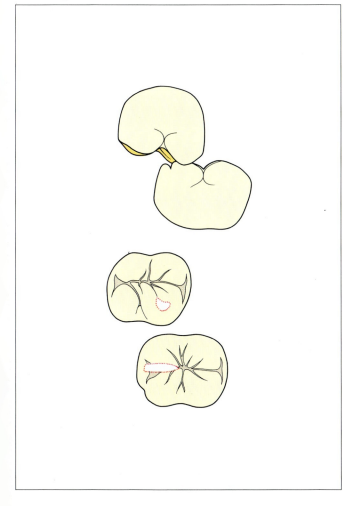

Abbildung 330

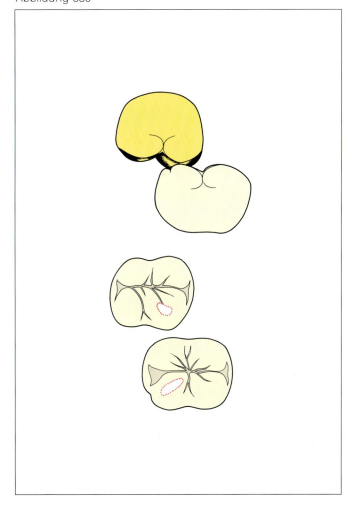

167

Das Ausarbeiten einer Artikulation

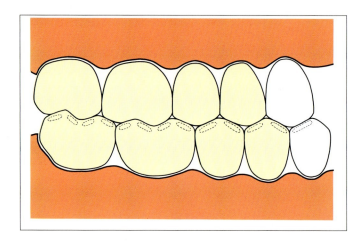

Abb. 331 Arbeitsseitige Stellung der oberen und unteren Zähne.

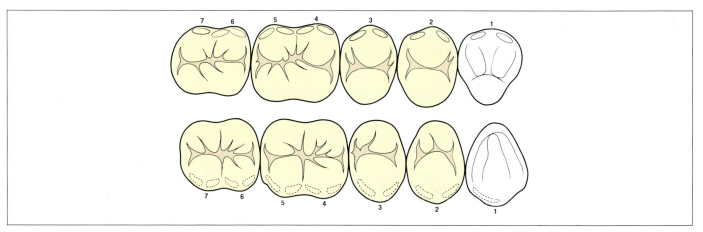

Abb. 332 Die bukkalen Kontaktbereiche der Arbeitsseite.

bukkalen Höcker befinden sich dagegen auf den lingualen Flächen der oberen bukkalen Höcker (Abb. 332). So berührt z. B. der mesiobukkale Abhang des unteren 1. Prämolars die distolinguale Fläche des oberen Eckzahnes (Abb. 331 und 332). Der distobukkale Abhang des unteren 1. Prämolars berührt die mesiolinguale Fläche des bukkalen Höckers des oberen 1. Prämolars. Die übrigen mesialen und distalen Abhänge der oberen Höcker haben entsprechende Kontakte mit den unteren bukkalen Höckerabhängen (Abb. 331 und 332).

In der arbeitsseitigen Okklusion haben die mesialen und distalen Abhänge der oberen und unteren lingualen Höcker Kontakt (Abb. 333). So berührt z. B. die linguale Fläche des mesialen Abhangs des lingualen Höckers des oberen 1. Prämolars die bukkale Fläche des distalen Abhangs des unteren 1. Prämolars (Abb. 334). Entsprechend berühren die lingualen Flächen der mesialen und distalen Abhänge der oberen lingualen Höcker die bukkalen Flächen der mesialen und distalen Abhänge der lingualen Höcker der unteren Zähne (Abb. 333 und 334).

Kontakte in der lateralen Balance

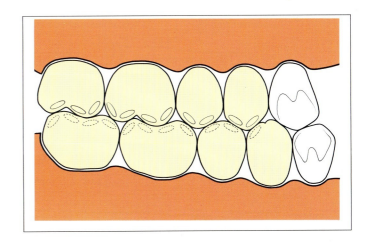

Abb. 333 Arbeitsseitige Stellung der oberen und unteren Zähne von lingual.

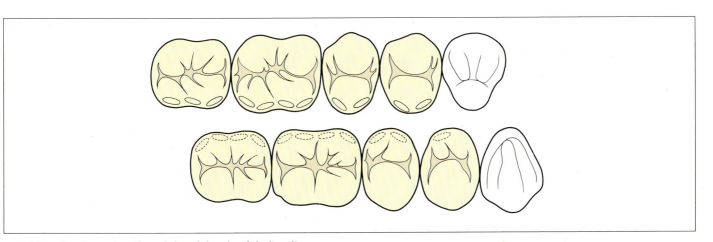

Abb. 334 Die lingualen Kontaktbereiche der Arbeitsseite.

RKP-Kontakte

Die RKP-Kontakte sind die wichtigsten Kontakte; sie sollen in der am weitesten geschlossenen Kieferstellung erfolgen. Die Spitzen der oberen lingualen Höcker berühren die Randwülste zwischen den unteren Zähnen, mit Ausnahme der mesiolingualen Höckerspitzen der Molaren, die die mittlere Fossa der unteren Molaren berühren. Die Spitzen der unteren bukkalen Höcker berühren die Randwülste zwischen den oberen Zähnen, mit Ausnahme der distobukkalen Höcker der unteren Molaren, die die mittlere Fossa der oberen Molaren berühren (Abb. 335 und 336). So berührt z. B. die Spitze des lingualen Höckers des oberen 1. Prämolars die Randwülste des unteren 1. und 2. Prämolars. Die Spitze des bukkalen Höckers des unteren 1. Prämolars berührt dagegen die Randwülste des oberen Eckzahnes und des 1. Prämolars. Entsprechende Kontakte entstehen zwischen den Spitzen der oberen lingualen Höcker und deren Kontaktbereichen auf den unteren Zähnen und zwischen den Spitzen der unteren bukkalen Höcker und den oberen Zähnen (Abb. 335 und 336).

Das Ausarbeiten einer Artikulation

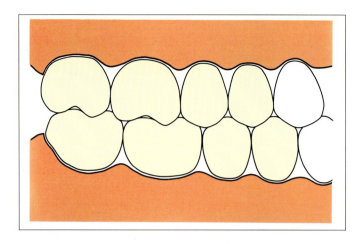

Abb. 335   RKP der oberen und unteren Seitenzähne.

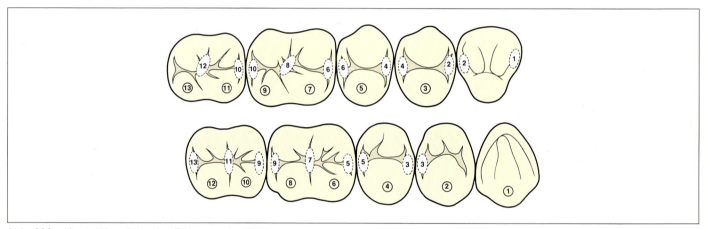

Abb. 336   Kontaktbereiche der Zähne in der RKP.

Herstellung der Frontzahnrelation für eine ausgewogene Artikulation

In den meisten Fällen werden die Frontzähne überarbeitet, nachdem die Artikulation im Seitenzahnbereich geschaffen wurde. Das bedeutet, daß die Seitenzahnrestaurationen bereits gegossen, anprobiert, remontiert und eingeschliffen worden sind. Remontage und Einschleifen wurden u. U. mehrmals wiederholt. Die Frontzähne kommen also erst an die Reihe, wenn die Seitenzahnrestaurationen ihre endgültige Gestalt erhalten haben. Vielleicht müssen die Frontzähne nur leicht eingeschliffen und poliert werden, vielleicht benötigen aber auch alle Frontzähne stiftverankerte Halbkronen oder vollständige Jacketkronen. In den meisten Fällen müssen auch die Eckzähne behandelt werden.

Je nach den Erfordernissen des Einzelfalles gibt es verschiedene Möglichkeiten zur Gestaltung von Frontzahnrestaurationen. Stiftverankerte Halbkronen können direkt im Mund modelliert werden, oder man fertigt ein Meistermodell an und montiert es im Artikulator, um die lingualen Flächen zu gestalten.

Die lingualen Flächen müssen so geformt werden, daß sie mit der Höhe der Seitenzahnhöcker harmonieren. Wenn möglich, soll in zentrischer Relation ein leichter Kontakt entstehen. Die lingualen Flächen sollen gleichmäßigen Kontakt behalten, während die Seitenzähne aus der zentrischen Relation heraus die verschiedenen Exkursionen ausführen. Wenn die Frontzähne sich ihrer Inzisalstellung nähern, sollen sie sich gut berühren, ohne daß die Seitenzähne irgendeine Führung ausüben. Dadurch ist eine Inzision ohne Interferenzen im Seitenzahnbereich gewährleistet.

Sind als Restaurationen Verblendkronen vorgesehen, müssen diese auf dem Artikulator modelliert werden. Dazu sind Meistermodelle aus Gips oder eine Kombination aus Gips und Metallstümpfen erforderlich. Neben den lingualen Konturen müssen auch die labialen und approximalen Konturen allen Aufgaben des Parodontiumschutzes gerecht werden. Nachdem die Kronen fertig in Wachs modelliert sind, folgt die Adaptation der Ränder. Anschließend werden die Fenster angelegt.

Werden die Frontzähne aus Porzellan hergestellt, ist es ratsam, die Jackets nach dem Biskuitbrand im Mund anzuprobieren und die Artikulation zu korrigieren. Natürlich könnte man die Jackets in diesem Zustand remontieren und beschleifen, aber dabei besteht immer Bruchgefahr. In der Regel dauert es nur wenige Minuten, um die notwendigen Korrekturen im Mund vorzunehmen, ehe der Schlußbrand erfolgt.

Im manchen Fällen stehen die oberen Frontzähne deutlich über die unteren vor. Wenn möglich, soll die linguale Fläche der oberen Frontzähne überhöht werden, um einen Kontakt herzustellen. Bei zu großem horizontalen Überbiß gelingt es in manchen Fällen, die oberen Frontzähne zu retrahieren. Dies ist gewöhnlich bei aufgefächerten oberen Frontzähnen angezeigt. Lassen sie sich aber nicht retrahieren, und ist ein lingualer Kontakt nicht möglich, kann man diese Zähne unverändert belassen, wenn der Patient Inzisalkontakt herstellen und sie normal gebrauchen kann. Bei fehlendem lingualen Kontakt und ungenügender protrusiver Funktion besteht als letzter Ausweg die Möglichkeit, die oberen sechs Frontzähne mit stiftverankerten Halbkronen oder Verblendkronen zu verblocken. Damit läßt sich in der Regel der Kontakt mit den Eckzähnen herstellen, und durch die Verblockung bleiben die vier Schneidezähne an der richtigen Stelle.

Die Eckzähne sind von großer Bedeutung, und ihre Artikulation verlangt besondere Maßnahmen. Wegen seiner exponierten Lage im Zahnbogen fungiert der Eckzahn bei den Kaubewegungen als Führung. Mit Hilfe seines propriorezeptiven Mechanismus wird der Spielraum der funktionalen Unterkieferbewegungen eingegrenzt. Der Eckzahn hat von allen Zähnen die längste und stärkste Wurzel. Vorausgesetzt, der Stützapparat ist gesund, darf der Eckzahn in den Exkursionen einen etwas kräftigeren Kontakt aufweisen als die bukkalen Höcker der Seitenzähne. Dadurch kann der propriorezeptive Mechanismus des Eckzahnes die Seitenzähne vor einer Fehlfunktion bewahren. Weist der Eckzahn jedoch einen parodontalen Befund auf, was häufig der Fall ist, dann traut man ihm besser nicht mehr als seinen normalen Anteil an der Funktion zu. Da alle Zähne gleichmäßig beansprucht werden, hoffen wir, daß sie länger erhalten werden können.

Bis jetzt sind wir vom Idealfall ausgegangen, bei dem die Zähne gut angeordnet sind und Onlay-Präparationen aufweisen. Häufig haben wir es jedoch mit Patienten zu tun, deren Zähne schlecht aufeinander ausgerichtet sind und bei denen außerdem noch unbezahnte Bereiche vorhanden sind.

Bei unbezahnten Bereichen bauen wir das Wachs einfach bis zur Höhe der Nachbarzähne auf und verleihen ihm eine Zahnform. Aufwachsen und Modellieren unterscheiden sich nicht von dem bei natürlichen Zähnen üblichen Vorgehen.

Bei Vollkronen sind wir mit dem Problem der bukkalen und lingualen Konturen konfrontiert. Dazu trägt man am besten eine dünne Schicht Wachs auf die gesamte Krone auf. Beim Entwickeln der Höcker können wir entscheiden, welche Form die Krone bekommen soll, um das Parodontium möglichst gut zu schützen.

Die Entwicklung der Artikulation bei Vollkronen hat Vor- und Nachteile. Ein Vorteil besteht darin, daß wir die Höcker leichter verdrehen können, ohne daß zuviel Metall sichtbar wird. Außerdem können wir die Höcker besser verteilen, so daß die Restaurationen natürlicher wirken. Andererseits fällt die Entscheidung schwerer, wie der vorhandene Raum am besten vertikal und mesiodistal verteilt wird.

Dies sind einige der Probleme, die auftreten können. Wenn man alle Möglichkeiten beschreiben wollte, brauchte man mehrere Leben. Jeder Einzelfall wirft andere Probleme auf, die sich am besten durch ein vernünftiges Urteil lösen lassen, das auf den Richtlinien der Artikulation und auf eigener Erfahrung aufbaut. Selbst einem Zahnarzt mit langjähriger Erfahrung kann es passieren, daß nach dem Aufwachsen das gesamte Konzept verändert werden muß. Und dann kommt es durchaus vor, daß zum Schluß das gleiche Ergebnis entstanden ist wie beim ersten Mal! Es ist einfach unmöglich, von vornherein zu erkennen, wie die Höcker aussehen werden. Jeder Fall stellt einen Kompromiß dar, da der Idealfall nie behandelt werden muß. Um aber den vernünftigsten Kompromiß eingehen zu können, müssen wir mit allen Einzelheiten des idealen Falles vertraut sein.

Wenn wir mit der Artikulation zufrieden sind, die wir auf den Meistermodellen entwickelt haben, müssen wir die Wachsschablonen zerteilen und auf Einzelstümpfe übertragen, um die Ränder endgültig adaptieren zu können. Bei diesem Arbeitsgang erkennen wir, wie wichtig gut isolierte Modelle sind, damit man die Wachsschablonen bruchlos zerteilen und abnehmen kann.

Bei unbezahnten Bereichen fertigt man einen Gipsindex an, so daß die Kontur erhalten bleibt, während das Wachs von unten modelliert wird. Da die Kauflächen dünn sein müssen, verbiegen oder brechen sie leicht, während wir die Schichtdicke in Wachs verringern. Hätten wir keine Gipsmatrize zur Wiederherstellung der Modellation, hätte dies katastrophale Auswirkungen.

Nach der Abnahme der Wachsschablonen von den Meistermodellen müssen sie sorgfältig auf die Einzelstümpfe übertragen werden. Je sorgfältiger man dabei vorgeht, desto weniger Korrekturen sind später an den Gußstücken nach der Remontage nötig. Die Ränder werden vorsichtig adaptiert und die Kontaktpunkte anhand der Quadrantenmodelle angelegt.

Damit die vielen Stunden nicht umsonst waren, in denen wir die Artikulation bisher entwickelt haben, ist nun ein exaktes Einbettungs- und Gießverfahren erforderlich.

Entwicklung einer front- und eckzahngeführten Artikulation nach Stallard, Stuart und Thomas

Um 1950 begannen einige der ursprünglichen Befürworter der ausgewogenen Okklusion diese in Frage zu stellen. Unter Verwendung der Erkenntnisse von Shaw und D'Amico empfahlen Stuart und Stallard statt dessen die Höcker-Fossa-Relation und die front- und eckzahngeführte Okklusion.

Von Anfang bis heute gab es zahlreiche richtige und falsche Interpretationen dieses Konzeptes. Letztere erklären sich teilweise daraus, daß die ursprünglichen Konzepte in mancher Hinsicht verändert wurden. Diese Fehlinterpretationen haben leider zu beträchtlicher Verwirrung geführt.

Bei der Erstellung des vorliegenden Lehrbuchs wurde alles unternommen, um Mißverständnisse auszuräumen und die neueren Konzepte zu erklären. Ein großer Teil der Angaben wurde direkt von Stallard, Stuart und Thomas übernommen. Die Beobachtungen beruhen auf der Erfahrung der praktischen Behandlung.

In den ersten zwanzig Jahren meiner zahnärztlichen Tätigkeit verließ ich mich auf das Konzept der ausgewogenen Okklusion. Ein Großteil der Behandlungen verlief sehr erfolgreich. Die Patienten fühlten sich danach wohl, der parodontale Befund besserte sich, Kiefergelenkbeschwerden verschwanden. In einem kleinen Prozentsatz der Fälle hielt der Erfolg drei bis fünf Jahre an; dann traten die ersten Probleme auf. Es zeigte sich eine Disharmonie zwischen zentrischer Relation und HIKP, also genau das, was wir von Anbeginn zu behandeln suchten. Wir konnten uns dieses Phänomen nicht anders erklären, als daß wir nicht alle Arbeitsgänge der Rekonstruktion exakt ausgeführt hatten.

Stuart und seine Mitarbeiter berichteten von etwas anderen Erfahrungen. Sie behaupteten, daß in den meisten Fällen eine Behandlung in Richtung auf eine ausgewogene Okklusion ohne Erfolg blieb. Sie führten dies auf übermäßige Abrasion zurück, in deren Folge die fein artikulierten Kauflächen sofort traumatisiert wurden.

Eine ausgewogene Okklusion kann in manchen Fällen noch andere unerwünschte Auswirkungen bzw. Eigenschaften haben:

- Die Höcker-Fossa-Relation ist nur bei einigen Molarenkontakten vorhanden.
- Die Höcker der Prämolaren tauchen in die gegenüberliegenden Interdentalräume ein, wodurch die Gefahr einer Verdrängung und Wanderung von Zähnen besteht.
- Die Zahnkontakte sind großräumig und die Kauflächen breit.
- In einer derart straff organisierten Okklusion bewirken geringe Veränderungen eine sofort auffällige Diskrepanz.
- Fehler in der ausgewogenen Okklusion sind falsche Maßnahmen, nicht etwa Unterlassungen.
- Bei einer ausgewogenen Okklusion ist die Inzision häufig mit Problemen verbunden.
- Um die Okklusion vollkommen ausbalancieren zu können, muß die vertikale Dimension u. U. in bedrohlichem Ausmaß vergrößert werden.

Stallard schreibt 1954 in einer Arbeit mit dem Titel „The Good Mouth" folgendes: „Vermutlich haben die Parodontologen mit ihrer klinischen Erfahrung gar nicht so unrecht, wenn sie die Anwendung des Prinzips der ausgewogenen Okklusion auf natürliche Zähne nicht nur als unnötig, sondern sogar als gefährlich erachten. Genau wie manche Zahnärzte, die Rekonstruktionen vornehmen, berichten sie von den Klagen mancher Patienten, deren Okklusion ausbalanciert wurde: Beim lateralen Kauen würde die Schließbewegung durch die hohen lingualen Höcker der oberen Prämolaren behindert."

Dies stellt aber offensichtlich ein Eingeständnis dar, daß diese Fälle nicht richtig behandelt wurden. In einer richtig balancierten Artikulation kann es nicht vorkommen, daß Höcker interferieren (fouling). Dies deutet vielmehr darauf hin, daß der Fall nicht balanciert ist. Die von Stuart und Stallard empfohlene Höcker-Fossa-Relation ist wahrscheinlich der größte Trumpf ihres Konzeptes. Damit wird eindeutig das Auffächern von Zähnen verhindert, wie es bei einer balancierten Okklusion passieren kann, wenn die Höcker in die Interdentalräume ragen. Damit wird auch jegliche Hebelwirkung der Höcker in diesen Bereichen verhindert. Durch die Höcker-Fossa-Relation werden die oberen und unteren Komponenten stabilisiert, wobei die maximale Abstützung in zentrischer Relation in Richtung der Längsachsen der Zähne erfolgt. Die auftretenden Belastungen liegen eindeutig näher an diesen Längsachsen.

Die Zahnkontakte sind eng begrenzt, wodurch die Nahrung besser durchdrungen wird. Da die Höckerspitzen nicht auf glatte Flächen auftreffen (weder auf die Fossa-Basis noch auf breite Kauflächen), ist die Gefahr einer raschen Abnützung viel geringer. Damit ist eine eingebaute Toleranz möglich.

Wenn die Frontzähne nicht vollkommen mit den Seitenzähnen ausbalanciert sind, ist die Inzisalfunktion viel besser. Damit wird möglicherweise auch das Bruxieren verhindert.

Die Bedeutung des Eckzahnes wird ins rechte Licht gerückt. Es ist keine Hubwirkung, sondern ein propriorezeptiver Schutzmechanismus, durch den der Unterkiefer exakt plaziert wird, wenn er sich den oberen Zähnen so weit genähert hat, daß der erste Kontakt erfolgt. Der Zeitpunkt der Bennett-Bewegung — d. h. die Geschwindigkeit, mit der der Unterkiefer seitwärts rückt, während sich der balanceseitige Kondylus nach vorn schiebt — muß mit großer Sorgfalt in die Eckzahnrestauration eingebaut werden. Die Disklusion der Seitenzähne durch den Eckzahn erfolgt durch Führung und nicht durch Hebelwirkung. Im Rahmen des Kauvorgangs muß ein zyklischer Bewegungsablauf möglich sein.

Der Kauapparat wird viel effektiver, wenn die Rand-, Quer- und Schrägwülste so angeordnet sind, daß sie eine Scherwirkung haben. Damit erfordert das Zerkleinern der Nahrung einen geringeren Kraftaufwand.

In den folgenden zwanzig Jahren meiner zahnärztlichen Tätigkeit rekonstruierte ich nach dem Höcker-Fossa-Konzept, das. m. E. dem Konzept der ausbalancierten Okklusion weit überlegen ist.

Anhand der Fälle, die wir früher mit einer front- und seitenzahngestützten Okklusion versehen hatten, haben wir einige interessante Erkenntnisse gewonnen:

- Mit schwachen Eckzähnen kann ebenfalls eine Disklusion bewirkt werden.
- Mit Eckzahnbrückengliedern kann eine Disklusion bewirkt werden.

Die Disklusion stellt keine mechanische Trennung der Seitenzähne dar, sondern vielmehr einen propriorezeptiven Vorgang. Während sich die Eckzähne einander nähern, heben die Seitenzähne ab, um den Kauvorgang zu beginnen. Wenn die Eckzähne fehlen und das Eckzahnbrückenglied am Prämolaren und am seitlichen Schneidezahn befestigt ist, erfolgt die Propriorezeption über die Stützzähne.

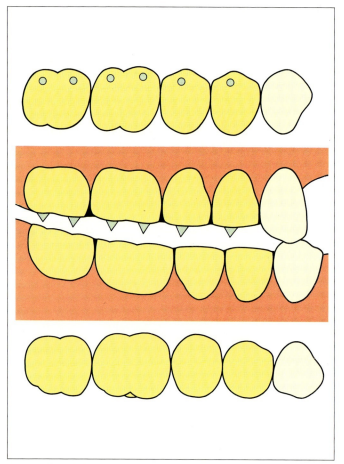

Abb. 337 Plazierung der bukkalen Höckerspitzen der oberen Zähne. Jede Höckerspitze wird sorgfältig plaziert, damit sie die richtige Höhe sowie die korrekte Lage in mesiodistaler und bukkolingualer Richtung hat (vgl. Text).

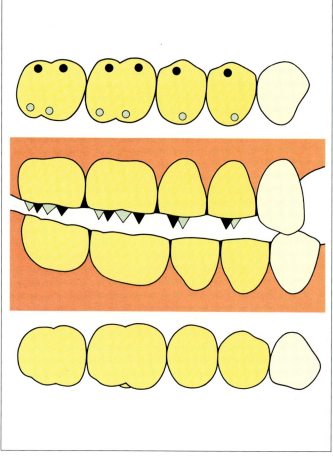

Abb. 338 Lage und Höhe der oberen lingualen Höckerspitzen werden sorgfältig gewählt. (Vgl. Text bezüglich genauer Lage und Beziehung zu den anderen Höckern.)

Eine Disklusion im „mechanischen" Sinne liegt vor, wenn wir eine Artikulation durch Testexkursionen im Mund oder auf dem Artikulator beobachten. Patienten kauen bei versuchsweisen Exkursionen nicht.
Aus allen oben genannten Gründen und wegen der Tatsache, daß die Patienten sich ihrer Zähne nicht bewußt sind, wenn sie so behandelt sind, empfehle ich die Höcker-Fossa-Okklusion ohne irgendwelche Vorbehalte.

Einstellung der Frontzahnführung

Modelle der präparierten Zähne werden auf dem eingestellten Artikulator montiert. Das Verhältnis der oberen zu den unteren Zähnen wird eingehend untersucht, damit man am Artikulator die Frontzahnführung entsprechend einstellen kann.
Befinden sich die Frontzähne in idealer Anordnung (was selten vorkommt), wird die Frontzahnführung so eingestellt (oder eingeschliffen, wenn ein Kunststofftisch verwendet wird), daß sich die Frontzähne in den verschiedenen Exkursionen gerade eben berühren. Der Sinn der Frontzahnführung am Artikulator be-

steht darin, daß die Frontzahnrelation auf den Modellen erhalten bleibt, damit die Frontzähne beim Aufwachsen nicht abradiert werden.

Wenn die Eckzähne restauriert werden müssen (was gewöhnlich der Fall ist), wird die Relation des oberen Eckzahnes zum unteren Eckzahn und 1. Prämolar durch den horizontalen und vertikalen Überbiß der Schneidezähne bestimmt. Um die Frontzahnführung leichter einstellen zu können, kann man den Eckzahnkontakt aufwachsen. Der Eckzahn wird in der Regel restauriert, nachdem die Seitenzahnrestaurationen eingepaßt und eingeschliffen worden sind. Dadurch muß der Eckzahn zum Schluß weniger korrigiert werden.

In jedem Fall ist es die Aufgabe einer front- und eckzahngestützten Artikulation, daß der obere Eckzahn den Unterkiefer in den lateralen und protrusiven Exkursionen durch seinen propriorezeptiven Reflex führt, der durch den Kontakt des oberen Eckzahnes mit dem unteren Eckzahn und dem 1. Prämolar ausgelöst wird. Sobald eine laterale oder protrusive Exkursion beginnt, diskludieren die Seitenzähne.

Die Vorgehensweise, die im folgenden beschrieben werden soll, beruht auf den Anweisungen von Dr. Thomas, die er im November 1959 auf dem Wasatch Dental Seminar dargelegt hat, sowie auf einer speziellen Vorführung, die Dr. Stuart am 16. März 1960 in meiner Praxis abgehalten hat.

Die Modelle werden mit einem guten Trennmittel wie z. B. Microfilm[1] oder Slikdie[2] isoliert.

Auf die präparierten oberen Zähne wird eine dünne Schicht Wachs aufgetragen und approximal so verbunden, daß die Schablonen während der kommenden Maßnahmen nicht verrutschen können. Zu diesem Zeitpunkt befindet sich auf den präparierten unteren Zähnen kein Wachs.

Anordnung der oberen bukkalen Höckerkegel

Die richtige Anordnung der Höckerspitzen ist der erste Schritt auf dem Weg zu einer front- und eckzahngeführten Okklusion. Dieser Arbeitsgang ist äußerst wichtig; er muß daher sorgfältig und überlegt ausgeführt werden.

Mit einem feinen Spatel, einer Sonde oder einer College-Zange trägt man das Wachs in sehr kleinen Portionen auf. Wir beginnen damit, daß wir ein bißchen Wachs auf die oberen bukkalen Höckerspitzen auftragen — zuerst auf dem 1. Prämolar und dann bis zum letzten Molar.

Die oberen bukkalen Höckerspitzen müssen in bukkolingualer und mesiodistaler Richtung korrekt plaziert werden und die richtige Höhe haben (Abb. 337).

Richtige bukkolinguale Stellung: Dabei berücksichtigen wir die unteren bukkalen Höcker und planen einen normalen bukkalen Überbiß ein.

Richtige Höhe: Eine leichte Spee-Kurve kann nach Augenmaß angelegt werden. Eine andere Möglichkeit besteht darin, die anterior-posteriore Krümmung mit einer Flagge und einem Greifzirkel zu ermitteln. Mit der Scharnierachse als Mittelpunkt und einem passenden Radius schlägt man einen Kreisbogen auf dem Klebeband der Flagge. Ein zweiter Kreis mit demselben Radius, jedoch mit der Schneidekante der oberen Frontzähne als Mittelpunkt, wird konstruiert. Mit dem Schnittpunkt der beiden Kreise als Mittelpunkt und einem Radius, der bis zur Eckzahnspitze reicht, läßt sich ein passender Bogen konstruieren. Möglicherweise muß man den Mittelpunkt auf der Flagge entlang dem Kreis um die Scharnierachse verschieben. Hierbei handelt es sich um eine näherungsweise Erzeugung einer leichten Spee-Kurve.

Mesiodistale Stellung: Dazu schiebt man den Artikulator so, daß die untersuchte Seite zur Arbeitsseite wird. Die bukkalen Höckerspitzen des oberen Prämolars müssen mit genügend Abstand distal an den vorgestellten unteren bukkalen Höckern vorbeiwandern. Die bukkalen Höcker der oberen Molaren müssen sich durch die Interdentalräume zwischen den vorgestellten unteren bukkalen Höckern der Molaren bewegen.

Die Höhe und Stellung der oberen bukkalen Höckerspitzen müssen nun daraufhin überprüft werden, ob sie auch dann nicht mit den vorgestellten unteren bukkalen Höckern interferieren, wenn der Artikulator in die protrusive und lateralprotrusive Relation bewegt wird.

Anordnung der oberen lingualen Höckerkegel

Die linguale Höckerspitze des oberen 1. Prämolars wird so plaziert, daß sie in die vorgestellte distale Fossa des unteren 1. Prämolars trifft. Die Höckerspitze muß etwas kürzer sein als die obere bukkale Höckerspitze.

Die linguale Höckerspitze des oberen 2. Prämolars

[1] Sybron/Kerr, Romulus, Michigan 48174.
[2] Slaycris Laboratory, Portland, Oregon.

Das Ausarbeiten einer Artikulation

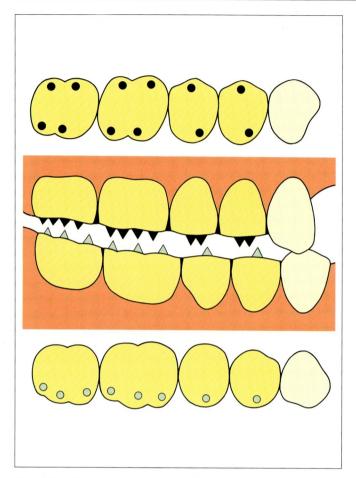

Abb. 339 Die unteren bukkalen Höckerspitzen (grün) werden exakt plaziert und auf richtige Höhe überprüft. Ihre Relation in Bezug zu den bereits geschaffenen oberen Höckern ist von größter Bedeutung (vgl. Text).

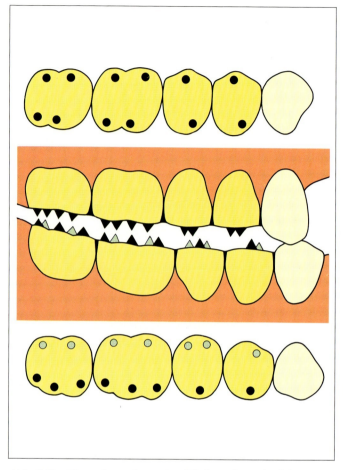

Abb. 340 Die unteren lingualen Höckerspitzen (grün) werden exakt plaziert und auf richtige Höhe überprüft. Ihre Relation in Bezug zu den bereits geschaffenen Höckern ist von größter Bedeutung (vgl. Text).

wird so plaziert, daß sie in die vorgestellte distale Fossa des unteren 2. Prämolars trifft. Sie ist ungefähr genauso hoch wie die obere bukkale Höckerspitze.
Die mesiolinguale Höckerspitze des oberen 1. Molars wird so plaziert, daß sie in die vorgestellte zentrale Fossa des unteren 1. Molars trifft. Von bukkal betrachtet scheint diese Höckerspitze zwischen den bukkalen Höckerspitzen des oberen 1. Molars zu liegen. Sie ist etwas länger als die bukkalen Höckerspitzen.
In arbeitsseitiger Relation bewegt sich die mesiolinguale Höckerspitze des oberen 1. Molars zwischen den vorgestellten lingualen Höckerspitzen des unte-

ren 1. Molars hindurch. In balanceseitiger Relation bewegt sich die mesiolinguale Höckerspitze zwischen der vorgestellten bukkalen und distobukkalen Höckerspitze des unteren 1. Molars hindurch. In protrusiver und lateral protrusiver Relation berührt sie die vorgestellten Höckerspitzen des unteren 1. Molars nicht.
Die distolinguale Höckerspitze des oberen 1. Molars wird so plaziert, daß sie in die vorgestellte distale Fossa des unteren 1. Molars trifft. Sie ist etwas kürzer als die mesiolinguale Höckerspitze desselben Zahnes.
In arbeitsseitiger Relation bewegt sich diese Höckerspitze distal an der vorgestellten distalen Höckerspit-

ze des unteren 1. Molars vorbei. In protrusiver und lateral protrusiver Relation berührt sie die vorgestellte mesiolinguale Höckerspitze des nächsten Molars nicht. In balanceseitiger Relation berührt sie die vorgestellte mesiobukkale Höckerspitze des nächsten Molars nicht.
Die mesiolinguale und die distolinguale Höckerspitze des oberen 2. Molars werden genauso angeordnet wie die entsprechende Höckerspitze des oberen 1. Molars.
Bevor wir zu den präparierten unteren Zähnen kommen, überprüfen wir die oberen Höckerspitzen. Es muß eine stetige Kurve anterior-posterior (die Spee-Kurve) und eine glatte bukkolinguale Kurve von einer Seite zur anderen (die Wilson-Kurve) erkennbar sein. Notwendige Veränderungen sind durchzuführen (Abb. 338).

Anordnung der unteren bukkalen Höckerkegel

Auf die präparierten Zähne wird eine dünne Wachsschicht aufgetragen und approximal verbunden, um ein Verrutschen zu verhindern.
Die bukkale Höckerspitze des unteren 1. Prämolars wird so plaziert, daß sie in die vorgestellte mesiale Fossa des oberen 1. Prämolars trifft (Abb. 339). Distal zum oberen Eckzahn muß noch soviel Platz sein, daß der mesiale Randwulst des oberen 1. Prämolars vor der bukkalen Höckerspitze des unteren 1. Prämolars plaziert werden kann. Die Länge der Höckerspitze des unteren 1. Prämolars wird überprüft, indem man den Artikulator in die protrusive und lateral protrusive Relation bewegt. Diese Höckerspitze muß mit dem oberen Eckzahn in der Protrusion einen Balancekontakt bilden. In der arbeitsseitigen Relation muß sie sich berührungsfrei mesial an der Höckerspitze des oberen 1. Prämolars vorbeibewegen.
Die Höckerspitze des unteren 2. Prämolars wird so plaziert, daß sie in die vorgestellte mesiale Fossa des oberen 2. Prämolars paßt. In protrusiver und lateral protrusiver Relation berührt sie die Höckerspitze des oberen 1. Prämolars nicht. In der balanceseitigen Relation befindet sie sich auf Distanz unterhalb der lingualen Höckerspitze des oberen 1. Prämolars. In der arbeitsseitigen Relation bewegt sie sich berührungsfrei mesial an der bukkalen Höckerspitze des oberen 2. Prämolars vorbei.
Die mesiobukkale Höckerspitze des unteren 1. Molars wird so plaziert, daß sie in die vorgestellte mesiale Fossa des oberen 1. Molars trifft. Das bedeutet, daß sie sich weit genug distal befinden muß, um vor ihr Platz für den mesialen Randwulst des oberen 1. Molars zu haben. Die mesiobukkale Höckerspitze des unteren 1. Molars darf in keiner Stellung mit irgendeiner Höckerspitze der oberen Zähne Kontakt haben.

In arbeitsseitiger Okklusion befindet sich diese Höckerspitze mesial von der mesiobukkalen Höckerspitze des oberen 1. Molars.
Die bukkale Höckerspitze des unteren 1. Molars wird so plaziert, daß sie in die zentrale Fossa des oberen 1. Molars trifft. Diese Spitze hat in keiner Stellung mit den oberen Höckerspitzen Kontakt. In arbeitsseitiger Relation bewegt sich die mesiobukkale Höckerspitze des oberen 1. Molars zwischen der mesiobukkalen und der bukkalen Höckerspitze des unteren 1. Molars hindurch. In der balanceseitigen Stellung befindet sich die mesiolinguale Höckerspitze des oberen 1. Molars distal zur bukkalen Höckerspitze des unteren 1. Molars.
Die distobukkale (5.) Höckerspitze des unteren 1. Molars wird so plaziert, daß sie in die vorgestellte distale Fossa des oberen 1. Molars trifft. Für den zu entwickelnden distalen Randwulst des oberen 1. Molars muß hinter dem neu plazierten distobukkalen Höcker des oberen 1. Molars Platz sein.
In allen Stellungen werden die gegenüberliegenden Höckerspitzen nicht berührt. In der arbeitsseitigen Relation befindet sich die distobukkale Höckerspitze des oberen 1. Molars zwischen der bukkalen und der distobukkalen Höckerspitze des unteren 1. Molars. In der balanceseitigen Stellung befindet sich die mesiolinguale Höckerspitze des oberen 1. Molars zwischen der bukkalen und der distobukkalen des unteren 1. Molars.
Die bukkalen Höckerspitzen des unteren 2. Molars werden genauso wie die des unteren 1. Molars plaziert.

Anordnung der unteren lingualen Höckerkegel
(Abb. 340)

Die linguale Höckerspitze des unteren 1. Prämolars ist klein und liefert einen lingualen Punkt für den lingualen Randwulst. In der arbeitsseitigen Stellung liegt diese Höckerspitze mesial zur lingualen Höckerspitze des oberen 1. Prämolars.

Das Ausarbeiten einer Artikulation

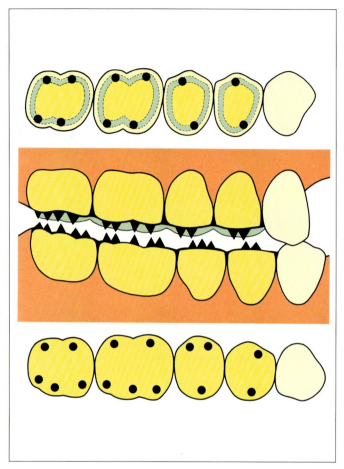

Abb. 341 Die oberen Randwülste (grün) werden zwischen den einzelnen Höckerspitzen geschaffen; sie haben eine eindeutige Relation zu den unteren Höckerspitzen.

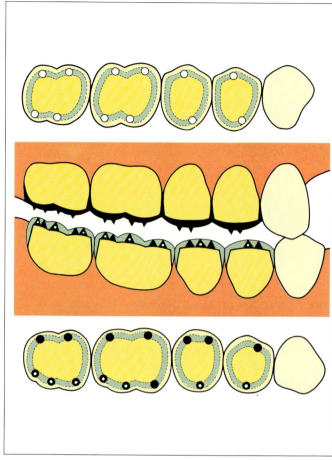

Abb. 342 Die unteren Randwülste (grün) werden zwischen den Höckerspitzen und in eindeutiger Relation zu den oberen Höckerspitzen und Randwülsten angelegt (vgl. Text).

Je nach seiner Form hat der untere 2. Prämolar am lingualen Höcker eine oder zwei Spitzen. Diese Höckerspitzen sind etwas länger als die linguale Höckerspitze des unteren 1. Prämolars, aber nicht so lang wie die lingualen Höckerspitzen des unteren 1. Molars. Dadurch entstehen die leicht geschwungenen Kurven der Okklusionsebene. Diese Höckerspitzen berühren in der Protrusion die Spitze des lingualen Höckers des oberen 1. Prämolars nicht. In der arbeitsseitigen Stellung befindet sich die Spitze des lingualen Höckers des unteren 2. Prämolars unterhalb oder vor der Spitze des lingualen Höckers des oberen 2. Prämolars.

Die mesiolingualen und distolingualen Höckerspitzen des unteren 1. Molars werden so plaziert, daß sie zur Okklusionsebene eine leichte Kurve beschreiben. In allen Relationen unterbleibt der Kontakt. Die mesiolinguale Höckerspitze des oberen 1. Molars befindet sich in der arbeitsseitigen Stellung zwischen diesen beiden lingualen Höckerspitzen des unteren 1. Molars. Die distolinguale Höckerspitze des oberen 1. Molars befindet sich in arbeitsseitiger Stellung distal zur distolingualen Höckerspitze des unteren 1. Molars. Die mesiolingualen und distolingualen Höckerspitzen des unteren 2. Molars werden genauso plaziert wie die des unteren 1. Molars.

Nun sind alle Höckerspitzen angeordnet. Wegen ihrer großen Bedeutung empfiehlt es sich, die Relationen nochmals gründlich zu überprüfen, um zu sehen, ob noch irgendwo Verbesserungen möglich sind.

Anordnung der Randwülste der oberen Zähne
(Abb. 341)

Um einen mesialen Randwulst zu erhalten, baut man einen dünnen Wachswulst von der bukkalen Höckerspitze des oberen 1. Prämolars zur lingualen Höckerspitze auf, wobei man der Kontur der vorgestellten Kaufläche folgt. Dieser Randwulst befindet sich mesial zur bukkalen Höckerspitze des unteren 1. Prämolars, wenn der Artikulator in die zentrische Relation geschlossen wird. Er bildet die mesiale Wandung der Fossa des oberen 1. Prämolars. In den verschiedenen Exkursionen darf er die bukkale Höckerspitze des unteren 1. Prämolars nicht berühren.
Der distale Randwulst des oberen 1. Prämolars wird von der Spitze des lingualen Höckers zur Spitze des bukkalen Höckers angelegt. In keiner Exkursion darf er die bukkale Höckerspitze des unteren 2. Prämolars berühren.
Die bukkale und linguale Kontur wird von den Randwülsten zu den Kanten der Präparationen auf den Modellen angelegt. Die Kaufläche des oberen 1. Prämolars muß jetzt einem geöffneten Fischmaul ähneln.
Der mesiale und distale Randwulst des oberen 2. Prämolars wird entsprechend angelegt, wobei in allen Relationen zwischen den Wülsten und der Spitze des bukkalen Höckers des unteren 2. Prämolars und der Spitze des mesiobukkalen Höckers des unteren 1. Molars ein Abstand vorhanden sein muß. Die bukkale und linguale Kontur wird bis zu den Kanten der Präparationen finiert.
Der mesiale Randwulst des oberen 1. Molars wird von der mesiobukkalen Höckerspitze zur mesiolingualen Höckerspitze angelegt. Dieser Wulst befindet sich dann in zentrischer Relation vor der mesiobukkalen Höckerspitze des unteren 1. Molars. Der linguale Randwulst des oberen 1. Molars wird von der Spitze des mesiolingualen Höckers zur Spitze des distolingualen Höckers angelegt. In der arbeitsseitigen Stellung darf zwischen diesem Wulst und der distolingualen Höckerspitze des unteren 1. Molars kein Kontakt entstehen. Der distale Randwulst des oberen 1. Molars wird von der distolingualen Höckerspitze zur distobukkalen Höckerspitze angelegt. In zentrischer Relation befindet sich dieser Randwulst distal von der distobukkalen Höckerspitze des unteren 1. Molars. Dieser Wulst darf in den verschiedenen Relationen die distobukkale Höckerspitze des unteren 1. Molars nicht berühren. Der bukkale Randwulst des oberen 1. Molars wird nun von der distobukkalen zur mesiobukkalen Höckerspitze angelegt. In der arbeitsseitigen Relation befindet sich die bukkale Höckerspitze des unteren 1. Molars zwischen den beiden oberen bukkalen Höckerspitzen ohne Kontakt.
Die bukkale und linguale Kontur wird bis an die Kanten der Präparationen auf den Modellen geführt.
Die Randwülste des oberen 2. Molars werden auf dieselbe Weise und mit demselben Abstand wie die Randwülste des oberen 1. Molars angelegt.

Anordnung der Randwülste der unteren Zähne
(Abb. 342)

Der mesiale Randwulst des unteren 1. Prämolars wird angelegt, indem man einen dünnen Wachswulst von der bukkalen zur lingualen Höckerspitze führt. Dieser Randwulst hat als einziger Kontakt mit dem gegenüberliegenden Zahn — mit dem distalen Teil des oberen Eckzahnes. Der mesiale Teil des bukkalen Randwulstes des unteren 1. Prämolars soll in der protrusiven und lateral protrusiven Stellung den oberen Eckzahn berühren.
Der distale Randwulst des unteren 1. Prämolars wird von der lingualen Höckerspitze distal und um die bukkale Höckerspitze herum angelegt. Dieser Randwulst muß sich in zentrischer Relation distal zur Spitze des lingualen Höckers des oberen 1. Prämolars befinden.
Der mesiale und distale Randwulst des unteren 2. Prämolars wird entsprechend denen des unteren 1. Prämolars angelegt, mit dem Unterschied, daß in keiner Relation Kontakte entstehen. Die bukkale und linguale Kontur wird bis zu den Rändern der Präparationen auf dem Modell aufgefüllt.
Von der mesiobukkalen Höckerspitze des unteren 1. Molars wird ein Wulst um den mesiolingualen Höckerpunkt mesial herum und zurück zu ihm angelegt. Er darf in den verschiedenen Relationen keinen Kontakt haben.
Die mesiolinguale Höckerspitze wird über einen Randwulst mit der distolingualen Höckerspitze des unteren 1. Molars verbunden. In der arbeitsseitigen

Das Ausarbeiten einer Artikulation

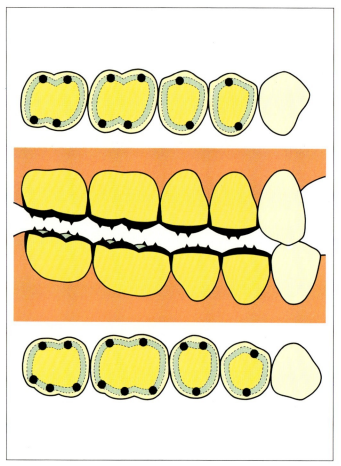

Abb. 343   Die fertigen Randwülste.

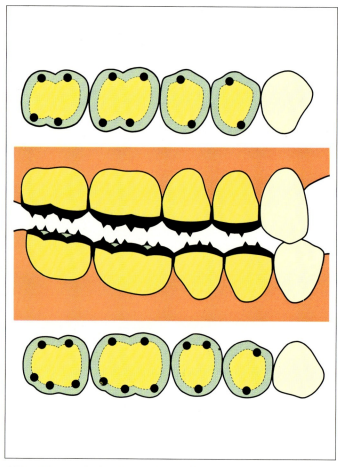

Abb. 344   Die bukkalen und lingualen Konturen werden bis an die Ränder der Präparationen angefüllt.

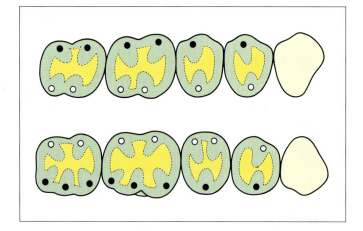

Abb. 345   Die einwärts gerichteten Wülste werden von den Höckerspitzen auf deren jeweilige Fossa zu angelegt (vgl. Text).

Relation darf die mesiolinguale Höckerspitze des oberen 1. Molars diesen neuen Wulst nicht berühren.
Von der distolingualen Höckerspitze des unteren 1. Molars wird der Randwulst distal zur distobukkalen Höckerspitze fortgeführt. In zentrischer Relation muß sich dieser Randwulst distal zur distolingualen Höckerspitze des oberen 1. Molars befinden. In den anderen Stellungen darf kein Kontakt entstehen.
Die distobukkale Höckerspitze des unteren 1. Molars wird über einen Randwulst mit der bukkalen Höckerspitze verbunden, wobei dieser Wulst keinen Kontakt haben darf. In der arbeitsseitigen Relation befindet sich die distobukkale Höckerspitze des oberen 1. Molars zwischen der distobukkalen und der bukkalen Höckerspitze des unteren 1. Molars. In der balanceseitigen Stellung liegt die mesiolinguale Höckerspitze des oberen 1. Molars über der Fossa zwischen der bukkalen und distobukkalen Höckerspitze des unteren 1. Molars.
Die Randwülste des unteren 1. Molars werden vervollständigt, indem die Spitzen des bukkalen und mesiobukkalen Höckers mit einem Randwulst verbunden werden. In der arbeitsseitigen Relation befindet sich der mesiobukkale Höcker des oberen 1. Molars über diesem Randwulst, der daher an dieser Stelle eine Einkerbung haben muß. Die bukkale und linguale Kontur wird bis zu den Rändern der Präparationen auf den Modellen aufgefüllt.
Die Randwülste des unteren 2. Molars werden genauso hergestellt. In keiner Relation darf es zu Kontakten kommen.
Abbildung 343 zeigt die fertigen Randwülste. In Abbildung 344 sind die bukkalen und lingualen Konturen bis zu den Rändern der Präparationen aufgefüllt.

Anordnung der dreieckigen sowie der Quer- und Schrägwülste der oberen Zähne (Abb. 345)

Ein Wachswulst wird von der bukkalen Höckerspitze des oberen 1. Prämolars bis hinab in die vorgestellte zentrale Fossa angelegt. Ein zweiter Wulst verläuft von der lingualen Höckerspitze in die vorgestellte zentrale Fossa hinab. In zentrischer Relation kreuzt und berührt der distale Abhang des bukkalen Randwulstes des unteren 1. Prämolars den bukkalen dreieckigen Wulst des oberen 1. Prämolars. In den anderen Relationen darf kein Kontakt entstehen.

Die dreieckigen Wülste des oberen 2. Prämolars werden genauso angelegt. Während der bukkale dreieckige Wulst des oberen 2. Prämolars den distalen Abhang des bukkalen Randwulstes des unteren 2. Prämolars kreuzt, entsteht ein Kontakt.
Auf dem oberen 1. Molar wird ein dreieckiger Wulst von der mesiobukkalen Höckerspitze zur vorgestellten zentralen Grube angelegt. Er verläuft nach rückwärts ungefähr diagonal. In zentrischer Relation kreuzt dieser Wulst den distalen Abhang des Randwulstes des mesiobukkalen Höckers des unteren 1. Molars. In allen anderen Exkursionen darf kein Kontakt entstehen.
Ein Wulst wird von der mesiolingualen Höckerspitze des oberen 1. Molars zur Grube der vorgestellten zentralen Fossa angelegt. Er darf in den exzentrischen Relationen keinen Kontakt haben.
Der Schrägwulst des oberen 1. Molars läuft schräg nach vorn von der distobukkalen Höckerspitze und deutet auf den oberen 1. Molar auf der anderen Seite des Zahnbogens. In der Mitte des Molars wird dieser Wulst durch die mesiodistale zentrale Fossa unterteilt. Der linguale Teil ragt weiter heraus und ist weiter nach vorn auf den oberen Eckzahn auf der anderen Seite des Zahnbogens gerichtet. Der bukkale Teil des Schrägwulstes des oberen 1. Molars berührt die Fossa des Randwulstes zwischen der bukkalen und distobukkalen Höckerspitze des unteren 1. Molars. In allen exzentrischen Relationen darf es keinen Kontakt geben.
Ein kurzer Wulst verläuft von der distolingualen Höckerspitze des oberen 1. Molars in die vorgestellte distale Grube. Er darf in den Exkursionen keinen Kontakt bekommen.
Die dreieckigen und Schrägwülste des oberen 2. Molars werden genauso geformt und haben die gleiche Relation zum unteren 2. Molar wie die des oberen 1. Molars zum unteren 1. Molar.

Anordnung der Quer- und Schrägwülste der unteren Zähne (Abb. 345)

Ein Wachswulst wird von der Spitze des bukkalen Höckers des unteren 1. Prämolars zur vorgestellten zentralen Fossa angelegt. Dann wird er zur Spitze des lingualen Höckers weitergeführt. In zentrischer Relation berührt der bukkale Teil des dreieckigen Wulstes des unteren 1. Prämolars die Innenseite des

Das Ausarbeiten einer Artikulation

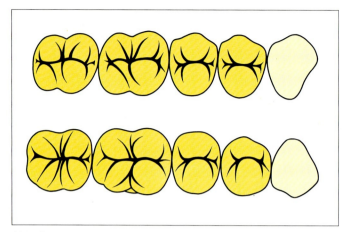

Abb. 346 Die Fossae sind gefüllt, die Entwicklungsfurchen zwischen den Höckerausläufern modelliert. Die Schärfe des Wulstes wird durch die Zusatzfurchen erhöht.

mesialen Teils des lingualen Randwulstes des oberen 1. Prämolars. Der linguale Teil dieses dreieckigen Wulstes (der von der Spitze des lingualen Höckers des unteren 1. Prämolars zur zentralen Fossa verläuft) soll die linguale Seite des mesialen Teils des lingualen Randwulstes des oberen 1. Prämolars berühren. In den exzentrischen Relationen darf kein Kontakt entstehen.

Die dreieckigen Wülste des unteren 2. Prämolars werden wie die des unteren 1. Prämolars angelegt, mit folgender Ausnahme: Wenn die beiden Höcker auf der lingualen Seite des unteren 2. Prämolars bewegt werden, entsteht ein Kontakt zwischen dem distolingualen dreieckigen Wulst des unteren 2. Prämolars und der lingualen Seite des mesialen Teils des lingualen Randwulstes des oberen 2. Prämolars. In den exzentrischen Relationen darf kein Kontakt entstehen.

Die dreieckigen Wülste des unteren 1. Molars verlaufen von jeder Spitze zur vorgestellten zentralen Grube. Sie sind wie die Speichen eines Randes angeordnet. Der Wulst von der mesiobukkalen Höckerspitze des unteren 1. Molars berührt den mesiolingualen Wulst des oberen 1. Molars. Der Wulst von der bukkalen Höckerspitze des unteren 1. Molars berührt den mesialen Teil der lingualen Fläche des Randwulstes des mesiolingualen Höckers des oberen 1. Molars. Der distolinguale dreieckige Wulst des unteren 1. Molars berührt die distale Seite der lingualen Fläche des Schrägwulstes des mesiolingualen Höckers des obe-

ren 1. Molars (übrigens mit der Einsenkung im lingualen Randwulst zwischen dem mesiolingualen und dem distolingualen Höcker). In allen exzentrischen Relationen darf kein Kontakt entstehen.

Die dreieckigen Wülste des unteren 2. Molars werden genauso wie die des unteren 1. Molars gestaltet.

Vervollständigung der Fossae Modellieren der Entwicklungsfurchen

In diesem Stadium der Modellation gibt es Öffnungen zwischen den Wülsten. Diese werden mit kleinen Portionen geschmolzenen Wachses gefüllt, wonach der Artikulator jedesmal vorsichtig geschlossen wird. Überschüssiges Wachs wird entfernt. Die Entwicklungsfurchen werden im aufgetragenen Wachs zwischen den Höckerausläufern angelegt (Abb. 346). Unter jeder Höckerspitze befindet sich eine Entwicklungsfurche. Die Spitzen berühren jedoch niemals den Boden dieser Gruben.

Modellation von Ergänzungsfurchen

Entlang den Seiten jedes Wulstes wird eine Ergänzungsfurche angelegt (Abb. 346). Diese steigert die Schärfe der Wülste. Die Furchen werden denen auf guten, nicht abradierten natürlichen Zähnen nachempfunden.

Letzte Überprüfung der Kontakte in der zentrischen Relation

Die aufgewachste Artikulation wird nun auf korrekte Kontakte hin überprüft. Dazu bestäubt man die Wachsmodellation mit Zinkstearat-Talkumpuder und schließt den Artikulator mehrmals vorsichtig. Dadurch werden die Kontaktpunkte als blanke Stellen im Puder sichtbar.

Bei der Betrachtung der oberen Modellationen müssen in zentrischer Relation folgende Kontaktpunkte vorhanden sein:

Oberer Eckzahn (Abb. 347)

1. Auf der mesiolingualen Fläche ein Kontakt mit der distobukkalen Fläche des unteren Eckzahnes

2. Auf der distolingualen Fläche ein Kontakt mit der Außenfläche des mesiobukkalen Randwulstes des unteren 1. Prämolars

Oberer 1. Prämolar (Abb. 348)

1. Auf dem mesialen Randwulst ein Kontakt mit dem mesiobukkalen Randwulst des unteren 1. Prämolars
2. Auf dem bukkalen dreieckigen Wulst ein Kontakt mit der bukkalen Fläche des distalen Abhangs des bukkalen Randwulstes des unteren 1. Prämolars
3. Auf dem distalen Teil des lingualen Randwulstes ein Kontakt mit dem distalen Randwulst des unteren 1. Prämolars
4. Auf dem lingualen dreieckigen Wulst ein Kontakt mit dem inneren Aspekt des distalen Randwulstes des unteren 1. Prämolars
5. Auf dem inneren Aspekt des mesiolingualen Randwulstes ein Kontakt mit dem bukkalen dreieckigen Wulst des unteren 1. Prämolars
6. Auf der lingualen Seite des mesiolingualen Randwulstes ein Kontakt mit dem lingualen dreieckigen Wulst des unteren 1. Prämolars

Oberer 2. Prämolar (Abb. 349)

1. Auf dem mesialen Randwulst ein Kontakt mit dem mesiobukkalen Randwulst des unteren 2. Prämolars
2. Auf dem bukkalen dreieckigen Wulst ein Kontakt mit der bukkalen Fläche des distalen Abhangs des bukkalen Randwulstes des unteren 2. Prämolars
3. Auf dem distalen Teil des lingualen Randwulstes ein Kontakt mit dem distalen Randwulst des unteren 2. Prämolars
4. Auf dem lingualen dreieckigen Wulst ein Kontakt mit dem inneren Aspekt des distobukkalen Randwulstes des unteren 2. Prämolars
5. Auf dem inneren Aspekt des mesiolingualen Randwulstes ein Kontakt mit dem bukkalen dreieckigen Wulst des unteren 2. Prämolars
6. Auf der lingualen Seite des mesiolingualen Randwulstes ein Kontakt mit dem distolingualen dreieckigen Wulst des unteren 2. Prämolars

Oberer 1. Molar (Abb. 350)

1. Auf dem mesialen Randwulst ein Kontakt mit dem mesialen Abhang des Randwulstes des mesiobukkalen Höckers des unteren 1. Molars
2. Auf dem mesiobukkalen dreieckigen Wulst ein Kontakt mit dem distalen Abhang des Randwulstes des mesiobukkalen Höckers des unteren 1. Molars
3. Auf dem Schrägwulst des distobukkalen Höckers ein Kontakt mit der Fossa zwischen dem bukkalen und distobukkalen Höcker des unteren 1. Molars
4. Auf dem distalen Randwulst ein Kontakt mit dem distalen Abhang des Randwulstes des distobukkalen Höckers des unteren 1. Molars
5. Auf dem distolingualen dreieckigen Wulst ein Kontakt mit dem dreieckigen Wulst des distobukkalen Höckers des unteren 1. Molars
6. Auf der lingualen Fläche des lingualen Randwulstes entsteht dort ein Kontakt mit dem distolingualen dreieckigen Wulst des unteren 1. Molars, wo die tiefste Stelle zwischen dem mesiolingualen und distolingualen Höcker ist
7. Auf dem mesialen Teil der lingualen Fläche des lingualen Randwulstes des mesiolingualen Höckers ein Kontakt mit dem mesiolingualen dreieckigen Wulst des unteren 1. Molars
8. Auf dem lingualen Teil des Schrägwulstes (auf dem mesiobukkalen Höcker) ein Kontakt mit dem bukkalen dreieckigen Wulst des unteren 1. Molars
9. Auf dem mesiolingualen dreieckigen Wulst ein Kontakt mit dem mesiobukkalen dreieckigen Wulst des unteren 1. Molars

Oberer 2. Molar (Abb. 351)

1. Auf dem mesialen Randwulst ein Kontakt mit dem mesialen Abhang des Randwulstes des mesiobukkalen Höckers des unteren 2. Molars
2. Auf dem mesiobukkalen dreieckigen Wulst ein Kontakt mit dem distalen Abhang des Randwulstes des mesiobukkalen Höckers des unteren 2. Molars
3. Auf dem Schrägwulst des distobukkalen Höckers ein Kontakt mit der Fossa zwischen dem bukkalen und distobukkalen Höcker des unteren 2. Molars
4. Auf dem distalen Randwulst ein Kontakt mit dem distalen Abhang des Randwulstes des distobukkalen Höckers des unteren 2. Molars
5. Auf dem distolingualen dreieckigen Wulst ein Kon-

Das Ausarbeiten einer Artikulation

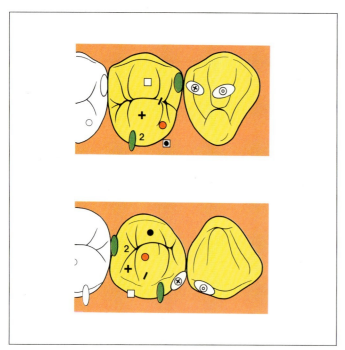

Abb. 347 Korrelation der RKP-Kontakte an oberen und unteren Eckzähnen.

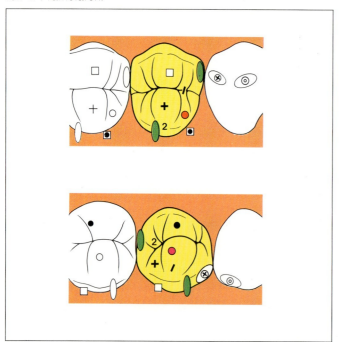

Abb. 348 Korrelation der RKP-Kontakte an oberen und unteren 1. Prämolaren.

takt mit dem dreieckigen Wulst des distobukkalen Höckers des unteren 2. Molars
6. Auf der lingualen Fläche des lingualen Randwulstes, dort wo die tiefste Stelle zwischen dem mesiolingualen und distolingualen Höcker ist, ein Kontakt mit dem distolingualen dreieckigen Wulst des unteren 2. Molars
7. Auf dem mesialen Teil der lingualen Fläche des lingualen Randwulstes des mesiolingualen Höckers ein Kontakt mit dem mesiolingualen dreieckigen Wulst des 2. unteren Molars
8. Auf dem lingualen Teil des Schrägwulstes (auf dem mesiolingualen Höcker) ein Kontakt mit dem bukkalen dreieckigen Wulst des unteren 2. Molars
9. Auf dem mesiolingualen dreieckigen Wulst ein Kontakt mit dem mesiobukkalen dreieckigen Wulst des unteren 2. Molars

Bei der Betrachtung der unteren Wachsmodellationen müssen in zentrischer Relation folgende Kontakte entstehen:

Unterer Eckzahn (Abb. 347)

Auf der distobukkalen Fläche ein Kontakt mit der mesiolingualen Fläche des oberen Eckzahnes.

Unterer 1. Prämolar (Abb. 348)

1. Auf der Außenfläche des mesiobukkalen Randwulstes ein Kontakt mit der distolingualen Fläche des oberen Eckzahnes
2. Auf dem mesiobukkalen Randwulst ein Kontakt mit dem mesialen Randwulst des oberen 1. Prämolars
3. Auf dem bukkalen dreieckigen Wulst ein Kontakt mit dem inneren Aspekt des mesiolingualen Randwulstes des oberen 1. Prämolars
4. Auf der bukkalen Fläche des distalen Abhangs des bukkalen Randwulstes ein Kontakt mit dem bukkalen dreieckigen Wulst des oberen 1. Prämolars
5. Auf dem inneren Aspekt des distobukkalen Randwulstes ein Kontakt mit dem lingualen dreieckigen Wulst des oberen 1. Prämolars
6. Auf dem distalen Randwulst ein Kontakt mit dem distalen Teil des lingualen Randwulstes des oberen 1. Prämolars
7. Auf dem lingualen dreieckigen Wulst ein Kontakt mit der lingualen Seite des mesiolingualen Randwulstes des oberen 1. Prämolars

Unterer 2. Prämolar (Abb. 349)

1. Auf dem mesiobukkalen Randwulst ein Kontakt mit dem mesialen Randwulst des oberen 2. Prämolars
2. Auf dem bukkalen dreieckigen Wulst ein Kontakt mit dem inneren Aspekt des mesiolingualen Randwulstes des oberen 2. Prämolars
3. Auf der bukkalen Fläche des distalen Abhangs des bukkalen Randwulstes ein Kontakt mit dem bukkalen dreieckigen Wulst des oberen 2. Prämolars
4. Auf dem inneren Aspekt des distobukkalen Randwulstes ein Kontakt mit dem lingualen dreieckigen Wulst des oberen 2. Prämolars
5. Auf dem distalen Randwulst ein Kontakt mit dem distalen Teil des lingualen Randwulstes des oberen 1. Prämolars
6. Auf dem distolingualen dreieckigen Wulst ein Kontakt mit der lingualen Seite des mesiolingualen Randwulstes des oberen 2. Prämolars

Unterer 1. Molar (Abb. 350)

1. Auf dem mesialen Abhang des Randwulstes des mesiobukkalen Höckers ein Kontakt mit dem mesialen Randwulst des oberen 1. Molars
2. Auf dem mesiobukkalen dreieckigen Wulst ein Kontakt mit dem mesiolingualen dreieckigen Wulst des oberen 1. Molars
3. Auf dem distalen Abhang des Randwulstes des mesiobukkalen Höckers ein Kontakt mit dem mesiobukkalen dreieckigen Wulst des oberen 1. Molars
4. Auf dem bukkalen dreieckigen Wulst ein Kontakt mit dem lingualen Teil des Schrägwulstes (auf dem mesiolingualen Höcker) des oberen 1. Molars
5. Auf der Fossa zwischen dem bukkalen und distobukkalen Höcker ein Kontakt mit dem Schrägwulst des distobukkalen Höckers des oberen 1. Molars
6. Auf dem distalen Abhang des Randwulstes des distobukkalen Höckers ein Kontakt mit dem distalen Randwulst des oberen 1. Molars
7. Auf dem dreieckigen Wulst des distobukkalen Höckers ein Kontakt mit dem distolingualen dreieckigen Wulst des oberen 1. Molars
8. Auf dem distolingualen dreieckigen Wulst ein Kontakt mit der lingualen Fläche des lingualen Randwulstes des oberen 1. Molars, dort wo die tiefste

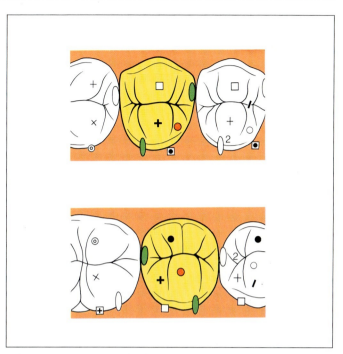

Abb. 349 Korrelation der RKP-Kontakte an oberen und unteren 2. Prämolaren.

Abb. 350 Korrelation der RKP-Kontakte an oberen und unteren 1. Molaren.

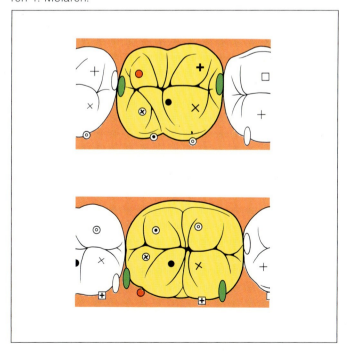

Das Ausarbeiten einer Artikulation

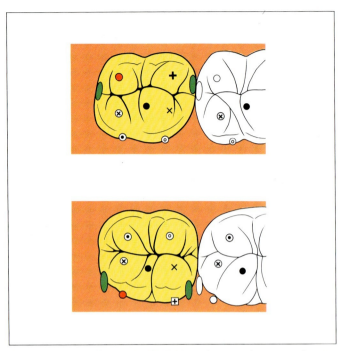

Abb. 351 Korrelation der RKP-Kontakte an oberen und unteren 2. Molaren.

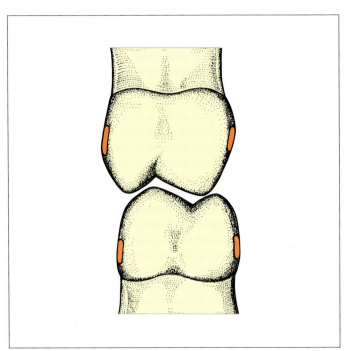

Abb. 353 Die höchste Stelle der Kontur an der Fazial- und Gingivalfläche liegt bei allen Zähnen im *gingivalen* Drittel. Die einzige Ausnahme bildet die *linguale* Fläche von unteren Prämolaren und Molaren, wo sich die höchste Stelle im *mittleren* Drittel befindet.

Abb. 352 Korrelation der RKP-Kontakte an oberen und unteren Zähnen.

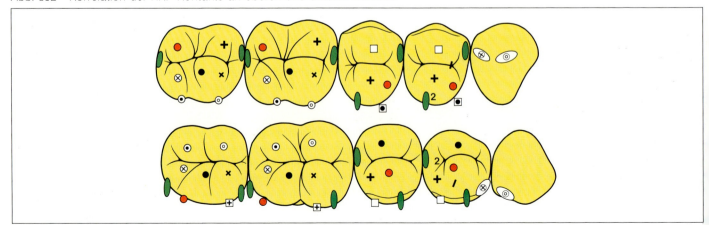

Stelle zwischen dem mesiolingualen und distolingualen Höcker ist
9. Auf dem mesiolingualen dreieckigen Wulst ein Kontakt mit dem mesialen Teil der lingualen Fläche des lingualen Randwulstes des mesiolingualen Höckers des oberen 1. Molars

Unterer 2. Molar (Abb. 351)

1. Auf dem mesialen Abhang des Randwulstes des mesiobukkalen Höckers ein Kontakt mit dem mesialen Randwulst des oberen 2. Molars
2. Auf dem mesiobukkalen Wulst ein Kontakt mit dem mesiolingualen dreieckigen Wulst des oberen 2. Molars
3. Auf dem distalen Abhang des Randwulstes des mesiobukkalen Höckers ein Kontakt mit dem mesiobukkalen dreieckigen Wulst des oberen 2. Molars
4. Auf dem bukkalen dreieckigen Wulst ein Kontakt mit dem lingualen Teil des Schrägwulstes (auf dem mesiolingualen Höcker) des oberen 2. Molars
5. Auf der Fossa zwischen dem bukkalen und distobukkalen Höcker ein Kontakt mit dem Schrägwulst des oberen 2. Molars
6. Auf dem distalen Abhang des Randwulstes des distobukkalen Höckers ein Kontakt mit dem distalen Randwulst des oberen 2. Molars
7. Auf dem dreieckigen Wulst des distobukkalen Höckers ein Kontakt mit dem distolingualen dreieckigen Wulst des oberen 2. Molars
8. Auf dem distolingualen dreieckigen Wulst ein Kontakt mit der lingualen Fläche des lingualen Randwulstes an der tiefsten Stelle zwischen dem mesiolingualen und distolingualen Höcker des oberen 2. Molars
9. Auf dem mesiolingualen dreieckigen Wulst ein Kontakt mit dem mesialen Teil der lingualen Fläche des lingualen Randwulstes des mesiolingualen Höckers des oberen 1. Molars

Abbildung 352 zeigt die Korrelation der Kontaktbereiche der oberen und unteren Zähne in zentrischer Relation.
Als nächstes werden die Wachsschablonen zerteilt und auf die Einzelstümpfe verteilt, um die Ränder zu adaptieren und die Kontaktpunkte zu korrigieren.

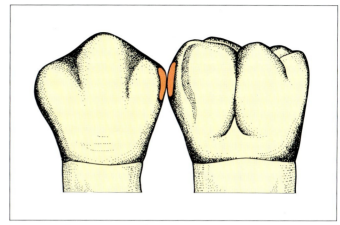

Abb. 354 Die Approximalkontakte liegen außer bei den oberen Molaren bei allen Zähnen im okklusalen Drittel.

Abb. 355 Der Approximalkontakt befindet sich bei oberen Molaren im Übergangsbereich vom okklusalen zum mittleren Drittel.

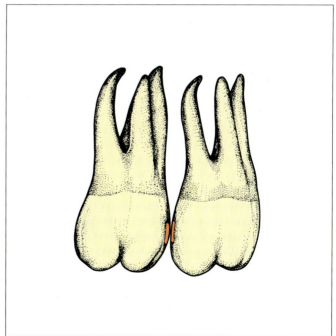

Das Ausarbeiten einer Artikulation

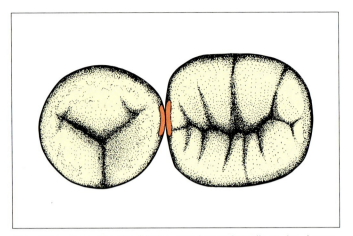

Abb. 356 Von der Kaufläche aus betrachtet liegt der Approximalkontakt mit Ausnahme von oberen Molaren bukkal von der Linie der mittleren Fossa.

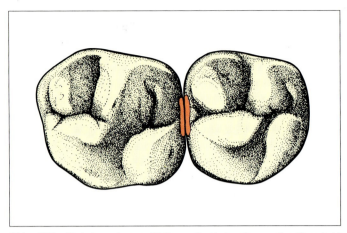

Abb. 357 Bei den oberen Molaren liegt der Approximalkontakt auf der Höhe der mittleren Fossa.

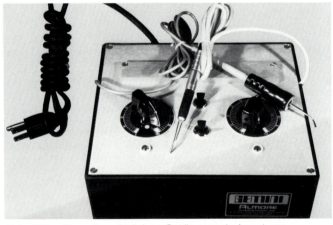

Abb. 358 Ein sehr nützliches Gerät zum Aufwachsen.

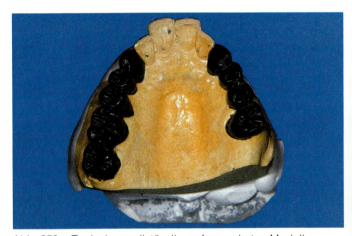

Abb. 359 Typisches vollständig aufgewachstes Modell.

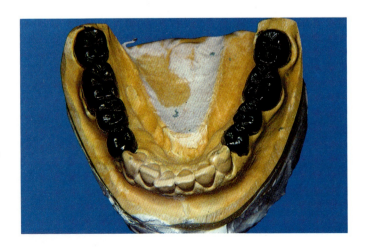

Abb. 360 Typisches vollständig aufgewachstes Modell.

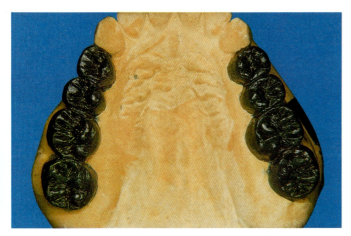

Abb. 361 Typisches vollständig aufgewachstes Modell.

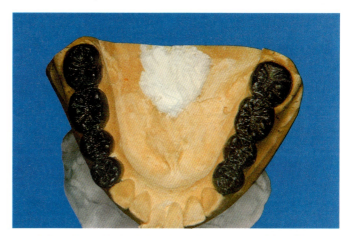

Abb. 362 Typisches vollständig aufgewachstes Modell.

Dann werden die Gußkanäle angebracht und die Restaurationen in einer edlen Legierung gegossen.

Kronenkonturen bei Restaurationen*

Faziale und linguale Konturen

Die höchste Stelle der Kontur auf den Fazial- und Lingualflächen aller Zähne befindet sich im gingivalen Drittel — mit Ausnahme der lingualen Fläche der unteren Prämolaren und Molaren, wo sie sich im mittleren Drittel befindet (Abb. 353).

Die höchste Stelle der Kontur hat eine Ausdehnung von 0,5 mm von der Porzellan-Schmelz-Grenze auf der fazialen und lingualen Seite aller Zähne, mit Ausnahme der lingualen Seite an den unteren Prämolaren und Molaren, wo sie eine Ausdehnung von 0,75 bis 1 mm haben kann.

Faziallinguale Abmessungen der Kronen

Faziallingual gemessen ist die höchste Stelle der Kontur um 1 mm größer als an der Porzellan-Schmelz-Grenze aller Zähne — ausgenommen die unteren Prämolaren und Molaren, wo sie um 1,25 bis 1,5 mm größer ist.

* Nach einem Merkblatt von Dr. Clifford Fox, Jr., das im November 1978 auf einem Okklusions-Seminar in Cleveland, Ohio, verteilt wurde.

Approximalkontakte

Die Approximalkontakte liegen bei allen Zähnen im okklusalen Drittel (Abb. 354), ausgenommen die Kontakte zwischen den oberen Molaren, wo sie am Übergang zwischen okklusalem und mittlerem Drittel liegen (Abb. 355).

Von okklusal betrachtet, liegen die Approximalkontakte bukkal von der mittleren Fossa (Abb. 356), mit Ausnahme der Kontakte zwischen den oberen Molaren, die direkt auf der Linie der mittleren Fossa liegen (Abb. 357).

Approximalflächen

Die Fläche des Kontaktbereichs ist bukkolingual und okklusozervikal eben oder leicht konvex.

Randwülste

Alle benachbarten Randwülste sind gleich hoch, ganz egal, ob ein Okklusalkontakt vorhanden ist oder nicht (Abb. 359 bis 362).

Literatur

D'Amico, A.: The canine teeth, J. So. Cal. Dent. Assoc. 26: 64 (1958).
Shaw, D. M.: Form and function in teeth and a rational unifying principle applied to interpretation. Am. J. Orthodont. 10: 703–718 (1924).
Stallard, H.: The good mouth. In: A syllabus on oral rehabilitation and occlusion. C. S. Stuart and H. Stallard, eds. San Francisco: University of California School of Dentistry 1954.

Kapitel 11

Die Diagnose

In einem Buch wie dem vorliegenden wäre es angebracht, das Problem der Diagnose ziemlich am Anfang zu besprechen. Um eine Diagnose stellen zu können, sind jedoch gewisse Kenntnisse erforderlich, zu denen der Grundstock in den vorangegangenen Kapiteln gelegt wurde.

Der erste Termin

Wenn der Patient zum ersten Mal in die Praxis kommt, wird eine komplette Garnitur Röntgenaufnahmen angefertigt. Dann folgt die sorgfältige Abformung für die Studienmodelle. Außerdem ist eine konventionelle Gesichtsbogenmontage und ein zentrisches Registrat erforderlich, womit wir die Studienmodelle in eine ziemlich exakte Relation zueinander bringen können.

Als nächsten Schritt führen wir eine erste klinische Untersuchung durch, wobei wir darauf achten, wie die Zähne aufeinandertreffen.

Nachdem wir die Wangen des Patienten zurückgeschoben haben, lassen wir ihn in der terminalen Scharnierachslage schließen und beobachten dabei genau, wie sich bei zentrischer Kieferrelation die unteren Zähne den oberen nähern. Wir halten nach Frühkontakten beim Schließen in die RKP Ausschau und notieren die Zähne, die den Unterkiefer zum Abweichen bringen. Dann beurteilen wir die Artikulation bei den verschiedenen Exkursionsbewegungen (Protrusion sowie nach rechts und links). Selbstverständlich läßt sich erst dann ein vollständiger Eindruck von der Okklusion gewinnen, wenn die Modelle sachgerecht im einstellbaren Artikulator montiert sind.

Als nächstes überprüfen wir die Zähne auf ihre Mobilität und auf eventuell vorhandene parodontale Taschen. Dabei wird gleich der Allgemeinbefund des Parodontiums festgestellt. Zum Zwecke zukünftiger Vergleiche sollte man die Anordnung der Frontzähne fotografieren.

Schließlich sollte man es am Ende des ersten Untersuchungstermins nicht versäumen, sich mit dem Patienten über dessen zahnmedizinische Vorgeschichte und Beschwerden zu unterhalten. Lassen Sie den Patienten ungehindert reden und hören Sie ihm dabei genau zu. Warum ist er zu Ihnen gekommen? Wurde er wegen einer speziellen Behandlung an Sie überwiesen? Wenn der Patient mit seinem bisherigen Zahnarzt unzufrieden ist, müssen Sie sorgfältig herausfinden, ob der Patient objektiv Beschwerden hat. Vielleicht sollten Sie sogar den Kollegen anrufen, bei dem der Patient bisher war. Hat sich der Patient mit dem Zahnarzt zerstritten, gibt dieser Kollege Ihnen aber vielleicht eine Auskunt, die Ihre Einstellung an dem Fall mit einem Vorurteil belasten könnte. Der Grund dafür kann sein, daß der Patient seine Rechnung nicht beglichen hat. Es ist also angebracht, so viel wie möglich über ihn in Erfahrung zu bringen. Bedenken Sie auch folgendes: Beklagt sich der Patient über den bisherigen Zahnarzt nachdrücklich, und können Sie diese Kritik aufgrund der Untersuchung nicht verstehen, sind Sie bald der nächste, mit dem der Patient unzufrieden ist. Überlegen Sie es sich daher genau, bevor Sie die Behandlung des neuen Patienten übernehmen, ob Sie objektiv vorhandene Beschwerden beheben können. Es ist sinnlos, sich an eine unlösbare Aufgabe zu machen, da man dabei nur frustriert wird. Eine gute zahnärztliche Behandlung ist schon Herausforderung genug; das Unlösbare zu meistern, wäre vermessen. Manche Patienten sind oral ausgerichtet, alle ihre Sorgen drehen sich um den Mund. Diese Patienten neigen dazu, gewisse negative zahnärztliche Erfahrungen mit all ihren Frustrationen und persönlichen Problemen zu überfrachten. Der Zahnarzt kann aber diese Probleme nicht lösen. Bevor irgendeine zahnärztliche Hilfe

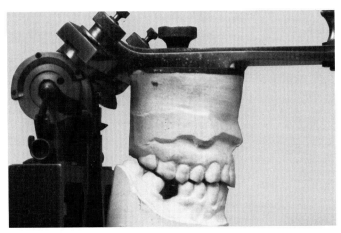 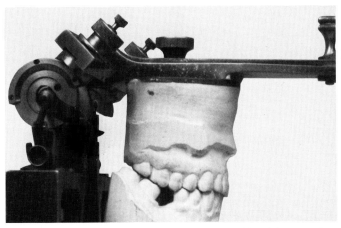

Abb. 363 Richtig im Artikulator montierte diagnostische Modelle zeigen den ersten Okklusalkontakt an (rechte Seite).

Abb. 364 Durch Vorwärtsverlagerung des Kondylus werden die diagnostischen Modelle zur maximalen Interkuspidation (HIKP) gebracht (rechte Seite).

einen Sinn hat, sollten solche Patienten ggf. einen Psychiater aufsuchen.

Als nächstes muß man erkennen, ob sich der Patient durch gewisse Gewohnheiten auszeichnet, die sich auf den zahnärztlichen Allgemeinbefund auswirken. Es ist unerläßlich, etwas über den allgemeinen Gesundheitszustand zu wissen. Wann wurde der Patient zuletzt vom Arzt untersucht? Ist er derzeit wegen bestimmter Beschwerden in Behandlung oder nimmt er Medikamente? Außerdem sollte man etwas über Tätigkeit und Freizeitverhalten des Patienten in Erfahrung bringen. Dabei geht es nicht so sehr um Details, sondern um einen allgemeinen Eindruck. Der Sinn dieses ersten Untersuchungstermins besteht darin, wichtige Angaben zu erhalten, damit wir nach einiger Überlegung dem Patienten eine brauchbare Diagnose stellen können. Wir sollten uns also ein einigermaßen klares Bild über die Probleme des Patienten machen können. Wir haben auch gesehen, wie der Patient auf Maßnahmen wie Abformung, Röntgenaufnahmen, Gesichtsbogen und zentrisches Registrat reagiert. Dies ist sehr aufschlußreich. Manche Patienten, die einer vollständigen Rekonstruktion bedürfen, können die notwendigen Maßnahmen nicht ertragen. Dies sollte man unbedingt vor Beginn der Behandlung erkennen. Aus der Beurteilung des allgemeinen Gesundheitszustandes des Patienten können wir u. U. den Schluß ziehen, daß ein bestimmter systemischer Befund gegen eine umfangreiche Behandlung spricht. Ein Patient, der bereits mehrere Herzinfarkte hinter sich hat, ist wohl kaum ein guter Kandidat für eine umfassende Zahnbehandlung. Anhand des parodontalen Befundes ist ein nicht eingestellter Diabetes ein unbedeutendes Risiko.

Aus der Unterhaltung während der Erstuntersuchung kann man einen Eindruck von der psychischen Verfassung des Patienten gewinnen. Dies ist jedoch häufig mit Schwierigkeiten verbunden; deshalb ist es ratsam, dabei behutsam vorzugehen. Psychische Unausgewogenheit stellt jedoch einen Faktor dar, mit dem u. U. die beste zahnärztliche Behandlung nicht fertig wird.

Noch ehe wir mit unserer Untersuchung fertig sind, können wir sagen, ob eine Behandlung angezeigt ist. Nun steht man vor der Entscheidung, ob die Behandlung auch begonnen werden kann. Zur Vervollständigung der Diagnose sind einige weitere Maßnahmen erforderlich. Abformlöffel oder Referenztafeln müssen angebracht werden, der Artikulator muß eingestellt und die Studienmodelle müssen montiert werden. Es ist vollkommen sinnlos, all dies durchzuführen, wenn wir begründete Zweifel an der Motivation des Patienten haben, sich nun auch behandeln zu lassen.

Woran erkennt man, ob man die Diagnose fortsetzen soll?

Als Anfänger auf diesem Gebiet der Zahnheilkunde fällt es uns ziemlich schwer zu beurteilen, ob der Pa-

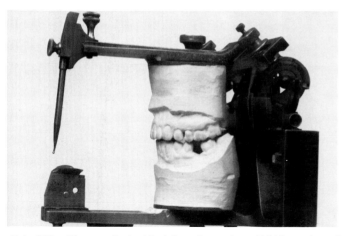
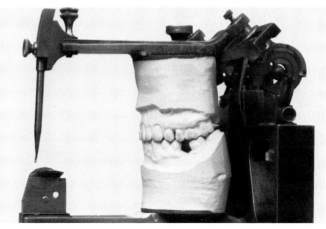

Abb. 365 Diagnostische Modelle zeigen einen Frühkontakt auf der linken Seite. Man beachte den Abstand zwischen den Frontzähnen, der auf diesen Frühkontakt zurückzuführen ist.

Abb. 366 Die linke Seite wurde in die HIKP gedrückt. Nun entsteht ein Kontakt an den Frontzähnen. Dazu muß der Kondylus nach vorn gezogen werden (Abb. 370).

tient willens oder in der Lage ist, sich solchen Maßnahmen zu unterziehen. Es bleibt uns daher zunächst nichts anderes übrig, als unseren Einsatz an Zeit und Mühe einfach zu riskieren. Hin und wieder verlieren wir dabei. Mit der Zeit werden wir aber feststellen, daß die meisten unserer Patienten sich bewußt sind, worum es geht, und daher eher bereit sind, sich behandeln zu lassen. Natürlich gibt es immer welche, die einen Rückzieher machen. Ein bewährtes Mittel dagegen ist eine angemessene Gebühr für die Diagnose. Wenn ein solcher zögernder Patient die Diagnose nicht bezahlen will, ist er bestimmt an einer umfassenden zahnärztlichen Behandlung auch nicht ernsthaft interessiert. Haben wir jedoch den Eindruck, daß der Patient unserem Rat auch folgen wird, können wir einen Termin für die Registrationen vereinbaren.

Vervollständigung der Diagnose

Beim zweiten Termin werden neben den Aufzeichnungen auch eine Gesichtsbogenübertragung und ein zentrisches Registrat durchgeführt. In der Zeit zwischen dem zweiten und dritten Termin stellt man den Artikulator anhand der Aufzeichnungen ein und montiert die Studienmodelle in der richtigen Achse. Die Informationen, die man aus den im eingestellten Artikulator korrekt montierten Studienmodellen gewinnen kann, erleichtern uns nicht nur die Diagnose, sondern sind auch für die Behandlungsplanung und Prognose nützlich.

Die an den artikulierten Studienmodellen gewonnenen Erkenntnisse lassen sich mit dem Röntgenbefund vergleichen. Die montierten Modelle wie die Röntgenaufnahmen sollten im Hinblick auf die klinischen Erkenntnisse (Zahnbeweglichkeit, parodontaler Befund) begutachtet werden. Auf diese Weise versteht man eher, warum Frontzähne aufgefächert sind, ein Eckzahn locker, ein Molar abszediert oder eine tiefe Tasche vorhanden ist. Anhand der Röntgenaufnahmen lassen sich Restinfektionen, retinierte Wurzeln und der allgemeine Zustand des Processus alveolaris erkennen.

An den artikulierten Modellen sieht man unschwer, ob die HIKP in der RKP erfolgt bzw. wie groß der Unterschied zwischen beiden ist (Abb. 363 bis 366). Da sich mit dem eingestellten Artikulator alle Bewegungen des Patienten reproduzieren lassen, kann man die exzentrischen Relationen genau beobachten und die Frontzahnführung und -funktion gut beurteilen. Die Eckzahnrelation kann analysiert und deren Restauration vorausschauend geplant werden. Ebenfalls gut beurteilen läßt sich das Größen- und Lageverhältnis der Zahnbogen. Ein- und beidseitige Kreuzbisse fallen sofort auf. Die Lage der Okklusionsebene zur Kondylarbahn wird erkennbar (Abb. 367).

Die Diagnose

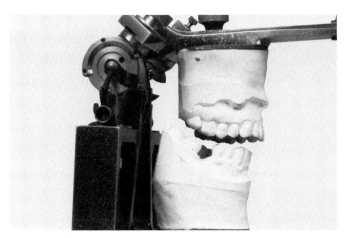

Abb. 367 Die Okklusionsebene wird im Hinblick auf die Kondylarbahn untersucht.

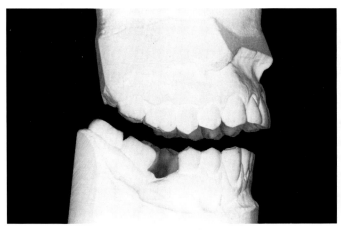

Abb. 368 Als Leitlinie für die Präparation der Zähne dient die Spee-Kurve.

Da wir wissen, wie sich diese Relation auf die Höckerhöhe auswirkt, sehen wir sofort, ob Modifikationen nötig sind. Bis zu einem Grade läßt sich die Okklusionsebene durch entsprechende Planung der Präparation verändern. Die Spee-Kurve kann beobachtet werden (Abb. 368). Ihre Auswirkung auf die Restaurationen kann man sich vor Augen führen und entsprechende Änderungen einplanen. Ebenso leicht erkennbar ist die Wilson-Kurve, die sich auch auf die geplanten Restaurationen auswirkt. Nach sorgfältiger Analyse all dieser Faktoren zeigt sich, ob die vertikale Dimension vergrößert oder verringert werden muß. Sehr häufig stellt sich heraus, daß, nachdem ablenkende Okklusal- oder Frühkontakte ermittelt wurden und der Kondylus (wegen der korrekten RKP) eine andere Bahn beschreibt, die vertikale Dimension im Seitenzahnbereich ab- und im Frontzahnbereich zunimmt. Dies stellt keinen Widerspruch oder eine unerklärliche Eigenart dar. Untersuchen wir den Fall in der HIKP, ist die vertikale Dimension größer; betrachten wir ihn dagegen in der RKP, nimmt die vertikale Dimension zumindest im Seitenzahnbereich ab. Der Grund liegt darin, daß der Kondylus auf seiner Bahn nach oben zur terminalen Scharnierachslage wandert. Das bedeutet, daß die vertikale Dimension in diesem Bereich abnimmt, nachdem die Frühkontakte im Zuge der Präparation beseitigt wurden.

Anhand aller Informationen, die wir bis jetzt zusammengetragen haben, können wir die Art der Präparation ermitteln, mit der die richtige Funktion des stomatognathen Systems wiederhergestellt werden kann. Aufgrund unserer Kenntnis der Artikulation und nach Entwicklung der Artikulation in Wachs können wir entscheiden, ob der Fall mit Onlays oder Vollkronen restauriert werden muß.

Durch die artikulierten Modelle bekommen wir einen Eindruck von den ästhetischen Gegebenheiten — nämlich davon, ob die Zähne kieferorthopädisch bewegt werden können oder mit Jackets versehen werden müssen. Anhand der Modelle erkennt man auch einen eventuell notwendigen Kompromiß. Derartige Schlüsse lassen sich jedoch nur mit Hilfe von Modellen ziehen, die korrekt in einem eingestellten Artikulator montiert worden sind. Jeder Versuch, solche Entscheidungen anhand nicht oder falsch montierter Modelle oder durch Betrachtung des Mundes selbst zu treffen, ist von vornherein zum Mißerfolg verurteilt. Dadurch kommt es zu unnötiger Abtragung von Zahnsubstanz, u. U. muß der Fall sogar neu behandelt werden.

Nur mit Hilfe von ordnungsgemäß in einem eingestellten Artikulator montierten Modellen kann man sich die Dysfunktion eines Kiefergelenks eindrucksvoll vor Augen führen. Bei einem Fall von Kiefergelenkschmerzen kann man also genau verfolgen, welche Bewegungen der Kondylus beschreiben muß, um einer Malokklusion zu gehorchen (Abb. 369 und 370). Wir können sehen, wie Muskeln, Ligamente und Gelenkkomponenten mißbraucht werden, damit die falsch stehenden Zähne ineinandergreifen können.

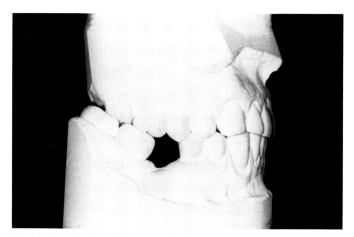

Abb. 369 Die Modelle in der HIKP.

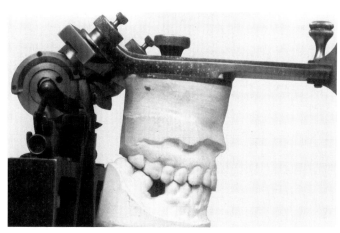

Abb. 370 Der Kondylus (Metallkugel) ist vorwärts verlagert, damit die Kauflächen außerhalb der RKP ineinandergreifen.

Patienten mit schmerzenden Gelenken oder solchen, die nicht richtig funktionieren (was bei der Ermittlung der Achse und der Aufzeichnung der Kieferbewegungen offenkundig wird), sollten vor der eigentlichen Behandlung zunächst mit einer Aufbißschiene versehen werden.

Nach eingehender Beurteilung aller Informationen untersuchen wir den Mund des Patienten erneut und klären noch verbliebene Fragen. Was wir im Mund beobachten, vergleichen wir sorgfältig mit den Röntgenaufnahmen und den montierten Studienmodellen. In den Röntgenbildern kann sich der Knochenverlust drastisch darstellen, während man klinisch nur leicht gelockerte Zähne antrifft. Es kann aber auch umgekehrt sein — im Röntgenbild kaum Knochenverlust, aber klinisch extreme Mobilität. In der Regel kann man auf die klinische Untersuchung mehr geben als auf die Röntgenuntersuchung. Die Form der Wurzeln ist für den Behandlungserfolg sehr wichtig: am schwierigsten sind Zähne mit konusförmigen Wurzeln, Knochenverlust und starker Mobilität zu behandeln.

Nun legen wir unsere diagnostischen Erkenntnisse dem Patienten dar, beschreiben kurz die Behandlung und deren Dauer sowie die möglichen Unsicherheitsfaktoren. (Die Reihenfolge ist wichtig.) Der Patient hat ein Recht auf die Prognose. Er soll genau erfahren, wie lange die Behandlung etwa dauert und was sie ungefähr kosten wird. Da wir aber den genauen Verlauf der Behandlung und die exakte Reaktion der Gewebe nicht vorhersehen können, lassen sich auch keine exakten Angaben über die entstehenden Kosten machen. Dennoch brauchen die meisten Patienten einen ungefähren Richtwert.

Der eingestellte Artikulator dient der Ausrichtung der Meistermodelle, auf denen der Einzelfall konstruiert wird. Nach Fertigstellung werden die Modelle erneut montiert, um minimale Korrekturen vornehmen zu können. Diese ließen sich im Mund nie so exakt und einfach durchführen. Nun werden die Restaurationen provisorisch eingesetzt. Danach erfolgt eine erneute Montage im eingestellten Artikulator, um Veränderungen zu korrigieren, die durch Bewegung oder Einsinken von Zähnen oder der Prothese aufgetreten sind. Nach Abschluß der Behandlung kann man Modelle montieren und als Bezugsmaterial für später aufbewahren. McCollum sagte 1944: „Eine gute Diagnose ist erst fertig, wenn die Behandlung abgeschlossen ist."

Literatur

McCollum, B. B.: Considering the Mouth as a Functioning Unit as the Basis of a Dental Diagnosis. J. So. Cal. State Dent. Assoc. 5:268–276 (1938).

McCollum, B. B.: Oral Diagnosis Procedure. Dental Items of Interest (August) S. 13 (1944).

Kapitel 12

Die Behandlungsplanung

Bevor wir mit der Behandlung beginnen, müssen wir einen vollständigen Plan dafür aufgestellt haben. Normalerweise möchte der Patient wissen, was der Zahnarzt mit ihm vorhat, damit er sein Leben danach einrichten kann. Also teilen wir dem Patienten mit, wie lange die Behandlung ungefähr dauern wird, wie viele Termine dazu nötig sind, wie lange jede Sitzung etwa dauern wird und ob dies eine mögliche Indisposition zur Folge hat. Einem Angestellten ist vielleicht nach der Behandlung nicht danach, mit Taubheitsgefühl oder Schmerzen ins Büro zurückzugehen. Ein Termin am Nachmittag ist ihm deshalb vielleicht lieber, damit er anschließend gleich nach Hause gehen kann. Manche Patienten ziehen dagegen einen Termin am Morgen vor, weil sie dann alles Unangenehme für diesen Tag hinter sich haben. Um ein gutes Verhältnis von Patient und Zahnarzt zu erzielen, sollte man all diese Dinge beachten.
Manche Patienten nehmen einen langen Anfahrtsweg in Kauf. Wir sollten also die Behandlung so planen, daß diese sich auf möglichst wenige Termine verteilt. Bei auswärtigen Patienten sind die Laborarbeiten so zu planen, daß sie zügig abgeschlossen werden können.
In den meisten Fällen empfiehlt es sich, die Behandlung dem Patienten in groben Zügen zu beschreiben, ohne sich dabei in Einzelheiten zu verlieren. Eine detaillierte Darstellung verwirrt und verängstigt nur. Der Zahnarzt soll aber den Patienten nicht durch eine Beschreibung der Behandlung beeindrucken, sondern durch ein gutes Ergebnis. Natürlich hat sich die Beschreibung der Behandlung auch nach dem Bildungsgrad des Patienten zu richten. Mancher zeigt ein besonderes Interesse, was eine eingehendere Darstellung rechtfertigt. Schließlich besprechen solche Patienten die geplante Behandlung auch mit ihrer Familie und im Bekanntenkreis. Es ist auf jeden Fall unerläßlich, daß wir genau darlegen, was wir zu tun gedenken.

Parodontale Behandlung

Aufgrund der Untersuchung und Diagnose müssen wir entscheiden, ob wir zunächst mit einer Parodontalbehandlung beginnen. Je nach den Gegebenheiten kann diese extensiv oder konservativ sein. In manchen Fällen wird man sich jedoch dafür entscheiden, diese Behandlung zurückzustellen, bis die wichtigeren Phasen der Orthofunktion wiederhergestellt sind.
Wenn die Parodontalbehandlung nicht zu extensiv ausfällt, kann man sie am gleichen Termin wie die Präparationen ausführen. Hierbei anästhesieren wir gewöhnlich einen Quadranten. Bis wir mit den Präparationen fertig sind, haben wir einen ausreichenden Zugang zur Gingiva erreicht. Besser als zu diesem Zeitpunkt werden die Approximalbereiche nie mehr zugänglich sein. Gründliches Wurzelglätten und Kürettage sind problemlos, eventuell vorhandene Taschen lassen sich unverzüglich behandeln. Wie oft haben wir eine Abformung angefertigt, die über den Rand hinausging, und dann eine Stelle mit Zahnstein entdeckt? Jetzt ist der beste Zeitpunkt, um diesen zu entfernen. Außerdem gestatten uns Parodontalbehandlung oder Kürettage eine bessere Retraktion der Gingiva, als wir sonst ohne zusätzliche Traumatisierung der Gingiva erzielen könnten. Da wir die Zähne ohnehin provisorisch überkronen und Zement auftragen müssen, kann dies genausogut mit einem Wundverband wie z. B. Ward's Wondrpak[1] geschehen. Da-

---
[1] Westward Dental Mfg. Co., San Francisco, California.

zu erweitert man den Verband einfach bis über die Gingiva. Dies empfiehlt sich, wenn der parodontale Befund nicht extensiv ist. Muß der Patient dagegen wegen einer komplizierten parodontalen Behandlung an den Orthodonten überwiesen werden, gibt es mehrere Möglichkeiten.

Aus der Sicht des Orthodonten wäre es am besten, die Zähne zunächst zu präparieren und mit provisorischen Schienen zu stabilisieren. Diese könnten zwecks parodontaler Maßnahmen abgenommen werden. Für den Prothetiker bedeutet dies aber, daß die Zähne zweimal präpariert werden müssen. Tatsächlich kommt es bei dieser Reihenfolge der Behandlung nicht so oft vor, daß nach Heilung der Gewebe ein Goldrand freiliegt. Andererseits wird aber die Pulpa zweifach bedroht. Sie wird bei jeder Präparation, sei sie auch noch so geringfügig, irritiert. In der Regel erholt sie sich davon. Zum Glück dauert der Heilungsprozeß des Parodontiums so lange, daß die Pulpa sich soweit wieder normalisiert hat. Außerdem ist der Patient nicht davon begeistert, zweimal Schmerzen ertragen zu müssen.

Eine andere Möglichkeit ist, mit den Präparationen erst nach Abschluß der parodontalen Behandlung zu beginnen. Der Zugang ist dann zwar für den Orthodonten erschwert, gewöhnlich schafft er es aber auch so. Wurzelresektionen können im Rahmen der parodontalen Behandlung vorgenommen werden. Die Wurzelkanalbehandlung der übrigen Wurzeln kann davor oder danach abgeschlossen werden. Heutzutage können die meisten Orthodonten kleinere Zahnbewegungen ausführen. Wenn nötig, kann dies gleichzeitig mit einer parodontalen Behandlung geschehen. Die meisten Prothetiker können ebenfalls kleinere Zahnbewegungen vornehmen. Sind jedoch größere Zahnbewegungen erforderlich, sollte diese Phase der Behandlung von einem Kieferorthopäden übernommen werden.

Die dritte Möglichkeit besteht darin, zunächst alle prothetischen Maßnahmen durchzuführen und den Fall dann erst einem Orthodonten zu übergeben. Diese Alternative ist aber am unvorteilhaftesten, da sich dabei fast immer ein Problem der Ästhetik ergibt.

Sie werden inzwischen bemerkt haben, daß wir einen sehr mühsamen und schmerzhaften Weg empfehlen. Anhand unserer Untersuchung und Diagnose müßten wir in der Lage sein, einen von mehreren Behandlungsabläufen vorzuziehen. Manche Patienten weigern sich, eine kieferorthopädische Behandlung durchzumachen. Diese Fälle müssen allein prothetisch behandelt werden, selbst wenn das Ergebnis letzten Endes einen Kompromiß darstellt. Andere Patienten wiederum möchten eine ausgedehnte parodontale Behandlung vermeiden. Hier muß u. U. ein Kompromiß eingegangen werden, der sich vielleicht negativ auswirkt. Manchmal geht es auch um zweifelhafte Zähne. Diese Zähne können aber genau den Unterschied zwischen einer herausnehmbaren Teilprothese und festsitzenden Restaurationen ausmachen. Wehrt sich der Patient diesmal gegen eine herausnehmbare Prothese, ist man vielleicht gezwungen, diese unsicheren Zähne als Pfeiler zu verwenden. Dabei muß der Patient klar auf die potentielle Kurzlebigkeit dieser Lösung hingewiesen werden. Manche Patienten gehen dieses Risiko ein, in der Hoffnung, erst ein paar Jahre später eine herausnehmbare Prothese tragen zu müssen. In diesen Fällen kann man bereits Vorrichtungen für zukünftige Modifikationen der Restaurationen vorsehen oder auch nicht. Zum Beispiel kann man Präzisionsgeschiebe einbauen, die später für die herausnehmbare Restauration verwendet werden können.

Es ist ganz klar, daß jeder Fall andere Probleme aufwirft und eine einmalige Entscheidung verlangt. Nachdem man dem Patienten alle Aspekte ehrlich vorgetragen hat, muß dieser die letzte Entscheidung treffen. Bestehen Sie nicht auf einem idealen Maßnahmenpaket, wenn der Patient dieses Behandlungsprogramm nicht akzeptieren kann oder will. Solange sich der Patient über die Folgen im klaren ist, die die notwendigen Kompromisse haben können, bleibt Ihnen nichts anderes zu tun übrig. Manchmal kann man nur staunen über die Ergebnisse eines Behandlungskompromisses. Manche Zähne mit Bi- oder Trifurkation halten sich viel länger als erwartet. Manche 2, 3 oder 4 mm tiefen Taschen verschlimmern sich bei richtiger Zahnpflege und regelmäßigen Besuchen beim Zahnarzt über viele Jahre nicht.

Schließlich darf man eines nicht vergessen: auch die beste Behandlung wird ein Mißerfolg, wenn der Patient sich nicht um seine Zähne kümmert. Eine ausreichende Mundhygiene zu Hause ist unerläßlich. Natürlich halten exzellent behandelte Zähne länger; wenn sie aber nicht gepflegt werden, ist letztlich alles umsonst. Mißerfolge sind fast ausnahmslos bei Patienten zu verzeichnen, die nicht ausreichend zur richtigen Mundpflege motiviert werden konnten. Die intelligentesten Leute enttäuschen hier häufig am mei-

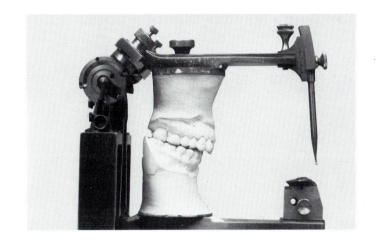

Abb. 371 Eine Garnitur diagnostischer Modelle wird zur Dokumentation des Befundes vor Beginn der Behandlung aufbewahrt.

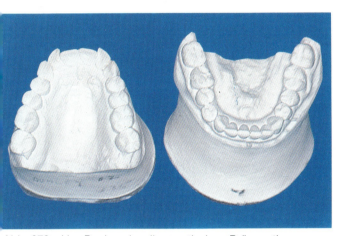

Abb. 372 Vor Beginn der diagnostischen Präparation.

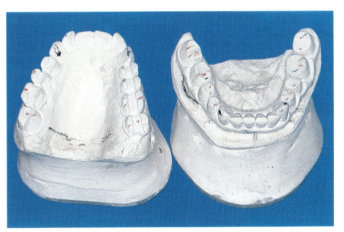

Abb. 373 Im Labor werden in die Modelle diagnostische Präparationen gefräst.

sten. Manche scheinen zu glauben, daß sich mit der Zahlung eines stattlichen Honorars alles von selber regelt.

Nach einer umfassenden Diagnose und nach Einschätzung der Einstellung des Patienden sollte man eigentlich in der Lage sein, den Verlauf des Geschehens in jedem Einzelfall vorherzusagen.

Auf jeden Fall muß der erste Teil der Behandlungsplanung die Weichgewebe einschließen. Restinfektionen, unrettbare Abszeßzähne und akute Parodontaltaschen sind vorab zu behandeln. Wurzelkanalbehandlungen und Wurzelresektionen sollten ebenfalls alsbald ausgeführt werden.

Unterkieferaufzeichnungen

Wurden im Rahmen der Diagnose noch keine Aufzeichnungen gemacht, ist jetzt der Zeitpunkt hierfür gekommen. Erst danach kann man sich für eine bestimmte Art der Restauration und Präparation entscheiden.

Auf den zuvor zwecks Diagnose montierten Modellen werden Löffel oder Referenzplatten befestigt. Mit Hilfe des Pantographen werden die individuellen Unterkieferbewegungen des Patienten aufgezeichnet und diese Aufzeichnungen dann auf einen geeigneten Arti-

Die Behandlungsplanung

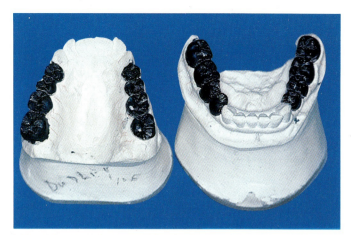

Abb. 374 Modelle fertig diagnostisch aufgewachst. Nun erkennt man, wo Modifikationen in den Präparationen der Abbildung 373 nötig sind.

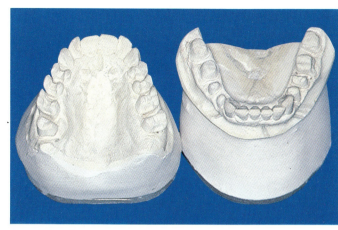

Abb. 375 Fertige Präparationen (Meistermodelle).

kulator übertragen. Nachdem der Artikulator auf die pantographische Aufzeichnung eingestellt wurde, remontiert man die Studienmodelle auf die korrekte Achse unter Zuhilfenahme einer Gesichtsbogenübertragung und eines zentrischen Registrats.

Es empfiehlt sich, einen Satz Duplikate oder Studienmodelle korrekt im Artikulator zu montieren. In der Regel kann man eine zweite Garnitur ausgießen, wenn die Abformungen aus Alginat sind. Eine Gesichtsbogenübertragung und ein zentrisches Registrat genügen zur Montage beider Sätze Studienmodelle. Eine Garnitur wird zur Dokumentation des Befundes vor Beginn der Behandlung aufbewahrt (Abb. 371). Mit der zweiten Garnitur werden — wenn erforderlich — provisorische Restaurationen hergestellt (Abb. 372). Außerdem dient sie den diagnostischen Präparationen (Abb. 373) und dem diagnostischen Aufwachsen (Abb. 374), um zu ermitteln, welche Art der Präparation erforderlich ist und wo wieviel Zahnsubstanz abgetragen werden muß. Abbildung 375 zeigt die fertigen tatsächlichen Präparationen (Meistermodelle).

Restaurationen

Nun sind wir soweit, unsere Restaurationen zu planen.

In Kenntnis der Prinzipien der Artikulation und des Aufbaus einer Artikulation in Wachs wollen wir uns einen Überblick über die vor uns liegenden Probleme verschaffen. Unsere Studienmodelle geben jetzt die Verhältnisse im Mund des Patienten in jeder Einzelheit wieder. Man kann nun untersuchen, wie sich die Längsachse jedes der Zähne bei den verschiedenen Exkursionsbewegungen zu den anderen Zähnen verhält. Der horizontale und vertikale Überbiß kann beobachtet werden, wobei man ggf. Modifikationen plant. Gewisse kieferorthopädische Maßnahmen können angezeigt sein. Die bukkolinguale Relation der Seitenzähne tritt zutage und erleichtert die Entscheidung über die Art der Seitenzahnrestauration. Die Spee-Kurve und die Okklusionsebene lassen sich in ihrer richtigen Lage zum stomatognathen System verfolgen. Jegliche Veränderungen dieser Faktoren werden geplant, ehe man mit der Präparation der Zähne beginnt.

Die notwendigen Höcker lassen sich begutachten oder sogar an den Studienmodellen beschleifen. Dabei erkennt man, wo wieviel Zahnsubstanz abgetragen werden muß, um die richtige Artikulation zu erhalten. Unbezahnte Bereiche werden umrissen und ihre Restauration wird geplant. Stützzähne werden hinsichtlich des Zahnersatzes geprüft, den sie tragen sollen. Erwägt man die Schaffung von Präzisionsgeschieben, wird die Präparation der Stützzähne geplant, um ein besseres Ergebnis zu ermöglichen. Die

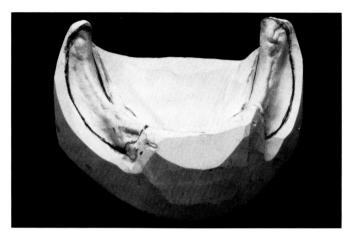

Abb. 376 Umrisse der Teilprothese.

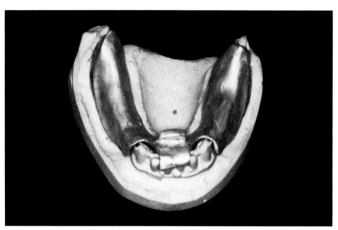

Abb. 377 Endgültige Abformung des unbezahnten Bereichs, die nach Plazierung der Geschiebe erfolgt.

Eckzahnrelation wird genau überprüft und mit der geplanten Art der Restauration verglichen. Diese wichtige Entscheidung ist erst möglich, wenn exakte Aufzeichnungen der Unterkieferbewegungen vorliegen, da die Bewegungsbahn des unteren Eckzahnes von der Bennett-Bewegung des Patienten bestimmt wird.
Unter Berücksichtigung der genannten Faktoren und Befunde können wir die Behandlung planen und entscheiden, mit welcher Art der Restauration das gestellte Ziel am besten zu erreichen ist. Am liebsten würden wir Onlay-Restaurationen verwenden, aber diese sind nicht immer geeignet. In manchen oder allen Bereichen müssen wir vielleicht Verblendkronen verwenden, wobei sich die Frage des Werkstoffs erhebt. Davon hängt dann nämlich die Gestalt der Präparation ab. Genau überlegt werden muß auch die Reihenfolge, in der die Zähne präpariert werden sollen. Trägt der Patient bereits eine herausnehmbare Prothese, sollten wir unsere Arbeit so planen, daß er sie möglichst lange tragen kann. Ansonsten müssen wir für einen Ersatz sorgen, um dem Patienten Unannehmlichkeiten zu ersparen. Das gilt besonders für den Fall, daß Frontzähne betroffen sind. Normalerweise präparieren wir besser erst dann die Frontzähne, wenn alle Seitenzahnrestaurationen plaziert sind. Manchmal ist dies aber nicht möglich, und die Frontzähne müssen präpariert und provisorisch restauriert werden, ehe man mit irgend etwas anderem beginnt.

In diesem Fall muß man sich die Vorgehensweise besonders gut überlegen.
Bei der Behandlungsplanung muß man die unbezahnten Bereiche berücksichtigen. Muß eine herausnehmbare Prothese hergestellt werden, kann die Abformung für einen individuellen Löffel bereits vor Beginn der Präparation erfolgen. In diesem Fall kann der Löffel schon fertig sein, wenn die Zähne fertig präpariert sind (Abb. 376). Wenn man diese Behandlungsschritte zeitlich aufeinander abstimmt, wird die gesamte Restauration früher fertig. Die endgültige Abformung der unbezahnten Bereiche soll erfolgen, nachdem die Geschiebe in die Pfeilergußstücke eingesetzt wurden (Abb. 377). Dies garantiert eine bessere Relation der Basis zu den Verankerungen.
Müssen Zähne extrahiert werden, soll dies allen anderen Maßnahmen vorausgehen, damit möglichst viel Zeit für die Heilung zur Verfügung steht. Manchmal ist es ratsam, die Behandlung so zu planen, daß man mit dem Präparieren erst nach einer gewissen Heilungsphase beginnt. Dadurch braucht man nach der Präparation nicht so lange mit der Konstruktion zu warten.
In bestimmten Fällen können alle Extraktionen zum gleichen Zeitpunkt wie die Präparation stattfinden, so daß man eine spätere erneute Injektion vermeiden kann. Muß z. B. ein 1. Molar in einem Quadranten gezogen werden, der zu präparieren ist, so präpariert man die benachbarten Zähne und zieht dann den

1. Molar. Nachdem die Blutung einigermaßen gestillt wurde, kann das Provisorium angefertigt werden, das den gezogenen Zahn ersetzt. In diesem Fall erfolgt die endgültige Abformung dieses Quadranten erst nach einer gewissen Abheilphase. Der Kieferkamm wird erst bei der Remontage abgeformt, die in der Regel einige Monate später erfolgt. Inzwischen ist der Kieferkamm so weit verheilt, daß das Brückenglied eine gute Position einnehmen kann.

Bei der Extraktion eines Frontzahnes gilt dasselbe: Man präpariert die Nachbarn, extrahiert den Zahn und schafft sofort ein Provisorium. Der Patient wird Ihnen diese Reihenfolge der Behandlung danken.

Prognose

Nach Abschluß der Behandlungsplanung sollten wir soweit sein, daß wir eine Prognose stellen können, die wir dem Patienten mitteilen. Häufig sind recht fragwürdige Zähne betroffen. Bei manchen Zähnen ist es einfach unmöglich, ihre Reaktion auf eine bestimmte Behandlung vorauszusehen. In manchen Fällen übertreffen zum Glück die Ergebnisse unsere Erwartung. Man sollte zwar immer bestrebt sein, so viele Zähne wie möglich zu erhalten. Manchmal kann man dabei aber auch zu weit gehen. Daran ist nichts auszusetzen, solange wir jederzeit bereit sind, unseren Plan zu ändern. Die Vorsicht gebietet es, die Restaurationen so zu planen, daß man eine alternative Behandlungsmöglichkeit hat, wenn ein fragwürdiger Zahn auf die Behandlung nicht anspricht.

Manchmal läßt sich eine Behandlung nur zu Ende führen, wenn man ein Präzisionsgeschiebe am gesunden Nachbarn des fragwürdigen Zahnes anbringt. Wenn z. B. der obere 1. Prämolar ein gutes Parodontium aufweist, der 2. Prämolar und der 2. Molar unsicher aussehen und der 1. Molar fehlt, würden wir eine festsitzende Brücke vom 2. Molar zum 2. Prämolar anfertigen und am 1. Prämolar ein Geschiebe anbringen.

Die Patrize des Geschiebes, das zur festsitzenden Brücke gehört, stabilisiert diese dank seiner Anbindung am 1. Prämolar. Müssen die Pfeilerzähne später entfernt werden, hat man bereits ein Geschiebe. In der Regel ist es mit der anderen Seite ähnlich bestellt, man hat auch dort ein Geschiebe angebracht und parallel zum ersten ausgerichtet.

Dies ist ein Beispiel dafür, was mit „Behandlungsplanung" gemeint ist und weshalb es so wichtig ist, eine sorgfältige Prüfung aller in Frage kommenden Faktoren vorzunehmen, bevor man mit der Behandlung beginnt.

Kapitel 13

Metallkeramische Restaurationen

In den vergangenen beiden Jahrzehnten hat sich die Kombination von Metall mit Keramik als Verblendung durchgesetzt. Besseres Aussehen und höhere Abriebfestigkeit, verglichen mit Kunststoffverblendungen, sind die wichtigsten Gründe für diesen Erfolg. Andererseits ist Keramik aber spröde, bruchgefährdet, schlecht zu reparieren und erfordert ein höheres zahnärztliches und zahntechnisches Können, um die gewünschte Form und Farbgebung zu erzielen.

Im vorliegenden Kapitel werden die klinischen und technischen Vorgänge besprochen, die zur Herstellung einer metallkeramischen Krone notwendig sind. Dabei soll die Aufmerksamkeit besonders auf die Bereiche gelenkt werden, in denen der Zahnarzt zur Steigerung der Qualität beitragen kann.

Ausgehend von der Annahme, daß die meisten Zahnärzte nicht selbst aufwachsen, einbetten, gießen und die Keramik verarbeiten, sollen folgende Arbeitsgänge besprochen werden:

1. Präparation der Zähne
2. Abformung und Herstellung des Arbeitsmodells
3. Provisorische Versorgung
4. Bewertung des Unterbaus
5. Bewertung der Keramik

Präparation der Zähne

Der Gewebeaspekt

Bevor man mit der Präparation der Zähne beginnt, muß man sich überlegen, welche Art der Abschlußlinie an welcher Stelle in Relation zum freien Zahnfleischrand anzulegen ist. Hat der Patient eine tiefliegende Lippenlinie und liegen keine komplizierenden Faktoren wie Karies, bereits vorhandene Restaurationen, empfindliche Zahnwurzeln oder notwendige zusätzliche Retention vor, empfehlen die meisten Zahnärzte, den Rand der Kronen supragingival zu legen. Dadurch vermeidet man einen Eingriff in den gingivalen Bereich, dessen Gewebereaktion dann eher von der Mundhygiene des Patienten als von der Qualität der Restaurationen abhängt.

Wenn die Kronenränder dagegen in der physiologischen Zahnfleischtasche angelegt werden müssen und das Aussehen der Zahnhälse von großer Bedeutung ist, sind zwei Dinge zu beachten: Erstens muß die Gesundheit der Gingiva gewährleistet bleiben (Abb. 378) und zweitens darf der Kronenrand weder durchschimmern noch freiliegen (Abb. 379). Diesen beiden Forderungen kann man nur gerecht werden, wenn das Gewebe gesund ist. Erst dann lassen sich Höhe, Kontur, Charakter und Stärke der Gingiva richtig einschätzen (Abb. 380).

Von der Höhe der Gingiva hängt die Lage des freien Zahnfleischrandes in Relation zum Ansatz der Gingiva und damit die Tiefe der Tasche ab, in der der Kronenrand „versteckt" werden kann (Abb. 381).

Die Kontur der Gingiva dient als vertikale Orientierungshilfe beim Präparieren, während man das Schneidinstrument rundherum führt. Nur allzuoft wird das Gewebe dadurch geschädigt, daß man der Kontur im Approximalbereich nicht folgt, wodurch Ansatzfasern durchtrennt werden.

Durch Begutachtung der Stärke und des Charakters der Gingiva läßt sich die relative Lichtdurchlässigkeit des freien Zahnfleischrandes bzw. dessen Fähigkeit, den Metallrand zu verdecken, abschätzen. Dieser Test gelingt unschwer, indem man eine sehr dünne, flache Metallsonde bis an die tiefste Stelle der gesunden Zahnfleischtasche einführt und dabei darauf achtet, wie gut das Metall verdeckt wird (Abb. 382 a und b).

Wenn die restaurativen Maßnahmen mit großer Sorgfalt durchgeführt wurden, um die Gingiva möglichst

Metallkeramische Restaurationen

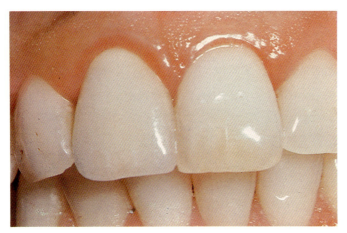

Abb. 378 Gingivareizung durch eine ansonsten akzeptable metallkeramische Restauration.

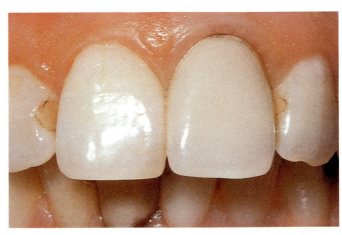

Abb. 379 Das Durchschimmern des Kronenrandes trägt zur mangelhaften Ästhetik dieser Restauration bei.

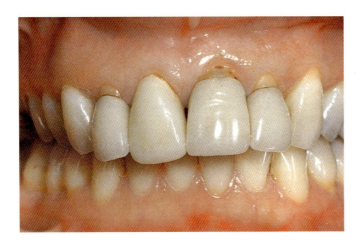

Abb. 380 Absolut gesunde Gingiva vor Beginn der restaurativen Maßnahmen.

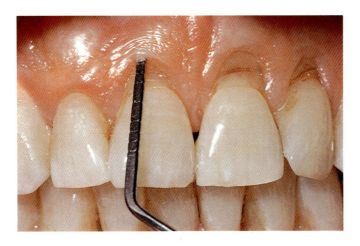

Abb. 381 Vor Beginn der Präparation ist die Tiefe von Zahnfleischtaschen zu messen.

Präparation der Zähne

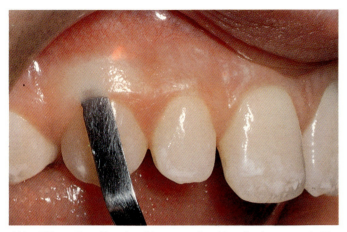

Abb. 382a Das Durchschimmern des Metalls deutet auf dünnes, brüchiges Gewebe.

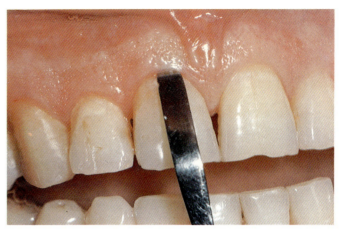

Abb. 382b Dichtes Gingivagewebe verdeckt die Metallsonde völlig.

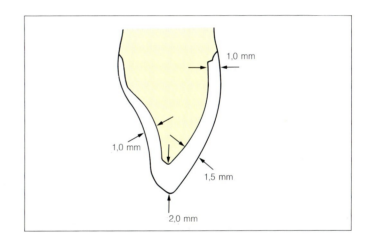

Abb. 383a So viel Zahnstubstanz muß abgetragen werden, damit eine ästhetische und gut konturierte metallkeramische Restauration plaziert werden kann.

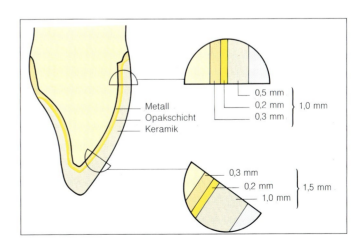

Abb. 383b Querschnitt durch eine metallkeramische Krone mit Angabe der Materialien und der Schichtdicken.

205

Metallkeramische Restaurationen

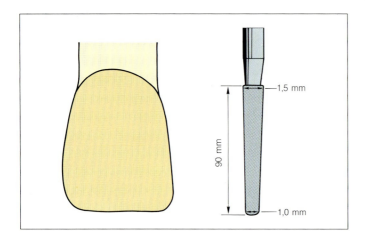

Abb. 384 Die meisten Hersteller führen einen grobkörnigen, konusförmigen Diamantschleifer mit abgerundeter Spitze und den angegebenen Maßen.

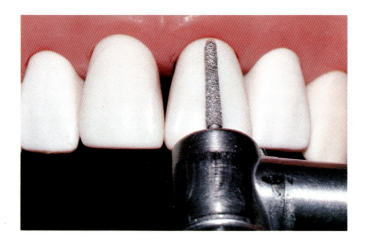

Abb. 385a Die großräumige Abtragung von Zahnsubstanz beginnt damit, daß man die Spitze des Diamanten unmittelbar außerhalb des freien Zahnfleischrandes bis zur Tiefe seines Durchmessers eindringen läßt.

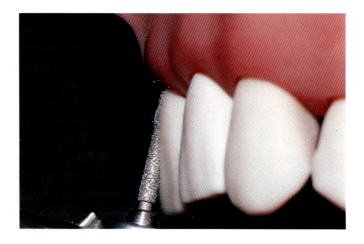

Abb. 385b Ansicht von approximal.

Präparation der Zähne

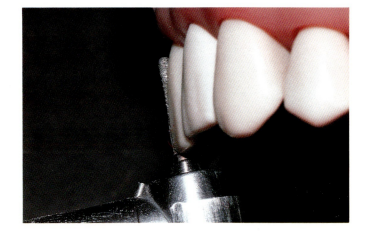

Abb. 385c   Im labioinzisalen Drittel des Zahnes ist eine Abtragung von 1,5 mm erforderlich; daher setzt man den Fräsvorgang durch Drehen des Diamanten in Richtung der Krone fort, bis sein Schaftende vollständig in die Zahnsubstanz eintaucht.

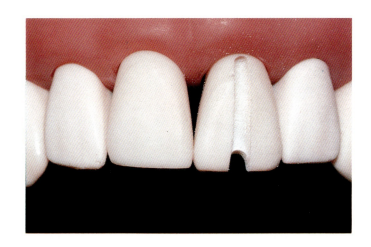

Abb. 385d   Mit dem Schaftende des Diamanten, dessen Durchmesser 1,5 mm beträgt, wird in der Schneidekante eine Kerbe von 2,0 mm angelegt.

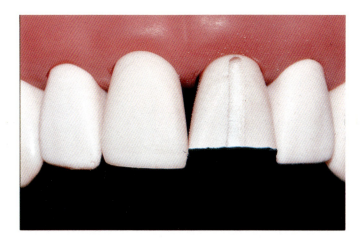

Abb. 385e   Mit der Kerbe als Anhaltspunkt wird zunächst die Schneidekante abgetragen, um eine axiale Reduktion zu bewirken.

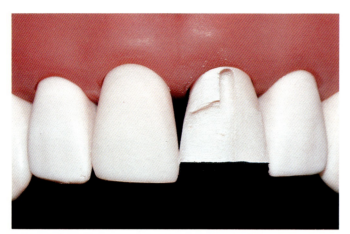

Abb. 385f   Abtragung des labioinzisalen Drittels.

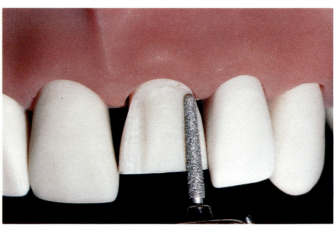

Abb. 385g   Zum Abschluß der labialen Reduktion wird ein 1,0 mm breiter Wulst an der mesiolabialen Kante angelegt.

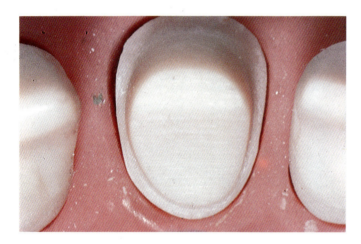

Abb. 385h   Zum Abschluß der axialen Reduktion wird der labiale Wulst so abgeschrägt, daß er auf der lingualen Fläche in einer stark ausgeprägten Schulter endet.

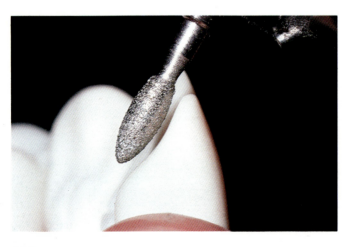

Abb. 385i   Am besten eignet sich für die Reduktion um 1,0 mm im lingualen Bereich ein birnenförmiger Diamant, der in seiner Größe der lingualen Höhlung entspricht.

Präparation der Zähne

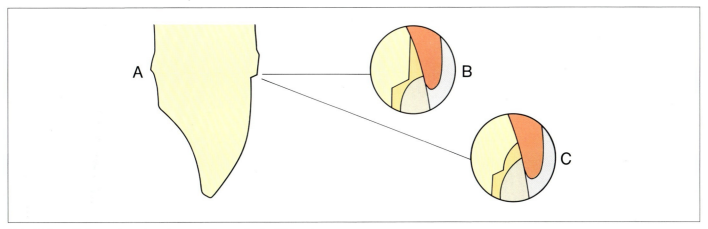

Abb. 386a Präparation der abgeschrägten Stufe (Skizze).
Abb. 386b Stufe mit langer Abschrägung und entsprechender Gestaltung des Metallrandes.
Abb. 386c Eine Variante der lang abgeschrägten Stufe stellt die Stufen-Schulter dar. Mit dieser Art der Präparation läßt sich die Stärke des Metallrandes verringern.

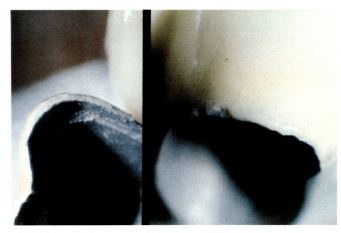

Abb. 387a Dieser Guß entspricht einer lang abgeschrägten Stufenpräparation. Der Keramiküberstand beträgt 0,5 mm. Dieser Versuch, das Metall abzudecken, wirkt sich ungünstig auf die Form des freiliegenden Metalls, auf die gesamte Form der Restauration und schließlich auch auf den Gesundheitszustand der Gingiva aus.

Abb. 387b Keramik geringer Qualität am Metallrand.

Abbildung 387a   Abbildung 387b

wenig zu schädigen, wenn die Ränder der endgültigen Restaurationen auf Hochglanz poliert, richtig konturiert und paßgenau plaziert wurden, kann man mit einem guten biologischen Ergebnis rechnen, wobei der Rand dauerhaft verdeckt bleibt.

Großräumige Abtragung

Sinn und Zweck der großräumigen Abtragung von Zahnsubstanz ist es, genau im richtigen Ausmaß Platz für die Restauration zu schaffen, so daß der Werkstoff die korrekte Kontur, Festigkeit und Färbung erhält. Wird zuwenig Zahnsubstanz abgetragen, müssen in einem oder mehreren dieser drei Punkte Kompromisse eingegangen werden. Durch übermäßige Abtragung wird dagegen die Pulpa irreparabel geschädigt und der Zahn geschwächt. Diese Gefahren müssen vor Beginn der Präparation mit Hilfe montierter diagnostischer Modelle und Röntgenaufnahmen abgewogen werden. Erscheint eine Schädigung der Pulpa unvermeidlich, muß eine kieferorthopädische Lagekorrektur oder eine absichtliche Devitalisierung ins Auge gefaßt werden.

Metallkeramische Restaurationen

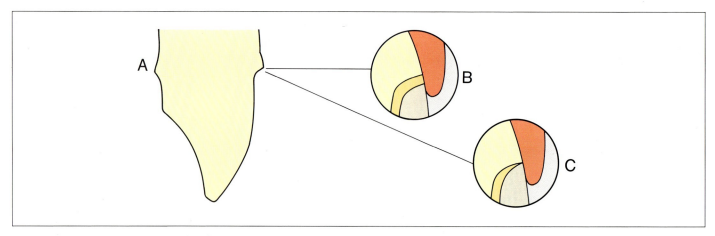

Abb. 388a   Präparation einer tiefen Schulter.

Abb. 388b   Wurde eine tiefe Schulter angelegt, läßt sich ein Metallrand von 0,5 mm oder mehr unterbringen, wenn eine stabilere Krone erforderlich ist.

Abb. 388c   Bei Präparation einer tiefen Schulter kann der Metallrand messerscharf ausgeführt werden, so daß ausreichend Platz für Keramik guter Qualität und Form vorhanden ist.

Abb. 389a   Präparation der Stufe.

Abb. 389b   Bei einer Stufenpräparation läßt sich ein Metallrand von 0,5 mm oder mehr unterbringen, wenn eine stabilere Krone erwünscht ist.

Abb. 389c   Bei einer Stufenpräparation kann der Metallrand messerscharf ausgeführt werden, so daß ausreichend Platz für Keramik guter Qualität und Form ist.

Abb. 389d   Das ästhetisch günstigste Ergebnis läßt sich bei einem Stumpfstoß der Keramik erzielen.

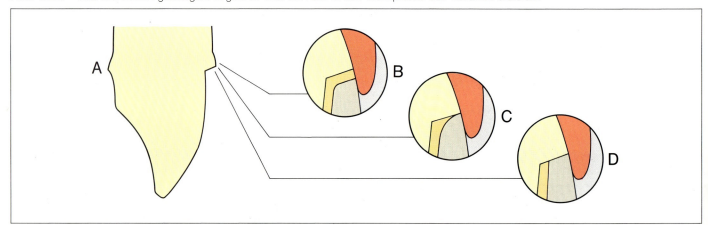

Präparation der Zähne

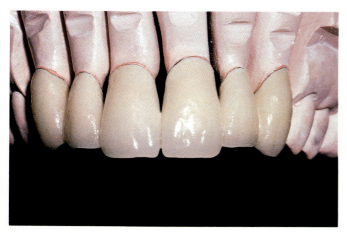

Abbildung 390a

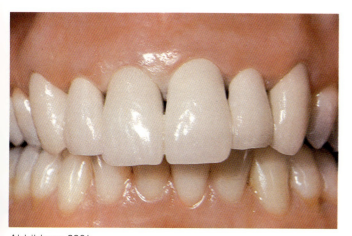

Abbildung 390b

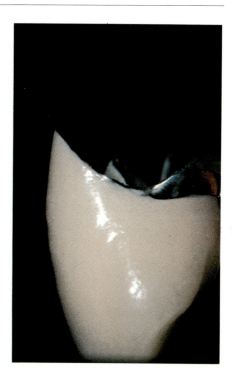

Abbildung 390c

Abb. 390a   Labiale Ansicht einer metallkeramischen Restauration. Man erkennt, was für ein ästhetisch gutes Ergebnis im Zahnhalsbereich zu erzielen ist, wenn eine tiefe Schulter angelegt und der Metallrand messerscharf ausgedünnt wurde.

Abb. 390b   In der approximalen Ansicht ist die ausgezeichnete labiale Kontur erkennbar.

Abb. 390c   Klinisches Ergebnis.

Der Unterschied zwischen ungenügender und übermäßiger Abtragung, die zur Schädigung der Pulpa führt, macht häufig nur wenige Bruchteile eines Millimeters aus. Um ein erfolgreiches Endergebnis zu erzielen, muß man daher genau wissen, wie tief man den Zahn abtragen darf. Durchschnittswerte sind in Abbildung 383a angegeben. Die Abmessungen für eine ästhetische und richtig konturierte Restauration sind in Abbildung 383b aufgeführt.
Die Fazialfläche eines Zahnes läßt sich einfach und systematisch mit einem konusförmigen Diamanten mit abgerundeter Spitze und bekannter Abmessung abtragen (Abb. 384). Dieser soll an der Spitze einen Durchmesser von 1,0 mm und am Schaftende von 1,5 mm haben. Am mesiodistalen Mittelpunkt des Zahnes legt man eine senkrechte Rinne an. Dabei muß das Ende des Diamanten knapp über dem freien Zahnfleischrand bis zum gesamten Durchmesser der Spitze in die Rinne eintauchen können (Abb. 385a und b). Nun wird der Diamant kronenwärts gedreht, bis durch das Schaftende eine Rinne im labioinzisalen Drittel entsteht, die den Durchmesser des Diamanten hat (Abb. 385c). Zuletzt legt man in der Schneidekante noch eine 2,0 mm große Kerbe an

Metallkeramische Restaurationen

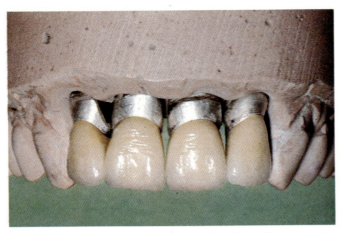

Abb. 391a Der stumpfe Abschluß der Keramik zeigt eine exakte Paßform auf dem Arbeitsmodell.

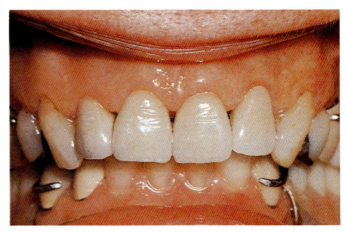

Abb. 391b Das klinische Beispiel aus Abbildung 391a zeigt ein ausgezeichnetes ästhetisches Resultat im Zahnhalsbereich, obwohl die labialen Kronenränder in Höhe der freien Zahnfleischgrenze liegen.

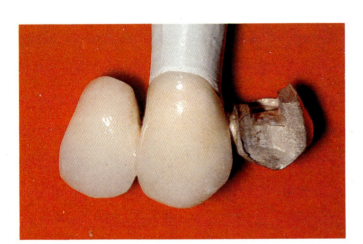

Abb. 391c Der Keramikabschluß paßt exakt auf das Arbeitsmodell.

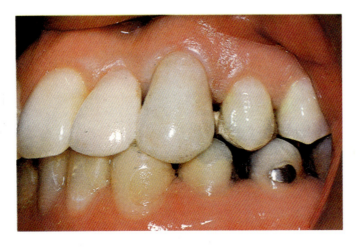

Abb. 391d Das klinische Beispiel aus Abbildung 391c zeigt die Vielseitigkeit dieser Art der Restauration.

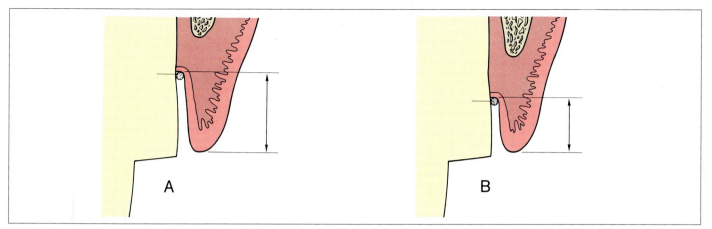

Abb. 392a   Beträgt die Taschentiefe labial mehr als 2,0 mm, verwendet man einen Nähfaden aus gesponnener Seide, Größe 00. Nähfaden ist sehr rutschfest, falls er mit dem Finierer berührt wird.

Abb. 392b   Beträgt die Taschentiefe höchstens 2,0 mm, kommt ein Faden der Größe 000 zum Einsatz.

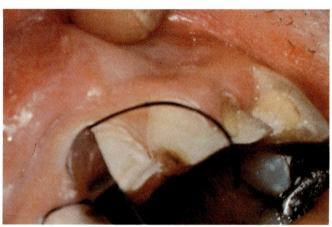

Abb. 393   Nähfaden wird an der tiefsten Stelle der Tasche plaziert.

(Abb. 385 d). Dies dient als Orientierungshilfe, von der aus man nun die Schneidekante (Abb. 385 e) und anschließend das labioinzisale Drittel (Abb. 385 f) reduziert. Nun legt man eine Schulter von 1,0 mm von der mesiolabialen Kante zur distolabialen Kante an (Abb. 385 g) und schrägt diese approximal zu einer stark gerundeten Schulter auf der lingualen Seite ab (Abb. 385 h). Die Kontur der gesunden Gingiva dient als vertikaler Anhaltspunkt in dieser Präparationsphase, wobei der Diamant niemals das Weichgewebe berühren darf.
Zum Abschluß der großräumigen Reduktion wird der Zahnwulst mit einem in der Größe passenden birnenförmigen Diamanten um 1,0 mm abgetragen (Abb. 385 i).

Abschlußlinie und Gestaltung des Metallrandes

Angesichts der Tatsache, daß das gute Aussehen des Zahnhalses Vorrang hat, sowie in der Annahme, daß eine Zahnfleischentzündung schließlich zu Zahnfleischschwund führt, erscheint es notwendig, die Abschlußlinie so zu gestalten, daß der Metallrand dergestalt geformt werden kann, daß die günstigste bio-

Metallkeramische Restaurationen

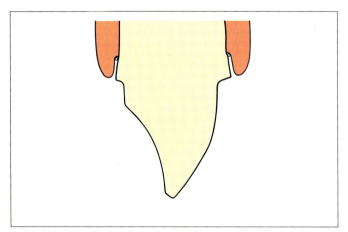

Abb. 394   Der Faden liegt ganz tief in der Zahntasche (Skizze).

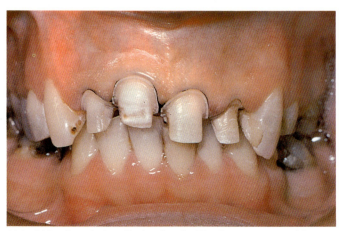

Abb. 395   Durch den Faden ist die Gingiva etwas retrahiert, so daß eine Traumatisierung durch rotierende Finierer vermieden wird. Beachte, wie stark der schwarze Faden durch das relativ transparente Gewebe hindurchschimmert — ein Hinweis darauf, daß ein Metallrand bei diesem Patienten kein ästhetisches Ergebnis erwarten läßt.

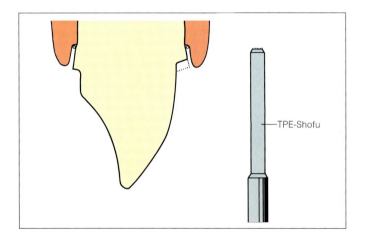

Abb. 396   Mit einem TPE-Shofu-Fräsdiamanten wird die Stufe um ein Drittel der Taschentiefe abgetragen. Dieser Diamant ist so konstruiert, daß bei Einführung in die Tasche das Zahnfleisch nicht verletzt wird.

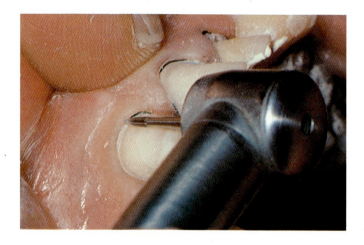

Abb. 397   Die Abschlußlinie wird mit einem Finierer RCBII-13 beendet.

Präparation der Zähne

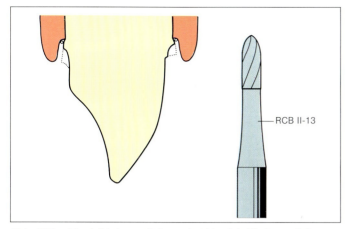

Abb. 398 Die labiale und linguale Abschlußlinie muß knapp neben dem Faden und damit dem Ansatz der Gingiva verlaufen.

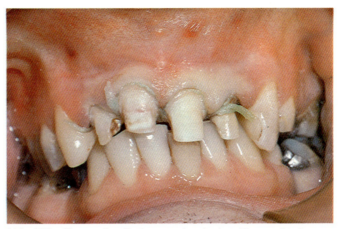

Abb. 399 Ein zweiter Faden wurde plaziert (Crown-Pac).

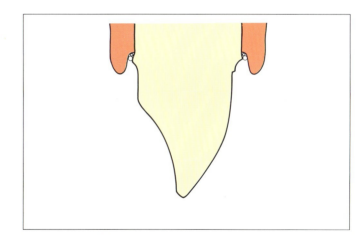

Abb. 400 Der zweite Faden in situ (Skizze).

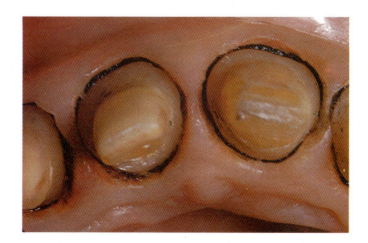

Abb. 401 Nach dem Abziehen des Wattefadens ist der schwarze Faden sichtbar.

Metallkeramische Restaurationen

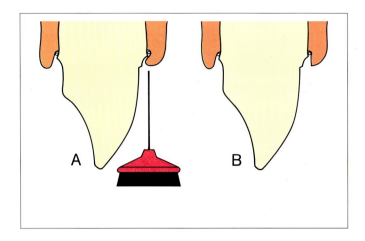

Abb. 402a Zahnfleischgewebe, das über den Faden überhängt, wird mit einer feinen Sonde elektrochirurgisch entfernt.

Abb. 402b Nach Beseitigung des störenden Gewebes.

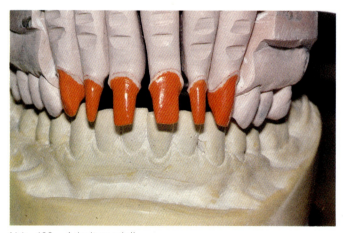

Abb. 403 Arbeitsmodell.

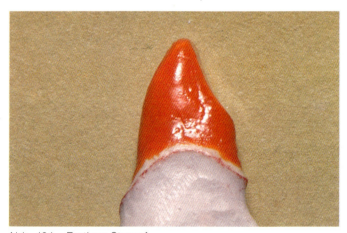

Abb. 404 Fertiger Stumpf.

logische Reaktion dadurch bewirkt wird. Dies ist nur möglich, wenn der Rand exakt paßt, ganz genau durchgeformt ist und auf Hochglanz poliert werden kann. Am besten lassen sich diese Anforderungen mit einer abgeschrägten Stufe als Abschluß erfüllen (Abb. 386a), wobei der Metallrand mindestens 0,5 mm breit sein muß (Abb. 386b und c). Ein dünnerer Rand läßt sich kaum noch polieren, anpassen und konturieren. Jeder Versuch, die Abschrägung mit Keramik abzudecken, führt unweigerlich zu aufgewölbten Konturen und einer Keramik geringer Qualität (Abb. 387a und b).

Wenn der Metallrand wegen des Durchschimmerns oder geringer Tiefe der Zahnfleischtasche auf weniger als 0,5 mm geschmälert werden muß, gestaltet man den Abschluß als stark gerundete Schulter oder Stufe (Abb. 388a und 389a).

Durch Beseitigung der Abschrägung läßt sich der Metallrand messerscharf machen (Abb. 388c und 389c), vorausgesetzt, das Metall ist fest genug, um nicht während der verschiedenen Brände zu kriechen. In dieser Situation sind unedle Legierungen besonders angezeigt. Diese Lösung kann zwar sehr ästhetisch wirken; Keramik, Metall und Zahnsubstanz aber an ein und derselben Stelle aufeinandertreffen zu lassen, ohne daß die Opakschicht sichtbar wird, erfordert ein hohes Können seitens des Zahnarztes wie des Technikers (Abb. 390a bis c).

Ein zusätzlicher Vorteil entsteht bei der Präparation einer Schulter dadurch, daß man ganz ohne Metallrand auskommt (Abb. 389 d), so daß der Zahnhals optimal wirkt (Abb. 391 a bis d).

Plazierung des Randes

Da es keine einheitliche Meinung darüber gibt, wo genau in der Zahnfleischtasche sich der Kronenrand befinden soll, empfiehlt es sich, wenn der Zahn ohne große Schädigung der Weichgewebe (vor allem des Gingivaansatzes) präpariert und abgeformt werden kann, die Abschlußlinie knapp über dem Ansatz verlaufen zu lassen. Damit wird dem Durchschimmern am besten vorgebeugt, und der Metallrand ist breit genug, um gut konturiert und finiert werden zu können.
Nach Abschluß der großräumigen Abtragung und Schaffung einer fazialen Schulter knapp oberhalb des freien Zahnfleischrandes stopft man die gesunde Tasche mit gesponnenem Faden des entsprechenden Durchmessers (Abb. 392 a und b) aus, wobei sich der Faden nicht überlagern darf (Abb. 393 bis 395). Das Ausstopfen ist ein unentbehrlicher Arbeitsschritt, mit dem folgendes erzielt wird:

1. Das Gewebe wird etwas angehoben, so daß rotierende Instrumente zum Finieren verwendet werden können (Abb. 396 bis 398).
2. Der Faden dient als vertikale Orientierungshilfe beim Anlegen der Abschlußlinie, so daß der Ansatz der Gingiva geschützt wird.
3. Für das Abformmaterial entsteht mehr Platz.
4. Optische Kontrolle der ausreichenden Abhebung des Gewebes. Ist der Faden an manchen Stellen nicht sichtbar, kann dort das überstehende Gewebe elektrochirurgisch entfernt werden.
5. Der Faden saugt die Flüssigkeit in der Zahnfleischtasche auf.
6. Das Reißen des Abformmaterials wird verhindert, da es in Unterschnitte nicht eindringen kann.

Mit Hilfe einer Porzellanstufe ist eine konservativere Präparation möglich. Eine Schulter, die ein Drittel oder weniger in die Tasche hinabreicht, genügt, um ein gutes Aussehen des Zahnhalses zu garantieren.

Abformung und Meistermodell

Heutzutage gibt es verschiedene Materialien, mit denen sich die Formen der Zähne und deren Umgebung exakt reproduzieren lassen. Das eigentliche Problem stellen die Weichgewebe dar. Dabei geht es darum, das Weichgewebe möglichst gut anzuheben, ohne es zu traumatisieren, damit ein entsprechendes Abformmaterial bis an den präparierten Zahnrand gelangen kann. Gelingt dies nicht, kann das einen Verlust an Gewebehöhe bedeuten.
Häufig genügt die mechanische Retraktion mit Hilfe eines Fadens, um den präparierten Rand für ein elastisches Abformmaterial zugänglich zu machen. In den meisten Fällen ist jedoch eine mechanisch-chemische Retraktion oder ein elektrochirurgisches Vorgehen notwendig:

1. Ist der Faden an einer Stelle nicht zu sehen, da er durch Flüssigkeiten oder Gewebe verdeckt ist, legt man einen zweiten dünnen Baumwollfaden ein, der mit Hemodent getränkt ist, und stopft ihn vorsichtig fest (Abb. 399 und 400).
2. Nach drei bis fünf Minuten entfernt man den Faden wieder, um sicherzustellen, daß die Flüssigkeiten beseitigt sind und der untere Faden sichtbar ist (Abb. 401).
3. Rutscht das Gewebe aber dennoch wieder zurück und verdeckt den Faden, wird das überstehende Gewebe vorsichtig elektrochirurgisch entfernt (Abb. 402 a und b).

Zum Abformen bevorzuge ich reversibles Hydrokolloid und mache zwei Abformungen. Nach kurzer Lagerung in Kaliumsulfat werden beide Abformungen mit verbessertem Gips ausgegossen. Das eine Modell wird mit Stiftchen versehen und dient als Arbeitsmodell (Abb. 403). Das andere bleibt im Ganzen und dient der Überprüfung von Paßform, Approximalkontakten und der Form der Brückenglieder.
Die Ränder der mit Gräben versehenen Stümpfe werden mit einem Farbstift markiert und dann leicht mit Cyanoacrylat abgedeckt. Dieses Haftmittel schützt die Markierung und den Gipsrand durch Erhöhung der Druck- und Abriebfestigkeit. Der Stumpf ist fertig, nachdem vier Schichten Stumpflack aufgetragen wurden (Abb. 404).
Zwei besonders schwierige Arbeitsvorgänge stellen

Metallkeramische Restaurationen

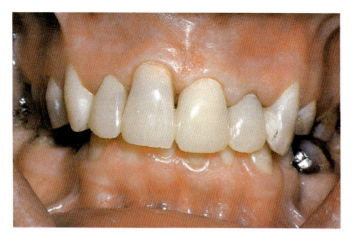

Abb. 405a Vor der Behandlung.

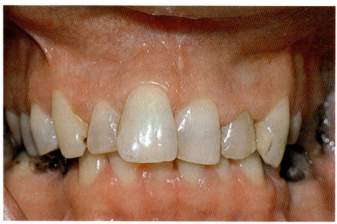

Abb. 405b Nach der provisorischen Versorgung. Die Korrekturen erfolgten zur Zufriedenheit von Arzt und Patient.

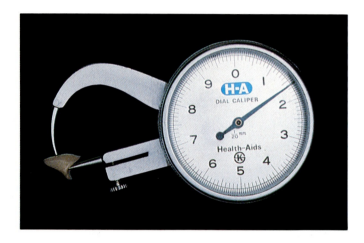

Abb. 406a Überprüfung der Abtragung von Zahnsubstanz im inzisalen Drittel. Weist der Kunststoff eine Stärke von weniger als 1,5 mm auf, nachdem die labiale Kontur der provisorischen Krone als korrekt beurteilt wurde, muß noch mehr Zahnmaterial abgetragen werden.

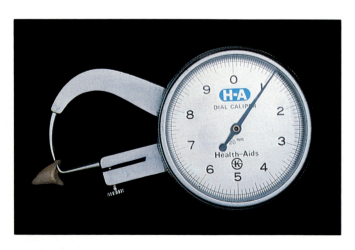

Abb. 406b Überprüfung der Abtragung von Zahnsubstanz im Zahnhalsbereich.

Abformung und Meistermodell

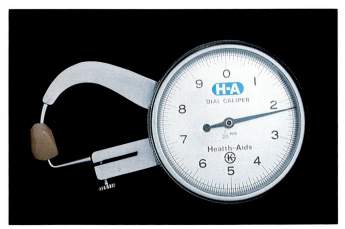

Abb. 406c Überprüfung der Abtragung von Zahnsubstanz im inzisalen Bereich.

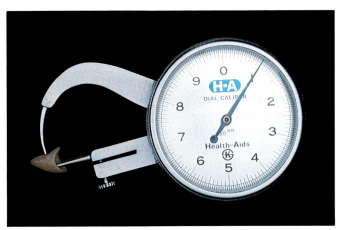

Abb. 406d Überprüfung der Abtragung von Zahnsubstanz im lingualen Bereich.

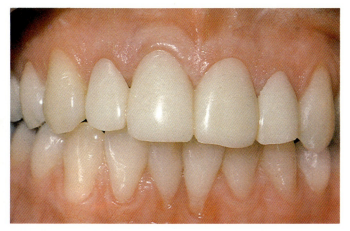

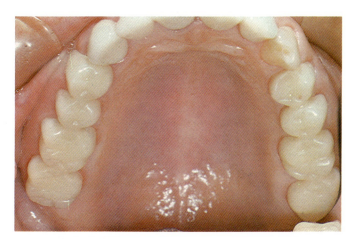

Abb. 407a und b Beispiele für gesundes Gewebe im Bereich provisorischer Restaurationen.

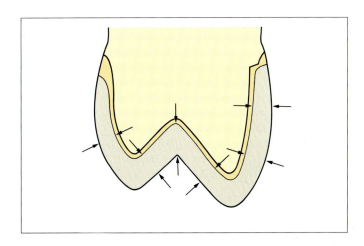

Abb. 408 Die größte Festigkeit läßt sich bei Keramik dann erzielen, wenn sie überall dieselbe Stärke aufweist.

Metallkeramische Restaurationen

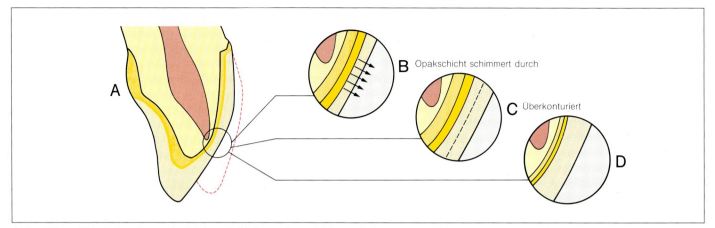

Abb. 409a Skizzierter Querschnitt eines labial geneigten Zahnes, bei dem eine Abtragung im vergrößert dargestellten Bereich nicht möglich ist.

Abb. 409b Richtige Form, aber mangelhafte Ästhetik.

Abb. 409c Akzeptable Ästhetik bei mangelhafter Kontur.

Abb. 409d Kontur und Ästhetik sind brauchbar. Das Problem der ungenügenden Reduktion des Zahnes wurde dem Keramiker mitgeteilt, so daß dieser die Metallkappe in diesem Bereich so dünn wie möglich anfertigen konnte. Außerdem nahm er die nötigen Farbkorrekturen bei den Keramikschichten vor.

das Einartikulieren der Arbeitsmodelle und die Randgestaltung der Stümpfe dar; sie sind daher vom Zahnarzt selbst durchzuführen.

Provisorische Versorgung

Mit provisorischen Restaurationen werden Form und Funktion von Hart- und Weichgeweben der Mundhöhle wiederhergestellt und die Zähne vor den Auswirkungen der Präparation geschützt.
Veränderungen des Aussehens und der Funktion lassen sich mit Kunststoff leicht herbeiführen und sind entsprechend den Vorstellungen von Zahnarzt und Patient vorzunehmen (Abb. 405a und b). Einartikulierte Modelle der fertigen provisorischen Restaurationen dienen sodann dem Keramiker als ausgezeichnete Orientierungshilfe. An den fertigen Provisorien kann man außerdem in kritischen Bereichen abmessen, ob die Zahnsubstanz in ausreichendem Maße abgetragen wurde (Abb. 406a bis d). Diese Möglichkeit bewährt sich vor allem dann, wenn bereits Restaurationen vorhanden sind, so daß man zu Beginn der Abtragung keine Rinne zur Orientierung anlegen kann.
Schließlich hängt es entscheidend von der guten Paßform, Kontur und Politur im Zahnhalsbereich ab, ob der Patient die Plaque bekämpfen kann und ob das Gewebe seine Höhe und seinen Gesundheitszustand wiedergewinnt, wie er vor der Präparation bestand (Abb. 407a und b).

Bewertung des Unterbaus

Sind die fünf grundlegenden Anforderungen an die Gestaltung des Unterbaus verstanden worden, gelingt die Bewertung des Metalls, auf das die Keramik aufgetragen werden soll, zeitsparend und mühelos; sie ist ein Mittel von unschätzbarem Wert, um ein gutes Aussehen und einen soliden Aufbau der Keramikverblendung zu gewährleisten. Wenn man die Bewertung des Unterbaus mit in die Anweisungen für das Labor aufnimmt, wird damit der Zahntechniker an seine Verantwortung erinnert.

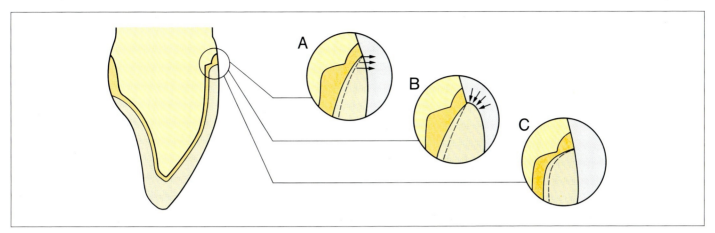

Abb. 410a Der Unterbau wurde nicht genügend reduziert, weshalb er durchschimmert oder freiliegt.

Abb. 410b Der Unterbau wurde nicht genügend reduziert. Zum Ausgleich wurde die Keramik überkonturiert, was zu einer Reizung der Gingiva führt.

Abb. 410c Der Unterbau ist entsprechend präpariert worden, so daß die Keramik im Zahnhalsbereich die richtige Kontur und Qualität aufweist.

Anforderungen

Einheitliche Bandbreite der Keramikstärke

Man geht allgemein davon aus, daß die größte Festigkeit erreicht wird, wenn die Keramik an allen Seiten gleich dick ist (Abb. 408). Das mag wohl stimmen, ist aber ziemlich mühsam und wird kaum so gemacht. Die Festigkeit eines gut verdichteten Porzellans wird nur unbedeutend gemindert, wenn die Schichtdicke in einem Bereich von 0,5–2,5 mm schwankt. Wenn man also den Unterbau auf ausreichendes Keramikfundament hin überprüft, muß man die endgültige Form des Zahnes im Auge behalten und entsprechende Korrekturen an der Metallkappe vornehmen, um den gewünschten Schwankungsbereich der Schichtdicke zu erzielen. Bei einem systematisch reduzierten Zahn heißt das nichts anderes, als daß die Kappenstärke bei halbedlen Legierungen 0,3 mm bis 0,5 mm bzw. bei unedlen Legierungen 0,1 mm bis 0,3 mm betragen muß.

Besonderes Augenmerk verdienen folgende Bereiche: labioinzisal, zervikal, approximal und okklusal.

Labioinzisal. Dieser Bereich wird häufig zu wenig präpariert. Der labial geneigte Zahn in Abbildung 409a verhindert eine adäquate Abtragung. Die endgültige Restauration wird nun entweder richtig konturiert, wodurch das Aussehen leidet (Abb. 409b), überkonturiert, wobei das Aussehen gut ist (Abb. 409c), oder aber das Problem wurde erkannt, so daß Form und Aussehen akzeptabel ausfielen. Dazu muß aber die Kappe so dünn wie möglich gemacht und die Keramik entsprechend abgetönt werden, um die Färbung der Opakschicht entsprechend anzupassen (Abb. 409d).

Zervikal. Sehr oft wird der Unterbau im Zahnhalsbereich zu wenig reduziert, so daß die Opakschicht durchschimmert oder gar freiliegt (Abb. 410a). Dabei handelt es sich um eine nicht glasierbare Keramik, die irritierend wirkt, wenn sie mit dem Taschenepithel in Berührung kommt. Um dies zu verhindern, wird die Keramik häufig überkonturiert, was ebenfalls eine Reizung der Gingiva fördert (Abb. 410b). Hier hilft nur eine richtige Zahnpräparation, damit man den gewonnenen Raum richtig nützen kann (Abb. 410c).

Approximal. Bei zu verblockenden Zähnen muß sich die Keramik lingual bis unter den Verbindungsbereich

Metallkeramische Restaurationen

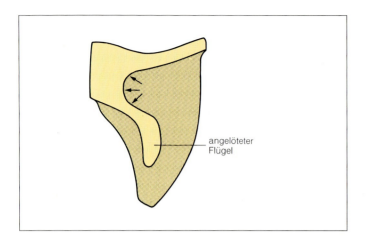

Abb. 411 Bei zu verblockenden Zähnen muß der Unterbau manchmal lingual extendiert werden, um eine Schattenwirkung im Approximalbereich zu verhindern.

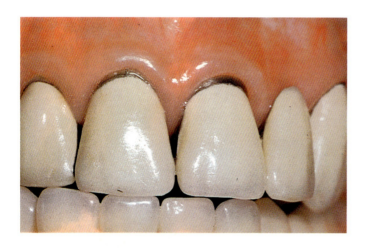

Abb. 412 Durch ungenügende Präparation wurde die ästhetische Wirkung im Approximalraum beeinträchtigt.

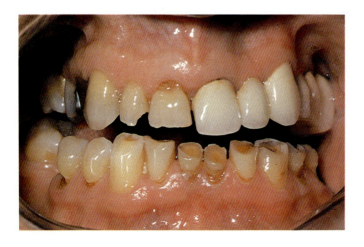

Abb. 413 So zerstörend wirkt sich unglasierte Keramik im Abrieb an natürlichen Zähnen aus.

Bewertung des Unterbaus

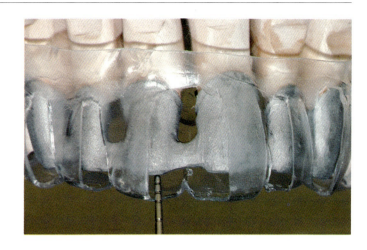

Abb. 414 Tiefziehschiene auf dem Arbeitsmodell. Labial wurden Öffnungen angelegt, um den Unterbau überprüfen zu können.

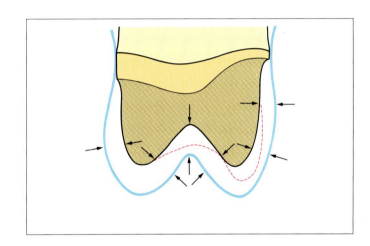

Abb. 415 Die Tiefziehschiene wurde über die Metallkappe gestülpt (schematisch). Die ursprüngliche Gestalt der Kappe ist rot gestrichelt angegeben. Mit Pfeilen sind die Stellen gekennzeichnet, an denen der Abstand zu gering ist.

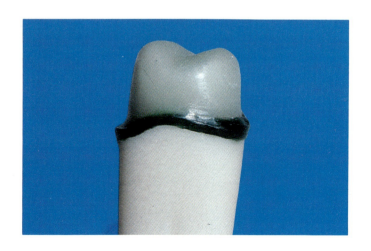

Abb. 416 Der aufgewachste Unterbau. Der Zervikalbereich wurde aus Stabilitätsgründen stärker ausgeführt.

Metallkeramische Restaurationen

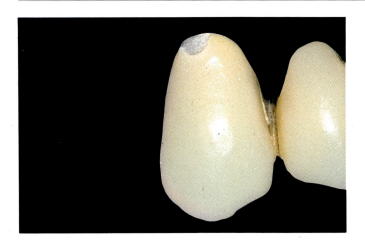

Abb. 417 Fraktur der Keramik im Zahnhalsbereich durch Verbiegen des Unterbaues bei der Anprobe.

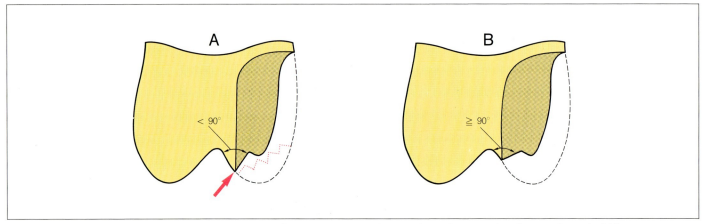

Abb. 418 a Schlechte Gestaltung des Unterbaues: Der Winkel an der Metall-Keramikgrenze beträgt weniger als 90°.

Abb. 418 b Der Winkel an der Metallgrenze beträgt korrekterweise mehr als 90°.

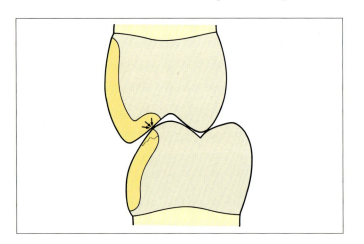

Abb. 419 Der Unterbau des oberen Molaren ist richtig gestaltet. Beim unteren Molaren ist ein Bruch aus zwei Gründen zu erwarten: erstens liegt der zentrische Kontakt auf der Metall-Keramik-Grenze; zweitens bildet das Metall an dieser Stelle einen Winkel von weniger als 90°.

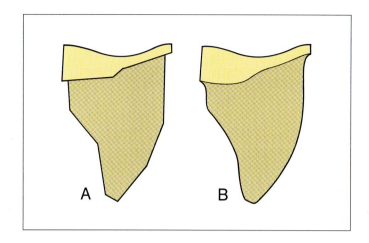

Abb. 420 a Scharfe Kanten am Unterbau.

Abb. 420 b Richtige Gestalt des Unterbaues.

erstrecken (Abb. 411). Dies ist besonders nach chirurgischer Behandlung des Parodontiums wichtig, wenn die Interdentalräume lang und breit sind und der Unterbau von der fehlenden Interdentalpapille nicht verdeckt wird (Abb. 412).

Okklusal. An allen Funktionsflächen der Keramikrestauration muß für das auf Hochglanz polierte und glasierte Porzellan genügend Platz gelassen werden. Zu immenser Abrasion der natürlichen Zähne kann es kommen, wenn schlecht oder unglasiertes Opak mit Zahnschmelz Kontakt hat. Dies ist vor allem dann von Bedeutung, wenn Zahngruppen in einem Bogen restauriert werden, insbesondere aber Zähne, die an der Inzisalführung beteiligt sind (Abb. 413).

Allgemein erfordern in diesen vier Bereichen die meisten Unterbauten eine möglichst geringe Stärke der Metallkappen, es sei denn, die Größe der Pulpa gestattet eine stärkere Abtragung von Zahnsubstanz. Bei Brückengliedern ist die Sache etwas komplizierter. Nimmt man jedoch Nachbarzähne oder Antagonisten als Anhaltspunkte für die Gestaltung der Fazialflächen und die Plazierung der Schneidkante bzw. der Höckerspitzen, ist eine genaue Gestaltung der Krone schon möglich.

Bei schwierigen mehrteiligen Brücken geht man folgendermaßen vor:

1. Aus durchsichtigem Kunststoff fertigt man auf dem Modell der fertigen provisorischen Restaurationen eine dünne Schale an.
2. Mit dem Unterbau in situ auf dem Meistermodell wird die Kunststoffschale aufgesetzt, wobei die unpräparierten Zähne als Führung dienen.
3. Mit einem scharfen Bard-Parker-Messer Nr. 11 schneidet man Öffnungen in den Kunststoff, so daß die halbe Fazialfläche jeder Kappe von der Schneidkante bzw. der Höckerspitze bis zum Zahnhalsrand freiliegt (Abb. 414).
4. An den Stellen, an denen der Unterbau nicht die geplante Stärke der Keramikschicht gestattet, werden Korrekturen vorgenommen (Abb. 415).

Festigkeit

Eine Kappenstärke von 0,3–0,5 mm bei halbedlen Legierungen mit zusätzlicher Verstärkung im Zahnhalsbereich genügt in der Regel, um eine Deformation beim Brennen, Anprobieren und Zementieren auszuschließen (Abb. 416).

Normalerweise bilden sich keine Haarrisse oder Sprünge beim Aufdrücken der Restauration, wenn ein Metallrand vorhanden ist. Wird dieser jedoch messerscharf ausgedünnt, verliert der Unterbau an Festigkeit, und man muß darauf achten, daß die Innenfläche des Gusses fehlerfrei ist. Andernfalls kann die Metallkappe sich verziehen und das Porzellan brechen (Abb. 417).

Winkel an der Grenzfläche Metall/Keramik $\geq 90°$

Ein Winkel des Metalls von weniger als 90° führt eher

Metallkeramische Restaurationen

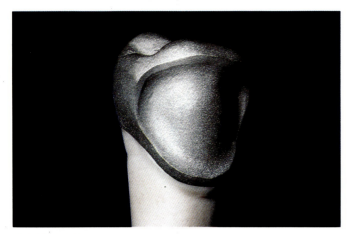

Abbildung 421a

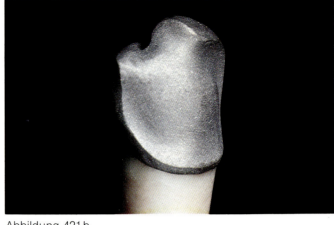

Abbildung 421b

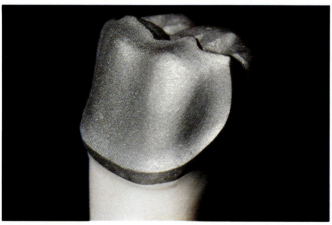

Abbildung 421c

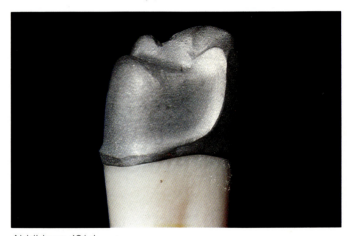

Abbildung 421d

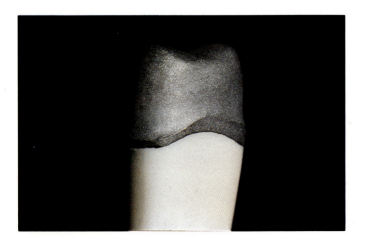

Abbildung 421e

Abb. 421 a bis e   Beispiele für die Gestaltung des Unterbaus.

Bewertung des Unterbaus

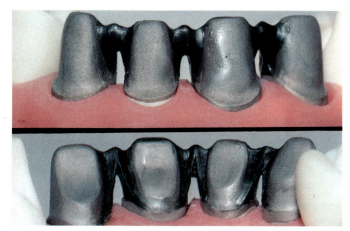

Abb. 422   Metallgerüst zum Verblocken.

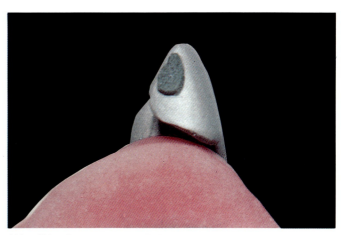

Abb. 423   Gestaltung bei Brückengliedern.

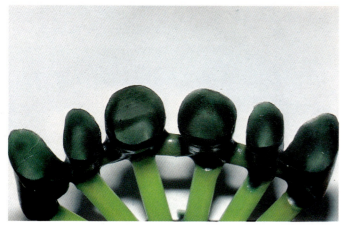

Abb. 424a   An der Transparenz der Wachskappen mit Gußzapfen ist zu erkennen, wie zierlich diese ausgeführt sind. An manchen Stellen beträgt die Wandstärke nur 0,1 mm.

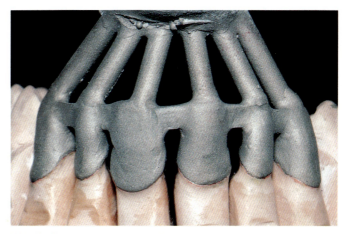

Abb. 424b   Die aus unedler Legierung gegossenen Kappen erweisen sich nach Beseitigung einiger kleiner Blasen als paßgenau.

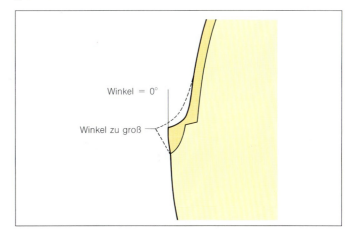

Abb. 425   Die ursprüngliche Form des Metallkragens ist gestrichelt angegeben. Der Winkel war zu spitz. Nach der Korrektur muß der Kragen in der Regel dünner gemacht werden.

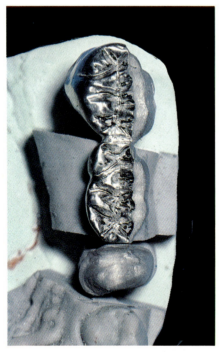

			Farbtonprotokoll						
				Gewählter Farbton			Farbliche Übereinstimmung der Verblendung+	Farbliche Übereinstimmung d. Prothese m. d. Nachbarzähnen	
Name	Datum	Zähne Nr.	Inzisal	Korpus	zervikal	Dentallabor			Notwendige Modifikationen	Endergebnis
Jones, J.	10.80	7, 8, 9, 10	dkl.	B_2	B_3	J S	5	4	inzis. 1/3 Farbwert zervik. 1/4 Brillanz	5⊖
Smith, J.	11.80	6, 7, 8	mittel	A_3	A_4	J S	3	2⁻	Re–Do	
Smith, J.	11.80	6, 7, 8	mittel	C_3	C_3	J S	5	4	orangebraun zervikales 1/3	5

+ Beurteilung, wie gut die Verblendung zum gewählten Farbton paßt (Note 1–5).

Abb. 426 Metalloberflächen, die nicht mit Keramik überdeckt werden, werden mit einer Gummischleifscheibe poliert.

Abb. 427 Die farbliche Übereinstimmung der fertigen Restaurationen wird in einer Liste dokumentiert.

zu einer Deformation und zum Bruch des Porzellans (Abb. 418 a und b).

Kein zentrischer oder Funktionskontakt an der Metall-Keramik-Grenze

Selbst bei idealen Bedingungen läßt es sich nur schwer vermeiden, daß ein antagonierender Höcker auf eine Metall-Keramik-Grenze trifft. Daher ist es besonders wichtig, Anforderung Nr. 4 an den Unterbau (Bandbreite der Porzellanstärke) zu berücksichtigen, da selbst dort, wo heute noch kein Kontakt ist, später ein funktioneller Kontakt entstehen kann (Abb. 419).

Keine spitzen Winkel im Metall

Spitze Winkel (Abb. 420 a) bedeuten, daß sich dort die Belastung konzentriert, was zu einem Bruch des Porzellans führen kann. Die Metalloberfläche, auf die die Keramik aufgetragen wird, muß daher abgerundet und geschwungen sein (Abb. 420 b).

Modifikationen

Porzellanbeschichtung

Die höchste Festigkeit des Porzellans wird durch rundum wirkende Druckkräfte einer voll abdeckenden Verblendung erzielt. Häufig ist jedoch eine teilweise Abdeckung erwünscht, um einem bestimmten Verfahren oder Konzept gerecht zu werden.
Die Beispiele in den Abbildungen 421 a bis e zeigen Unterbauten, die verschiedenen okklusalen Anforderungen entsprechen. In jedem Fall ist die Keramik aber richtig abgestützt, es gibt keine spitzen Winkel, und das Metall bildet dort, wo es auf das Porzellan trifft, einen Winkel von 90° oder mehr.

Verblockte Einheiten, Brückenglieder

Verblockte Einheiten sind so mit einer approximalen Strebe untereinander verbunden, daß maximale Fe-

stigkeit, gutes Aussehen und einfache Mundhygiene gewährleistet sind (Abb. 422).
Brückenglieder können als verblockte Einheiten betrachtet werden, die Modifikationen in Gewebehöhe aufweisen, wodurch den Anforderungen der Festigkeit, Ästhetik und Hygiene Rechnung getragen wird. Wie bei Einzelzähnen bewirkt eine größtmögliche Abdeckung mit Porzellan die größte Festigkeit. Daher soll die Keramik, wenn möglich, bis auf die linguale Fläche reichen und die Gewebefläche des Brückengliedes bedecken (Abb. 423).

Unedle Legierungen

Nickel-Chrom-Legierungen sind in ihren physikalischen Eigenschaften in mancher Hinsicht den edlen und halbedlen metallkeramischen Legierungen eindeutig überlegen. Sie sind fester, steifer und fließen beim Gießen besser (Abb. 424 a und b). Daher können die Metallgerüste dünner, die Verbindungen schlanker ausgeführt werden, und die Gefahr des Absinkens während des Porzellanbrandes ist geringer. Diese Legierungen können exakt vergossen werden und liefern ausgezeichnete Verbindungen.
Um die guten Eigenschaften dünner, aber fester Verbindungen aus Nickel-Chrom voll ausnützen zu können, zieht man gegossene Verbindungen den gelöteten vor. Dazu wären Güsse aus einem Stück notwendig, was bei mehrgliedrigen Restaurationen von Nachteil sein kann.
Wegen der Härte der unedlen Legierungen sind Kauflächen aus Porzellan solchen aus Metall vorzuziehen. Dadurch wird der Anwendungsbereich dieser Legierungen für jene noch weiter eingeschränkt, nach deren Meinung sich Kauflächen am besten in Metall ausführen lassen.

Metallpräparation

Nachdem die Anforderungen an den Unterbau begutachtet und notwendige Korrekturen mit Aluminiumoxidsteinen vorgenommen worden sind, muß der Metallrand daraufhin überprüft werden, ob er einen Winkel von 0° mit der angrenzenden Zahnsubstanz bildet. Wenn nicht, muß der Rand dünner gemacht werden (Abb. 425).
Alle nicht zu verblendenden Flächen des Metallgerüsts werden mit dem Gummirad geglättet (Abb. 426). Dadurch werden die Metallflächen klar erkennbar, auf denen kein Porzellan aufgetragen werden darf. Dies ist für den Keramiker ebenfalls eine große Erleichterung beim Entfernen überschüssiger Keramikteilchen vor dem Brennen.

Die Keramikverblendung

Bedingungen für eine erfolgreiche Verblendung mit Porzellan sind: die Wahl des richtigen Farbtons, die korrekte Beurteilung des Porzellans sowie das Wissen um die richtige Beimengung von Oberflächenfärbemitteln und das Glasieren.

Wahl des Farbtons

Durch Entwicklung einer standardisierten Farbskala und deren Mitteilung an den Keramiker werden die Ergebnisse leichter vorhersehbar und geraten zu größerer Zufriedenheit. Genauso wichtig ist es aber, sich Notizen darüber zu machen, wie gut die Restauration den angestrebten Farbton trifft und farblich zu den Zähnen im Mund paßt. Mit der Zeit erkennt man mit Hilfe dieses „Farbarchivs" (shade log), wo es noch Probleme mit der farblichen Abstimmung gibt und wie diese zu verbessern ist (Abb. 427).

Zeitpunkt der Farbbestimmung

Mehrfacher Vergleich mit Zähnen vor der Präparation ermöglicht die Bestimmung eines Farbtons. Die Beurteilung von Farbschattierungen soll zu einer Tageszeit erfolgen, wenn der Betreffende noch nicht ermüdet ist und seine Augen die maximale optische Leistung aufweisen.

Die Umgebung

In der Nähe vorhandene grelle Farben beeinträchtigen die richtige Farbauswahl und müssen daher beseitigt werden. Make-up und insbesondere Lippenstift müssen entfernt und bunte Kleidung mit einem neu-

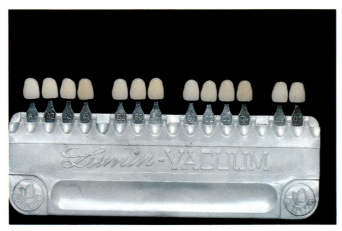 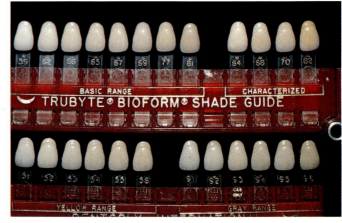

Abb. 428a und b   Zwei Farbskalen mit Untergruppen (links Fa. Vita, rechts Fa. Bioform).

tralen Stoff verdeckt werden. Am leichtesten fällt die Wahl des richtigen Farbtons in einem Behandlungszimmer, das in Pastelltönen — möglichst in Richtung Grau — gehalten ist.

Die Beleuchtung

Wenn das Behandlungszimmer und das Dentallabor mit farbkorrigierten Leuchtstoffröhren ausgerüstet sind, können Zahnarzt und Keramiker unter gleichen optischen Bedingungen arbeiten. Das Licht, das zur Mittagszeit in nach Norden gerichtete Fenster einfällt, wäre ideal; es ist jedoch häufig unbeständig und stellt nicht die Bedingungen dar, unter denen der Techniker Farbtöne bestimmen muß.

Das Verfahren

Um Farbtöne richtig aufeinander abstimmen zu können, muß man die drei Dimensionen der Farbe kennen — Farbton, Helligkeit und Intensität. Die Wahl der richtigen Färbung gelingt leichter, wenn der Vorgang in diese drei Dimensionen aufgeteilt wird.
Anhand der Farbskala wählt man nach Möglichkeit das zu verwendende Porzellan. Diese Skala soll nach Gruppen unterteilt sein, die auch Grautöne umfassen (Abb. 428a und b).
Zunächst versucht man ohne Farbskala, die Helligkeit der Zähne des Patienten, der um etwa 45° nach rückwärts gelehnt ist, durch mehrfaches Blinzeln zu beurteilen. Weisen die Zähne eine geringe Helligkeit auf, kann man drei Viertel der Farbskala weglassen und sich auf die Grautöne konzentrieren.
Zur Ermittlung des Farbtons blickt man erneut mehrmals kurz auf die Zähne, um eine Anpassung zu vermeiden, und konzentriert sich dabei auf das mittlere Drittel des Zahnes. Man vermeide es, direkt die Zähne anzusehen, sondern beobachte sie aus unterschiedlichen Blickwinkeln. Die Farbskala hält man daneben, so daß man zwischendurch sofort einen Blick darauf werfen kann.
Häufig hat man das Gefühl, daß man die Farbtöne genau unterscheiden und, ohne zu zögern, den richtigen Farbton auswählen kann. Ein andermal dagegen wird man von Zweifeln befallen, da es sich vermutlich um einen schwierigen Farbton handelt oder man ermüdet ist. Da hilft dann gar nichts, als die Farbbestimmung an einem anderen Termin vorzunehmen.
Steht der Farbton fest, bestimmt man die Helligkeit der Schneidekante (hell, d. h. milchig/opak; mittel oder dunkel, d. h. transluzent) und ihre Konfiguration. Dies muß anhand einer entsprechenden Skala bestätigt werden.
Schließlich wendet man sich noch dem Zahnhalsdrittel zu, wo der Farbton in der Regel eine höhere Intensität aufweist.
Hat man nach diesen Farbvergleichen immer noch Zweifel ob der richtigen Wahl, wählt man eine etwas größere Helligkeit und etwas geringere Intensität.

Die Keramikverblendung

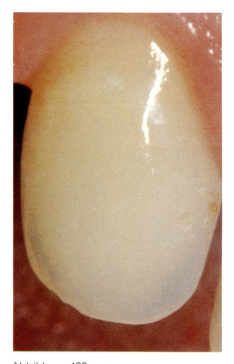

Abbildung 429a

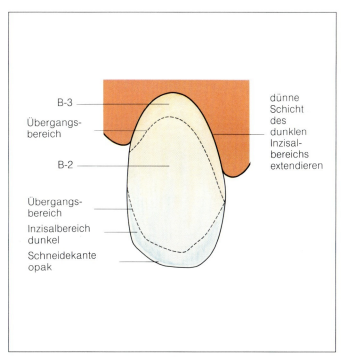

Abb. 429b Arbeitsanweisung für das Labor für den Zahn aus Abbildung 429a.

Abb. 430b Arbeitsanweisung für das Labor für den Zahn aus Abbildung 430a.

Abbildung 430a

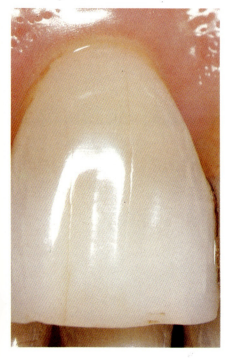

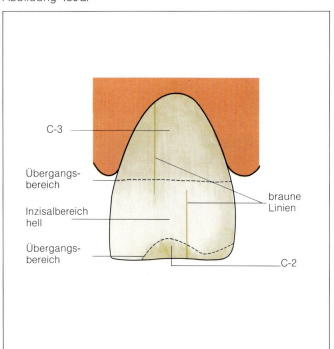

231

Metallkeramische Restaurationen

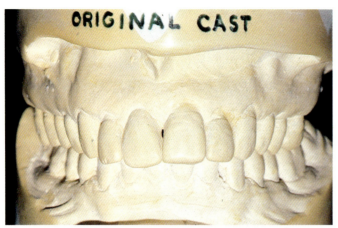

Abb. 431 Diagnostische Originalmodelle.

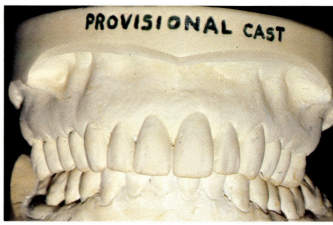

Abb. 432 Modell der provisorisch restaurierten oberen Zähne auf dem unteren Originalmodell.

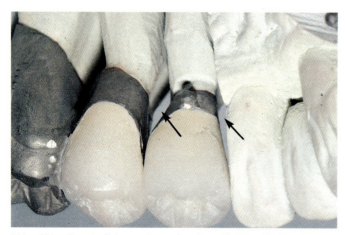

Abb. 433 Durch Schwund entstandene Fehler (Pfeile).

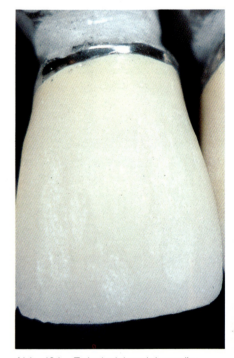

Abb. 434 Zahnhalsbereich porös.

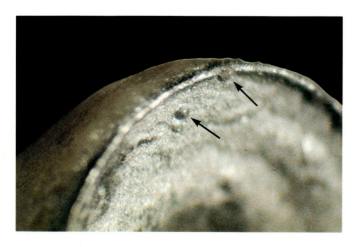

Abb. 435 Die Pfeile deuten auf eine Gußblase und ein Stück am Metallrand hängengebliebene Keramik.

Die Keramikverblendung

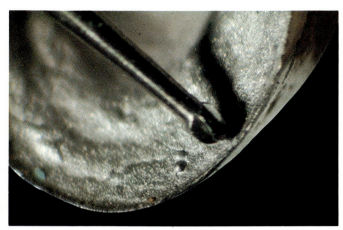

Abb. 436 Mit einem halbrunden Bohrer werden die Fehler beseitigt.

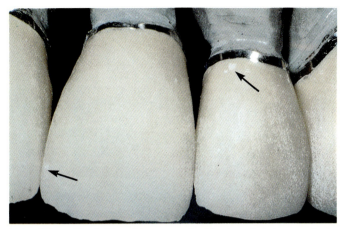

Abb. 437a Nach Korrekturen an der Kontur wird das zervikale Drittel auf Hochglanz poliert. Poröse Stellen (Pfeile) wurden mit Keramik gefüllt.

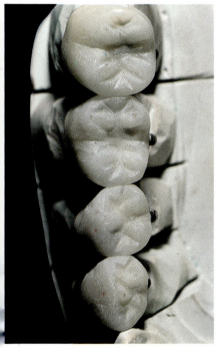

Abb. 438 Bei der Anprobe des Biskuitbrandes müssen die Approximalkontakte eingehend überprüft werden. In diesem Stadium kann ein offener Kontakt noch leicht beseitigt werden.

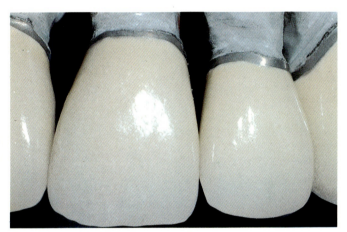

Abb. 437b Restauration nach Glasurbrand, poröse Stellen wurden beseitigt.

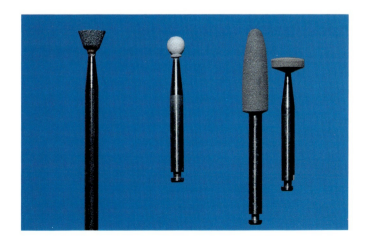

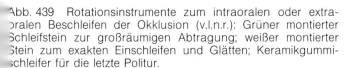

Abb. 439 Rotationsinstrumente zum intraoralen oder extraoralen Beschleifen der Okklusion (v.l.n.r.): Grüner montierter Schleifstein zur großräumigen Abtragung; weißer montierter Stein zum exakten Einschleifen und Glätten; Keramikgummischleifer für die letzte Politur.

Metallkeramische Restaurationen

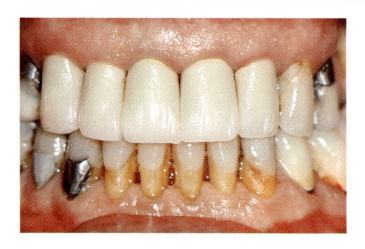

Abb. 440   Mangelhafte inzisale Zahnzwischenräume und spitze proximal-faziale Kanten.

Durch Zugabe von Oberflächenfärbemittel kann die Helligkeit wieder verringert und die Intensität erhöht werden, das Umgekehrte ist jedoch nicht möglich.

Mitteilung ans Labor

Am besten teilt man diese Angaben dem Keramiker mit, indem man mit Farbstiften die Einzelheiten auf einem entsprechenden Vordruck markiert. Besonders wichtig ist es, die Übergangszone anzugeben, wo die drei Hauptfarbkomponenten des Zahnes ineinander übergehen (Abb. 429 a und b, 430 a und b).
Des weiteren sind für den Keramiker diagnostische Modelle des Ausgangszustandes (Abb. 431) und Modelle der Provisorien (Abb. 432) aufschlußreich. Anhand des Modells vom Ursprungszustand kann der Keramiker die natürliche Zahnform imitieren, anhand des Modells der provisorischen Restaurationen kann er die gewünschten Veränderungen der Größe und Stellung der Zähne, insbesondere der Schneidekanten nachvollziehen. Es kann gar nicht genug betont werden, wie sehr sich die Mühe auszahlt, die man für die Optimierung der provisorischen Restaurationen aufwendet.

Beurteilung des Biskuitbrandes

Fachbrecht verdichtetes Porzellan darf weder im Innern noch an der Oberfläche porös sein, noch dürfen irgendwelche schwundbedingte Fehler vorhanden sein (Abb. 433). Durch Porositäten wird das Porzellan geschwächt, die angestrebte Färbung verändert und, wenn an der Oberfläche — insbesondere am Zahnhals — vorhanden, einer Verfärbung, der Retention von Plaque sowie einer Reizung der Gingiva Vorschub geleistet (Abb. 434).
Das Metallgerüst, auf das kein Porzellan aufgetragen werden soll, muß sorgfältig daraufhin überprüft werden, ob es auch wirklich frei von solchem ist. Porzellan auf dem Metallrand beeinträchtigt das Finieren und die Kontur. Auf der Innenfläche verhindert es den guten Sitz und kann zu Spannungen im Unterbau und damit auch der Verblendung führen.
Eine große Hilfe bei der Vorbeugung bzw. Entdeckung von Problemen besteht darin, alle Oberflächen der Restauration, mit besonderem Augenmerk auf die Innenfläche, unter einer Lupe mit mindestens zehnfacher Vergrößerung zu betrachten (Abb. 435 und 436).
Bei der Anprobe des Biskuitbrandes sind folgende Punkte zu überprüfen: Färbung, Kontur im Zahnhalsbereich, Approximalkontakte, Paßform, funktionelle Kontakte, Stellung der Schneidekanten, Zahnanatomie sowie notwendige Maßnahmen beim Färben und Glasieren.

Färbung

Es hat gar keinen Sinn, die provisorischen Restaurationen des Patienten zu entfernen, wenn das Porzellan keinen „färbbaren" Farbton aufweist. Die „Färbbarkeit" ermittelt man dadurch, daß man die kreidige Porzellanoberfläche mit Wasser benetzt und ihr Aussehen mit dem der Nachbarzähne vergleicht. Akzeptabel ist der Farbton dann, wenn nur geringe Korrekturen in Richtung einer Abtönung der Helligkeit, einer Steigerung der Intensität oder einer Veränderung des Farbtons erforderlich sind.

Kontur im Zahnhalsbereich

Eine korrekte Kontur im Zahnhalsbereich ermöglicht eine effektive Mundhygiene, fördert die Gesundheit des Zahnfleischs und verhindert Probleme beim Einsetzen, wie z. B. ein Zurückprallen der Gewebe. Die glatteste Prozellanoberfläche entsteht dann, wenn sie zunächst auf Hochglanz poliert und danach glasiert wird. Daher soll das zervikale Drittel der Krone nach Abschluß der Korrekturen der Kontur auf Hochglanz poliert werden, ehe die Restauration glasiert wird (Abb. 437 a und b).

Approximalkontakte

Die Kontakte sollen so gestaltet sein, daß eine Impaktion von Speiseresten vermieden wird, gleichzeitig aber eine Stimulation der Zahnpapille möglich ist (Abb. 438).

Paßform

Ist die Restauration in der endgültigen Stellung, stellt sich heraus, ob die Ränder makellos sind.

Funktionelle Kontakte

Mittels Artikulationspapier und montierten grünen Steinen kann man die funktionellen Kontakte grob einschleifen, anschließend ausarbeiten und mit einem Gummirad auf Hochglanz polieren (Abb. 439).

Stellung der Schneidekanten

Die richtige Stellung der Schneidekanten ist entscheidend für ein gutes Aussehen, für die korrekte Artikulation von Lauten sowie für die inzisale Führung. Hat man die richtige Stelle mit Hilfe provisorischer Restaurationen gefunden, muß alles unternommen werden, um diese Stellung in Porzellan nachzuvollziehen. Bei der Anprobe soll man sich daher nicht nur auf das klinische Urteil verlassen, sondern den Patienten auch eine Sprachprobe machen lassen und sich bei ihm nach seinem allgemeinen „Gefühl" erkundigen.

Bei der Aussprache von stimmlosem „f" und stimmhaftem „v" sollen die oberen Schneidekanten die Lippenrotgrenze der Unterlippe leicht berühren. Bei der Artikulation von „s" sollen sich die unteren Schneidekanten etwa 1,0 mm lingual von den oberen befinden, während zwischen den oberen und unteren Zähnen ein Abstand von 1,0 mm besteht.

Man erkundige sich beim Patienten, wie sich die Zähne in bezug auf Zunge und Lippen anfühlen. Die Angaben des Patienten bestätigen in der Regel die notwendigen Veränderungen, die wir aufgrund einer klinischen Beurteilung und des phonetischen Tests für notwendig erkannt haben.

Die Zahnkontur

Die Anatomie der Fazialflächen und die Glanzlichter müssen dem entsprechen, wie der entsprechende Zahn im gleichen Bogen das Licht reflektiert, und müssen mit den Nachbarzähnen zusammenpassen. Die Schneidekanten müssen dem Alter und der Person des Patienten entsprechen. Häufig werden bei den inzisalen Zahnzwischenräumen und scharfen proximal-fazialen Kanten Fehler gemacht (Abb. 440). Das Überarbeiten der Konturen muß mit den entsprechenden Steinen bzw. Diamanten erfolgen. Stellen, an denen Porzellan aufgetragen werden muß, sind mit Bleistift zu markieren und auf der Anweisung ans Labor zu beschreiben.

Färben und Glasieren

Ist man soweit mit den Restaurationen zufrieden, erfolgt nun die abschließende Oberflächenbehandlung durch Färben und Glasieren.

Die optische Güte einer Keramikverblendung nimmt ab, je mehr Oberflächenfärbemittel aufgetragen wird. Man muß daher alles unternehmen, um die richtigen Tönungen bereits beim Aufbau des Porzellans einzubrennen. Die heutigen Farbskalen sind jedoch alle mit Mängeln behaftet, und es kommt daher höchst selten vor, daß das geschulte Auge mit dem Aussehen einer Keramikverblendung ohne weiteres zufrieden ist.

Beim Auftragen von Oberflächenfärbemitteln empfiehlt sich folgendes:

1. Nachdem die Prothese dem Patienten eingesetzt wurde, wählt man die zu den Nachbarzähnen passenden Farbpräparate bzw. -kombinationen aus und trägt sie auf.
2. Nun notiert man sich Art und Ausmaß der verwendeten Farben, nimmt die Prothese heraus und reinigt sie mit Ultraschallvibration in einem Universallösungsmittel. Anschließend in Aqua dest. mit Ultraschall spülen!
3. Farbe wie zuvor auftragen. Kontrolle durch Vergleich mit den Nachbarzähnen.
4. Die Prothese wird zwei Minuten vor einem auf 650 °C eingestellten Ofen getrocknet bzw. so lange, bis das Lösungsmittel der Farbe verdampft ist und die Porzellanoberfläche wieder kreidig weiß aussieht.

Die Restaurationen werden hineingelegt und die Ofentemperatur pro Minute um 40 °C bis auf 930 °C gesteigert; ohne Vakuum. Unterschiedliche Oberflächenglasuren erzielt man, wenn man das Porzellan verschieden lange bei 930 °C beläßt, wobei diese Wärmebehandlung die Dauer von einer Minute nicht überschreiten darf.

6. Die Restaurationen herausnehmen und auf einer Ablage abkühlen lassen.

Literatur

Bergen, S. F.; McCasland, J.: Dental operatory lighting and tooth color discrimination. JADA Vol. 94 (1977).

Culpepper, William D.: A comparative study of shade matching procedures. J. Pros. Dent. 24:166 (1977).

Fukui, Hisao; Lacy, Alton M.; und Jeuderson, Malcolm D.: Effectiveness of hardening films on die stone. J. Pros. Dent. 44:57 (1980).

Goldstein, Ronald E.: Esthetics in dentistry. J. B. Lippincott Co., Philadelphia 1976.

Hobo, Sumiya; Shillingburg, Herbert T.: Porcelain fused to metal: tooth preparation and coping design. J. Pros. Dent. 30:28–35 (1973).

Johnston, John F.; Mumford, George; Dykema, Roland W.: Modern practice in dental ceramics. W. B. Saunders Co., Philadelphia 1969.

Karisen: Gingival reaction to dental restorations. Acta Odont. Scand. 28:895 (1971).

Loe: Reactions of marginal periodontal tissues to restorative procedures. Int. Dent. J. 18:759 (1968).

McLean, John W.: The science and art of dental ceramics monographs III and IV. Louisiana State University School of Dentistry, 1976.

Miller, Lloyd L.: Framework design in ceramo-metal restorations. Dent. Clinics of N.A. 29:699 (1977).

Preston, Jack D.: Rational approach to tooth preparation for ceramo-metal restorations. Dent. Clinics of N.A. 29:683 (1977).

Sillness: Periodontal condition of patient treated with dental bridges. J. Dent. Res. 78:163 (1970).

Sproul, R. C.: Color matching in dentistry. J. Pros. Dent. 29:418 (1973).

Sproul, R. C.: Color matching in dentistry. J. Pros. Dent. 29:557 (1973).

Stein, R. Sheldon; and Kuwata, Masahiro: A dentist and dental technologist analyze current ceramo-metal procedures. Dent. Clinics of N.A. 29:729 (1977).

Ullmann, R. Brian: The collarless veneer crown: an evaluation of fabrication and fit. Thesis. Indiana University School of Dentistry, 1972.

Warpeha, Walter S.; Goodkind, Richard J.: Design and technique variables affecting fracture resistance of metal-ceramic restorations. J. Pros. Dent. 35:291–298 (1976).

Weiss, Peter A.: New design parameters: utilizing the properties of nickel-chromium superalloys. Dent. Clinics of N.A. 21:769–785 (1977).

Kapitel 14

Die herausnehmbare Teilprothese mit Geschieberetention

Wenn man die Wahl hat, ist eine festsitzende Prothese stets die bevorzugte Art der Restauration. Leider gibt es aber viele Fälle, die unmöglich mit einer festsitzenden Prothese restauriert werden können. Dann muß man eine herausnehmbare Prothese anfertigen, die das stomatognathe System am besten unterstützt und zu dessen Gesunderhaltung beiträgt. Häufig ziehen wir einen Anhänger einer herausnehmbaren Brücke vor. Gelegentlich geben wir auch einem „14zähnigen" Gerät den Vorzug gegenüber einer herausnehmbaren Prothese. Jeder einzelne Fall muß natürlich zunächst genau analysiert werden, wobei man alle Faktoren gegeneinander abwägt, ehe man eine vernünftige endgültige Entscheidung fällen kann. Dann gibt es natürlich auch Ausnahmen. Im großen und ganzen gilt jedoch als Faustregel, daß wenn irgend möglich eine festsitzende statt einer herausnehmbaren Prothese verwendet werden soll.

Zielsetzung

Als Restauration kommt eine herausnehmbare Teilprothese in Frage, wenn nicht genügend Zähne vorhanden sind, an denen eine festsitzende Restauration angebracht werden könnte. Das Ziel jedes Zahnersatzes ist es, die Funktion der fehlenden Zähne möglichst getreu zu übernehmen. Zugleich darf dies nicht zur Zerstörung der Nachbarzähne führen, die als Pfeiler für den Zahnersatz dienen.
Die Anforderungen an eine herausnehmbare Teilprothese sind also ziemlich hoch. Beim Einsetzen, Herausnehmen und während der Funktion dürfen die Stützzähne nur minimal belastet werden. Es muß Stabilität während der Funktion gewährleistet sein, die Teilprothese darf sich nicht verschieben, während der Unterkiefer Kau- oder parafunktionelle Bewegungen ausführt. Außerdem dürfen die Mundgewebe, vor allem die Zunge, nicht in ihrer Bewegungsfreiheit beschränkt werden.

Retention

Bei herkömmlichen (mit Klammern befestigten) Teilprothesen werden die Pfeilerzähne beim Einsetzen und Herausnehmen unnatürlich beansprucht, da die Retention durch die Klammern erfolgt, die in eine Rille einschnappen müssen. Ansonsten wären die Klammern sinnlos. Die dabei auftretenden Beanspruchungen sind seitwärts gerichtet und damit sehr schädlich. Beim Herausnehmen treten dieselben Belastungen wieder auf. Wenn die Okklusion nicht exakt gestaltet ist, werden bei jeder Schließbewegung seitlich gerichtete Beanspruchungen über die Klammern auf die Stützzähne gelenkt.
Bei Präzisionsgeschieben treten dagegen keinerlei seitliche Belastungen auf. Die Retention erfolgt durch den Reibungswiderstand der zueinander parallelen Geschiebewandungen. Außerdem liegt ein korrekt plaziertes Geschiebe näher bei der Längsachse des Zahnes, wodurch potentielle seitliche Belastungen weiter verringert werden.

Stabilität der Basis

Die stabilste Basisplatte für eine herausnehmbare Teilprothese ist eine aus Metall gegossene Basis. Sie darf nirgends auf Muskelansätze drücken, damit der Patient völlige Bewegungsfreiheit seiner Mundgewebe hat, ohne daß dabei die Basis angehoben wird. Die Zungenmuskeln dürfen nirgends in ihrer Bewegung behindert sein, da sonst die Basisplatte hochgehoben wird. Die Basis muß vertikalem Druck widerstehen, ohne daß dabei Gewebe verdrängt wird. Dies ist nur mit einer sorgfältig angefertigten mukostatischen Basis möglich. Außerdem kommt man ohne Ränder aus, die lingual in den Mundbogen hineinragen. Sie erhöhen die Stabilität nicht, sondern schränken nur die Zunge in ihrer Bewegungsmöglichkeit ein, wodurch die Basis bestimmt angehoben wird. Dasselbe gilt für die übertriebene Ausweitung der bukkalen Ränder. Eine echte mukostatische Basis läßt sich nicht in Kunststoff herstellen.

Artikulation

Vermutlich die wichtigste Voraussetzung für eine gut funktionierende herausnehmbare Teilprothese mit Geschieberetention ist eine brauchbare Artikulation. Das gilt allerdings für jede Art der Restauration. Die Artikulation muß folgende Anforderungen erfüllen:

1. HIKP = RKP, d. h. gleichzeitiger Kontakt mit den antagonierenden Zähnen
2. Verminderte seitlich gerichtete Belastungen
3. Stabilität durch Tripodisierung
4. Korrekte Anordnung der Zähne, um eine Kippung und Verschiebung der Basis zu verhindern
5. Die Frontzahnführung ist mit dem Seitenzahnbereich gekoppelt, d. h. die Seitenzähne dürfen bei protrusiven und lateralen Versuchsexkursionen keinen Kontakt haben
6. Ausreichende Abflußwege
7. Verringerte Muskelanspannung aufgrund korrekter vertikaler Dimension und Befolgung der Richtlinien für die Artikulation

Frühere Verfahren und ihre Mängel

Im Laufe der Zeit wurden verschiedene Verfahren entwickelt, um mit herausnehmbaren Teilprothesen mit Geschieberetention brauchbare Ergebnisse zu erzielen.
Trotz der grundlegenden Mängel der Verfahren gelang es einigen Zahnärzten dank der Geduld der Patienten und ihres überdurchschnittlichen fachlichen Könnens, brauchbare Ergebnisse zu erzielen. Die Herstellung der festsitzenden Komponenten (Pfeilergußstücke) gelang in der Regel problemlos. Diese Gußstücke wurden dann mit Hilfe eines Gipsabdrucks auf die Sattelbereiche ausgerichtet. Darüber hinaus umfaßte aber dieser Gipsabdruck auch den Sattelbereich. Die Rekonstruktion wurde auf diesem Modell fertiggestellt. Die Matrizen des Geschiebes mußten parallel sein, ehe man sie in die Pfeilergußstücke einlöten konnte. Durch Duplizieren des Meistermodells wurde in der Regel eine Modellbasis geschaffen, die mit Hilfe des Gipsabdrucks gesichert wurde. (Dieser Abdruck mußte mit einem Trennmittel, meistens Schellack, behandelt werden.) Die Metallbasis wurde dann auf dem Meistermodell angebracht, und die Patrize des Geschiebes wurde zum Löten aufgesetzt. Bis zu diesem Zeitpunkt hatten sich mehrere Abweichungen eingeschlichen, wie z. B. durch das Trennmittel und beim Anpassen der gegossenen Basisplatte am Meistermodell. Um diese Abweichungen auszugleichen, legten gewitzte Techniker ein Stück Papier von Postkartenstärke in die tiefste Stelle der Geschiebematrize in der Restauration des Pfeilerzahnes. Dadurch wurde die Patrize um so viel höher plaziert, wie das Papier dick war. Damit glaubte man das Einsinken der Restauration beim Einsetzen in den Mund ausgleichen zu können. Es gab aber keinerlei Garantie, daß das Einsinken gleichmäßig vor sich ging. Es kam daher nicht selten vor, daß an den Stützzähnen Spannungen auftraten oder daß die Sattelbereiche wund wurden. Um diese Abweichungen auszuschalten, begannen einige Zahnärzte damit, vor dem Anlöten der Patrizen an die Basis diese auf die Pfeilergußstücke einzurichten. Dies war ein Schritt in die richtige Richtung. Durch das Löten traten aber erneut kleine Veränderungen auf, die zu Spannungen an den Stützzähnen führten.

Zahlreiche geniale Methoden wurden entwickelt, um den Sattelbereich unter „funktionale" Belastung zu setzen. Es wurden Abdruckverfahren benützt, bei denen ein Distanzring zum Einsatz kam, dessen Stärke sich von mesial nach distal veränderte. Bei all diesen Abdruckverfahren wurden die Gewebe mehr oder minder stark verschoben, so daß eine instabile Basisplatte entstand. Eine Okklusion, die sich auf einer solchen Basis nicht stabilisieren ließ, bewirkte eine rasche Resorption des Alveolarkammes: schließlich wurde die Teilprothese nur von den Zähnen getragen, wobei die Pfeilerzähne deutlich geschädigt wurden. Als nächstes kamen eine Reihe von Resilienz-Befestigungen (stress breaker). Angeblich ermöglichten sie die Bewegung der Basis, ohne dabei schädliche Kräfte auf die Stützzähne zu übertragen. Diese Resilienz-Befestigungen gab es in verschiedenen Ausführungen, die angeblich die unterschiedlichsten Aufgaben erfüllten. Manche waren mit einer Feder ausgerüstet, die die Basis nach einer Funktionsbewegung in die „Ruhelage" zurückdrückte. Manche ermöglichten eine scharnierähnliche Bewegung, wodurch der Stützzahn angeblich nur vertikal und nicht seitlich belastet wurde. Wieder andere gestatteten eine vertikale und laterale Drehung der Basis, ohne daß dabei ein Drehmoment auf die Pfeilerzähne wirkte. Manche Resilienz-Befestigungen hatten ein Teil, das vom Pfeilerzahn hinausragte; manchmal passierte es dann, daß dessen Wurzel brach. Alle diese Konstruktionen wiesen irgendeinen Mangel auf.

Die schlimmste Kombination, die ich je zu Gesicht bekam, war eine Unterkieferrestauration mit einer Resilienz-Befestigung und einem Kunststoffsattel, der ein halbes Dutzend Mal neu unterfüttert worden war. Der Sattelbereich war schließlich mindestens acht Millimeter tiefer als der Gingivarand am Stützzahn. Der Stützzahn wurde also auf Kosten des Alveolarkammes geschont.

Die Mehrzahl dieser Probleme war bei Unterkieferfällen anzutreffen. Wenn dagegen der gesamte Gaumen zur Abstützung diente, führten Oberkieferprothesen zu keinen ernsten Problemen. Wenn jedoch alle unteren Zähne fehlen, stellt eine Vollprothese ein viel größeres Problem dar als beim Oberkiefer.

Es gab zahlreiche Arten von Befestigungen, von denen jede gegenüber den anderen angeblich eine Verbesserung darstellte. In Wirklichkeit ist keine Befestigung viel besser als eine andere. Das Ergebnis hängt viel eher davon ab, ob man grundlegenden Tatsachen Rechnung trägt. Die wichtigste grundlegende Voraussetzung besteht in einer stabilen Basis und einer eindeutigen Artikulation. Würde diesen beiden Erfordernissen vollkommen Rechnung getragen, brauchte man keine Befestigung an Pfeilerzähnen. Ich habe bisher nur einige wenige derartige Teilprothesen gesehen, die zufriedenstellend waren. Warum mühen wir uns dann mit Befestigungen ab? Um die geringfügigen Abweichungen auszugleichen, die bei den meisten Patienten zu beobachten sind. Bisher hat noch niemand die perfekte Basisplatte entwickelt. Eine definitive Artikulation wird häufig angestrebt, doch kaum erreicht.

Aus all diesen Gründen haben wir ein Verfahren zu entwickeln versucht, bei dem die Abweichungen minimal sind und mit dem man eine brauchbare herausnehmbare Teilprothese mit Präzisionsgeschieben herstellen kann. Die Herstellung der Pfeilerzahnrestaurationen gelingt in der Regel jedem, der sich an Geschiebe heranwagt.

Die größten Probleme traten beim Ausrichten der Basis auf die Pfeilergußstücke und beim Anbringen der männlichen Geschiebeteile an der Basis auf. Zahlreiche Verfahren sind im Laufe der Jahre ausprobiert worden. Bis vor kurzem ließen sie alle etwas zu wünschen übrig. Als Beispiele seien einige der benutzten Verfahren genannt:

1. Die Strebe, an der die Patrize angebracht wurde, wurde in der Regel als Teil der Basis gegossen. Basis und Strebe mußten dann auf die Pfeilergußstücke und die Geschiebematrize ausgerichtet werden. Dabei mußte man darauf achten, daß die Strebe nicht gegen die Verankerung stieß. Nach dem Einrichten wurde an die Strebe die Patrize angelötet. Das Ergebnis hing davon ab, wie genau die Patrize in die Strebe paßte (gleichmäßiger Spielraum für das Lot). Jede Unregelmäßigkeit in der Verteilung des Lotes bewirkte eine geringe Lageänderung der Patrize in bezug auf die Strebe, wodurch beim Einsetzen Spannungen auftraten.

2. Manche Zahnärzte gingen dazu über, die Strebe gesondert anzufertigen. Die Basis wurde ohne Strebe gegossen. Nachdem sie auf die Verankerungen ausgerichtet worden war und man davon ein Modell angefertigt hatte, wurde die Strebe aufgewachst und gegossen.

   Als nächstes mußte die Patrize an die Strebe gelötet werden. Die mögliche Abweichung wurde etwas verringert. Die Strebe wurde mit einem „Fuß" versehen, der auf der Basis ruhte; die Lötstelle lag zwischen der Basis und diesem Fuß. Die Genauigkeit der Lötverbindung hing wiederum davon ab, wie gut der Fuß auf die Basis paßte. Bei beiden beschriebenen Lötverfahren mußte die Basis erhitzt werden, wodurch sie sich unweigerlich etwas veränderte.

3. Um die Fehler beim Löten auszuschalten, versuchten wir, die Strebe anderweitig zu befestigen. Wir verschweißten die Strebe mit der Basis — manchmal mit Erfolg —, das Endergebnis war aber nicht vorhersagbar.

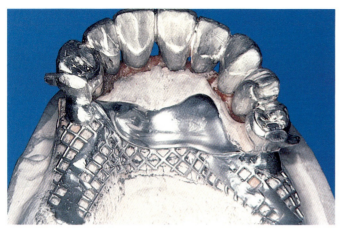

Abb. 441 Fertiges Prothesenskelett vor dem Abdruck der Sattelbereiche.

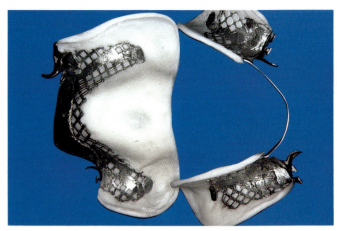

Abb. 442 Löffelmaterial am fertigen Skelett vor Abformung der Sattelbereiche.

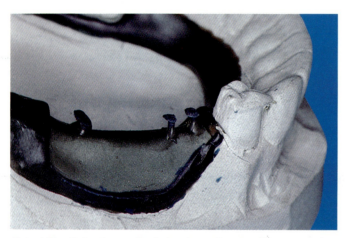

Abb. 443 Retentions„pilze" in doppelter Ausführung neben dem Modell der Stützzähne.

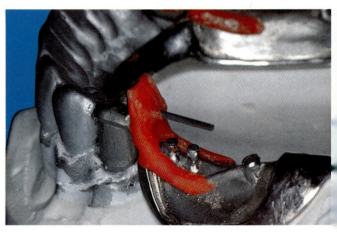

Abb. 444 Konstruktion einer Strebe mit geteiltem Fuß, der die Retentionspilze umfaßt.

4. Als nächstes probierten wir es mit einer Nietverbindung. Meistens mußten wir aber trotzdem noch löten, so daß nichts gewonnen war.

Dann kam uns die Idee, zunächst alle Lötarbeiten durchzuführen und dann erst die Sattelbereiche mit Hilfe eines zweiten Abdrucks auf den fertigen Rahmen auszurichten. Die immanente Abweichung einer Kunststoffbasisplatte würde geringer sein als die Lötfehler (Abb. 441). Wir hätten zwar immer noch die Bindung der Befestigungen, aber wir hofften, daß die Sattelbereiche exakter ausfallen würden.

Die Herstellung geschah folgendermaßen:
Die Streben werden entweder zusammen mit der Basis gegossen oder angelötet, wie beschrieben. Der Rahmen wird in den Sattelbereichen reduziert und für Kunststoffsättel vorbereitet. Forma-tray oder ein ähnliches Material wird auf ein überarbeitetes Modell und den angebrachten Rahmen aufgetragen (Abb. 442). Nach Festlegung der Ränder wird die gesamte Anordnung mit einem drucklosen Zweitabdruck abgeformt. Erreichen die Geschiebe bei diesem Abdruck nicht ihre endgültige Stellung, macht das nichts, da beim endgültigen Modell der Rahmen wieder exakt

Frühere Verfahren und ihre Mängel

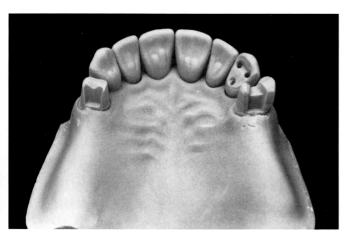

Abb. 445 Übungspräparation am Studienmodell.

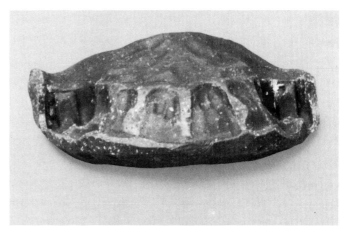

Abb. 446 Eine Schablone aus Abformmasse oder Duralay gewährleistet eine gleichmäßige Anordnung der Präparationen.

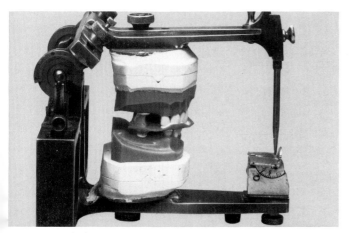

Abb. 447 Bißaufzeichnung zur Ausrichtung des Meistermodells zwecks Herstellung der Wachsschablonen für die festsitzenden Restaurationen.

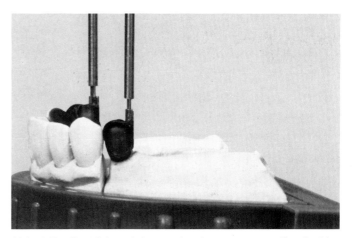

Abb. 448 Parallelausrichtung der Aussparungen für die Matrizen.

auf die Basis ausgerichtet werden kann. Das Gerüst hat in diesem Moment nur die Aufgabe, den Sattelbereich exakt auf die Pfeilerrestaurationen auszurichten.
Dabei hegten wir immer die Hoffnung, daß die dem Kunststoff eigenen Abweichungen geringer sein würden als die beim Löten möglichen Abweichungen. In manchen Fällen waren wir mit dem Ergebnis einigermaßen zufrieden, aber irgend etwas fehlte doch noch. Erst vor fünf Jahren kamen wir auf den richtigen Kniff. Eine geringfügige Modifikation in der Gestaltung der Strebe und eine einfache Präparation der Basis ließ

uns alle Probleme meistern und gestattete es uns, wieder zur Metallbasisplatte zurückzukehren.
Dazu werden zwei „Pilze" als Teil der Basis aufgewachst. Diese Retentionspilze werden nebeneinander unweit der Pfeilergußstücke angeordnet (Abb. 443). Die Strebe wird aufgewachst oder mit Duralay modelliert, so daß der Fuß mit zwei Hälften die Pilze beidseitig umfaßt (Abb. 444). Nachdem die Patrize an die Strebe gelötet wurde, ist es ein Kinderspiel, den gespaltenen Fuß mit selbstpolymerisierendem Kunststoff an den Retentionspilzen der Basis zu befestigen. Zum ersten Mal ließ sich eine Teilprothese auf diese

241

Weise ohne die geringste Verbiegung einsetzen. Wir brauchten die Geschiebe nicht mehr mit einer „Zaubermischung" aus Aqua-dac oder Alkohol und Polierrot zu „überlisten". Was die Stabilität im Einsatz betrifft, ist es mir nie passiert, daß eines wieder auseinandergegangen ist! Ein weiterer Vorteil liegt darin, daß die Restauration sich leicht auseinandernehmen und wieder zusammensetzen läßt, falls später einmal Korrekturen notwendig sein sollten (Bruch der Patrize, schlechte Ausrichtung der Pfeilerrestaurationen auf die Basis). Dies war ein gewaltiger Fortschritt auf dem Gebiet der Präzisionsgeschiebe.

Da es für den Patienten eine Zumutung ist, jede Phase der Behandlung zu fotografieren, mußten wir viele Maßnahmen am Modell demonstrieren. Wenn möglich, haben wir aber Beispiele aus der Praxis gezeigt.

Präparation der Stützzähne

Bevor man etwas am Patienten vornimmt, empfiehlt es sich, die Präparationen an einem Studienmodell durchzuführen (Abb. 445). Bevor man irgendeinen Teil des Zahnes abträgt, muß auf jeden Fall die Kastenform der Präparation angelegt werden. Dadurch wird sichergestellt, daß das Geschiebe innerhalb der Konturen der Restauration zu liegen kommt. Jeder Kasten muß zu den übrigen parallel sein und genügend Raum für die Unterbringung der Geschiebematrize haben. Außerdem muß eine Lage Gold zwischen den Wänden des Geschiebes und den Wänden der Restauration Platz haben. Vorsicht vor Hinterschnitten im unbezahnten Bereich. Außerdem ist darauf zu achten, daß sich die Restauration ungehindert einsetzen läßt. Nach Anfertigung der Proberestaurationen auf dem Studienmodell kann man eine Schablone aus Abformmasse herstellen, die in die Kästen der Präparationen paßt. Diese kann man als Lehre zum parallelen Ausrichten der Kastenpräparationen im Mund verwenden (Abb. 446).

Nach Präparation der Kästen im Mund wird der Rest der Präparation fertiggestellt. Verschwindet dabei ein Teil des Kastens, macht dies nichts, da sich das Geschiebe immer noch innerhalb der fertigen Restauration befinden wird.

Nachdem die Stützzähne präpariert sind, kann man auf verschiedene Weise fortfahren.

Es werden Kupferbandabformungen angefertigt und Metallstümpfe präpariert. Für den Meisterguß werden Gußkappen hergestellt und an den präparierten Zähnen befestigt. Darüber wird eine Abformung gemacht, die den unbezahnten Bereich erfaßt. Diese Abformung kann in Gips, Abformmassekonter und Alginat, Abformmasse und Hydrokolloid, Gummi oder Silikon erfolgen. Wir bevorzugen die Kombination von Alginat und Abformmassekonter, die in Kapitel 17 beschrieben ist.

Das folgende Verfahren gestattet die Verwendung von elastischem Abformmaterial für den festsitzenden Teil des teilweise unbezahnten Falles.

Die Stützzähne werden präpariert wie beschrieben. Mit Hydrokolloid oder einem anderen elastischen Abformmaterial werden die präparierten Zähne und soviel wie möglich vom unbezahnten Bereich abgeformt. Das Modell wird entsprechend dem persönlich bevorzugten Verfahren ausgegossen und präpariert — entweder mit einem Die-Lock-Löffel, der Pindex-Methode oder einem anderen System. Nach dem Trimmen wird das Modell auf seinen Konter ausgerichtet. Dazu ist ein spezielles Verfahren (wie in Kapitel 6 beschrieben) nötig. Kurz gesagt, die zentrische Relation wird genauso aufgezeichnet wie jedes andere Registrat, mit dem Unterschied, daß wir weder über Seitenzähne noch einen Bißwall verfügen. Wir verwenden daher zwei Wachskegel (angenommen, es handelt sich um eine bilaterale distale Extension an den unteren Zähnen), die den unbezahnten Bißwällen gegenüberstehen. Diese Kegel weisen sehr geringe Kontaktbereiche auf und werden mit der Zinkoxidregistrationspaste beschichtet. Der Sinn des Ganzen liegt darin, daß der Bereich des Bißwalles am Modell mit dem elastischen Abformmaterial möglichst nicht verzerrt wird (Abb. 447). Natürlich ist uns klar, daß dies keine perfekte Lösung ist; immerhin stellt sie aber eine sehr große Annäherung dar. Im weiteren werden die geringen Abweichungen kompensiert. Auf diesem montierten Modell können wir die Stützzähne und die Kauflächen für die herausnehmbare Teilprothese fertig aufwachsen, wobei wir davon ausgehen, daß im Rahmen einer vollständigen Rekonstruktion Kauflächen aus edler Legierung erforderlich sind. Wie die Kauflächen angefertigt werden, wird später genauer beschrieben.

Die Pfeilerpräparationen und andere Restaurationen werden in eine Okklusion aufgewachst. Die Aussparungen für die Geschiebematrizen werden in die

Stützzähne eingesetzt und parallel ausgerichtet. Dazu kann man zwar ein Parallelometer verwenden, die meisten Techniker verlassen sich dabei aber auf ihr Augenmaß, während sie die Verlängerungsstäbe auf den Mandrells betrachten (Abb. 448). Selbst diejenigen, die das Parallelometer verwenden, überzeugen sich abschließend noch durch den Augenschein. Wenn die Pfeilerwachsschablonen ausreichend parallelen Raum aufweisen, werden sie mit Gußkanälen versehen und gegossen. Sind Verblendkronen vorgesehen, müssen vor dem Anlegen der Gußkanäle, dem Einbetten und Gießen Fenster geschaffen werden.

Die Gußstücke werden an den präparierten Zähnen angebracht, sodann wird der unbezahnte Bereich abgeformt. Das so hergestellte Modell dient der Anfertigung eines Löffels für die endgültige Abformung des unbezahnten Bereichs. Nach Herstellung des Löffels wird die mukostatische Abformung durchgeführt.

Herstellung einer mukostatischen Basis

Eine mukostatische Basis ist die Grundvoraussetzung für eine physiologische Prothese. Darunter ist eine Basis zu verstehen, die die Eigenschaften einer „Gewebebasiskonstanten" aufweist. Mit anderen Worten, die Basis muß auf dem Gewebe funktionieren, ohne sich zu verschieben. Sie muß unter allen Umständen in einem passiven Zustand bleiben. Sie darf während der Funktion weder Gewebe verschieben, noch bei Nachlassen der Belastung zurückfedern. Durch normale Funktion der Muskeln darf sie sich nicht bewegen lassen. Dies sind strenge Anforderungen, die aber erfüllt sein müssen, wenn die herausnehmbare Prothese so funktionieren soll, daß sich das stomatognathe System nicht selbst zerstört.

Mukostatische Abformung

Als erstes muß eine mukostatische Abformung des Basisbereichs geschaffen werden, also ein exakter Abdruck der Gewebe im passiven Zustand. Dazu müssen die Gewebe einigermaßen normal und gesund sein. Anders ausgedrückt, wir können keine Abformung unmittelbar nach Abnahme einer schlecht sitzenden Prothese anfertigen. Auch eine Abformung geschwollener oder abradierter Gewebe hilft uns nichts. Wir müssen vor einer Abformung warten, bis jegliche Irritationen verheilt sind. Eine brauchbare Faustregel besagt, daß der Patient mindestens 72 Stunden vor der Abformung keine Prothesen mehr tragen darf. Die Normalisierung der Gewebe wird durch häufiges Spülen mit warmem Salzwasser in dieser Phase gefördert.

Individuell angefertigter Aluminiumlöffel

Eine gute mukostatische Abformung läßt sich eher mit einem eigens hierfür angefertigten Aluminiumlöffel erzielen. Plastiklöffel tun es zwar auch, sind aber immer mit Mängeln behaftet, da sie sich leicht verbiegen. Um die nötige Festigkeit zu besitzen, müssen sie besonders dick sein; ein dicker Löffel kann jedoch Probleme aufwerfen. Der Löffel muß die ungefähre Form des Basisbereichs haben. Sein Rand darf nicht ganz bis an die Umrisse der Basis heranreichen. Der Löffel muß so leicht sein, daß er buchstäblich im Abformmaterial schwimmt. Andererseits muß er steif genug sein, damit er sich beim Abnehmen und Verarbeiten nicht verzieht.

Zur Anfertigung eines Löffels für eine herausnehmbare Prothese nehmen wir eine Lage Basisplattenwachs von Moyco[1] als Distanzmaterial über dem Bereich der Basis auf dem Modell (Abb. 449). Dieses kontrastiert mit den beiden Lagen Tenax-Wachs, die als Distanzmasse bei der Herstellung von Löffeln für unbezahnte Bereiche dienten. Der Grund dafür liegt darin, daß sich ein Teilprothesenlöffel leichter auf die Gewebe setzen läßt als ein Löffel für unbezahnte Bereiche. Auf jeden Fall muß sichergestellt werden, daß überschüssiges Abformmaterial ungehindert entweichen kann, damit es die Gewebe nicht durch hydrostatischen Druck verschiebt.

Auf der Tenax-Wachsschicht wird Alufolie festgedrückt und mit Vaseline isoliert (Abb. 450). Darüber adaptiert man eine Lage Basisplattenwachs, wobei über den Schneidezähnen und den Stützzähnen Auflageflächen geschaffen werden (Abb. 451). Diese Wachsschablonen werden in individuell angefertigten Aluminiumlöffeln ausgegossen (Abb. 452). Wurden

---

[1] Moyco Industries, Inc., Philadelphia, Pennsylvania 19132.

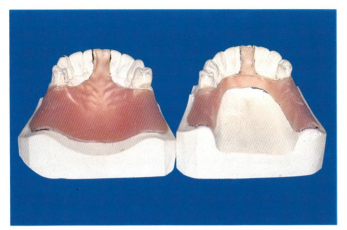

Abb. 449 Eine Lage Moyco-Basisplattenwachs dient als Abstandhalter.

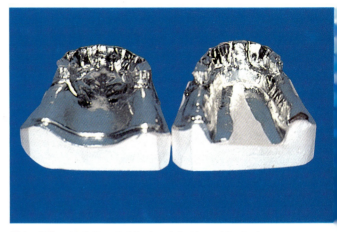

Abb. 450 Alufolie wird festgedrückt und isoliert.

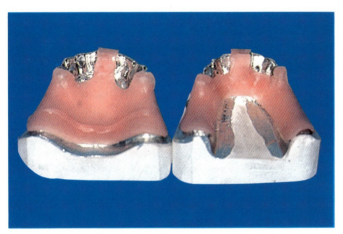

Abb. 451 Darüber wird Wachs aufgebaut mit Auflagen für die Schneide- und Stützzähne.

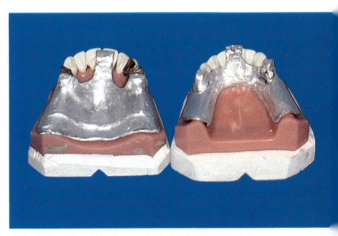

Abb. 452 Das Wachsmodell wurde in Aluminium gegossen.

diese Löffel sorgfältig angefertigt, läuft die mukostatische Abformung fast automatisch ab.

Abformmaterial

Als Abformmaterial ist nur solches geeignet, das die am leichtesten verschiebbaren Gewebe des Mundes nur minimal in ihrer Lage verändert. In manchen Fällen kommen dafür fast sämtliche Materialien in Frage, in anderen kann nur der weichste Werkstoff verwendet werden. Das Abformmaterial muß Details sehr genau wiedergeben und wirklich hart werden, damit es sich beim Abnehmen nicht verzieht.

Zinkoxid-Eugenol-Material

Jahrelang verwendeten wir eine Pulver-Flüssigkeit-Kombination — ein Zinkoxid-Eugenol-Präparat vo[n] Ackerman[2]. Es hat nur zwei Nachteile: Temperatu[r] und Feuchtigkeit beeinflussen seine Verarbeitbarke[it] die ohnehin zu wünschen übrigläßt. Für diese[n] Zweck ist es aber am besten geeignet. Es hande[lt] sich hierbei um das einzige ZOE-Präparat, das bei[m] Hartwerden eine harte Oberfläche bildet. Es gibt bis[-] her kein Material in Tuben, das dieselben Eigenscha[ften]

[2] Ackerman Dental Co. P. O. Box 236, Chandler, Arizona 85224.

Herstellung einer mukostatischen Basis

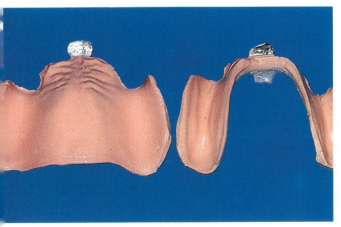

Abb. 453 Abformung der Sattelbereiche (mukostatisch).

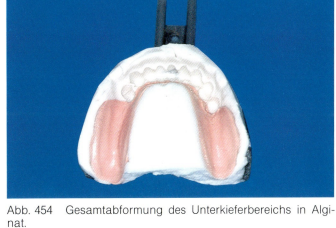

Abb. 454 Gesamtabformung des Unterkieferbereichs in Alginat.

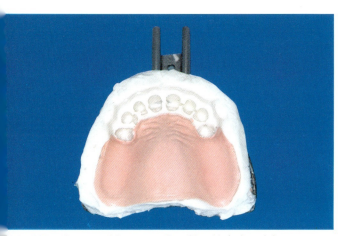

Abb. 455 Gesamtabformung des Oberkieferbereichs.

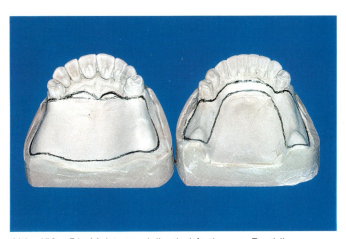

Abb. 456 Die Meistermodelle sind fertig zum Doublieren.

en hat wie das Zweikomponentenmaterial, das als Pulver und Flüssigkeit erhältlich ist.
Die Abformung wird abgenommen und auf Detailtreue überprüft (Abb. 453). Die zerbrechlichen überschüssigen Ränder werden vorsichtig mit einer chirurgischen Schere entfernt. Wenn der Abdruck brauchbar ist, setzt man ihn wieder ein und macht darüber eine Alginatabformung. Damit erhalten wir einen Gesamteindruck von den Pfeilergußstücken. Außerdem erübrigt sich damit das Einfassen der mukostatischen Abformung (Abb. 454 und 455). Die zweifache Abformung wird mit einem guten Gips wie z. B. Vel-Mix ausgegossen.

Wenn der Gips ganz hart ist, legt man ihn mehrere Minuten in 65 °C warmes Wasser. Dann wird zuerst die Alginatabformung in einem Stück abgenommen und anschließend die ZOE-Abformung der Sattelbereiche. Das Modell darf nicht überhitzt werden, da sonst das Abformmaterial daran kleben bleibt (Abb. 456).
Das Modell muß nun doubliert werden, und mit Kerrs Model Cristobalite[3] oder Gray Investment[4] wird ein Hochtemperaturmodell hergestellt.

[3] Sybron/Kerr Mfg. Co., Emeryville, California 94608.
[4] Ransom and Randolph Co., Toledo, Ohio.

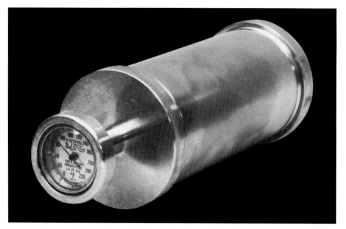

Abb. 457   Behälter der Fa. Van R zum Weichmachen von Hydrokolloid.

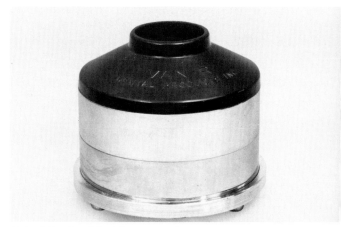

Abb. 458   Doublierküvette der Fa. Van R.

Tabelle 1   Übersicht über die Schichtstärken von Gußwachs

Sorte	(inch)	(mm)
8	0,128	3,251
9	0,114	2,895
10	0,102	2,591
11	0,091	2,311
12	0,081	2,057
13	0,072	1,829
14	0,064	1,626
15	0,057	1,448
16	0,051	1,295
17	0,045	1,143
18	0,040	1,016
19	0,036	0,9144
20	0,032	0,8128
21	0,028	0,7112
22	0,025	0,6350
23	0,023	0,5842
24	0,020	0,5080
25	0,018	0,4572
26	0,016	0,4064
27	0,014	0,3556
28	0,013	0,3302
29	0,011	0,2794
30	0,010	0,2540
32	0,008	0,2032

Doublieren eines Meistermodells zwecks Herstellung eines Hochtemperaturmodells

Das Hochtemperaturmodell einer herausnehmbaren Teilprothese mit Geschieben erhält man durch Doublieren eines Meistermodells. Das Meistermodell wird angefertigt, nachdem die festsitzenden Restaurationen (samt Geschiebematrizen) angebracht und die unbezahnten Bereiche mit einem individuellen Löffel aufgezeichnet wurden.

Unterschnitte, die nicht von der Basis erfaßt werden sind mit Wachs oder Modellierton auszublocken. Wenn bei einer unteren Prothese der Lingualbügel etwas angehoben werden muß, hat dies auf dem Meistermodell vor dem Doublieren zu erfolgen. Gewöhnlich nehmen wir als Anhebung für den Lingualbügel ein Stück 28er oder 30er Wachs.

Die in Tabelle 1 zusammengestellten Angaben über die Wachsstärken stammen von Dr. Henry Collet aus Jackson, Florida.

Das Doublierhydrokolloid wird ca. 15 Minuten im Behälter der Fa. Van R gekocht, bis es flüssig ist (Abb. 457). Eine Mischung im Verhältnis 1:1 von extra steifem Hydrokolloid von Van R (heavy body) und Wasser ergibt die richtige Konsistenz.

Das zu doublierende Modell wird mit seiner Basis in ca. 50 °C warmes Wasser gelegt, während das Hydrokolloid kocht. Dabei wird das Material mit dem Kolben in Bewegung gehalten. Wenn die Temperaturanzeige am Gerät auf 52 °C (125 °F) steht, legt man das Modell in die Doublierküvette von Van R (Abb. 458). Das Hydrokolloid wird aus dem Kocher in die untere Hälfte der Küvette gegossen, bis die Zähne bedeckt sind. Nun wird der Deckel auf die Küvette gesetzt und randvoll aufgefüllt. Der Deckel muß mit einem Gegenstand beschwert werden, damit er nicht aufschwimmt.

Man läßt die Küvette zehn Minuten abkühlen und stellt sie bis zur Basis in Wasser. Wenn die Küvette kühl ist, wird sie bis zum Deckel mit Wasser bedeckt. Nach ca. 30 Minuten kann das Meistermodell entfernt und das Hochtemperaturmodell gegossen werden.

Zur Entnahme des Meistermodells dreht man die Küvette um und nimmt die Basis und den kleinen Ring ab (Abb. 459 und 460). Der Modellsockel wird zugänglich, indem man das Hydrokolloid abträgt, das nach Abnahme des Ringes freiliegt. Nun kann man das Modell am Sockel fassen und aus der Küvette herausheben (Abb. 461). Da es sich festgesaugt hat, hält man die Küvette unter fließendes kaltes Wasser, bis das Modell leicht abzunehmen ist (Abb. 462).

Das Hochtemperaturmodell wird mit dem Werkstoff der eigenen Wahl ausgegossen. Wir verwenden dafür Gray Investment: 100 g Pulver werden mit 31 ml Aqua dest. unter Vakuum maschinell vermischt.

Der nächste Ring kann abgenommen werden, damit sich die Einbettung ungehindert ausdehnt. Nachdem das Gray Investment durch und durch hart ist (wir empfehlen, die Küvette sofort nach dem Guß in einen Feuchthaltebehälter zu stellen), wird der nächste Ring abgenommen, so daß man den Unterschnitt brechen kann, mit dem das Material im Deckel hält. Nun wird der gesamte Inhalt der Küvette herausgenommen und das Hydrokolloid vorsichtig von dem Einbettungsmodell entfernt, damit keine feinen Details abbrechen. Sodann läßt man das Hochtemperaturmodell an der Luft gründlich trocknen, damit beim Aufwachsen keine Details von der Oberfläche abgerieben werden (Abb. 463).

Aufwachsen der Basis auf dem Hochtemperaturmodell

Wenn das Hochtemperaturmodell ganz trocken ist, können wir das Wachs auftragen, um die Schablone für die Basis zu schaffen. Die Basis muß möglichst dünn, aber trotzdem fest genug sein, so daß sie sich unter normalen Bedingungen nicht verzieht.

Basis für eine obere Prothese

Zum Aufwachsen einer Oberkieferbasis bedeckt man den gesamten Basisbereich mit einer Lage 30er Wachs (Abb. 464). Dabei muß man mit äußerster Vorsicht vorgehen, damit beim Adaptieren im Gaumenbereich das Wachs nicht dünner wird. Es empfiehlt sich, eine sehr dünne Schicht Klebewachs im Bereich der Ruga sowie in der Sutura mediana des oberen Modells aufzutragen, damit das Plattenwachs besser haftet. Außerdem wird die Wachsstärke dadurch an den wichtigen Stellen etwas erhöht. Auf die Lage 30er Gußwachs wird eine zweite ebensolche plaziert. Wir führen diese lateral bis zur inneren Abschlußlinie (lingual bis zum Kunststoffansatz für die Zähne) und bis zum posterioren Rand der Basis (Abb. 465). Das 30er Wachs auf den Auflagestellen wird ebenfalls mit dieser Lage 30er Wachs bedeckt. Der Bereich wird so gestaltet, daß er in die innere Abschlußlinie übergeht und die Zone des Kunststoffansatzes posterior abschließt. Von dieser Kante her beginnen wir mit der peripheren Abschlußlinie, indem wir ein Stück rundes 16er Wachs auftragen und um den Randbereich herumführen. Das runde Wachs wird mit einem Spatel plattgedrückt und damit am Hochtemperaturmodell festgeklebt (Abb. 466). Mehrere Retentionsschlingen — „Pilze" oder Ösen — werden im Bereich der Kunststoffbefestigung angeordnet, damit der die Zähne haltende Kunststoff stabilisiert wird (Abb. 467). Distal vom Bereich für die Pfeilergußstücke bringt man auf dem Kieferkamm zwei „Pilze" aus Wachs an. Sie müssen einen Abstand von ca. 3—4 mm voneinander haben (Abb. 468). Über diese bedeutende Verbesserung der Präzisionsgeschiebe später mehr.

Nach Fertigstellung der Wachsschablone können wir die Gußkanäle anbringen, deren Stärke und Anordnung von der verwendeten Gießmaschine abhängt. Kommt eine „End-over-end"-Gußschleuder zum Einsatz, wird hinten oder vorne an der Basis ein breiter flacher Gußkanal angebracht (Abb. 469). Nun folgt die Einbettung mit Gray Investment oder Modell-Kristobalit (je nachdem, welches für das Hochtemperaturmodell verwendet wurde), wobei die Küvette mit Asbest ausgefüttert wird. Das Wachs wird wie gewöhnlich langsam ausgebrannt. Der Guß erfolgt mit

Die herausnehmbare Teilprothese mit Geschieberetention

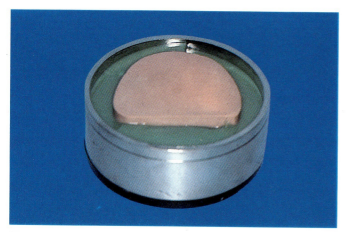

Abb. 459 Unterteil der Van R-Küvette abgenommen.

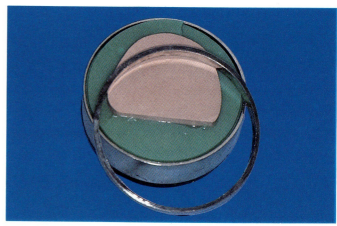

Abb. 460 Nach Abnahme des Ringes läßt sich das Modell leichter herausnehmen.

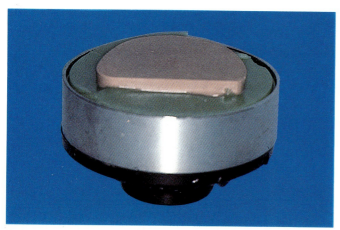

Abb. 461 Nach Abnahme des Ringes kann eine Schicht Hydrokolloid entfernt werden.

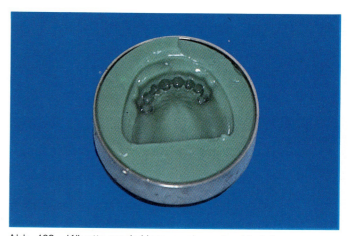

Abb. 462 Küvette nach Herausnahme des Modells.

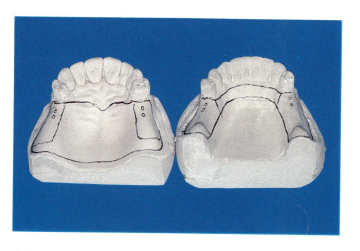

Abb. 463 Die Hochtemperaturmodelle wurden getrocknet und markiert.

Aufwachsen der Basis auf dem Hochtemperaturmodell

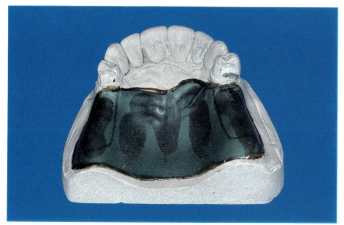

Abb. 464   Der Aufbau des oberen Prothesenkörpers beginnt mit einer Lage 30er Gußwachs.

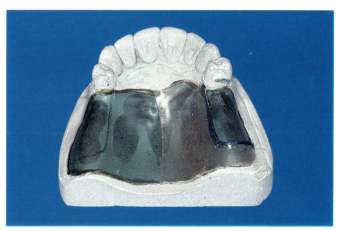

Abb. 465   30er Wachs wird aufgetragen und bildet die linguale Abschlußlinie.

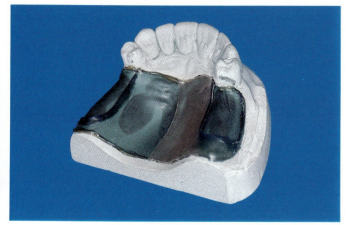

Abb. 466   16er Wachs bildet die periphere Abschlußlinie.

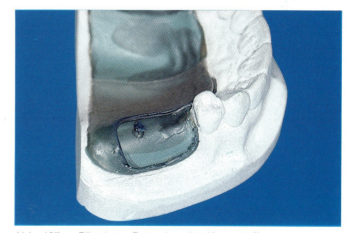

Abb. 467   „Pilze" zur Retention des Kunststoffs.

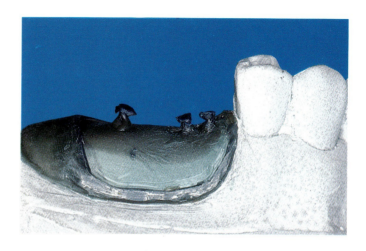

Abb. 468   Zwei „Pilze" nebeneinander zur Befestigung der Strebe.

249

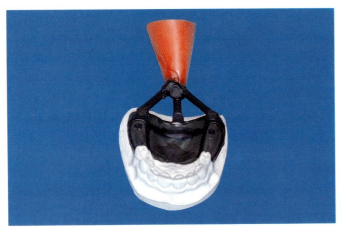

Abb. 469 Für die End-over-End-Gießmaschine sind die Gußstifte der oberen Prothese nach rückwärts gerichtet.

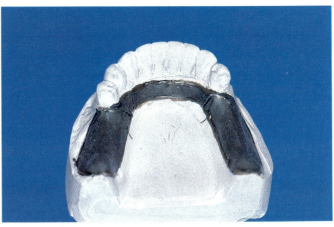

Abb. 470 Über die Sattelbereiche des unteren Modells wird 26er Wachs gelegt und bedeckt den Bereich des Lingualbügels.

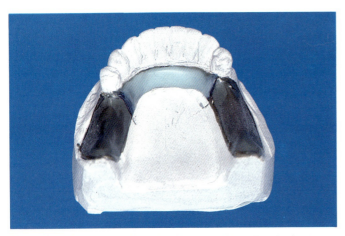

Abb. 471 Der Lingualbügel wird verstärkt und verbreitert.

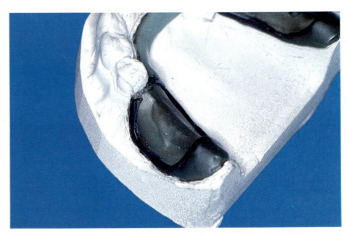

Abb. 472 16er Wachs bildet nach dem Glätten den peripheren Bereich.

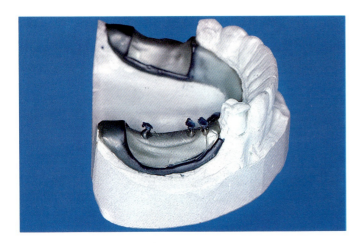

Abb. 473 Zwei „Pilze" nebeneinander dienen der Befestigung der Strebe.

einer harten Edelmetallegierung für Teilprothesen. Nach Abkühlung auf einer Ablage taucht man den Gußring in Wasser und entfernt das Gußstück, reinigt und trimmt es vorsichtig, ehe es im Mund überprüft wird. Beim Trimmen, Polieren oder Finieren der Basis muß jede Erhitzung vermieden werden. Schleifsteine, -scheiben und Polierräder sind mit Wasser zu kühlen. Durch unvorsichtiges Beschleifen oder Polieren kann die Basis verdorben werden.

Basis für eine untere Prothese

Ein Stück 26er Gußwachs wird auf den Sattelbereich aufgetragen und lingual als Basis für den Lingualbügel angeordnet (Abb. 470). (Eine mukostatische Basis enthält auf der Unterseite keinerlei Relief; auch wird die dem Gewebe zugewandte Seite der Basis weder poliert noch brüniert. Diese Seite wird nur mit einer weichen Messingdrahtscheibe gesäubert. Kleine Blasen oder Grate müssen natürlich vorsichtig entfernt werden, ansonsten ist eine maschinelle Oberflächenbehandlung wie bei herkömmlichen Basisplatten nicht angebracht.)

Der linguale Bügel wird als breites, dünnes Band und nicht als kurzes, dickes aufgewachst (Abb. 471). Natürlich gibt es außergewöhnliche Fälle, in denen dies wegen der Enge zwischen dem Gingivarand und den Muskelansätzen nicht möglich ist. Es gibt auch seltene Fälle, in denen der Lingualbügel auf den lingualen Flächen der unteren Zähne angebracht werden muß. (Gewöhnlich waren diese Zahnflächen mit irgendwelchen Restaurationen bedeckt.) Dies sind einige der Kompromisse, die wir gelegentlich eingehen müssen.

Ehe wir die Lage aus 26er Wachs auf dem Lingualbügel verstärken, schaffen wir die Abschlußlinie der Basis, indem wir einen 16er Streifen rundes Gußkanalformerwachs lingual entlang der Peripherie und auf der Unterkante des Lingualbügels plazieren (Abb. 472). Wir legen bukkal eine Abschlußlinie an, wobei wir am distalen Ende beginnen (wo sich eine zusätzliche Lage 28er Wachs befindet oder ein bißchen mehr Wachs aufgetragen wurde), und zwar posterior zu der Stelle, an der der letzte Zahn plaziert werden soll, und führen sie bis zum Ende des Sattelbereichs. Anterior endet die bukkale Abschlußlinie dort, wo die Strebe angebracht werden soll. Auf diese Weise erhält man eine fortlaufende Linie.

Lingual wird eine Abschlußlinie distal von den Stützzähnen plaziert. Der Lingualbügel ist an dieser Stelle verdickt und bildet so die vertikale Abschlußlinie, die in die Abschlußlinie übergehen wird, die später auf der Strebe angelegt wird. Im Bereich des Bißwalles wird die eine oder andere Art der Retention vorgesehen, damit der Kunststoff einen sicheren Halt hat. Distal zum Bereich der Pfeilergußstücke werden auf dem Bißwall zwei „Pilze" aus Wachs angebracht, wobei zwischen ihnen ein Abstand von 3—4 mm vorhanden ist (Abb. 473). Diese Pilze dienen der Befestigung der Strebe und werden später besprochen (Abb. 474). Die Teilprothesen sind häufig einseitig (Abb. 475). Der Sattelbereich auf der einseitigen Seite wird aufgewachst wie soeben beschrieben. Auf der anderen Seite haben wir gewöhnlich einen Brückenansatzzahn oder eine Molarenrestauration, die das andere Geschiebe aufnehmen können (Abb. 476). In diesem Fall wird der Lingualbügel bis zu diesem Stützzahnbereich geführt und endet mit einem Stumpfstoß. Auf der Seite des Stumpfstoßes wird eine Form aus rundem 14er Wachs angebracht. Die Strebe für dieses Geschiebe wird später an diesen Stumpfstoß angewachst und separat gegossen. Nachdem die Patrize richtig plaziert ist, werden beide Teile miteinander verlötet. Wenn die untere Basis eingebettet, gegossen und gesäubert worden ist, kann sie im Mund anprobiert werden.

Die Metallbasis wird in Alborium[5] oder einer anderen geeigneten Legierung gegossen und mit einem Bißwall aus Duralay ausgerüstet, damit man sie auf die festsitzenden Pfeilerrestaurationen und antagonierenden Restaurationen ausrichten kann (Abb. 477 und 478).

Die festsitzenden Restaurationen werden auf die Restaurationen im Mund aufgesetzt, die Basis wird eingesetzt und zehn Minuten lang belastet. (Dazu läßt man den Patienten auf Watterollen beißen.) Mit Duralay befestigt man die Basis an den Pfeilergußstücken. Das Duralay wird so aufgetragen, daß es die Seiten des Bißwalles und die Pfeilergußstücke erfaßt (Abb. 479 und 480). Der Patient beißt auf mit Zellophan bedeckte Watterollen, die sich über die Pfeiler und den Bißwall des herausnehmbaren Gusses erstrecken, während man Duralay aufträgt, um die beiden miteinander zu verbinden. Mit dem Zellophan wird verhindert, daß das Duralay an den Watterollen

---

[5] J. F. Jelenko & Co., New Rochelle, New York 10801.

Die herausnehmbare Teilprothese mit Geschieberetention

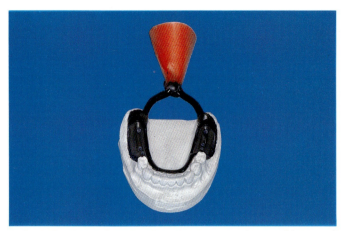
Abb. 474 Die untere Wachsschablone wurde von hinten mit Gußstiften versehen.

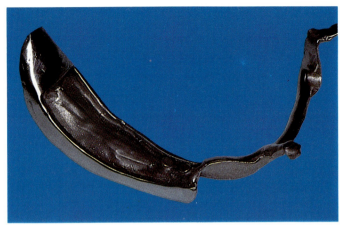
Abb. 475 Guß einer einseitigen Teilprothese. Man beachte die Abstützung für die festsitzende Seite, um die Basis in die exakte Stellung zu bringen.

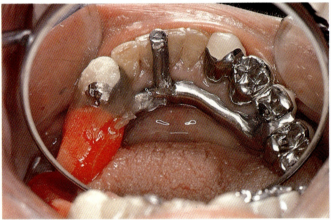
Abb. 476 Brückenansatz am Zwischenglied einer festsitzenden Brücke.

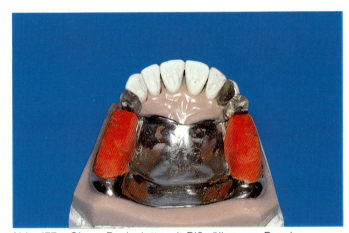
Abb. 477 Obere Basisplatte mit Bißwällen aus Duralay.

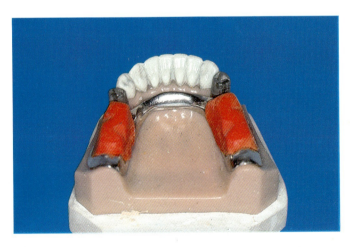
Abb. 478 Untere Basisplatte mit Bißwällen aus Duralay.

Aufwachsen der Basis auf dem Hochtemperaturmodell

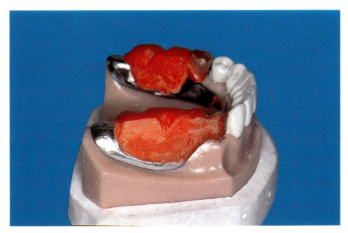

Abb. 479 Der untere Bißwall wurde mit Duralay im Mund am Stützzahn befestigt.

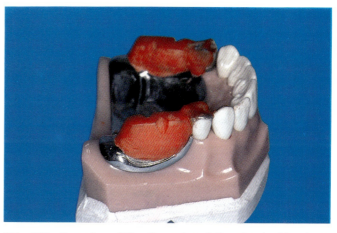

Abb. 480 Der obere Bißwall wurde mit Duralay im Mund am Stützzahn befestigt.

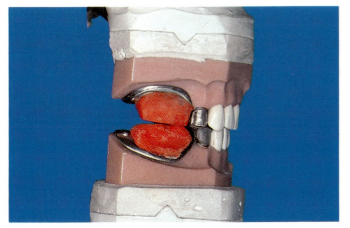

Abb. 481 Die Basisplatten sind an den Stützzähnen im „Mund" befestigt.

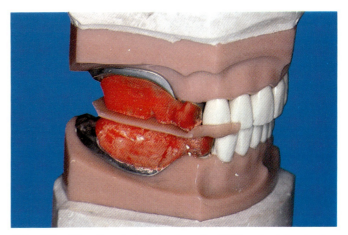

Abb. 482 Für eine Aufzeichnung der RKP zurechtgemachte Wachstafel.

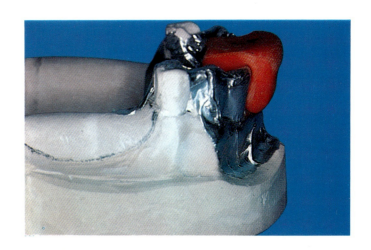

Abb. 483 Auf dem Modell der oberen Frontzähne wurde eine Frontzahnabstützung angefertigt. Man beachte die ebene Oberfläche.

Die herausnehmbare Teilprothese mit Geschieberetention

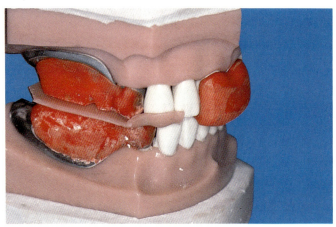

Abb. 484   Frontzahnabstützung; das Wachstäfelchen ist nicht eingeklemmt.

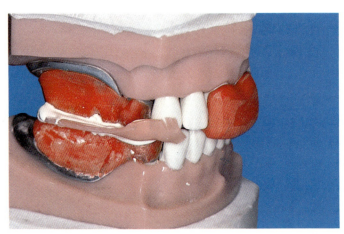

Abb. 485   Verstärkung des Wachstäfelchens mit Temp-Bond zur Aufzeichnung einer exakten RKP.

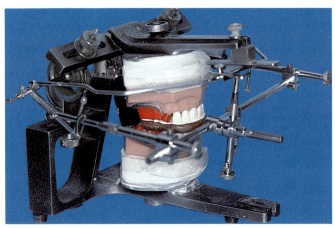

Abb. 486   Gesichtsbogenübertragung am „Patienten".

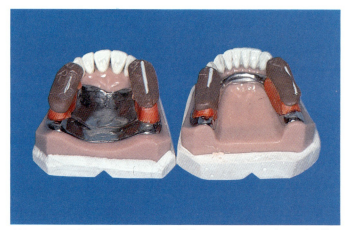

Abb. 487   Die Wülste aus der Abformmasse wurden mit dünnem Kleiderbügeldraht verstärkt.

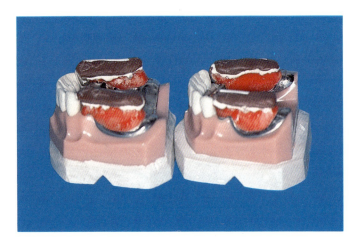

Abb. 488   Die Wülste aus Abformmasse werden im „Mund" mit Temp-Bond befestigt.

haftet. Diese Relation entscheidet über Erfolg oder Mißerfolg der Versorgung mit Geschieben. Die Basis muß also exakt auf die festsitzenden Restaurationen ausgerichtet werden. Damit sie auf den Geweben die korrekte Stellung einnimmt, muß sie festgedrückt werden. Die Maßnahmen im Labor müssen gewährleisten, daß diese Relation unverfälscht erhalten bleibt. Die folgenden Maßnahmen, die das Löten überflüssig machen, gestatten dies. Nachdem diese Komponenten miteinander verbunden sind, kann man mit Hilfe des Jigs die zentrische Relation sehr exakt aufzeichnen — so, als ob es sich dabei um natürliche Zähne handelte (Abb. 481 bis 485).

Eine Gesichtsbogenübertragung erfolgt am „Patienten" (Abb. 486). Durch die Remontage wird die Basis samt den festsitzenden Restaurationen zur Fertigstellung auf den Artikulator ausgerichtet. Auf die Bißwälle der Teilprothese und die Pfeilergußstücke werden Abformmassekonter aufgesetzt. Diese werden mit Kleiderbügeldraht verstärkt (Abb. 487) und mit Temp-Bond unterfüttert (Abb. 488). Von den unterfütterten Abformmassekontern wird eine Alginatabformung hergestellt (Abb. 489). Wenn beim Entfernen der Abformung die Gußstücke im Mund bleiben, hat man eine eindeutige Position, in die die Gußstücke gebracht werden können (Abb. 490). Gewöhnlich wird die Basis samt Pfeilergußstücken mit der Alginatabformung abgelöst (Abb. 491). Mit Spritzenmaterial schützt man die Ränder und blockt Unterschnitte in der Basis aus (Abb. 492).

Cerro-Low 136 — eine niedrigschmelzende Legierung für exakte Güsse — wird in die isolierten Pfeilergußstücke und in die Abformung der Frontzähne gegossen. In das noch weiche Metall versenkt man Büroklammern, die als Verankerung für den Gips dienen sollen (Abb. 493). Eine Gipsmischung füllt den Rest der Abformung; der Delar-Rinnenformer wird ebenfalls gefüllt und auf die Abformung aufgesetzt (Abb. 494).

Wenn der Gips hart ist, nimmt man den Kontrollsockel-Rinnenformer ab und ersetzt ihn durch den Formring (Abb. 495). Die Rinnen müssen isoliert werden. Der Formring wird mit einem andersfarbigen Gips gefüllt. Wenn dieser hart ist, wird der Formring abgenommen und das Modell getrimmt (Abb. 496). Nun können die Remontagemodelle auf den Artikulator gesetzt werden (Abb. 497).

Das obere Modell samt Kontrollsockel wird mit Hilfe des Gesichtsbogens auf den oberen Bogen des Artikulators ausgerichtet und befestigt (Abb. 498). Das untere Modell wird mit Hilfe der aufgezeichneten zentrischen Relation ausgerichtet und am unteren Bogen des Artikulators befestigt (Abb. 499).

Anhand des Kontrollsockels überprüft man die Montage und erkennt sie als richtig (Abb. 500 und 501). Das obere Modell ist fest mit dem Kontrollsockel verbunden, damit es sich während der folgenden Maßnahmen nicht verschieben kann (Abb. 502 und 503).

Laborarbeiten

Wenn die Geschiebematrizen nicht in den Pfeilergußstücken integriert sind, wie in diesem Fall geschehen und später noch besprochen wird, müssen wir jetzt den Kastenteil des Geschiebes in die dafür im Pfeilergußstück vorgesehene Aussparung einsetzen. Sie werden zueinander parallel ausgerichtet (Abb. 504). Dabei ist darauf zu achten, daß der Kasten rundum in der Aussparung etwas Spielraum hat (Abb. 505). Dieser Spielraum braucht nicht groß zu sein, aber er muß vorhanden sein. Im Idealfall ist er überall gleich groß. Dagegen darf es nicht passieren, daß der Kasten an einer Stelle am Gußstück anliegt, während er auf der anderen Seite einen übergroßen Spielraum aufweist. Dadurch würde der Kasten verzogen, so daß sich die Patrize nur mit Mühe einrasten ließe.

Einbetten des Geschiebes

Nachdem die Kästen in ihren Aussparungen in den Pfeilergußstücken richtig plaziert sind und mit Klebegußwachs fixiert wurden, können wir jeden Kasten und jedes Gußstück einbetten — als Vorbereitung für das Einlöten der Kästen in die Pfeiler. Ein mit dem Geschiebe gelieferter Keramikstab[6] wird in den Kasten gesteckt und mit Complete-Einbettung[7] fixiert (Abb. 506). Die Einbettung umgibt das Pfeilergußstück und den Keramikstab; dadurch bleibt auch nach Beseitigung des Klebewachses die Relation des

---

[6] Baker Attachments. Baker Dental, Engelhard Industries. 700 Blair Road, Carteret, New Jersey 07008.

[7] Jelenko Complete wird mit Aqua dest. verarbeitet. Beim Herstellen von Gußstücken nicht die zur Expansion mitgelieferte Flüssigkeit verwenden!

Die herausnehmbare Teilprothese mit Geschieberetention

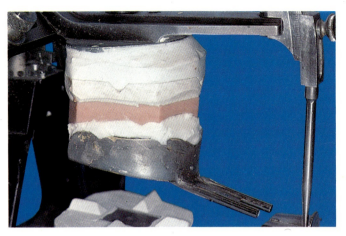

Abb. 489   Alginatabformung mit den Wülsten in situ.

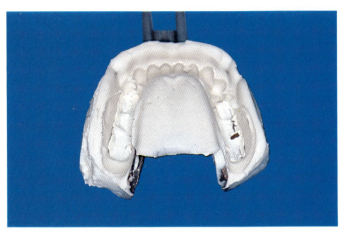

Abb. 490   Eindeutige Aussparungen für Güsse und Basisplatte.

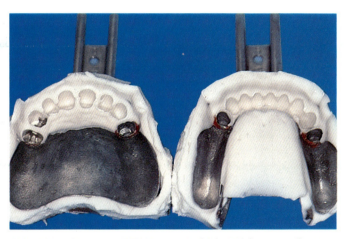

Abb. 491   Güsse und Platte samt Alginatabformung herausgenommen.

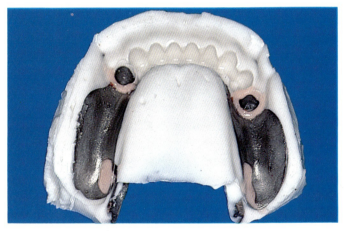

Abb. 492   Hydrokolloid aus der Spritze wird rund um die Stützzonen und in untersichgehenden Stellen der Basis aufgetragen.

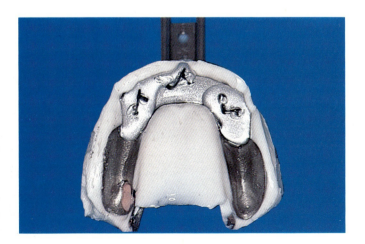

Abb. 493   Die Stützzahngüsse werden mit „Cerro-Low 136"-Legierung ausgegossen, nachdem sie mit Trennmittel beschichtet wurden. Mit Büroklammern wird die Retention am Gips der Basis hergestellt.

Laborarbeiten

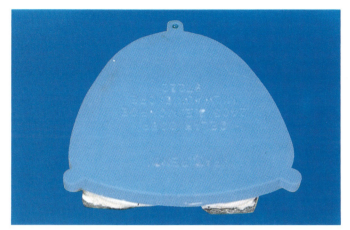

Abb. 494 Der Split-Cast-Former von Delar wird auf die frischgegossene Basis gesetzt.

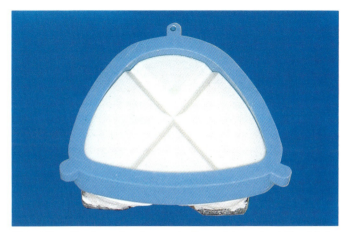

Abb. 495 Ringform in situ nach Bestreichen der Rillenfläche mit Trennmittel.

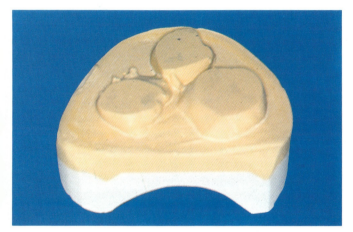

Abb. 496 Fertiger Kontrollsockel.

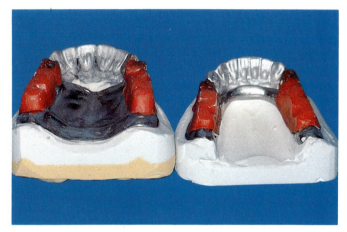

Abb. 497 Remontagemodelle vor der Montage im Artikulator.

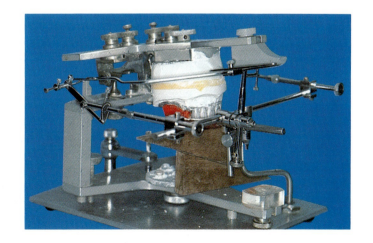

Abb. 498 Mit dem Gesichtsbogen wird das obere Modell in Relation zur Achse des Artikulators gebracht.

Die herausnehmbare Teilprothese mit Geschieberetention

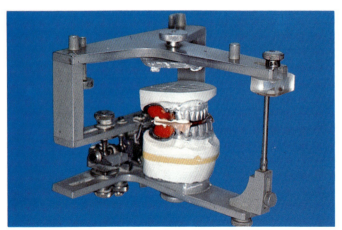

Abb. 499   Mit der RKP-Aufzeichnung wird das untere Remontagemodell in Relation zum Artikulator gebracht.

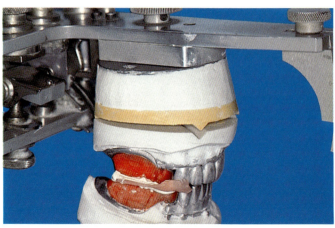

Abb. 500   Die Montage wird anhand des Kontrollsockels überprüft.

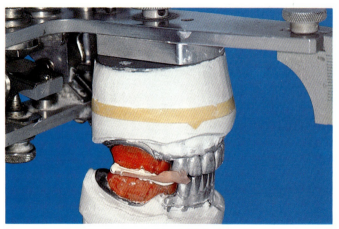

Abb. 501   Der Kontrollsockel bestätigt die richtige Montage.

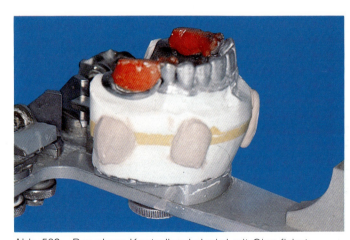

Abb. 502   Der obere Kontrollsockel wird mit Gips fixiert.

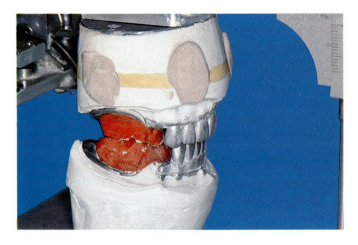

Abb. 503   Die Stabilität der Relation ist gewährleistet.

Laborarbeiten

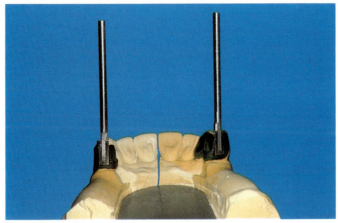

Abb. 504 Mit Verlängerungsmandrells werden die Geschiebematrizen parallel ausgerichtet.

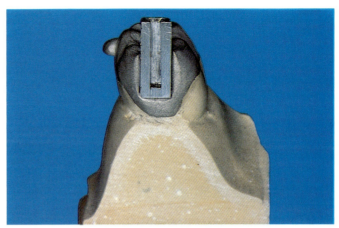

Abb. 505 Im gegossenen Stützzahn ist ein Zwischenraum zwischen Geschiebematrize und Aussparung.

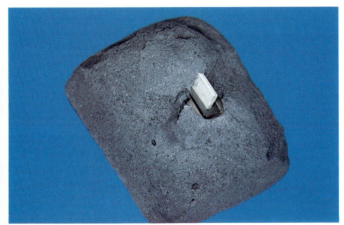

Abb. 506 Beim Einbetten mit Ceramco dient ein T-Stück aus Keramik als Halter.

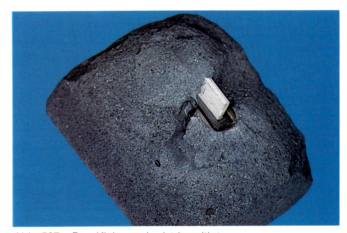

Abb. 507 Das Klebewachs ist beseitigt.

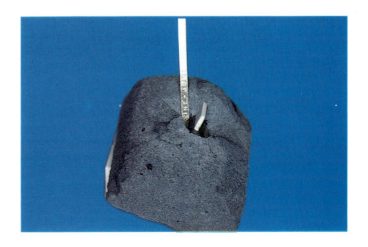

Abb. 508 Zwischen Kasten und Gußstück wird Lot eingeführt.

Geschiebekastens zum Pfeilergußstück erhalten (Abb. 507). Die Kontaktplatte des Geschiebes und die Kante der Aussparung im Pfeilergußstück liegen frei, damit sie beim Löten leicht zugänglich sind. Das Wachs wird aus dem eingebetteten Gußstück und Geschiebe ausgewaschen und der Block zum Löten vorgewärmt. Mit großer Flamme werden dann die beiden eingebetteten Komponenten fertig erwärmt.

Löten des Geschiebes

Wenn das Geschiebe rotglühend ist, lassen wir das Lot von einer Ecke der Kante der Aussparung her einfließen, wobei wir darauf achten, daß nichts auf die Kontaktplatte gelangt (Abb. 508). Bei ausreichend hoher Temperatur verläuft das Lot hinter dem Kasten und ergibt eine gute Verbindung. Wir führen so lange Lot von der Ecke zu, bis wir das geschmolzene Lot an der anderen Ecke erkennen. Damit ist sichergestellt, daß der Kasten vollkommen vom Lot umgeben ist. Andernfalls könnte der Kasten während der Funktion leicht beschädigt werden.

Nachdem die Kästen in die Pfeilerrestaurationen eingelötet sind, werden sie gesäubert und auf Parallelität hin überprüft. Überschüssiges Lot wird entfernt und die Patrize in die Geschiebematrize eingerastet (Abb. 509). Wenn das Löten mit Sorgfalt ausgeführt wurde, müssen die beiden Geschiebeteile genausogut wie zuvor zueinander passen. Klemmt dagegen die Patrize, heißt dies, daß der Kasten geschwunden ist. Sitzt die Patrize zu locker, hat sich der Kasten beim Löten ausgedehnt. Beide Mängel sind auf einen falschen oder ungleichmäßigen Spielraum zwischen der Aussparung in der Restauration und der Geschiebematrize zurückzuführen. Bei zu großem Spielraum sammelt sich dort zu viel Lot an, das beim Zusammenziehen eine Expansion des Kastens bewirkt. Ist dagegen der Abstand zwischen Geschiebematrize und Aussparung an einer Stelle zu gering, zieht sich das Lot ungleichmäßig zusammen und bewirkt eine geringe Verbiegung. Letzteres läßt sich in der Regel mit etwas Aqua-dac[8], einem Metallisiergraphit, beheben, so daß die Patrize nicht mehr klemmt. Das lockere Geschiebe wird so belassen, bis der Fall fertiggestellt ist. Ist es dann immer noch zu locker, kann man die Patrize etwas weiten. Beide Probleme sind jedoch bei richtiger Handhabung des Geschiebes vermeidbar.

Aufwachsen und Gießen der Strebe

Nachdem die Patrizen in die gerade gelöteten Geschiebematrizen eingepaßt worden sind, setzen wir die Restaurationen als nächstes auf ihre Stümpfe auf den Modellen auf und gehen daran, die Streben zur Befestigung der Patrizen an der herausnehmbaren Basis aufzuwachsen. Es ist unmöglich, eine Basis herzustellen, die die exakte Paßform der Abformung aufweist. Um möglichen Abweichungen der Basis auf die Spur zu kommen, richten wir — wie beschrieben — die fertige Basis auf die Pfeiler aus, anstatt den Fall mit Hilfe einer einzigen Kombinationsabformung fertigzustellen.

Auf dem Arbeitsmodell haben wir jetzt die herausnehmbare Basis, die Pfeilerrestaurationen mit den eingelöteten Geschiebematrizen und den darin eingesetzten Patrizen. Nun wachst man rund um die Seiten und hinten um die Patrize eine Strebe auf, wobei eine Art „Fuß" auf die Basis herabreicht und die Retentionspilze umfaßt, die als Teil der Basis gegossen wurden. Diese Wachsschablone muß wie ein gutsitzendes Inlay behandelt werden. Sie muß gut an die Patrize und die Basis adaptiert sein. Die Seiten der Strebe müssen mit der Vorderseite der Kontaktplatte bündig abschließen, so daß die Patrize exakt in die Wachsschablone hineinpaßt. Nun wird die Schablone von der Basis und die Patrize von der Wachsschablone abgenommen; letztere wird wie ein Inlay mit einem Gußkanal versehen, eingebettet und gegossen.

Ausarbeiten der Strebe

Mit Duralay läßt sich die Strebe wahrscheinlich sicherer herstellen.

Jedes Baker-Geschiebe wird mit einem Edelstahlschild und einem Keramik-T-Träger geliefert. Mit dem Schild wird bei manchen Verfahren die Patrize an die Basis gehalten: wir verwenden ihn dagegen zur Anfertigung der Strebenschablone. Da wir in den mei-

---

[8] Hanau Engineering Co., Inc., Buffalo, New York.

Löten des Geschiebes

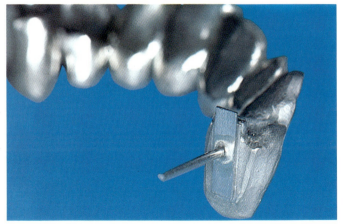

Abb. 509 Die Patrize des Geschiebes paßt in die Matrize.

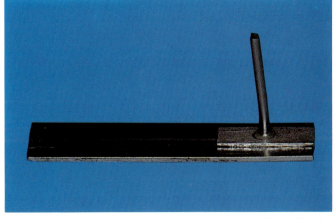

Abb. 510 Das Stahlblech von Baker dient als Form für den Stiel der Patrize.

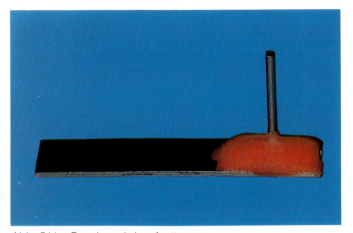

Abb. 511 Duralay wird aufgetragen.

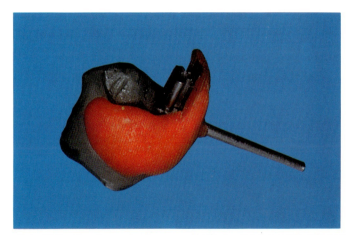

Abb. 512 Der linguale Arm an der Einbuchtung wird mit der Strebe verbunden.

Abb. 513 Die geteilten Streben umfassen die Retentions-„pilze".

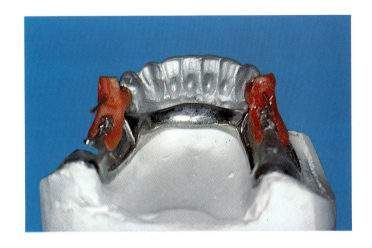

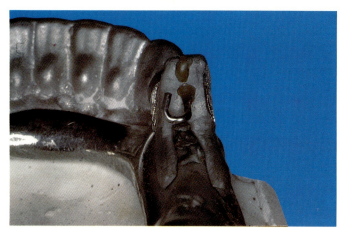 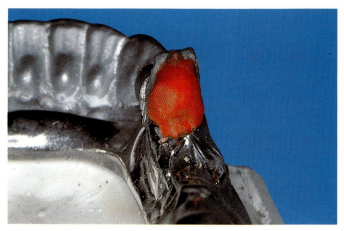

Abb. 514 Der Draht an der Strebe wird zu einem Häkchen gebogen.

Abb. 515 Das Häkchen wird mit Duralay umgeben.

sten Fällen einen lingualen Arm haben möchten, der in eine gefräste Aussparung greift, wird die Strebe in zwei Schritten hergestellt.

Der Baker-Stahlschild wird auf die Patrize gestellt (Abb. 510). Das Baker-Geschiebe hat hinten einen rechtwinklig angelöteten Stahlstift. Damit kann das Geschiebe mühelos bewegt werden.

Die Rückseite des Geschiebes, die Stahlplatte und der Stift werden mit Duralay-Trennmittel isoliert. Das Duralay wird mit einem Kamelhaarpinsel hinten auf die Platte und rund um den Stahlstift aufgetragen. Dabei fungiert der Stahlschild als Form, so daß die Fläche entlang der Patrize bündig mit dem Gesicht des Geschiebeschaftes ist (Abb. 511). Wenn das Duralay die gewünschte Stärke hat und hart geworden ist, nimmt man den Stahlschild ab und setzt die Patrize in die Geschiebematrize. Anschließend trägt man noch mehr Duralay auf, um die Strebe fertig auszugestalten.

Der linguale Arm wird hergestellt und an der Duralay-Strebe angebracht (Abb. 512). Nun werden die Füße der Strebe mit Duralay rund um die Retentionspilze auf der Basis modelliert (Abb. 513).

Wenn das Duralay hart ist, nimmt man es von der Geschiebematrize ab. Die Oberflächen werden nach Bedarf überarbeitet. Dann entfernt man die Patrize von der Strebe, indem man den Stahlstift durchschiebt. Nun kann die Strebe eingebettet und gegossen werden.

Wenn man äußerste Sorgfalt darauf verwendet, ist es u. U. möglich, die Strebe und den lingualen Arm direkt an die Patrize anzugießen. Das ist riskant, da es bei einer Blase oder einer Abweichung zwischen dem lingualen Arm und der Vorderseite des Schaftes fast unmöglich ist, mit irgendwelchen Instrumenten eine Korrektur zu bewirken.

Es ist leichter, die Strebe ohne eingesetzte Patrize zu gießen und dann zu löten. Wenn die Strebe gegossen und gereinigt worden ist, wird die Patrize wieder eingesetzt. Manchmal muß die Paßform noch etwas verbessert werden. Wenn die Patrize eingesetzt ist, probiert man die Strebe und das Geschiebe mit dem eingesetzten lingualen Arm aus. Ist der Sitz zufriedenstellend, kann die Patrize an die Strebe angelötet werden. Es empfiehlt sich, die dem Zahn zugewandte Seite des lingualen Arms sowie die Oberfläche neben dem Schaft der Patrize zu polieren. Diese Stellen sind später, nachdem die Patrize angelötet ist, nicht mehr so gut zugänglich. Die Patrize wird so in die Strebe eingesetzt, daß der Stahlstift hinten aus der Strebe herausragt. Es ist darauf zu achten, daß der Korrekturschlitz bukkal gerichtet ist. Andernfalls läßt sich das Geschiebe später erforderlichenfalls nicht spreizen.

Der Stab wird halbkreisförmig gebogen (Abb. 514) und von hinten mit Duralay an der Strebe befestigt (Abb. 515). Wenn das Duralay hart ist, kann die Strebe mit der Patrize abgenommen, eingebettet und gelötet werden. Ein schmaler Schlitz hinten an der Strebe gestattet die Einführung eines kleinen Stücks Lot, das dort hält (Abb. 516). Das Löten geschieht entweder im Ofen oder mit einer Lötpistole.

Löten des Geschiebes

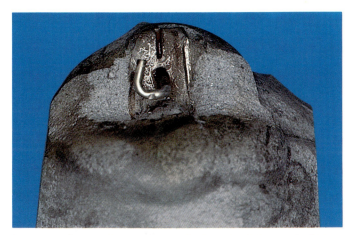

Abb. 516 Die senkrechte Rinne dient der Einführung des Lotes.

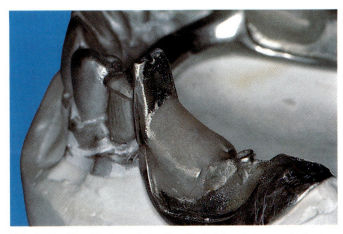

Abb. 517 Die Strebe wird mit selbsthärtendem rosafarbenen Kunststoff an der Basis befestigt.

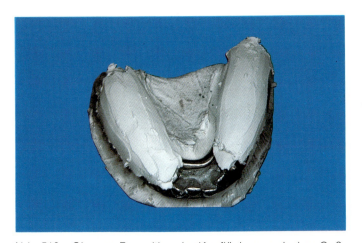

Abb. 518 Gips zur Reposition der Kauflächen nach dem Guß.

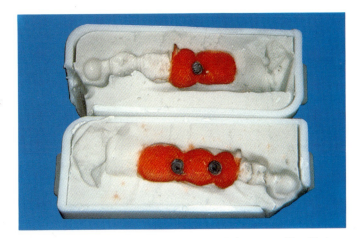

Abb. 519 Alginatabformungen der wächsernen Kauflächen stellen die Form für Duralay-Schablonen der Kauflächen dar.

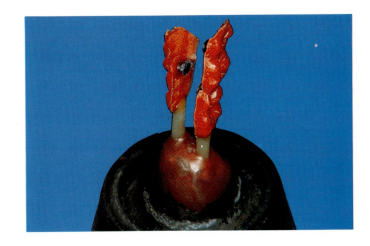

Abb. 520 Die dünnen Duralay-Schablonen werden vor dem Einbetten mit Gußzapfen versehen.

Die herausnehmbare Teilprothese mit Geschieberetention

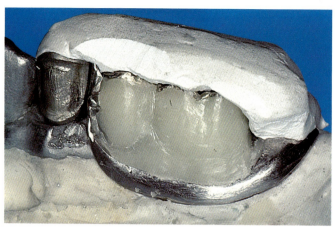

Abb. 521 Goldene Kauflächen werden zwecks Kunststoffbearbeitung aufgewachst.

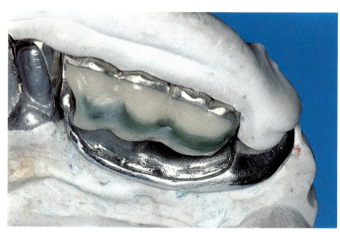

Abb. 522 Die fertigen Okklusalblöcke werden auf die Basis aufgesetzt.

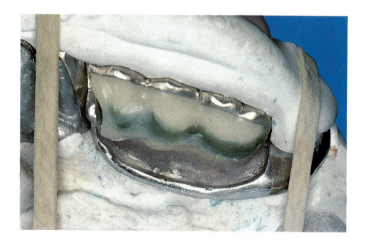

Abb. 523 Mit selbsthärtendem rosafarbenen Kunststoff werden die Okklusalblöcke an der Basis befestigt.

Nach dem Löten werden das überschüssige Lot und der Stahlstift von der Rückseite der Strebe abgeschliffen. Die Patrize und die Strebe werden in die Geschiebematrize eingesetzt. Ist der Sitz akzeptabel, können wir die Strebe an der Basis anbringen.

Mit Hilfe von selbstpolymerisierendem rosafarbenem Kunststoff, wie z. B. Kerrs Fast Cure, wird die Strebe an der Basis befestigt. Das Acrylat umgibt die Retentionspilze und bietet einen sehr festen Halt (Abb. 517). Dies ist der Arbeitsschritt, der den größten Fortschritt bei herausnehmbaren Teilprothesen mit Präzisionsgeschiebebefestigung ermöglicht hat.

Kauflächen aus edler Legierung

In der Mehrzahl der Fälle, in denen die Rekonstruktion eine herausnehmbare Restauration mit Präzisionsgeschieben umfaßt, muß die Teilprothese mit goldenen Kauflächen versehen werden. Die Kauflächen werden routinemäßig als Teil der Gesamtbehandlung aufgewachst. Diese wächsernen Kauflächen werden von den Meistermodellen entfernt, wenn die aufgewachsten festsitzenden Restaurationen zum Gießen abgenommen werden. Die Wachskauflächen legt man beiseite, bis die festsitzenden Restaurationen und die herausnehmbare Basis aufeinander eingerichtet und die Geschiebe fertiggestellt werden. Nun muß nur noch die Teilprothese mit einer Okklusion versehen werden.

Die erhalten gebliebenen wächsernen Kauflächenblöcke werden auf die Teilprothese aufgesetzt und auf die Streben sowie die übrigen Gußstücke ausgerichtet. Letzte Korrekturen werden vorgenommen. Über den Wachsmodellationen wird ein Gipsindex angefertigt und anterior auf die benachbarten festsitzenden Restaurationen und posterior auf den Cingulum-Teil des Basisgußstücks ausgeweitet (Abb. 518). Damit haben wir eine eindeutige Position, um den Index erneut aufsetzen zu können, nachdem die wächsernen Kauflächen in Gold gegossen wurden.

Als nächstes fertigen wir eine Alginatabformung der wächsernen Kauflächen in einem durch eine funktionelle Bahn erzeugten Löffel oder in einem Kwick-Tray an. In diese Alginatabformung streichen wir sorgfältig Duralay, um eine sehr dünne Schablone zu erzeugen. Dabei ist darauf zu achten, daß sich nirgends größere Mengen Duralay ansammeln. Mit einiger Sorgfalt erhalten wir eine gleichmäßig dicke Schablone, die nicht allzuviel Gold aufnimmt (Abb. 519). Die Schablone wird auf die exakte Größe getrimmt, mit Gußkanälen versehen, eingebettet und gegossen (Abb. 520).

Die gesäuberten gegossenen Kauflächen werden auf die Indices gesetzt und auf die Basis ausgerichtet. Mit Ivory-Wachs werden die bukkalen und lingualen Konturen der Kauflächen aufgewachst. Diese Blöcke werden wieder abgenommen, küvettiert und mit zahnfarbenem Kunststoff gefüllt (Abb. 521). Nach Trimmung und Politur werden diese Blöcke erneut mit den Indices auf die Basis aufgesetzt (Abb. 522) und mit dieser dauerhaft mit rosafarbenem Fast-Cure-Kunststoff verbunden (Abb. 523).

Wenn man farbloses Wachs auf die gingivale Seite des zahnfarbenen Kunststoffs aufträgt, um die gingivale Kontur zu gestalten, läßt sich eine sehr schöne Abgrenzung erzielen. Nach Beseitigung des farblosen Wachses mit heißem Wasser ist nur noch ein wenig Finier- und Polierarbeit nötig.

Eine andere Möglichkeit zur Herstellung goldener Kauflächen besteht darin, daß man Kunststoffzähne im richtigen Farbton aufstellt und mit rosafarbenem Kunststoff auf der Basis befestigt. Nach vorsichtigem Einschleifen der Okklusion kann der Patient die Restaurationen sogar provisorisch tragen. Wenn wir mit der Okklusion zufrieden sind, gehen wir wieder zurück auf die Remontagemodelle im Artikulator, mit denen wir den Fall fertiggestellt hatten, und reduzieren die Kauflächen so weit, wie dies der Schichtdicke des Goldes entspricht.

Nun wird Wachs auf die abgetragenen Kunststoffkauflächen aufgetragen und so beschliffen, daß es mit den oberen Restaurationen okkludiert. Die Wachsschablonen der Kauflächen werden entfernt, mit Gußkanälen versehen und gegossen (an der Unterseite wurden Retentionsschleifen angebracht).

Die gegossenen Kauflächen werden mit zahnfarbenem Kunststoff an den Kunststoffzähnen befestigt, nachdem für die Retentionsschleifen Platz geschaffen wurde. Diese Kauflächen sind immer zu hoch und müssen eingeschliffen werden. Der einzige Vorteil dieser Methode besteht darin, daß man die bukkalen und lingualen Konturen der goldenen Kauflächen durch fertige künstliche Zähne erhält.

Die Rekonstruktion wird nun fertiggestellt und dem Patienten eingesetzt. Nach mehrwöchiger oder längerer provisorischer Benutzung folgt eine abschließende Remontage für die letzten Korrekturen an der Okklusion.

Spezielle Gesichtspunkte

Durch die Einführung der Hochtemperatureinbettung wurde es möglich, die Geschiebematrize direkt in das Pfeilergußstück zu gießen, wodurch das Löten entfällt. Bei bilateralen Pfeilern (die sich nicht auf einer Schiene befinden) gießen wir gewöhnlich den einen und verlöten den anderen. Damit läßt sich eine exaktere Ausrichtung der Pfeilergußstücke aufeinander erzielen, nachdem sie in den Mund eingesetzt wurden.

Befinden sich die Geschiebe auf einer festsitzenden Schiene, können beide zusammen mit der Schiene gegossen werden. Beim Einbetten muß man darauf achten, daß in den Geschiebematrizen keine Hohlräume entstehen, weil dadurch schwer zu beseitigende Goldblasen entstehen könnten.

Verwendung eines Brückenansatzzahnes

Ziemlich häufig treffen wir eine Situation an, in der die eine Seite unbezahnt ist. Auf der anderen Seite fehlen mehrere Zähne, nicht jedoch der 2. oder 3.

Die herausnehmbare Teilprothese mit Geschieberetention

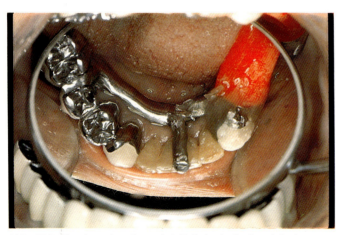

Abb. 524   In einer festsitzenden Brücke befindet sich dem unbezahnten Bereich gegenüber ein Brückenansatz.

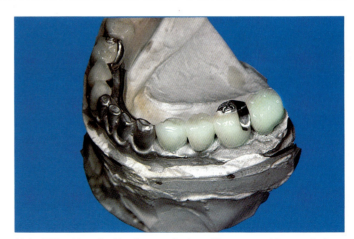

Abb. 525   Um die Prothese mit dem Fingernagel herausheben zu können, wurde ein Lingualbügel vorgesehen. Die Keramikkauflächen stehen einer Vollprothese mit Porzellanzähnen gegenüber.

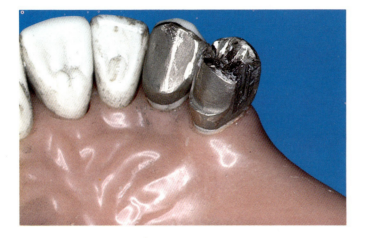

Abb. 526   Gefräster lingualer Bereich zur Aufnahme des eingerasteten Lingualbügels.

Molar, der als Pfeilerzahn für eine festsitzende Brücke dienen kann.

Die Behandlung könnte so aussehen, daß alle unbezahnten Bereiche durch eine herausnehmbare Prothese ersetzt würden. An den drei Stützzähnen könnte man Geschiebe anbringen und die beiden unbezahnten Bereiche mit einem Lingualbügel verbinden. Es spricht jedoch einiges dafür, diesen Fall etwas anders zu behandeln.

Die Seite mit dem 2. oder 3. Molar sollte mit einer festsitzenden Brücke versehen werden, da unsere Behauptung immer noch gilt, wonach eine festsitzende Prothese nach Möglichkeit vorzuziehen ist. Dadurch würde die Artikulation zusätzlich stabilisiert. Außerdem wirkt sich die Tatsache, daß eine herausnehmbare Prothese weniger notwendig ist, psychologisch günstig auf den Patienten aus. Durch Verwendung eines Brückenansatzes an der festsitzenden Brücke als Befestigung auf dieser Seite hätten wir eine doppelte Verankerung, wodurch die Beanspruchung durch die Geschiebe besser verteilt würde. Die Tatsache, daß wir nur zwei anstatt drei Geschiebe benötigen, vereinfacht und verbessert die Behandlung. Dazu gehen wir folgendermaßen vor. Die Geschiebematrize auf der Seite der festsitzenden Brücke wird im lingualen Höcker eines der beiden Brückenansätze untergebracht (Abb. 524). Dabei müssen die Kontaktplatten auf die Zunge ausgerichtet sein. Die

Patrize wird auf der herausnehmbaren Teilprothese angebracht, wobei man so vorgeht, wie vorher in diesem Kapitel beschrieben – entweder mit einer getrennten Strebe, die an den Lingualbügel gelötet wird, oder durch Anlöten an die Strebe, die als Teil des Lingualbügels gegossen wurde. Im letzteren Fall muß die mukostatische Abformung für die Basis angefertigt werden, nachdem die Geschiebematrizen an ihre jeweilige Restauration gelötet wurden. Bei Verwendung des Brückenansatzes für die Geschiebematrize schaffen wir eine bukkolinguale Fossa auf der Kaufläche des Brückenansatzes. In dieser Fossa haben wir einen Querstab, der an der Strebe befestigt ist und bukkal etwas übersteht. Damit kann der Patient die Prothese mit dem Daumennagel leicht abnehmen (Abb. 525).

Den Brückenansatz in einer festsitzenden Brücke stellt man folgendermaßen her.

Wenn die Artikulation in Wachs vollkommen durchgestaltet ist, schaffen wir vor dem Zerlegen der Wachsschablonen zur endgültigen Adaption der Ränder die Aussparung für das Geschiebe in der lingualen Seite des ausgewählten Brückenansatzes. Diese Aussparung muß parallel zu jener im anderen Pfeilerzahn liegen. Bukkolingual wird unweit der Aussparung eine Fossa für den Querstab angelegt. Die Seiten der Fossa müssen parallel zur Geschiebeaussparung liegen.

Nachdem die Restaurationen gegossen, remontiert (und auf den herausnehmbaren Teil der Rekonstruktion ausgerichtet) wurden, ordnen wir die Geschiebematrizen parallel an und löten sie fest. Als nächstes werden die Streben aufgewachst. Die Strebe für die Brückenansatzseite ist etwas komplizierter und muß sorgfältig verarbeitet werden. Nicht nur muß eine Aussparung für die Patrize geschaffen werden, vielmehr muß die Strebe auch am lingualen Bügel anstoßen, der in diesen Bereich hineinragt. Außerdem muß der Querstab als Teil der Strebe aufgewachst werden. Schwierig kann es werden, wenn die Wandungen der Aussparung für den Querstab nicht parallel zum Kasten im Brückenansatz verlaufen. In diesem Fall müssen die Seiten der Wandungen mit einem Bohrer, einem Stein oder einer Scheibe vorsichtig verändert werden, bis sie parallel zum Geschiebe liegen, so daß die Wachsschablone für die Strebe und den Querstab abgenommen werden kann. Diese Schablone wird dann mit Inlayeinbettung versehen und gegossen.

Verwendung des äußeren lingualen Arms

Bei der Planung einer Geschiebebehandlung muß man möglichst lange Geschiebe anstreben. Trotz aller Bemühungen kann manchmal das Geschiebe in der gewünschten Länge nicht verwendet werden. In diesem Fall bedienen wir uns lieber des lingualen Arms, der eine gewisse externe Reibung bewirkt, durch die die Kürze des Geschiebes ausgeglichen wird. Das Geschiebe fungiert hierbei als Präzisionsabstützung und der linguale Arm als Reibungswiderstand. Manchmal kann auch ein bukkaler Arm Verwendung finden, insbesondere bei älteren Patienten, die mit einem Geschiebe nicht so gut zurechtkommen.

Der linguale Arm kann im lingualen Teil der Krone untergebracht werden, wo er die Zunge nicht reizt (Abb. 526).

Das Resilienzgeschiebe (stress breaker)

Es gibt Fälle, in denen ein Resilienzgeschiebe vorteilhaft sein kann, wenn auch seit Einführung der mukostatischen Basis die Notwendigkeit für diese Art des Geschiebes nicht mehr so dringend ist. Wenn wir bei der Anfertigung einer einseitigen herausnehmbaren Prothese beide Prämolaren als Pfeiler verwenden, ist das am weitesten distal gelegene Geschiebe ein Resilienzgeschiebe. Diese Fälle sind selten, und die Bedingungen müssen ideal sein, damit man bei einem solchen Geschiebe ohne Lingualbügel auskommt. Die Prämolarenpfeiler müssen in gutem Zustand sein, und der Bißwall muß gegen seitliche Verschiebung einigermaßen stabil sein.

Es gibt verschiedene Arten von Resilienzgeschieben: der Sattelbereich muß vertikal beweglich sein, während gleichzeitig noch vertikale Belastungen auf die Längsachse des Stützzahnes übertragbar sein müssen. Das McCollum-Resilienzgeschiebe erfüllt diese Aufgabe[9].

McCollum-Resilienzgeschiebe gibt es für links und rechts. Sie sind auch unverbunden erhältlich, so daß wir durch Anlöten des Röhrchens an der Seite des Geschiebearmgehäuses unser Geschiebe für die linke oder rechte Seite selbst anfertigen können.

---

[9] Stern Dental Co., Inc., Mount Vernon, New York.

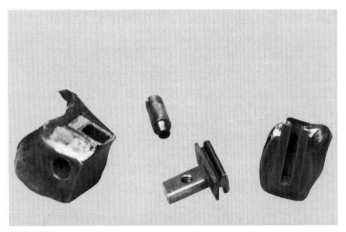

Abb. 527 McCollum-Resilienzgeschiebe, zerlegt.

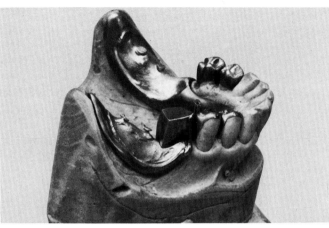

Abb. 528 Das Gehäuse für das Resilienzgeschiebe auf der Basis.

Am leichtesten läßt sich ein Resilienzgeschiebe mit einem getrennten Arm herstellen. Nachdem die Pfeiler gegossen, auf die Basis ausgerichtet worden sind und ein Arbeitsmodell hergestellt wurde, werden die Geschiebematrizen in die Pfeilergußstücke gelötet. Die Patrize des Resilienzgeschiebes wird in die Geschiebematrize und das Gehäuse auf den Arm der Patrize gesetzt. Die Röhre des Gehäuses befindet sich nach lingual. Das Gehäuse wird mit Wachs umgeben, um einen Stumpfstoß mit der Basis zu schaffen. Es wird bis hinter die Patrize geführt und mit der Gehäuseöffnung zum bündigen Abschluß gebracht. Oben wird das Gehäuse mit einer dünnen Wachsschicht verstärkt. Für die Kaufläche des ersten Zahnes des unbezahnten Bereichs muß genug Platz sein; dieser Zahn wird gewöhnlich mit den übrigen Kauflächen distal davon in Gold gegossen. Kommen im unbezahnten Bereich Porzellanzähne zum Einsatz, empfiehlt es sich immer noch, die Kaufläche des Gehäuses in Gold auszuführen. Porzellan wäre zu dünn und könnte leicht brechen.

Die labiale Fläche des Gehäuses wird dünn aufgewachst, um Raum für den Verblendwerkstoff zu schaffen. Soll eine Porzellanfacette verwendet werden, muß sie jetzt mit Wachs am Gehäuse angebracht werden.

Wenn das Gehäuse vollständig aufgewachst ist, wird die Patrize davon abgenommen, worauf das Gehäuse mit Gußkanälen versehen, eingebettet und gegossen wird. Spezielle Kohlen werden mit dem Resilienzgeschiebe mitgeliefert. Sie dienen dem Schutz des Kastens im Gehäuse sowie dem Schutz des Lochs, das die Schraube aufnehmen muß.

Wenn der Gehäuseblock gegossen ist, werden die Kohlen entfernt. Sodann wird ein Loch von lingual durch das Gehäuse gebohrt, nicht aber durch dessen bukkale Seite. Die Bohrung erfaßt ebenfalls den Resilienzbügel der Patrize. Zuvor muß eine genaue Markierung durch das linguale Loch erfolgen, nachdem die Patrize in der richtigen Stellung ist.

Das linguale Loch im Gehäuseblock wird mit einem entsprechenden Werkzeug mit einem Gewinde versehen. Die Schraube wird so gekürzt, daß sie bis zur anderen Seite des Gehäuses reicht (Abb. 527). Nun kann sie eingeschraubt werden, so daß sie den Resilienzbügel festhält. Der Schraubenkopf muß mit der lingualen Gußfläche des Gehäuseblocks bündig abschließen.

Wenn alle diese Arbeiten getan sind, können wir darangehen, das Gehäuse an die Basis anzulöten. Dazu wird es in der richtigen Stellung mit Wachs fixiert und mit möglichst wenig Einbettungsmasse in dieser Lage gehalten. Nun wird das Gehäuse in der gewünschten Stellung an die Basis gelötet (Abb. 528). Dabei darf kein Lot auf die Schraube, in das Loch oder ins Gehäuse des Resilienzbügels gelangen.

Danach kann man den Resilienzspielraum mit einem Gummirad oben am distalen Ende des Resilienzbügels modifizieren. Meistens bedarf es kaum einer Korrektur. Manchmal muß die Unterkante des Bügels anterior zur Schraube ebenfalls mit einem Gummirad abgeschwächt werden. Dadurch kann sich die distale Verlängerung nach unten bewegen, ohne daß der Stützzahn distal gekippt wird. Die Belastung ist immer noch vertikal und in Richtung der Längsachse des Zahnes.

Wurden alle Arbeitsschritte sorgfältig ausgeführt, dürften höchstens minimale Korrekturen notwendig sein. Manchmal ist eine Peripherie überentwickelt. Dies läßt sich leicht beheben.

Der Patient wird angewiesen, die Teilprothese ständig zu tragen. Eine Stunde Erholung für das Gewebe pro Tag genügt. Der Patient darf nie etwas zu sich nehmen, ohne daß die Teilprothese eingesetzt ist. Wenn sich in der Geschiebematrize Nahrung impaktiert, kann die Prothese nicht mehr richtig eingesetzt werden.

Wenn nach einiger Zeit die Teilprothese (gewöhnlich die obere) ihren Reibungshalt verliert, muß der linguale Bügel vielleicht ein ganz klein wenig nachgestellt werden. Die Patrize muß nur höchst selten gedehnt werden, und dies auch nur, wenn nichts anderes hilft.

Wenn nach längerer Zeit die Basis anscheinend ihre Paßform verloren hat, läßt sich dies nicht korrigieren. Zum Glück kommt dies kaum jemals vor, wenn die Prothese sorgfältig konstruiert wurde. Wenn es allerdings soweit gekommen ist, muß eine neue Abformung und eine neue Basis hergestellt werden. Geschiebe, Streben und Kauflächenblöcke können auf die neue Basis übertragen werden, so daß die Behandlung rasch und zufriedenstellend abgeschlossen werden kann. Sollte eine Patrize brechen, kann sie ohne weiteres abgelötet und durch eine neue ersetzt werden, die auf die Strebe ausgerichtet und angelötet wird. Daraufhin wird die Strebe wieder mit selbstpolymerisierendem Kunststoff an der Basis befestigt. (Der Okklusalblock wird natürlich mittels zuvor angefertigtem Index neu ausgerichtet und mit schnellhärtendem, rosafarbenem Kunststoff befestigt.) Ein Geschiebe, das sich übermäßig stark abnützt, ist ein Anzeichen dafür, daß etwas nicht stimmt — gewöhnlich besteht eine Malokklusion. Das scheinbar komplizierte Verfahren ist lediglich eine Folge sorgfältig ausgeführter Arbeitsgänge.

Es gibt keine elegantere Restauration fehlender Zähne als eine herausnehmbare Teilprothese mit Präzisionsgeschieben . . .

Kapitel 15

Vorbereitung des Mundes zur vollständigen Rekonstruktion

Nach Abschluß der notwendigen diagnostischen Maßnahmen, nach der Entscheidung, eine vollständige Rekonstruktion durchzuführen, und nach Aufstellung des Behandlungsplans müssen wir nun den Mund für die Restauration vorbereiten.
Je nach unseren Erkenntnissen werden wir Infektionsherde wie z. B. retinierte Wurzeln, Impaktierungen, unwichtige devitalisierte Zähne u. dgl. entfernen. Mit der entsprechenden Wurzelkanalbehandlung ist es heute möglich, fragliche strategische Zähne zu erhalten. Da diese Zähne aber unter dem Aspekt der vollständigen Behandlung irgendwann einmal „dran" sind, empfiehlt es sich, im Restaurationsplan bereits den Verlust dieser Zähne zu berücksichtigen. Mit anderen Worten, wir müssen auf Probleme wie Frakturen, unerkannte Karies und rezidivierende Infektionen vorbereitet sein. Wann immer möglich, müssen wir uns durch Verwendung eines Metallstiftes oder Metallrandes gegen eine Fraktur absichern.
Wie bei den meisten Regeln gibt es auch hier manchmal Ausnahmen, z. B. den Erhalt eines impaktierten dritten Molaren, wenn durch dessen Extraktion ein zweiter Molar gefährdet würde, der als Pfeilerzahn für eine Brücke gebraucht wird, oder die Entfernung einer devitalisierten strategischen Wurzel bei einem Patienten, bei dem ein Infektionsherd vermutet wird. Gelegentlich muß aber ein vollkommen gesunder Zahn geopfert werden, wenn er in einer völlig unmöglichen Beziehung zu den anderen Zähnen steht. Es wäre unklug, den Erfolg der gesamten Behandlung dadurch zu gefährden, daß man unbedingt einen bestimmten Zahn erhalten wollte.

Behandlung der Weichgewebe

Bei den meisten Fällen, die wir zu behandeln haben, ist das Parodontium mehr oder minder stark in Mitleidenschaft gezogen. Die Behandlungsdauer hängt von der Art und dem Schweregrad des parodontalen Befundes ab. In leichten Fällen genügen Routinemaßnahmen (Zahnsteinentfernen und Kürettage). Bei kompliziertem Sachverhalt sind jedoch bestimmte Aspekte zu berücksichtigen. Unter Umständen sind umfangreiche chirurgische Maßnahmen am Parodontium erforderlich, durch die das Aussehen häufig stark verschlechtert wird. Das Entfernen von infiziertem Gewebe ist zwar eindeutig Teil unserer Behandlung und, genaugenommen, ein Kriterium für einen mit Erfolg abgeschlossenen Fall, dennoch sind ästhetische Überlegungen ebenfalls von Bedeutung.

Was wir hier empfehlen möchten, ist eine konservative Einstellung; d. h., solange der Fall noch nicht längere Zeit einigermaßen funktioniert hat, sollten nur die allernotwendigsten chirurgischen Maßnahmen am Parodontium vorgenommen werden. Es verblüfft immer wieder, wie weit sich der Zustand der Weichgewebe schon durch eine gute zahnärztliche Behandlung aufgrund korrekter Zahnkonturen und Funktion verbessert. Vielfach wird dadurch das Ausmaß der notwendigen chirurgischen Maßnahmen deutlich verringert.
Allerdings kann diese Haltung einen Nachteil haben: Da wir nicht von vornherein genau sagen können, in welchem Umfang Veränderungen erfolgen werden, müssen manchmal mehrere Zähne erneut präpariert werden, um das Aussehen zu verbessern. Dies ist dann der Preis für die konservative Einstellung. Hat man jedoch einmal bei mehreren Fällen die Verbesserungen nach Wiederherstellung der richtigen Funktion erlebt, wird man bestimmt dieses konservative

Vorgehen als richtig erkennen. Die jeweilige Entscheidung ist jedoch ganz in eigenes Ermessen gestellt.

Der Seitenzahnbereich

Wichtig ist es, stark in Mitleidenschaft gezogenes Gewebe zu ermitteln. Der Seitenzahnbereich ist schwerer sauberzuhalten und durch häusliche Mundpflege zu stimulieren. Unter dem Gesichtspunkt der Ästhetik ist dieser Bereich nicht so wichtig wie der Frontzahnbereich. Folglich erscheint es nur logisch, an den Seitenzähnen alle parodontalen Taschen zu beseitigen, selbst wenn dies umfangreiche chirurgische Maßnahmen erfordert. Die bei dieser Behandlung entstehenden abnorm langen Kronen fallen im Seitenbereich nicht so auf. Handelt es sich bei den Restaurationen um Vollkronen, so sollen sie die gesamte freiliegende Zahnsubstanz abdecken, um einer Sekundärkaries vorzubeugen. Genauso wie es schwierig ist, die Weichgewebe der Seitenzähne zu Hause richtig zu pflegen, so fällt es schwer, zur Kariesverhütung die Zahnflächen sauberzuhalten.

Der Frontzahnbereich

Im Bereich der Frontzähne, deren gutes Aussehen so wichtig ist, muß man wahrscheinlich einen Kompromiß eingehen. Taschen geringer Tiefe, die durch häusliche Vorsorge und häufige Zahnarztbesuche unter Kontrolle gehalten werden können, sind das kleinere Übel. Nach unserer Erfahrung verschlimmern sich solche Taschen nur selten; in der Regel bleiben sie, wie sie waren, oder bessern sich sogar, wenn die richtige Kaufunktion wiederhergestellt ist. Voraussetzungen dafür sind lediglich eine richtige Funktion, häufige Kürettage und gute häusliche Mundhygiene. Unter dem Aspekt der Ästhetik ist dies besser als freiliegende Wurzelflächen oder extrem lange Kronen, die eine gingivale Maskierung erfordern würden.

Präparation der Zähne

Welche Präparation nötig ist, um die Funktion der gesamten Bezahnung zu verbessern, hängt von mehreren Befunden ab. Unsere Aufgabe ist es, richtig funktionierende Restaurationen anzubringen bzw. einzusetzen. Wie diese Restaurationen in oder auf den Zähnen plaziert werden müssen, hängt in erster Linie von deren Stellung zueinander und zu ihren Antagonisten ab. Um diese Maßnahmen richtig planen zu können, brauchen wir sorgfältig angefertigte Studienmodelle, die richtig auf einem einstellbaren Artikulator montiert sind, der die Kieferbewegungen des Patienten reproduziert. Dies setzt bereits voraus, daß exakte Aufzeichnungen gemacht und die Modelle fachgerecht mittels Gesichtsbogenübertragung und eines guten RKP-Registrats montiert wurden. Sind alle diese Bedingungen erfüllt, können wir die Relation der Zähne zueinander beobachten.
Inzwischen sollte es klargeworden sein, daß die Art der Präparation davon abhängt, welche Höckerrelation für eine richtige Funktion notwendig ist. Mit anderen Worten, wir müssen eine Vorstellung von der fertigen Artikulation haben, ehe wir irgendwelche Zahnsubstanz abtragen. Dazu präpariert man in der Regel am besten die Zähne der montierten Studienmodelle und wachst den Fall so weit auf, daß man erkennt, wo die Höcker sein sollen. (Vgl. Kapitel 12 „Behandlungsplanung"!)
Haben wir eine eingehende Vorstellung von der anzustrebenden Artikulation gewonnen, sind wir in der Lage, die Zähne richtig zu präparieren. Manche Bereiche sind abzutragen, um Platz für einen antagonierenden Höcker zu schaffen. Andere Stellen sind dagegen so weit aufzubauen, daß ein ausreichender Kontakt entsteht. Manche Zähne müssen entsprechend gekrümmt werden, damit sie mit ihren Antagonisten richtig ineinandergreifen. Die Artikulationskräfte müssen bedacht und ihre Verteilung muß eingeplant werden.

Die Behandlung

Mehrere Faktoren haben einen Einfluß darauf, ob die Zähne mit Onlays versehen oder voll überkront werden müssen.

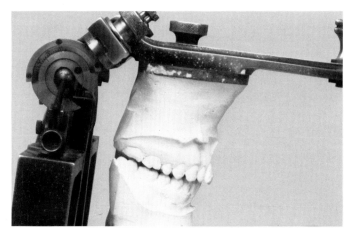
Abb. 529 Eine ungünstige Relation der Zähne macht eine vollständige Überkronung notwendig.

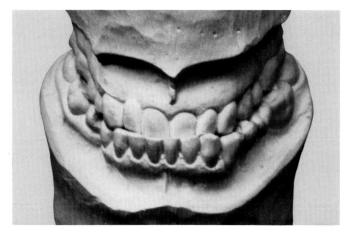
Abb. 530 Ein Kreuzbiß erfordert in der Regel eine vollständige Überkronung.

Ungünstige Relation der Zahnlängsachsen. Häufig zeigt sich an den korrekt montierten Studienmodellen, daß die Längsachsen der oberen und unteren Zähne nicht im idealen Verhältnis zueinander stehen. Die Längsachse der oberen Zähne kann direkt über der der antagonierenden unteren Zähne stehen. Damit verbietet sich eine Verwendung von Onlays, da die oberen und unteren Höcker nicht richtig ineinandergreifen können, ohne ein abscheuliches Aussehen zu erzeugen. In diesem Fall ist eine vollständige Überkronung notwendig (Abb. 529).

In manchen Fällen, in denen die Relation der Längsachsen nicht ideal ist, läßt sich eine brauchbare Artikulation durch Verziehen der Onlaypräparationen erzielen. Durch Überhöhung der mesialen Seite des unteren Onlays und der distalen Seite des antagonierenden oberen Onlays läßt sich z. B. eine funktionierende Artikulation bewirken, ohne daß auf den mesialen Approximalflächen der oberen Zähne zu viel Gold sichtbar wird. Andererseits kann es notwendig sein, die mesiale Seite der oberen Seitenzähne sowie die distale Seite der antagonierenden unteren Zähne zu überhöhen. Dies ist unter dem Aspekt der Ästhetik wegen der großen sichtbaren Metallflächen weniger günstig. Natürlich läßt sich dieses Problem durch Vollverblendkronen bewältigen. Nachdem ich jedoch die Veränderungen beobachtet habe, die sich im Laufe der Jahre an manchen Verblendungen vollzogen haben, frage ich mich, ob sichtbares Metall nicht besser ist als eine verfärbte Verblendung. Bis zu einem gewissen Grad hat sich dieses Problem durch Keramikverblendungen gelöst.

Ungenügender Überbiß der Seitenzähne. Bei unserer Besprechung der Artikulation hat sich gezeigt, daß richtig artikulierte Kauflächen einen Überbiß der oberen Seitenzähne verlangen. Ist der bukkale Überbiß ungenügend, schließt dies die Verwendung von Onlays ebenfalls aus. In diesem Fall müßten die Onlays nämlich eine Halbstufe vom Gold zur Zahnfläche haben, was nicht wünschenswert ist. Um einen ausreichenden bukkalen Überbiß sowie einen satten Abschluß der Restaurationen mit den Zahnoberflächen zu erzielen, ist hier eine vollständige Überkronung angezeigt.

Kreuzbiß. Nur ganz selten lassen sich natürliche Zähne mit Kreuzbiß mit Hilfe von Onlays wieder zum korrekten Funktionieren bringen. Manchmal gelingt dies doch, wenn die Zähne gerade in der richtigen Neigung stehen und ideal ineinandergreifen. In der Regel hilft bei Kreuzbiß jedoch nur eine vollständige Überkronung. Dies bedeutet aber nicht, daß dadurch die normale Relation der Zähne erreicht wird. Dazu müßte ihre Längsachse zu stark geneigt werden. Vielmehr meinen wir damit, daß eine vollständige Überkronung die einzige Möglichkeit darstellt, eine richtige Kreuzbißrelation herzustellen, wo dies angezeigt ist (Abb. 530).

Kariesgefährdete Patienten. Bezahnungen, in denen im Laufe der Jahre viele Füllungen notwendig geworden sind, lassen in der Regel eine vollständige Überkronung angebracht erscheinen. Wo wir viele MOD-Restaurationen und solche der Klasse V, bukkal wie lingual, antreffen, ist es kaum der Mühe wert, einige wenige Zahnschmelz„inseln" zu erhalten. Eine vollständige Überkronung schließt natürlich noch lange nicht die Möglichkeit eines zukünftigen Verfalls aus. Kariesgefährdete Bezahnungen müssen vielmehr nach vollständiger Überkronung genau überwacht werden, da die Ränder der Restaurationen zum größten Teil unter dem freien Zahnfleischrand verborgen sind.

Bis hierher mag es den Anschein haben, daß alle Fälle am besten vollständig zu überkronen sind. Es stimmt zwar, daß sich eine Reihe von Vollkronen viel einfacher und schneller präparieren lassen als brauchbare Onlays, dafür muß man aber viel mehr Zahnsubstanz opfern. Außerdem sind Vollkronen äußerst schwierig richtig zu konturieren. Bis heute gibt es noch keinen allseits befriedigenden Ersatz für die natürliche Zahnsubstanz. Unter vielen Aspekten sind Plastikverblendungen alles andere als erstrebenswert, und auch Keramik hat ihre Nachteile.

Wenn möglich, sollte man sich aus folgenden Gründen daher für Onlay-Restaurationen entscheiden:

— Der Verlust an Zahnsubstanz ist geringer.
— Es müssen keine Verblendungen angefertigt und unterhalten werden.
— Es gibt weniger Ränder in kariesgefährdeten Bereichen.
— Es bleiben mehr Anhaltspunkte für richtiges Konturieren erhalten.

Durchführung der vollständigen Überkronung

Können die Restaurationen nicht in Form von Onlays geschaffen werden, muß man eindeutig einen Kompromiß eingehen und eine vollständige Überkronung in Angriff nehmen. Damit die Ergebnisse zufriedenstellend sind, müssen mehrere Dinge beachtet werden.

Die Kaufläche muß so weit reduziert werden, daß für den antagonierenden Höcker genügend Platz bleibt (Abb. 531). Mit anderen Worten, es genügt in der Regel nicht, einfach quer über die Kaufläche zu schneiden; je nach dem Verhältnis des Zahnes zu seinem Gegenüber muß sie mehr mesial und distal abgetragen werden. Ein weiterer Vorteil der Onlay-Präparation besteht darin, daß sie in den meisten Fällen in ihrer Approximalkastenform ausreichend Raum bietet.

Beim Abtragen der bukkalen Fläche muß man, wenn angezeigt, an eine Verblendung denken, die eine ausreichende Materialstärke aufweist. Wenn es vor allem um ein gutes Aussehen geht, muß man bis unter die Gingiva reduzieren (Abb. 532).

Die bewährteste Art der Präparation für eine vollständige Überkronung ist die Abschrägung (Abb. 533). Diese Erkenntnis basiert auf langen und sorgfältigen Vergleichen von Präparationen mit Abschrägung und mit voller Schulter. Bei vollständiger Rekonstruktion werden die Restaurationen ziemlich lang provisorisch zementiert, und es hat sich gezeigt, daß der Zement über Abschrägungen weniger leicht ausgewaschen wird als bei Präparationen mit voller Stufe.

Es ist fast unmöglich, eine Restauration entsprechend einer Vollstufenpräparation exakt zu gießen. Eine solche Restauration läßt sich auch viel schlechter richtig plazieren. Dient die Vollstufe als Pfeiler für eine festsitzende Brücke, wird das perfekte Plazieren noch problematischer.

Die stärksten Befürworter dieser Art der Präparation rüsten die Stufe zusätzlich noch mit einer Manschette aus. Warum wohl? Um die mangelnde Paßform zu kompensieren. Wir fragen daher, ob es unter diesen Umständen nicht klüger ist, eine Abschrägung anzulegen und dabei noch einiges an Zahnsubstanz zu erhalten?

Anlegen der Onlays (Abb. 534)

Auch Onlays müssen natürlich mit Bedacht präpariert werden, wobei folgende Grundsätze und Maßnahmen zu beachten sind:

— Die Form der Kavität muß es der Restauration gestatten, sich natürlich in die verbleibenden Zahnkonturen einzufügen.
— Die Kavitätenränder müssen sich in nicht kariesgefährdeten Bereichen befinden; also: Extension zwecks Prävention.
— Die Ränder dürfen nicht auf okkludierenden Flächen verlaufen, damit sie sich unter Beanspruchung nicht öffnen.

Präparation der Zähne

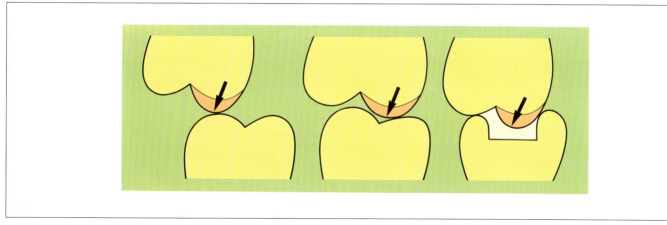

Abb. 531 Für den hervortretenden Höcker eines Antagonisten muß genügend Platz gelassen werden.

— Alle funktionierenden Flächen sollten bedeckt sein, um die Gefahr eines Scherhöckers zu bannen.
— Ebene Gingivaauflagen, glatte Wandungen und eine der ausreichenden Materialstärke der Füllung entsprechende Schnittiefe sind nötig, um Retention und Festigkeit gegen Verdrehen und Aufgehen der Ränder zu gewährleisten. Scheibenförmige Präparationen sind ungeeignet.
— Die Kavitätenränder müssen in gesunder Zahnsubstanz liegen.
— Solange ausreichend Halt zu erzielen ist, brauchen die approximalen Ränder nicht unter die freie Zahnfleischgrenze geführt zu werden.
— Die Kavität muß so gestaltet werden, daß ausreichende Bereiche für die Artikulation bereitstehen, ohne daß zu viel vom Werkstoff zu sehen ist; dies gilt besonders für Eck- und Frontzähne.
— Kurze, dicke Abschrägungen erhöhen die Lebensdauer der Restauration im Vergleich zu schmalen Abschrägungen.
— Ausreichende Retention läßt sich manchmal nur durch zusätzliche Verankerung in Form von Gruben oder Rinnen erzielen.
— Alle beschliffenen Flächen sind mit feinen Steinen, Diamanten oder Sepiascheiben zu polieren.

Stiftchenverankerte Halbkronen

Von unschätzbarem Wert bei der vollständigen Rekonstruktion sind Präparationen von stiftchenverankerten Halbkronen. Bis in jüngste Zeit war dies eine ziemlich schwierig anzufertigende Restauration, die daher wenig Verwendung fand. Dank des 1960 von Dr. E. David Shooshan aus Pasadena/Kalifornien entwickelten Verfahrens hat die stiftchenverankerte Halbkrone den ihr gebührenden Rang in der Zahnmedizin einnehmen können. Neuartige Bohrer haben in Verbindung mit Nylonborsten für die indirekten Abformungen und Wachsschablonen die Anfertigung dieser Art der Restauration erleichtert.
In vielen Fällen, in denen der linguale Bereich eines Frontzahnes zwecks Kontaktherstellung aufgebaut werden muß, ist es ein leichtes, eine stiftchenverankerte Halbkrone zu präparieren. Häufig muß der Zahnschmelz überhaupt nicht entfernt werden. Die Stiftlöcher müssen genügend Abstand von der Pulpa haben. Man beginnt mit einem halbrunden Bohrer. Ausgebohrt werden die Löcher dann mit einem 24/- oder 27/1000 Spiralbohrer. Falls erwünscht, kann man eine leichte Halbstufe anfügen, um die Festigkeit des Goldes zu erhöhen. Die Stiftlöcher müssen parallel zueinander sein. Dies ist kein Problem, vorausgesetzt, man verrückt die Fingerauflage nicht mehr, sobald man mit dem Bohren begonnen hat. Die Stellung von Hand und Arm darf nicht verändert werden, damit Handstück und Bohrer ihre Richtung nicht än-

dern. Hat man mit dieser Arbeit noch keine Erfahrung, empfiehlt es sich, an extrahierten Zähnen am Phantom zu üben.

Je nach dem vorliegenden Befund sind viele Modifikationen möglich. Häufig ist auf einer Seite der Präparation eine Kavität Klasse III anzutreffen. Hier legen wir eine altmodische Rinne an sowie eine approximale Scheibe.

Sollen die stiftverankerten Halbkronen als parodontale Schiene dienen, kann man die approximalen Kontaktbereiche mit einem flammenförmigen Stein oder einer Scheibe leicht präparieren, damit die benachbarte Halbkrone angelötet werden kann. Präparationen zur Stiftverankerung eignen sich für Frontzahnbrückenglieder, ohne daß dabei die Substanz der Stützzähne zerstört wird (Abb. 535 a). Eine viel stabilere und mehr Retention gebende Präparation von Stiftverankerungen wird von Dr. William H. Pruden, II empfohlen (Abb. 535 b).

Der linguale Bereich wird mit einem eiförmigen Diamanten (W1) reduziert. Die Halbstufe wird lingual von der Schneidekante angelegt, wobei noch so viel Zahnsubstanz verbleiben muß, daß das Gold keinen Schatten wirft. Für diese Halbstufe verwendet man einen zylindrischen Diamanten, mit dem man auch die Anfänge für die Stiftlöcher macht, eines mesial, eines distal und eines im Zahnwulst. Nun beginnt man mit einem halbrunden Bohrer. Mit einem langsam laufenden Handstück und einem 699er Stahlbohrer werden die Löcher angelegt, wobei man von einem zum anderen geht und auf die parallele Lage des Handstücks achtet. Die Löcher müssen parallel zur labialen Zahnfläche liegen, um nicht in die Nähe der Pulpa zu kommen. Mit einem 700er Stahlbohrer werden sie ausgerichtet (bei unteren Frontzähnen mit einem 699er). Mit einem flammenförmigen Feinschleifdiamanten legt man eine Finierabschrägung rund um die Kante des lingualen Bereichs sowie auf der Schneidekante der mesiodistalen Halbstufe an. Die Abformung erfolgt mit Hydrokolloid, das mit einer 25er Nadel in die Stiftlöcher verbracht wird. Bei der langsamen Einbringung des Spritzenmaterials ist auf Lufteinschlüsse zu achten. Das steife, temperierte Hydrokolloid in einem wassergekühlten Löffel wird rasch auf das Spritzenmaterial aufgebracht und die Abformung fünf Minuten gekühlt. Nun gießt man mit geeignetem Gips ein Modell. Nach dem Isolieren wird die Wachsschablone geformt, eingebettet und in Hartgold gegossen. Der Hauptunterschied zwischen dieser stiftverankerten Halbkrone und der zuvor beschriebenen Methode besteht in der Größe der Stiftlöcher. Ein größerer, abgeschrägter Stift bietet viel mehr Halt als die dünneren 0,027er Stifte. Die Stifte sind ca. 2—4 mm lang bzw. so lang, wie dies möglich ist, ohne dabei die Pulpa zu erreichen.

Hochtourige Instrumente

Die Verfahren zum Präparieren der Zähne ändern sich heutzutage so schnell, daß unmöglich alle Varianten genannt werden können. Dennoch sind einige allgemeine Aussagen möglich.

Auch in Zukunft werden schnellaufende Instrumente in der Zahnmedizin verwendet. Die Präparationen gelingen leichter und sind für den Patienten nicht so ermüdend. Früher war das Präparieren der Zähne für eine vollständige Rekonstruktion eine Riesenaktion, heute stellt dieser Arbeitsgang dank verbesserter Betäubungsmittel, Diamanten, Hartmetallbohrer und hochtouriger Instrumente die einfachste Phase der Behandlung dar.

Bei schnellaufenden Schleifinstrumenten sind allerdings viele Vorsichtsmaßnahmen zu beachten. Da gute Sichtverhältnisse unerläßlich sind, muß die Beleuchtung überdurchschnittlich gut sein. Nur gute Hartmetallbohrer und Diamantspitzen dürfen verwendet werden, und eine sorgfältige Überwachung ist unerläßlich. Zur Vorbeugung gegen eine mögliche Traumatisierung müssen die Weichgewebe (möglichst durch die Helferin) retrahiert werden.

Zum Schutz der Pulpa ist eine ausreichende Kühlung unbedingt notwendig. Die Verwendung von Luft und Wasser mit einem automatischen Anschluß wird empfohlen. Bei flüssigen Kühlmitteln muß auch für eine sichere Absaugung gesorgt werden. Außerdem ist darauf zu achten, daß Partikel der Zahnsubstanz und des restaurativen Werkstoffs nicht in den Rachen des Patienten gelangen.

Nützliche Hinweise

Folgende Arbeitsweisen sind empfehlenswert, da sie sich bewährt haben:

— Wenn möglich, im Sitzen arbeiten! Abgesehen davon, daß diese Arbeitshaltung für den Zahnarzt

Präparation der Zähne

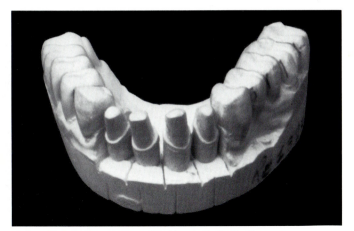

Abb. 532 Präparationen für Keramik-Jacketkronen.

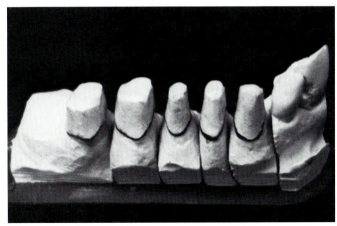

Abb. 533 Präparation mit Abschrägung.

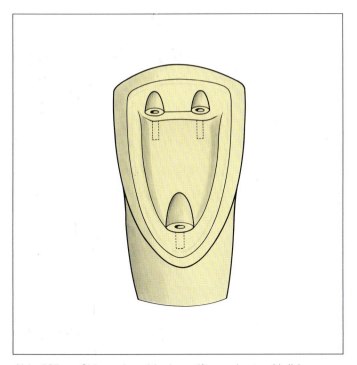

Abb. 535a Skizze einer idealen stiftverankerten Halbkrone.

Abb. 535b Präparationen für Stiftkronen.

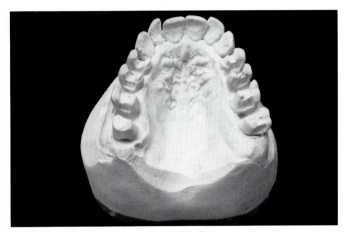

Abb. 534 Präparationen für MOD-Onlays.

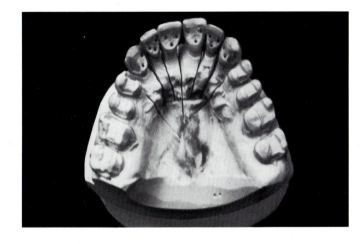

Vorbereitung des Mundes zur vollständigen Rekonstruktion

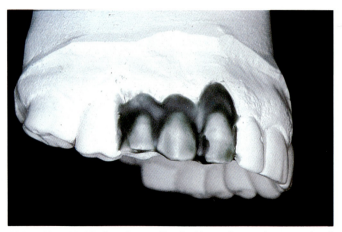

Abb. 536 Als Vorbereitung für die Herstellung einer provisorischen Restauration wird Wachs auf das Studienmodell aufgetragen.

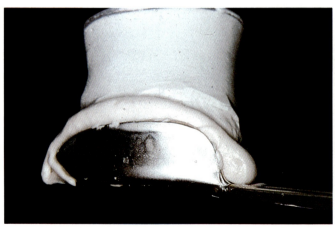

Abb. 537 Hydrokolloidabformung des präparierten Modells.

nicht so ermüdend ist, wirkt diese Haltung auf den Patienten entspannender.
— Zähne quadrantenweise präparieren. Mit einer Betäubungsspritze lassen sich in der Regel vier Zähne genausogut präparieren wie einer oder zwei.
— An allen Zähnen dieselben Schleifvorgänge ausführen, ehe man ein Schleifinstrument gegen das nächste austauscht.
— Häufig den Fortgang der Arbeit überprüfen, wobei der Arbeitsbereich mit Druckluft freigelegt wird.
— In der Präparationsphase nur so viel Karies entfernen, wie zum Präparieren nötig. Eine vollständige Kariesbeseitigung in diesem Stadium wirft manchmal bei der Abformung Probleme auf. Die einzige Ausnahme liegt dann vor, wenn die Gefahr besteht, daß die Wurzel in Mitleidenschaft gezogen wird und die Karies nicht gleich gänzlich beseitigt wird. In diesem Fall muß der abgetragene Bereich auszementiert werden. Dieser Zement muß vor dem endgültigen Zementieren entfernt werden, damit sich zwischen Restauration und Zahn nur eine einzige Zementmischung befindet.
— Sorgfältig alle Ränder und die benachbarte Zahnsubstanz – vor allem im gingivalen Bereich – überprüfen. Unter Umständen ist Zahnstein vorhanden, der entfernt werden muß. Schließlich müssen Restaurationen an gesunde Zahnsubstanz angrenzen und nicht an eine Zahnsteinschicht.
— Sorgfältig alle Präparationen auf Unterschnitte sowie eindeutige, glatte Abschlußlinien untersuchen und dabei überprüfen, ob die Zahnsubstanz an den richtigen Stellen ausreichend abgetragen wurde.

Sind wir mit den Präparationen zufrieden, beginnen wir mit der Abformung (vergleiche dazu Kapitel 16).

Provisorische Abdeckung präparierter Zähne

Nach Präparation der Zähne und Abformung müssen diese Präparationen mit einem vorläufigen Schutz versehen werden. Gewöhnlich fertigen wir die provisorischen Restaurationen vor der Abformung an. Provisorien aus Guttapercha erleichtern die Retraktion, solche aus Kunststoff können vom Techniker getrimmt und poliert werden, während wir die Zähne abformen.

Provisorische Abdeckung präparierter Zähne

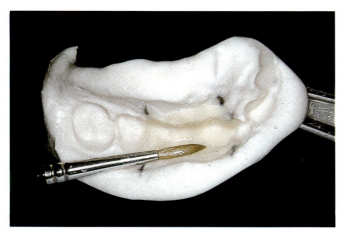

Abb. 538 Auftragen von kalthärtendem Kunststoffpulver und -flüssigkeit zur Herstellung eines „Eierschalen"-Provisoriums.

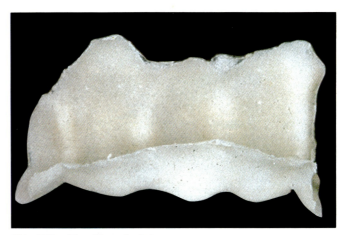

Abb. 539 Die „Eierschale".

Onlays

Wurden die Zähne für Onlays präpariert, wird mit hartem Guttapercha eine fortlaufende Brücke von einer Präparation zur nächsten hergestellt (in der Regel sind davon vier hintereinander vorhanden). Die Guttaperchabrücke wird getrimmt, auf die Antagonisten hin eingeschliffen und mit einem provisorischen Zement wie z. B. Moyco[1], Pulprotex[2] oder Temp-Bond[3] festzementiert, um Schmerzempfindlichkeit zu verhindern. Eine provisorische Guttaperchafüllung soll nie ohne einen provisorischen Zement eingesetzt werden, da sonst Speichel zwischen Füllung und Präparation eindringen kann. Diese provisorische Abdeckung hält eine Woche bis zehn Tage. Währenddessen kann eine provisorische Schiene aus gutem Abfallgold angefertigt werden.
Gelegentlich verwendet man eine Aluminiumschiene als provisorischen Schutz einer Präparation. Die Schiene muß sorgfältig angepaßt und mit Guttapercha unterfüttert werden, bevor man sie provisorisch zementiert.

[1] The J. Bird Moyer Co. Inc., Philadelphia, Pennsylvania.
[2] The L. D. Caulk Co., Milford, Delaware.
[3] Sybron/Kerr, Romulus, Michigan 48174.

Vollständige Abdeckung

In den meisten Fällen, in denen eine vollständige Überkronung angezeigt ist, kann das Provisorium aus selbsthärtendem Kunststoff angefertigt werden. Vor der Präparation, jedoch nach der Diagnose und Aufstellung des Behandlungsplans, markiert man die Studienmodelle entsprechend den zu präparierenden Quadranten. Unbezahnte Bereiche zwischen den Zähnen werden mit Wachs gefüllt und zu brauchbaren Brückengliedern modelliert. Mit einem Spatel bringt man eine dünne Wachsschicht auf die bukkalen und lingualen Bereiche der übrigen Zähne und auf die Gingiva neben den Zähnen auf (Abb. 536). Mit Hilfe dieser dünnen Wachsschicht können wir eine etwas zu große Schale herstellen. Die Übergröße trägt dem Schwund des selbstpolymerisierenden Kunststoffs Rechnung und garantiert eine ausreichende Schichtdicke der Schale. Außerdem werden die Präparationen beim anschließenden Unterfüttern nicht berührt. Das auf die Gingiva überhängende Wachs verhindert eine Irritation durch die Schale.
Nach Präparation der Studienmodelle wie beschrieben (beide Seiten können gleichzeitig bearbeitet werden und die Frontzähne, wenn betroffen, ebenfalls), formt man das Modell mit Alginat oder Hydrokolloid ab (Abb. 537). Die Abformung wird vom Modell abgehoben und eine dünne Schicht selbsthärtender

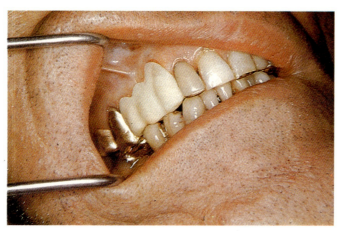 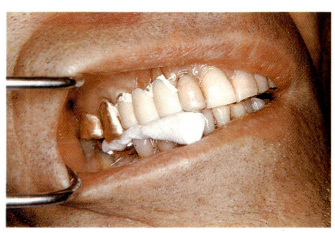

Abb. 540 Der Patient beißt auf die unterfütterte „Eierschale", um eine Okklusion herbeizuführen.

Abb. 541 Die beschliffene und polierte „Eierschale" wird festzementiert.

Kunststoff mit einem Kamelhaarpinsel aufgetragen. Dabei nimmt man mit dem Pinsel jeweils kleine Mengen Pulver und Flüssigkeit auf, wobei letztere dafür sorgt, daß sich das Pulver auf der Abformung gleichmäßig verteilt (Abb. 538). Wir drehen die Abformung hin und her, damit der Kunststoff an die gewünschten Stellen fließt. Da wir eine überall gleich dicke Schale erhalten wollen, darf sich nirgends zuviel Kunststoff ansammeln. Wenn der Kunststoff an den abgeformten Zahnflächen ausreichend dick ist, muß man etwas Material im Bereich der Gingiva ca. 2—3 mm über die Präparation hinaus sich ansammeln lassen. Ist der Kunststoff auspolymerisiert, kann man die Schale quadrantenweise abnehmen (Abb. 539) und bis zur Anfertigung der Präparationen aufbewahren. Dazu eignet sich am besten ein Behälter, in dem die Schalen feucht bleiben.

Ist ein Quadrant präpariert, probiert man die Schale vor der Abformung an, um einen exakten Sitz zu gewährleisten. Dann wird sie auf den präparierten Zähnen unterfüttert. Zähne und Gingiva werden mit Mineralöl oder Petrolatum (Nu-Life Nu-Lube[4]) isoliert, die Schale wird mit einem selbsthärtenden Kunststoffgemisch gefüllt und auf die Präparationen gesetzt, worauf der Patient langsam die Zähne schließen muß (Abb. 540). Große Überschüsse werden mit einem Kunststoffinstrument entfernt; der Patient muß erneut die Kiefer schließen.

[4] Niagara Scientific Products, Buffalo, New York.

Nach etwa einer Minute hebt man die Schale leicht an, damit später die Abnahme möglich ist. Dann setzt man sie wieder ganz ein, der Patient muß erneut schließen. Man kühlt die Schale mit Wasser, um eine Überhitzung zu verhindern.

Wenn der selbstpolymerisierende Kunststoff hart ist, nimmt man die Schale ab und trimmt sie; es folgt die Abformung. Danach kann die unterfütterte und getrimmte Schale provisorisch zementiert werden (Abb. 541). Nur selten ist okklusales Einschleifen erforderlich, und wenn, gelingt es mühelos mit einem Gummirad.

Ein anderes Verfahren zur Herstellung einer haltbareren Kunststoffschiene wurde von Dr. Morton Amsterdam aus Philadelphia 1959 entwickelt, wobei eine Schale aus Weichgold zur Adaptation der Ränder verwendet wird.

Es gibt noch verschiedene andere Möglichkeiten, gute Kunststoffprovisorien anzufertigen. Anstelle einer Alginatabformung, in der eine Schale hergestellt wird, kann man im Mund oder am Studienmodell einen Wachsabdruck machen (Abb. 542 und 543). Bei unbezahnten Bereichen kann man diese mit einem erwärmten Vulkanitschaber oder einem ähnlichen Wachsinstrument aus dem Wachsabdruck entfernen. Dieser Abschnitt sollte nach Anfertigung des Provisoriums etwas überarbeitet werden, aber im Notfall kommt man auch ohne Korrektur aus. Der präparierte Wachsabdruck wird mit selbsthärtendem Kunststoff gefüllt und auf die isolierten Zähne aufgesetzt.

Provisorische Abdeckung präparierter Zähne

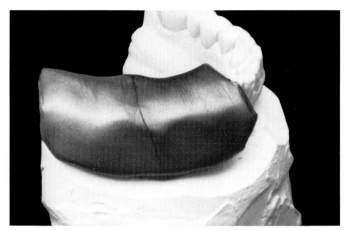

Abb. 542   Kwickwachsabdruck eines Modells für ein Provisorium.

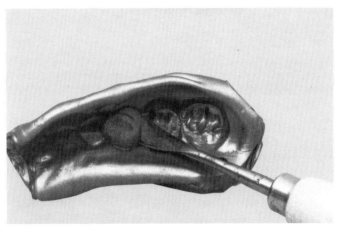

Abb. 543   Der unbezahnte Bereich wird mit einem erhitzten Vulkanitschaber ausgehöhlt.

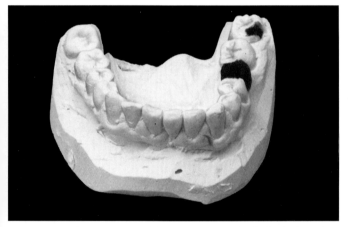

Abb. 544   Modell vor dem Doublieren zwecks Anfertigung einer Schale.

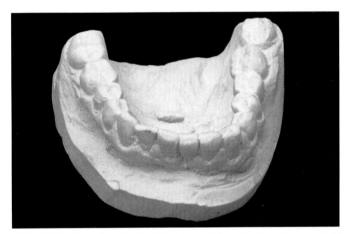

Abb. 545   Das doublierte Modell, auf das die Schale gedrückt wird.

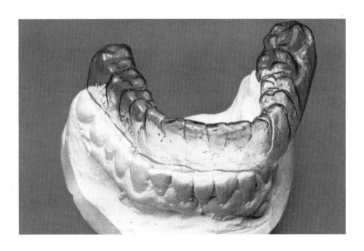

Abb. 546   Die überarbeitete Schale.

Ein kurzes Anheben vor der Polymerisation stellt sicher, daß das Provisorium sich nicht verhakt. Trifft man den richtigen Zeitpunkt genau, so läßt sich der Kunststoff noch aus dem Wachsabdruck herausschälen, und man kann ihn noch im plastischen Zustand mit einer Schere trimmen. Nun wird das noch biegsame Provisorium wieder auf die Zähne gesetzt, und der Patient darf zubeißen. Dadurch braucht man anschließend weniger einzuschleifen.

Am leichtesten gelingen Provisorien wahrscheinlich mit dem Omnivac-Verfahren. Das Studienmodell wird entsprechend präpariert, fehlende Zähne werden aufgewachst (Abb. 544) und gewünschte Korrekturen der Okklusion vorgenommen. Dann wird das gesamte Modell in Alginat abgeformt. In die Abformung gießt man ein neues Gipsmodell. Nach Abnahme macht man in der Mitte des Modells mit einem Vulkanitbohrer ein Loch (Abb. 545). Das Modell wird auf den Omnivacstand gelegt, ein Stück Temp-Splint-Material (0,020) von Omnivac in den Rahmen gelegt und das Heizelement eingeschaltet. Nach Erreichen der entsprechenden Temperatur biegt sich das Material in der Mitte ca. 2,5 cm durch. Nun senkt man den Rahmen auf das Modell ab und schaltet gleichzeitig das Vakuum ein. Jetzt wird der Kunststoff auf dem Modell tiefgezogen. Nach Abkühlung nimmt man ihn vom Rahmen ab und trimmt ihn bis knapp über die gingivalen Ränder (Abb. 546). Von der oberen Schale trennt man den Gaumenbereich ab, damit der im Ansaugloch entstandene Zapfen verschwindet. An der unteren Schiene trimmt man die linguale Seite bis knapp über den Gingivarand.

Wenn ein Quadrant präpariert ist, isoliert man die Innenseite der Schale und die Zähne. Man füllt die Schale mit selbsthärtendem Kunststoff (sehr zu empfehlen ist Coldpac[5]) und setzt sie auf die präparierten Zähne auf; anschließend beißt der Patient fest darauf. Durch die volle Schiene wird die Bißrelation korrigiert, so daß nur wenig eingeschliffen werden muß. Auch hier gelingt es im richtigen Moment, die Schiene vor dem Hartwerden abzunehmen. Man schält sie aus der Schale und trennt den Überstand schnell mit der Schere ab. Im biegsamen Zustand wird die Schiene wieder auf die Präparationen aufgesetzt, der Patient schließt den Kiefer fest. Durch wiederholtes Anheben und Wiederaufsetzen vermeidet man das Ankleben. Ist die Schiene hart, wird sie zum Trimmen und Polieren abgenommen. Vielleicht muß die Paßform der Schiene im gingivalen Bereich korrigiert werden. Dazu bringt man etwas Petrolatum in die Zahnfleischfurche ein und beseitigt den Überschuß vorsichtig mit Druckluft. Mit einem Kamelhaarpinsel trägt man behutsam etwas Pulver und Flüssigkeitskunststoff in der Furche auf. Die getrimmte Schiene wird mit etwas Monomer benetzt und so eingesetzt, daß der gingival aufgetragene Kunststoff sich mit der harten Schale vereinigt. So läßt sich eine gute Adaptation an die Gingiva erzielen. Nach dem Polieren wird die Schiene provisorisch zementiert.

[5] Motloid Co., Chicago, Illinois 60610.

Literatur

Amsterdam, M. und Fox, L.: Provisional Splinting – Principles and Techniques. Dent. Clinics of N.A. (März), 1959.

Shooshan, E. D.: A Pin-Ledge Casting Technique – its Application in Periodontal Splinting. Dent. Clinics of N.A. (März), 1960.

Kapitel 16

Die Abformung

Im Rahmen der vollständigen Rekonstruktion sind mehrere Arten von Abformungen erforderlich. Im folgenden geht es um die bei Patienten mit natürlichen Zähnen verwendeten.

Alginatabformungen für Studienmodelle

Manche Zahnärzte ziehen für Studienmodelle Alginatabformungen vor. Dieses Material hat mehrere Vorteile: es muß nicht im voraus angerichtet werden; da es kein thermisches Material ist, erzeugt es keine unangenehmen Empfindungen beim Patienten durch etwaige Hitze; außerdem kann man eine zusätzliche Garnitur Modelle gießen.
Um brauchbare Ergebnisse zu erzielen, müssen alle Einzelheiten bei der Verarbeitung des Materials berücksichtigt werden. Das Verhältnis von Pulver zu Wasser muß beachtet werden. Da das Pulver auf einmal ins Wasser gegeben werden muß, ist die gewünschte Menge zuvor mit einem anderen Gefäß zu ermitteln (Abb. 547). Manche Hersteller liefern das Material daher bereits in den gewünschten Mengen abgepackt (Abb. 548).
Beim Abformen muß man darauf achten, daß der Löffel nicht durch das Material schimmert. Dies kann zwar bei jeder Abformung passieren, kommt aber anscheinend bei Alginat besonders häufig vor. Ein Gaumenstopper in der Mitte des oberen Löffels (Abb. 549) und eine Erhöhung des Randes am unteren Löffel (Abb. 550) (beides aus Abformmasse) können dies verhindern.
Nachdem das Alginat gut verrührt wurde (im Idealfall unter Vakuum und maschinell), füllt man den Löffel damit. Etwas Alginat wird auf die Kauflächen aufgetragen, um Lufteinschlüsse in den Fossae und Rinnen zu vermeiden (Abb. 551). Dann wird der Löffel in der richtigen Stellung eingesetzt und gewöhnlich drei Minuten festgehalten, bis das Material vollständig abgebunden hat. Um die Abformung abzunehmen, zieht man ruckartig an den Rändern (nicht am Griff!) des Löffels, um zu starkes Verziehen zu vermeiden.
Um ein gutes Ergebnis zu erhalten, muß die Abformung sofort ausgegossen werden. Etwas Gipspulver (von der gleichen Sorte wie für das Modell) wird in die Abformung gestreut und deren Innenseite mit einem weichen, feuchten Pinsel vorsichtig abgerieben, um freies Kaliumsulfat zu neutralisieren und ein besseres Modell zu erzielen. Anschließend wird die Abformung sorgfältig ausgewaschen. Nachdem die restliche Feuchtigkeit vorsichtig mit Druckluft beseitigt wurde, gießt man den angerührten Gips in die Abformung und treibt Luftblasen durch Vibration aus. Die Abformung darf niemals umgedreht werden, da sich der Gips unter seinem eigenen Gewicht absenken würde. Nach 45 Minuten kann die Abformung vom Modell abgenommen werden.
Wenn die großen Unterschnitte in der Abformung vor dem ersten Gießvorgang beseitigt wurden, kann man ein zweites Modell daraus gießen, das ebenfalls noch ziemlich exakt ist. Die größte Genauigkeit wird beim zweiten oder dritten Modell erzielt, wenn man die Abformung nicht austrocknen läßt. Sobald der Gips abzubinden beginnt, wickelt man daher die Abformung (samt Modell) in ein nasses Handtuch. Wenn der Gips hart ist, löst man das Modell unter laufendem Wasser aus der Abformung. Danach läßt sich in der Regel ein brauchbares zweites oder drittes Modell anfertigen.

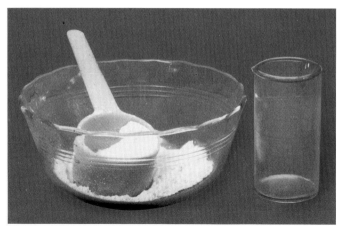

Abb. 547 Alginat wird im voraus abgefüllt, damit man es der Mischung auf einen Schlag zugeben kann.

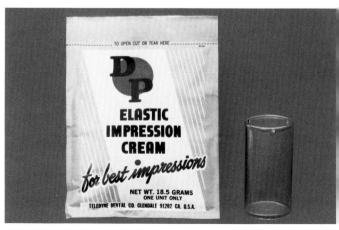

Abb. 548 Gebrauchsfertig verpacktes Alginat.

Hydrokolloidabformungen

Bei richtiger Verarbeitung lassen sich mit wenig Aufwand exakte Ergebnisse mit Hydrokolloid erzielen.

Abformungen für Studienmodelle

Um mit Hydrokolloid brauchbare Modelle zu erhalten, sind mehrere Dinge zu beachten:

1. Auswahl des passenden Löffels; er muß groß genug sein, damit das Modell eine ausreichende Dicke hat und sich beim Herausnehmen nicht dauerhaft verformt.
2. Richtiges Weichmachen, Temperieren und Abkühlen des Materials.
3. Vorsichtiger Umgang mit der Abformung beim Ausgießen.

Wahl und Anpassung des Löffels

Wir sollten uns für einen wassergekühlten Löffel ohne Löcher im Abformbereich entscheiden (Abb. 552). Er muß groß genug sein, um ausreichend Material vor allem an den Stellen aufnehmen zu können, an denen die Abformung bei der Abnahme verbogen werden muß: gewöhnlich ist dies der Molarenbereich. Sind die letzten Molaren bukkal aufgefächert, so daß im gingivalen Bereich ein Unterschnitt entsteht, muß man einen Löffel wählen, der in diesem Bereich so groß ist, daß er dort genügend Gips aufnehmen kann. Hydrokolloid hält eine volumenmäßige Deformation um 20 % aus, ohne sich dadurch auf Dauer zu verformen. Bei der Wahl des Löffels müssen wir uns natürlich nach der Disklusion in Relation zur Höhe des Randes richten. Zeichnet sich der Patient durch große Zahnbogen, aber eine geringe Disklusion aus, wird es problematisch.

Gewöhnlich verfügt der Löffel über einen umgebogenen Rand (rim-lock) zur Retention des Materials. Dieser muß erhöht werden, indem man auf die Ränder des erwärmten Löffels weichgemachte Abformmasse aufbaut (Abb. 553). Nun probiert man den Löffel im Mund an, solange die Masse noch weich ist. Anschließend nimmt man ihn wieder heraus und trimmt den Rand auf der Innenseite so, daß er senkrecht zur Seite des Löffels steht (Abb. 554). Sind die Frontzähne aufgefächert, hat man am anterioren Rand besser keine Abformmasse, da diese durch das Hydrokolloid weich werden und in diesem Unterschnitt verklemmen könnte, was verheerende Folgen hätte. Beim Abnehmen der Abformung würde das den Alveolarkamm bedeckende Gewebe reißen, was sehr schmerzhaft ist und schlecht heilt.

Am oberen Löffel schafft man hinten eine Barriere

Hydrokolloidabformungen

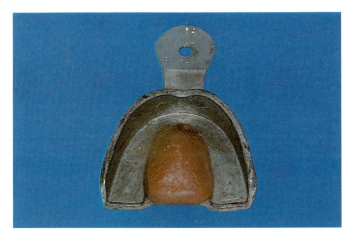

Abb. 549 Ein Gaumenstopper aus Abformmasse am oberen Löffel verhindert ein zu tiefes Eindringen beim Abformen.

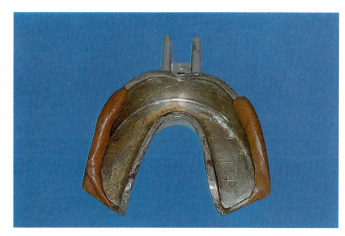

Abb. 550 Am unteren Löffel werden die bukkalen Ränder mit Abformmasse erhöht, um ein zu starkes Einsinken zu verhindern.

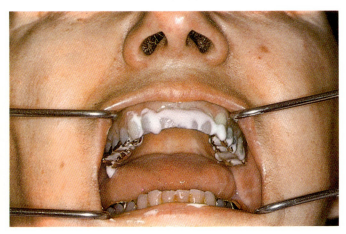

Abb. 551 Die Kauflächen werden mit Alginat bestrichen, um Lufteinschlüsse zu vermeiden.

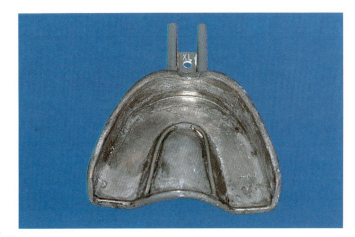

Abb. 552 Wassergekühlter Abformlöffel mit umgebogenem Rand.

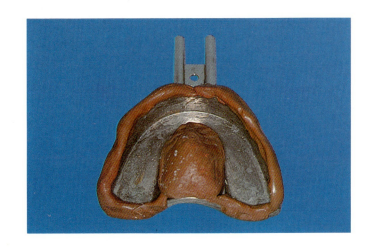

Abb. 553 Überhöhter Rand am oberen Löffel.

Die Abformung

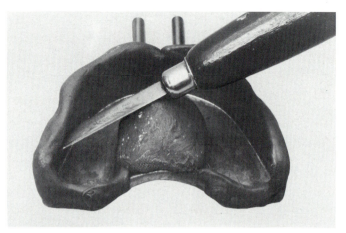

Abb. 554 Der überhöhte Rand aus Abformmasse wird auf der Innenseite rechtwinklig ausgeformt.

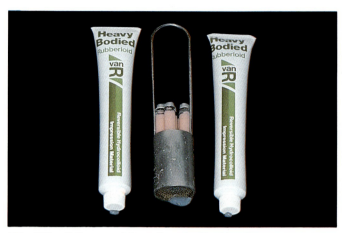

Abb. 555 Tuben und Ampullen der Fa. Van R.

aus Abformmasse, damit das weiche Hydrokolloid nicht in den Rachen läuft. Gewöhnlich plaziert man auch etwas Masse im Gaumenbereich, damit das Hydrokolloid dort keine zu große Wandstärke erreicht (Abb. 554). Eine gleichmäßige Schichtstärke des Abformmaterials ist exakter: sie verhindert außerdem ein zu tiefes Einsinken des Löffels. Wenn dieser durch das Abformmaterial schimmert, kann die Abformung nicht als exakt gelten.
Der untere Löffel wird auf dieselbe Art vorbereitet. Auch hier darf der Rand aus Abformmasse nicht an Stellen verlaufen, wo die Gefahr des Hängenbleibens in einem Unterschnitt besteht.

Vorbereitung des Hydrokolloids

Das neueste Verfahren zur Abformung präparierter Zähne, das von der Van R Company propagiert wird, scheint mit dem geringsten Aufwand die besten Ergebnisse zu erbringen[1].
Das steife Tubenmaterial und die Ampullen mit dem Spritzenmaterial werden zehn Minuten gekocht (Abb. 555). Wichtig ist ein gutes Gerät zum Kochen und Aufbewahren des Hydrokolloids (Abb. 556). Das Wasser muß aufkochen, bevor man das weichzumachende Material hineinlegt. Danach muß man warten, bis das Wasser erneut kocht. Von diesem Zeitpunkt an muß das Material zehn Minuten gekocht werden. Danach ist es bei 65 °C mehrere Tage lagerfähig. Das Material läßt sich leichter verarbeiten, wenn es nach dem Kochen mindestens eine Stunde ruht. Wird das Material nicht benötigt und erstarrt wieder, muß es das nächste Mal zwei Minuten länger, also zwölf Minuten, gekocht werden. Beim dritten Mal sind wieder zwei Minuten dazuzurechnen, so daß die Kochdauer 14 Minuten beträgt. Das einmal gekochte Material muß mit einem Gummiring gekennzeichnet werden, die Tube des zweimal gekochten Materials mit zwei Gummiringen. Wurde das Material nach dem dritten Kochen nicht verarbeitet, darf man es höchstens noch zum Abgießen von Modellen verwenden oder muß es wegwerfen.

Retraktion der Gingiva vor der Abformung

Um eine exakte Abformung der präparierten Zähne zu erzielen, muß ein mindestens ³⁄₄ mm breiter Präparationsrand freiliegen.
Der gingivale Befund bestimmt, wie das Weichgewebe retrahiert werden kann. Bei dünnem und empfindlichem Gewebe, wie im Frontzahnbereich, muß man besonders vorsichtig vorgehen, um es nicht zu beschädigen. Dazu muß ein dünner Retraktionsfaden

---

[1] Van R Dental Products, Inc., 8894 Regent Street, Los Angeles 90034.

Hydrokolloidabformungen

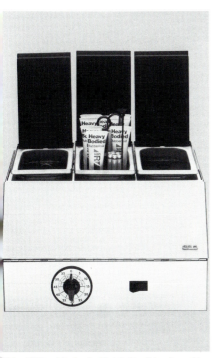

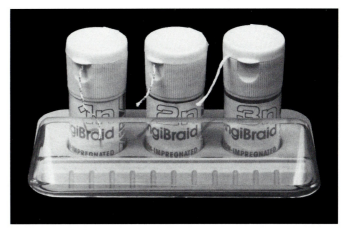

Abb. 557   Geflochtener Retraktionsfaden der Fa. Van R in drei Größen.

Abb. 556   Hydrokolloid-Gerät der Fa. Van R.

Abb. 559   Hämostatische Lösung.

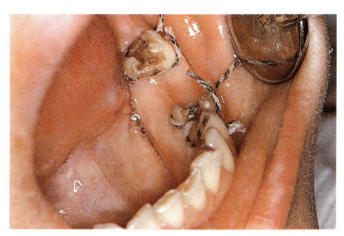

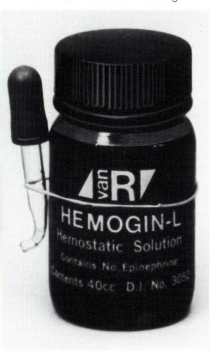

Abb. 558   Der Retraktionsfaden wird in die Zahnfleischtaschen geschoben.

Abb. 560   Das elektrochirurgische Gerät „Radio-Knife".

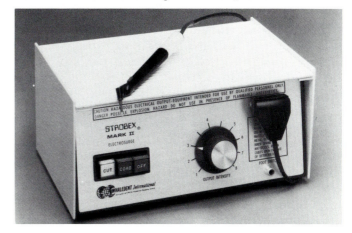

287

vorsichtig eingelegt werden. Die Fa. Van R liefert einen geflochtenen Retraktionsfaden, der sich leicht stopfen läßt und nicht ausfasert (Abb. 557). Zur Retraktion der Gingiva im Frontzahnbereich verwende man den dünnsten Faden (Nr. 1). Er ist unbehandelt oder in 10%iger Aluminiumkaliumsulfatlösung getränkt erhältlich. Zunächst kommt der unbehandelte Faden zum Einsatz. Mit einem dünnen Kunststoffinstrument stopft man ihn vorsichtig in die Zahnfleischtaschen (Abb. 558). Vielleicht ist es besser, den Faden vorher in Hemogin-L[2] (Abb. 559), einer blutstillenden Lösung, zu tränken. Man läßt den Faden fünf Minuten liegen. Gewöhnlich muß erneut Retraktionsfaden plaziert werden. Davor wird der Löffel mit dem gelagerten Hydrokolloid beschickt und ins Temperierbad gelegt (43 °C). Währenddessen wird das Gewebe durch den zweiten Faden retrahiert. Ist nach Entfernen des unbehandelten Fadens ein Sickern zu beobachten, verwendet man den mit Aluminiumkaliumsulfat getränkten Faden Nr. 1.

Die Fa. Van R liefert auch etwas stärkere Fäden (Nr. 2 und 3), die ebenfalls geflochten und gut zu verarbeiten sind. Alle Fadenstärken gibt es unbehandelt und mit 10%igem Aluminiumkaliumsulfat getränkt. Wenn man diese Fäden in Hemogin-L taucht, läßt sich gewöhnlich das Sickern eindämmen. Die stärkeren Fäden sind für den Seitenzahnbereich gedacht, wo die Gingiva stärker ist und durch die Retraktion nicht so leicht verletzt wird.

Die Fadenbehälter kann man mit Hemogin-L auffüllen, so daß der Faden immer feucht und gebrauchsfähig ist.

Von Van R gibt es auch einen mit Adrenalinhydrochlorid behandelten Faden. Allerdings empfiehlt die Firma die Verwendung dieses Fadens nicht, da das Adrenalin-HCl anscheinend mit Hydrokolloid reagiert. Es gibt aber auch andere Retraktionsmaterialien. Gingi-Pak-Retraktionswatte ist mit 8%igem Adrenalinchlorid behandelt. Record[3] gibt es in den Größen 8, 9 und 10 und ist mit 8%igem traubensaurem Epinephrin und 2%igem Zinkchlorid behandelt. Diese kann man in Hemodent[4] tauchen, um das Sickern zu bekämpfen und die Wirkung des Adrenalins zu dämpfen.

Surgident stellt Wattekügelchen her, die mit Adrenalinhydrochlorid behandelt sind. Diese Pellets kann man gegen das Sickern interproximal plazieren. Bei Verwendung der mit Adrenalin getränkten Präparate muß man auf eine Kreislaufreaktion des Patienten achten. Diese Mittel sollen nur dann zur Anwendung kommen, wenn die erforderliche Retraktion anders nicht zu erzielen ist.

Das elektrochirurgische Gerät „Radio-Knife" (Abbildung 560) kann mit Vorsicht ebenfalls dazu benützt werden, Gingivaränder aufzudecken. Allerdings muß man darauf achten, daß die Elektrode nicht den Knochen berührt, da dieser sich sonst ablöst. Außerdem läßt sich die Lage des Gingivarandes nicht immer vorhersehen, so daß manchmal ein ästhetisches Problem entstehen kann.

Bei Inlay- und Onlay-Präparationen sind Gingi-Pak-Pellets[5] zusätzlich zum Faden nützlich (Abb. 561). Manche Zahnärzte versuchen, einen ganzen Zahnbogen auf einmal zu retrahieren. Natürlich ist es vorteilhaft, alle Ränder auf einem Modell zu haben (Abb. 562). Sehr bewährt haben sich Modelle mit dem Pindex-System[6] (Abb. 563). Bei Verwendung eines Di-Lok-Löffels für den gesamten Zahnbogen kann sich die Montage im Artikulator schwierig gestalten, da der posteriore Bereich des Löffels die Artikulatorbewegungen u. U. behindert (Abb. 564).

Ich persönlich verwende am liebsten ein solides Modell als Meistermodell, wobei ich nicht mehr als fünf bis sechs Zähne retrahieren muß. Die Ränder werden in den abschnittsweisen Löffeln aufgezeichnet. Die Artikulation wird auf den Meistermodellen hergestellt — die Ränder werden auf den abschnittsweisen Modellen ausgearbeitet, nachdem die Wachsschablonen vom Meistermodell auf die Quadrantenmodelle übertragen wurden (Abb. 565).

Wenn nach fünf Minuten das Hydrokolloid die richtige Temperatur erreicht hat, setzt man den Löffel auf der Klammertisch auf und legt etwas Gaze auf das Hydrokolloid. (Die Wasserschläuche liegen auf dem Löffel richtig.) Vor dem Entfernen der Fäden spült man etwas warmes Wasser über die Präparationen und Weichgewebe. Nach dem Herausziehen der Fäden gibt man etwas warmes Prep Wet (Abb. 566) über die Präparationen und die Gingiva (Abb. 567); der Bereich darf nicht getrocknet werden! (Die Prep-Wet-

---

[2] Surgident, Ltd., Los Angeles.
[3] Pascal Co., Inc., Seattle, Washington.
[4] Premier Dental Products Co., Norristown, Pennsylvania 19401.
[5] Lactona Corp., Subsidiary, Warner-Lambert Co., 201 Tabor Rd., Morris Plains, New Jersey 07950.
[6] Whaledent International, 236 Fifth Avenue, New York, New York.

Hydrokolloidabformungen

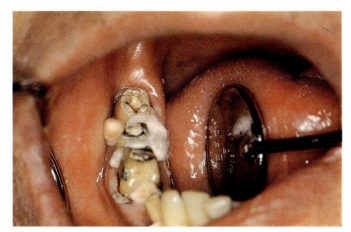

Abb. 561   Gingi-Pak-Pellets im Approximalraum.

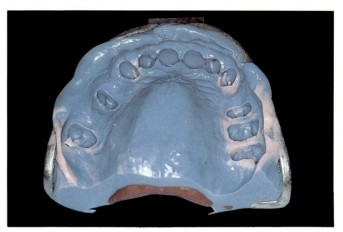

Abb. 562   Abformung des gesamten Zahnbogens.

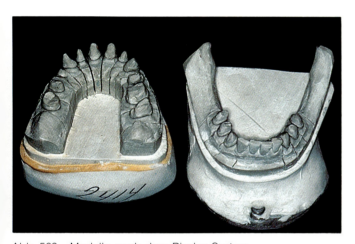

Abb. 563   Modelle nach dem Pindex-System.

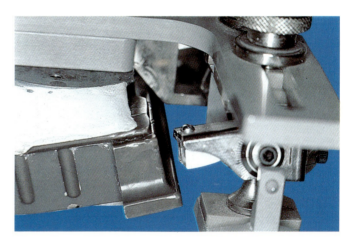

Abb. 564   Der posteriore Teil einer kompletten Di-Lok-Abformung kann die Bewegungen des Artikulators behindern.

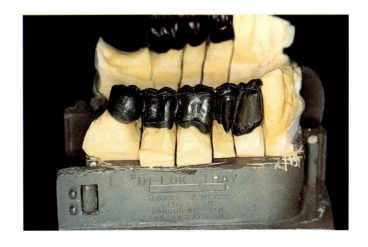

Abb. 565   Übertragung von Wachsschablonen eines Meistermodells auf ein Quadrantenmodell.

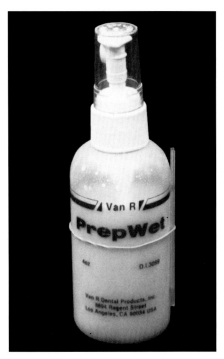

Abb. 566   Präparationsflüssigkeit.

Die Abformung wird mit kühlem Wasser gespült und anschließend fünf Minuten in eine 2%ige Kaliumsulfatlösung gelegt. Danach erneut mit kühlem Wasser spülen. Die Trocknung geschieht vorsichtig mit Druckluft. Unmittelbar darauf gießt man die Abformung mit einem Stumpfgips eigener Wahl aus. Wir verwenden Super Die[7] oder Die Keen[8]. Die abgemessene Menge destillierten Wassers und die abgewogene Gipsmenge wird den Angaben des Herstellers entsprechend verarbeitet.

Sobald der Gips abzubinden beginnt, legt man die ausgegossene Abformung in ein Feuchthaltegefäß. Nach 45 Minuten trennt man die Abformung vom Modell. Hydrokolloid ist immer noch das beste Abformmaterial; es liefert die saubersten und exaktesten Stümpfe.

So wie wir jeden Zahnbogenquadranten präpariert haben, fertigen wir auch eine Abformung des Quadranten an, die für die Einzelstümpfe verwendet wird. Auf diesen Stümpfen sind die Ränder für die Wachsschablonen adaptiert (die für die Artikulation auf den Meistermodellen hergestellt wurden). Der Grund für die quadrantenweise Abformung liegt darin, daß wir unmittelbar nach dem Präparieren eine bessere Retraktion der Gingiva (im betäubten Zustand) erzielen, als sie jemals später bei der Meisterabformung möglich wäre.

Quadrantenlöffel werden mit Rändern aus Abformmasse versehen. Ebenfalls aus Masse wird ein Frontzahnstopp bis an die nicht präparierten Zähne herangeführt. Ein posteriorer Stopp wird bis zum Gewebe hinter dem letzten präparierten Zahn geführt. Diese Stopps stabilisieren den Löffel, während das Hydrokolloid abgekühlt wird (Abb. 572).

Verwendung einer Aluminiumkrone

Um bei manchen Vollkronenpräparationen eine ausreichende Retraktion der Gewebe zu erzielen, kann es notwendig werden, auf das Hilfsmittel der Aluminiumkrone zurückzugreifen. Wir verwenden zu diesem Zweck eine zwei Nummern zu große Aluminiumkrone und bearbeiten sie so, daß sie mehrere Millimeter länger als die Präparation ist (Abb. 573). Die Krone wird mit weichem Guttapercha ausgelegt und auf den Zahn gesetzt, wobei man sie gegen die Gin-

Sprayflasche wurde vor Gebrauch in das Wasserbad getaucht.) Das angewärmte Prep Wet kühlt den Bereich nicht ab und hindert das Ampullenhydrokolloid daran, vor dem Einsetzen des Löffels zu gelieren. Das Spritzenmaterial muß rasch aufgetragen werden, wobei eine ganze Ampulle für drei Präparationen ausreicht. Verwendet wird eine 19er Nadel (Abb. 568). Bei mehr als drei Präparationen sind zusätzliche Spritzen zu benutzen. Das Spritzenmaterial wird nicht in die Zahnfleischtasche befördert, sondern auf den feuchten Präparationen und dem feuchten Gewebe verteilt (Abb. 569). Daraufhin wird der Löffel mit dem temperierten Hydrokolloid sofort aufgesetzt und festgehalten (Abb. 570). Wenn man fünf Minuten Wasser durch das Kühlsystem des Löffels laufen läßt, ist das Abformmaterial in der Regel gründlich abgekühlt. Die ideale Kühlwassertemperatur liegt bei 20 °C. Zu rasches Abkühlen bewirkt ein Verziehen, ungenügendes Abkühlen führt zu Ungenauigkeiten.

Die Abformung wird mit einem Ruck herausgenommen, wobei man die Finger an den Löffelrand legt (Abb. 571). Nicht am Griff des Löffels rütteln, da dadurch die Abformung deformiert werden kann.

---

[7] Whip-Mix Corp., Louisville, Kentucky 40217.
[8] Modern Materials Mfg., St. Louis, Missouri.

Hydrokolloidabformungen

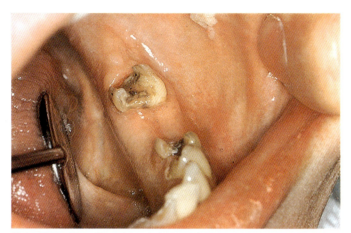
Abb. 567 Das Gewebe wird retrahiert.

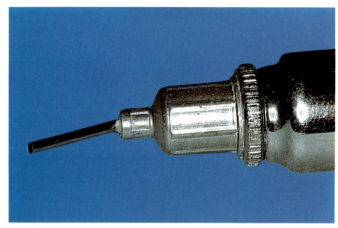
Abb. 568 Eine 19er Nadel.

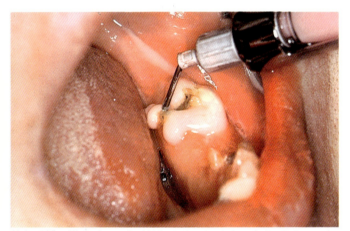
Abb. 569 Eine Ampulle Hydrokolloid wird auf die Präparationen aufgebracht.

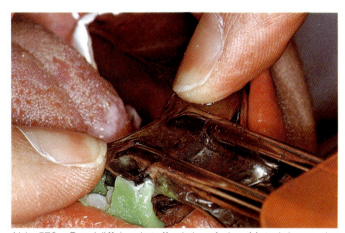
Abb. 570 Der Löffelwerkstoff wird auf das Material aus der Ampulle aufgesetzt.

Abb. 571 Fingerstellung beim Herausnehmen des Löffels.

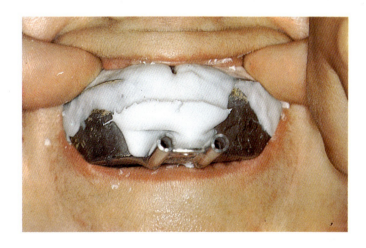

Die Abformung

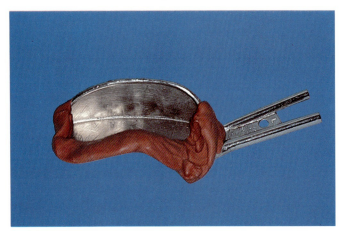

Abb. 572 Stopps auf den unpräparierten Zähnen aus Abformmasse.

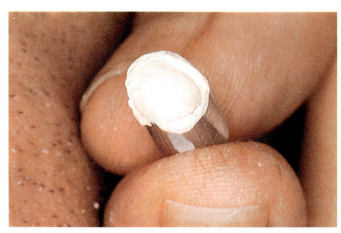

Abb. 573 Beschliffene Aluminiumkrone zur Geweberetraktion.

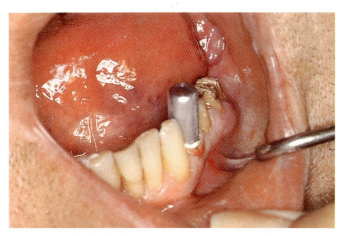

Abb. 574 Aluminiumkrone in situ.

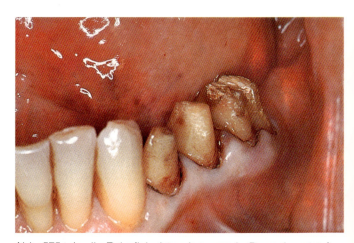

Abb. 575 In die Zahnfleischtaschen wurde Racord gestopft.

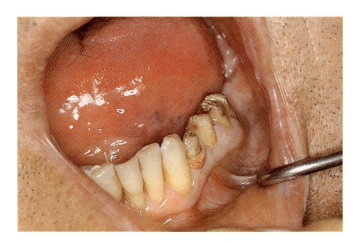

Abb. 576 Gingi-Pak wird locker um die Präparationen gewickelt.

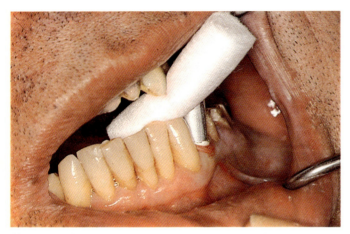

Abb. 577   Der Patient hält die Aluminiumkrone fest.

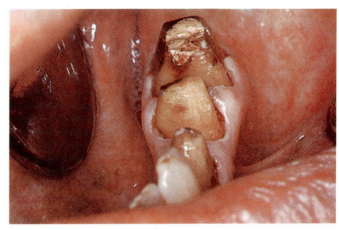

Abb. 578   Retrahiertes Gewebe.

giva drückt, solange das Guttapercha noch weich ist (Abb. 574). Dies ist notwendig, um die gewünschte Retraktion zu erzielen. Nun wird die Krone abgenommen und der Guttapercha-Überschuß nur grob entfernt, so daß das meiste noch gegen die Gewebe drückt. Ein einzelnes Stück Racord wird mehrmals um den Zahn gewickelt und vorsichtig in die Zahnfleischtasche gestopft (Abb. 575). Als nächstes nehmen wir ein Stück Gingi-Pak doppelt und legen es locker um die Kronenpräparation, ohne es in die Zahnfleischtasche zu stopfen (Abb. 576). Die mit Guttapercha ausgekleidete Aluminiumkrone wird erneut aufgesetzt (Abb. 577). Nach fünf Minuten müßte die Gingiva so weit retrahiert sein, daß der Rand der Präparation gut zugänglich ist (Abb. 578).

Gleichgültig auf welche Weise dies erreicht wird: Die Gingivaränder müssen mindestens 3/4 mm unterhalb der Präparationsgrenzen freigelegt werden, wenn wir eine exakte Abformung erzielen wollen.

Wenn die Abformung genug abgekühlt ist, wird sie ruckartig abgenommen. Es beweist Umsicht, zu diesem Zeitpunkt eine zweite Quadrantenabformung vorzunehmen, da Anästhesie und Retraktion bereits gegeben sind. Der zusätzliche Aufwand von zehn Minuten kann sich schneller als erwartet auszahlen, sollte einer der Stümpfe brechen oder irgendwie mangelhaft sein. Die zweite Abformung fällt in der Regel sauberer und schärfer aus. Anschließend wird die provisorische Überkronung zementiert.

Ausgießen der Abformung

Das beste Ergebnis erzielt man nur, wenn die Abformung unverzüglich ausgegossen wird. Der für alle Modelle verwendete Gips wird sorgfältig abgewogen. Die Pelouze-Waage[9] (Abb. 579) ist hierfür bestens geeignet, da man sie nach dem Aufsetzen des Mischbechers wieder auf Null stellen kann. So kann der beigefügte Gips mühelos abgewogen werden.

Beim Ausgießen der quadrantenweisen Abformung empfiehlt sich die Verwendung von Modellstiften. Bei der Meisterabformung kommt man dagegen auch ohne sie aus. Wir gießen unsere Meisterabformungen routinemäßig in einem Stück, während die quadrantenweisen Abformungen in zwei Abschnitten gegossen werden. Über den präparierten Zähnen werden Modellstifte plaziert, damit die einzelnen Stümpfe exakt in der Basis sitzen (Abb. 580). Die Modellstifte können in ihrer Stellung durch gerade Stifte und Klebewachs gesichert werden. Oder man positioniert sie nach dem Erstguß in zuvor markierten Bereichen. Dies ist eher eine Frage des persönlichen Arbeitsstils.

[9] Lieferbar von: Almore International, Inc., P.O. Box 2 52 14, Portland, Oregon 97225.

Die Abformung

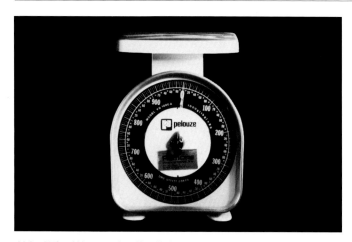

Abb. 579 Waage der Fa. Pelouze mit verstellbarer Anzeige.

Der Erstguß reicht ein wenig über den gesamten Zahn hinaus, wobei die parallel liegenden Modellstifte mit erfaßt werden. In unbezahnten Bereichen und auf jeder Seite des letzten präparierten Zahnes werden kleine Höcker aus Gips angelegt, die das Modell vor dem Auseinanderfallen bewahren, wenn es in die einzelnen Stümpfe zersägt wird. Während der erste Guß hart wird, zieht man zwei kleine Rinnen auf jeder Seite der Stiftreihe (Abb. 581), um ein exakteres Plazieren der Einzelstümpfe zu gewährleisten. Die Basis des ersten Gusses und die Stifte werden mit Seifenwasser isoliert, worauf der Rest der Abformung mit einer passenden Basis ausgegossen wird (Abb. 582). Beim zweiten Guß kann man auch einen andersfarbigen Gips verwenden, wodurch man beim Zersägen in Einzelstümpfe leichter erkennt, wo mit dem Zerteilen aufzuhören ist. Bei beiden Güssen muß jedoch hochwertiger Gips zum Einsatz kommen.

Nach ca. 30 Minuten, wenn der zweite Guß hart genug ist, kann man die Abformung vom Modell abnehmen und dieses in die einzelnen Stümpfe zersägen. Es ist ein wenig schwieriger, feuchten Gips zu zersägen, dafür lassen sich aber die Randbereiche leichter trimmen. Unter Verwendung eines Laubsägeblattes mit großen Zahnabständen (bei denen die Säge nicht so schnell klemmt) durchtrennen wir die Approximalbereiche, bis wir auf den zweiten Guß oder die Basis des Modells stoßen (Abb. 583). Nun orten wir die Stifte von der Basisseite des Modells und klopfen vorsichtig mit einem Goldschmiedehämmerchen darauf (Abb. 584). Die Einzelstümpfe lösen sich leicht von der Basis, und die gingivalen Randbereiche können gesäubert werden. Diese Modelle werden nun beiseite gelegt, da sie erst zur endgültigen Adaptation der Ränder und Kontaktpunkte wieder benötigt werden.

Sehr exakt zerlegbare Stumpfmodelle lassen sich mit dem Pindex-System von Whaledent herstellen (Abb. 585). Die Abformung wird gefüllt, so daß die Präparationen bis 5 oder 6 mm über die Gingivaränder hinaus bedeckt sind (Abb. 586). Wenn der Gips hart ist, nimmt man das Modell aus der Abformung heraus und schleift seine Basis glatt (Abb. 587). Mit Hilfe des Pindex-Geräts bohrt man nun parallele Löcher in den Gips unter jeder Präparation (Abb. 588). In diese Bohrungen werden spezielle Stifte gesteckt und festzementiert (Abb. 589). Auf die Stifte steckt man besondere Hülsen (Abb. 590). Basis und Stifte werden isoliert; es folgt ein zweiter Gipsguß (die Basis), nachdem die erste Hälfte des Modells eingefaßt wurde (Abb. 591). Wenn auch dieser Gips hart ist, wird das Modell zersägt; die Stümpfe können von der Basis abgenommen und getrimmt werden. Alle Stifte sind zueinander parallel und die Stümpfe sind exakt in Relation zueinander.

Einfacher und sehr exakt lassen sich Modelle der Stümpfe mit dem Di-Lok-Verfahren herstellen. Die Abformung wird ausgegossen, der Di-Lok-Löffel wird mit Gips gefüllt und auf die ausgegossene Abformung aufgesetzt (Abb. 592). (Nicht die Abformung invertieren!) Wenn der Gips hart wird, trennt man ihn von der Abformung. Überstehender Gips, der das leichte Öffnen des Di-Lok behindert, wird beseitigt. Der Di-Lok wird aufgeklappt und das Modell herausgenommen. Die Stümpfe werden mit einer dünnen Laubsäge (0,010) herausgelöst. Geschieht dies mit großer Sorgfalt, so haben die Stümpfe eine eindeutige Position. Wir bedienen uns dieser Methode seit Jahren mit großem Erfolg. Wenn man entsprechend vorsichtig vorgeht, lassen sich die Kontakte perfekt korrigieren. Ein weiterer Vorteil liegt darin, daß beim Gießen in einem Stück nach dem Anbringen der Gußkanäle das Wachsmodell und die Stümpfe in einem Stück abgenommen werden können. Anschließend kann man jeden einzelnen Stumpf aus den Wachsschablonen herauslösen, ohne irgendwelche Ränder zu verbiegen (Abb. 593).

Hydrokolloidabformungen

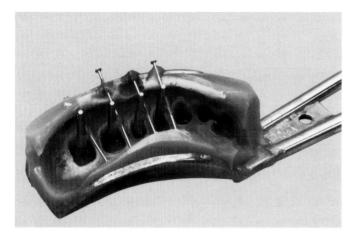

Abb. 580 Modellstifte vor dem Ausgießen der Abformung.

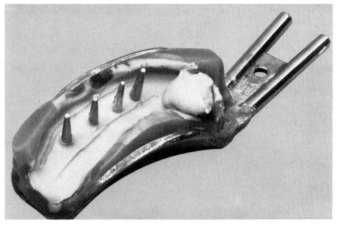

Abb. 581 Rinnen neben den Stiften gestatten ein exakteres Plazieren der Stümpfe.

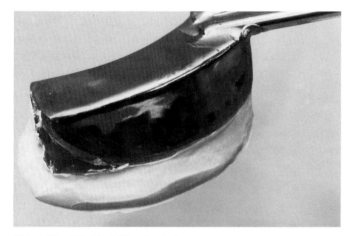

Abb. 582 Die Modellbasis wird gegossen.

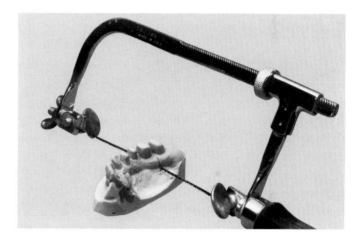

Abb. 583 Der erste Modellguß wird zersägt.

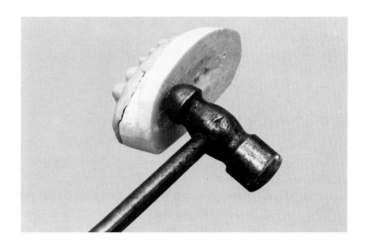

Abb. 584 Die Stifte werden vorsichtig gelockert.

Die Abformung

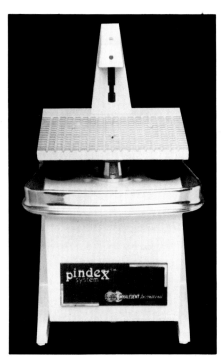

Abb. 585 Pindex-Gerät von Whaledent International.

Gummiabformungen

In den letzten Jahren haben wir Gummiabformmaterial für Abformungen von Meistermodellen und Quadranten verwendet. Verglichen mit Hydrokolloid weist dieser Werkstoff Vor- und Nachteile auf. Die Verwendung ist eine Frage des persönlichen Geschmacks, wobei auch die vorhandene Ausrüstung eine gewisse Rolle spielen mag. Bei richtiger Verarbeitung liefern beide Materialien gleich genaue Abformungen.

Vorteile des Gummiabformmaterials

Bei Gummiabformmaterial gibt es für den Patienten keinen Temperaturschock. Wenn man ohne Betäubung arbeitet, ist das Gummimaterial für den Patienten angenehmer als Hydrokolloid. Das Material scheint dem Gewebe etwas mehr Widerstand zu leisten, so daß eine gewisse Retraktion automatisch erfolgt. In dünnen Bereichen reißt es weniger leicht, wie z. B. bei filigranen Scheiben und Stiftlöchern. Es muß nicht sofort ausgegossen werden. Man kann mehrere Modelle aus einer Abformung gießen, wobei allerdings beim zweiten Guß einige Feinheiten verlorengehen können, da diese beim Abnehmen des ersten Modells abgerissen sein können.

Nachteile des Gummiabformmaterials

— Beste Ergebnisse sind nur mit einem individuellen Löffel zu erzielen.
— Verglichen mit Hydrokolloid ist das Material nicht so leicht zu handhaben.
— Bei der Verarbeitung sind zwei Personen erforderlich.
— Die Zähne müssen absolut trocken sein, was ohne Anästhesie manchmal ein Problem ist.
— Um mit Gummiabformmaterial brauchbare Ergebnisse zu erzielen, bedarf es einiger Übung.

Herstellung des Löffels

Man kann zwar Einheitslöffel verwenden, die mit Abformmasse modifiziert werden, bessere Ergebnisse lassen sich aber mit einzeln angefertigten Löffeln erreichen. Zur Herstellung eines solchen Löffels bedient man sich eines Studienmodells. Für einen Quadrantenlöffel adaptiert man zwei Lagen Basisplattenwachs über die Zähne des Studienmodells, wobei das Wachs mindestens einen Zahn über den letzten abzuformenden hinausreichen muß (Abb. 594). Der unpräparierte Zahn fungiert als Stopper beim richtigen Plazieren des Löffels zur Abformung. Bei einer vollständigen Abformung wird der Löffel über die letzten Zähne hinaus auf das Weichgewebe ausgeweitet. Der Löffel wird aus schnell polymerisierendem Kunststoff wie z. B. Ontray[10] hergestellt und dann mit einem Haftmittel bestrichen (Abb. 595).

Die Unterfütterungsabformung

Eine Möglichkeit der Gummiabformung ist das Unterfütterungsverfahren, wobei eine vorläufige Abfor-

---
[10] William Getz Corp., Chicago, Illinois.

Gummiabformungen

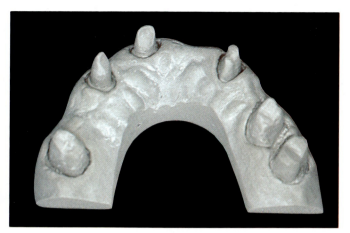

Abb. 586   Der erste Guß für das Pindex-System.

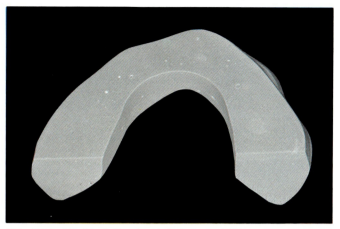

Abb. 587   Die Modellbasis wird glattgeschliffen.

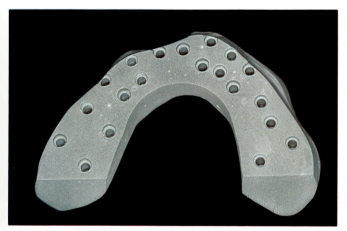

Abb. 588   Löcher werden in die Basis gebohrt.

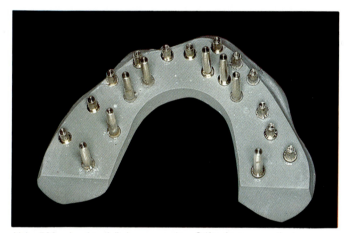

Abb. 589   In den Löchern werden Stifte festzementiert.

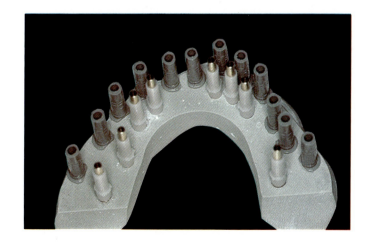

Abb. 590   Auf die festzementierten Stifte werden Hülsen gesteckt.

Die Abformung

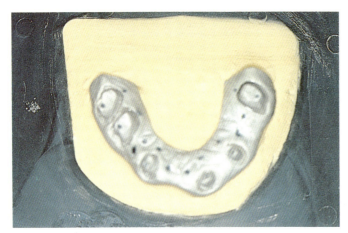

Abb. 591   Über den Stiften wird die Basis gegossen.

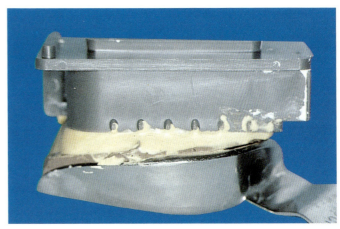

Abb. 592   Auf der ausgegossenen Abformung wird ein Di-Lok-Löffel plaziert.

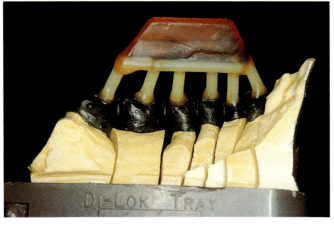

Abb. 593   In einem Stück aufgewachste Restaurationen lassen sich leicht von einem Di-Lok-Modell abnehmen.

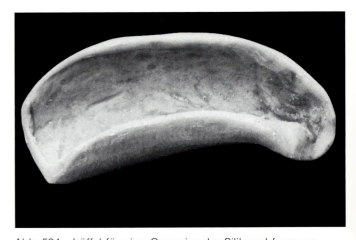

Abb. 594   Löffel für eine Gummi- oder Silikonabformung.

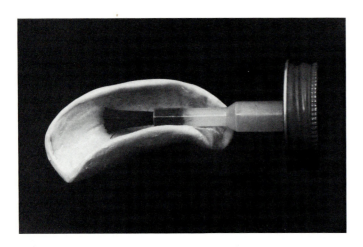

Abb. 595   Der Löffel wird innen mit Haftmittel bestrichen.

Gummiabformungen

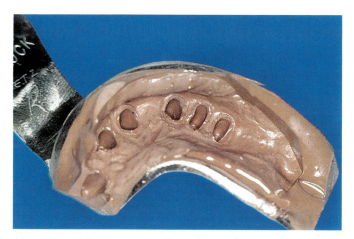

Abb. 596 Abformung aus zähem Material.

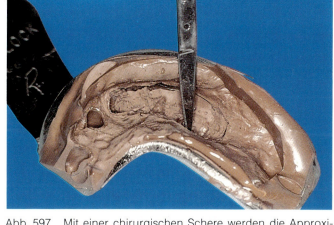

Abb. 597 Mit einer chirurgischen Schere werden die Approximalbereiche entfernt.

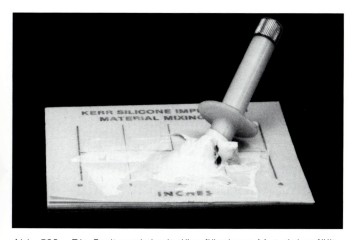

Abb. 598 Die Spritze wird mit dünnflüssigem Material gefüllt.

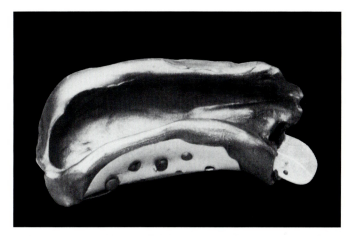

Abb. 599 Kwick-Tray-Löffel fertig zur Abformung eines Quadranten.

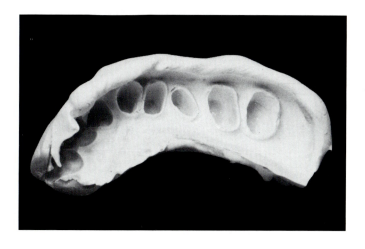

Abb. 600 Silikonabformung.

Die Abformung

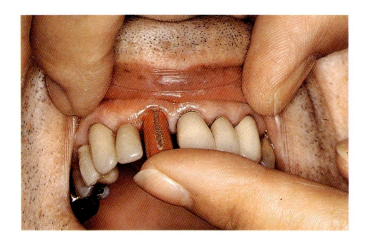

Abb. 601 Das adaptierte Kupferband sitzt fest.

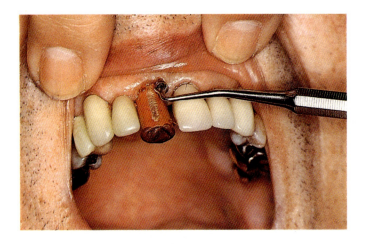

Abb. 602 Die Ränder des Kupferbandes werden angedrückt, solange die Abformung noch weich ist.

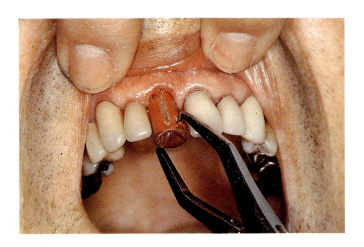

Abb. 603 Mit einer Beebe-Zange wird die Kupferbandabformung abgezogen.

mung mit einem steiferen Material angefertigt wird (Abb. 596). Nachdem dieses hart ist und abgenommen wurde, müssen die Approximalbereiche und die Bereiche neben den Präparationen unbedingt sorgfältig getrimmt werden. Dies gelingt am besten mit einer gebogenen chirurgischen Schere (Abb. 597). Wenn wir für das Unterfütterungsmaterial keine Ausweichräume schaffen, wird die Abformung ungenau. Nach Abschluß der Überarbeitung rühren wir ein dünneres Gemisch an und bringen es nach Trocknung der Präparationen mit einem Kunststoffträger oder einem anderen passenden Instrument auf die Zähne auf. Wir setzen die vorbereitete Abformung auf dieses Material auf, wobei wir darauf achten, daß sich keinerlei Feuchtigkeit auf dem dünnen Gemisch ansammelt. Wenn die Abformung vorsichtig aufgedrückt wurde, läßt man los und wartet, bis die Abformung ganz hart ist.

Diese Methode birgt die Gefahr in sich, daß das abgebundene Material durch hydraulischen Druck verschoben wird, wodurch beim Zurückfedern Ungenauigkeiten entstehen können. Daher sehen wir an den notwendigen Stellen Ausweichmöglichkeiten für das Unterfütterungsmaterial vor.

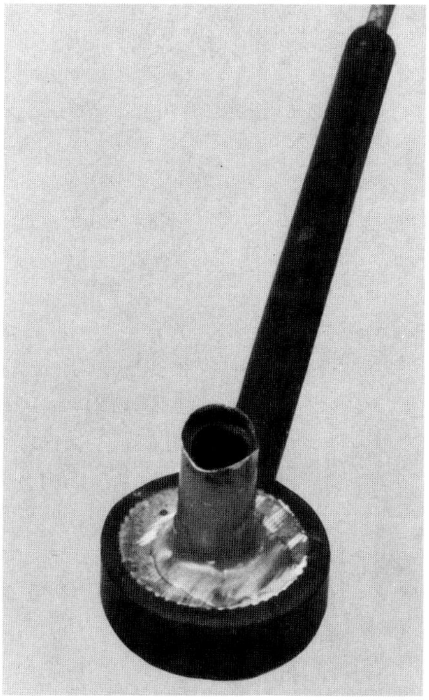

Abb. 604 Die Abformung wird mit Aquadag bestrichen.

Abformung mit zwei Gemischen

Eine sicherere Methode zur Herstellung einer Gummiabformung sieht die Verwendung zweier Gemische vor. Dabei wird mit der Spritze das dünnere Material aufgetragen. Bei diesem Verfahren ist allerdings die Mitwirkung der Helferin erforderlich.

Die Gingiva wird wie bei den anderen Verfahren retrahiert. Der Ductus parotideus wird mit einem Stück Iso-Shield[11] abgedeckt, das mit einem Retraktor fixiert wird, den der Patient halten muß. Auf einer Mischplatte wird zäheres Material verteilt, auf einer anderen dünnflüssigeres Material. Wir mischen das zähe Material an, die Helferin das dünnflüssige. Während die Helferin die Spritze füllt (Abb. 598), beschicken wir den Löffel mit der zähen Mischung. Zähne und Zahnfleischtaschen werden gründlich getrocknet, dann trägt man das dünne Material vorsichtig auf die Gingivaränder und die übrige Präparation auf, um Lufteinschlüsse zu vermeiden. Nun wird der mit dem zähen Gemisch gefüllte Löffel auf die Zähne gesetzt,

Abb. 605 Als Vorbereitung für den Metallüberzug wurden Kupferband und Halter mit weichem grünen Gußwachs umgeben.

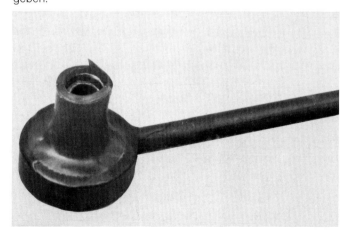

[11] Dental Products/3M, St. Paul, Minnesota 55101.

Die Abformung

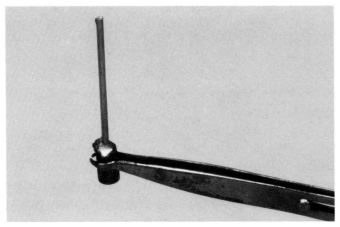

Abb. 606   Die galvanisierte Oberfläche wird mit einem weichen Lot gegen Kaukräfte verstärkt.

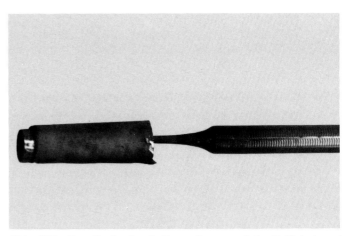

Abb. 607   Das Ende des fertigen Gusses wird mit Klebeband geformt.

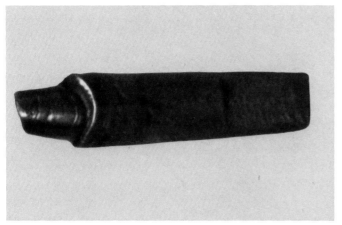

Abb. 608   Der überarbeitete Guß.

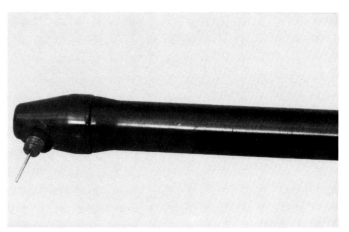

Abb. 609   Die 25er Nadel.

ehe sich Feuchtigkeit am dünnen Gemisch ansammeln kann. Der Löffel wird sechs Minuten festgehalten und dann entfernt. Mit diesem Verfahren läßt sich eine sehr gute Abformung erzielen, die auch die Ränder exakt wiedergibt. Diese Abformungen müssen nicht sofort ausgegossen werden, obwohl dies nach Möglichkeit zu empfehlen ist. Meistermodelle und Einzelstümpfe werden genauso hergestellt wie beim Hydrokolloidverfahren.

Die Verwendung von Gummiabformmasse oder Hydrokolloid bei einer Abformung mit einer einzigen Tube hat mich nie gereizt. Dieser Vorgang benötigt ebensoviel Zeit wie eine Qudrantenabformung, dafür hat man aber die benachbarten Zähne für die Kontaktbereiche oder zur Artikulation mit den Antagonisten nicht zur Verfügung. Wenn ein Einzelstumpf benötigt wird, würde ich lieber das alte Kupferbandverfahren mit Kerrs roter Abformmasse verwenden.

Die Silikonabformung

Noch eine weitere Möglichkeit zur Abformung soll hier genannt werden. Dazu macht man das kupferfarbene „Kwik-Wax" von Kerr weich (60 °C) und plaziert es in einem Kwick-Tray-Löffel. Solange das Wachs noch weich ist, drückt man den gefüllten Löffel entweder auf die Zähne im Mund oder auf ein Studienmodell (auf die zu präparierende Seite) und schiebt ihn etwas hin und her, damit der Abdruck im Wachs übergroß wird. Es empfiehlt sich, das Wachs in den zu präparierenden Bereichen etwas stärker auszuhöhlen. Um den Löffel richtig plazieren zu können, läßt man einen anterioren und posterioren Stopp stehen. Das Wachs wird mit einem erhitzten Hartgummikratzer ausgehöhlt (Abb. 599).

Wenn das Gewebe retrahiert ist, kann das Silikon angerührt werden. Das Wachs im Kwick-Tray-Löffel wird mit einem Haftmittel bestrichen und getrocknet. Etwa 10 cm Citricon Wash von Kerr (für den Löffel) wird auf eine harte Platte aufgetragen. Auf eine weitere Platte drückt man ca. 8 cm Syringe Elasticon von Kerr aus. Dann legt man sich zwei wenig biegsame Spatel und eine Spritze mit gebogener Kunststoffspitze bereit. Nun bringt man fünf Tropfen Citricon-Universal-Beschleuniger auf die Platte mit dem Citricon Wash auf. Die Platte mit dem Elasticon erhält vier Tropfen Elasticon-Beschleuniger.

Das Citricon Wash wird mit dem Spatel verrührt und in den Löffel gefüllt, den man auf den Klammertisch aufsetzt. Nun verrührt man das Elasticon und füllt die Spritze, indem man den Kolben mit dem offenen Ende in die Mischung tupft und dann in die Spritze schiebt, nachdem man das überschüssige Material abgewischt hat. Nach gründlichem Trocknen der Präparationen verteilt man das Spritzenmaterial über den Präparationen und Zahnfleischtaschen. Der Löffel wird aufgesetzt, bis zu den Stopps festgedrückt und so sechs Minuten gehalten. Danach wird die Abformung abgenommen und das Modell nach der bevorzugten Methode hergestellt (Abb. 600). Wir haben hier verschiedene Möglichkeiten der Abformung vorgestellt, die bei sorgfältigem Vorgehen allesamt brauchbare Ergebnisse erwarten lassen.

Kupferhülsenabformung

Aus dem einen oder anderen Grund wollen wir vielleicht eine gesamte Restauration mit einzelnen Kupferhülsenabformungen durchführen. Manchmal sind die Zähne bereits früher präpariert worden und ihre Abschlußlinien liegen deshalb tief unter der Gingiva.

Dann kann dieses Gewebe nicht so weit retrahiert werden, wie dies für andere Arten der Abformung nötig ist. Pfeilerzähne, die ein Geschiebe aufnehmen sollen, eignen sich ebenfalls mehr für einen Kupferstumpf.

Goldgußkappen oder Duralay[12]-Kappen auf Kupferstümpfen liefern ein exaktes Arbeitsmodell, wenn dieses mit einer Remontageabformung hergestellt wird. Die einzelnen Kappen werden auf den präparierten Zähnen angebracht, und die Abformung plaziert die Stümpfe exakt auf dem Modell (s. Kap. 17).

Das Verfahren

Ein 36er Kupferband wird getrimmt und so fest um den präparierten Zahn gelegt, daß es nicht wackelt, wenn man mit dem Finger darauf drückt (Abb. 601). Dabei muß man darauf achten, daß das Gewebe nicht verletzt wird. Das getrimmte Band wird angelassen und mit Masse gefüllt, sodann aufgesetzt und festgehalten, während man die Ränder mit einem geeigneten Instrument brüniert (Abb. 602). Anschließend wird das Band mit kaltem Wasser abgekühlt. Die Kupferhülsenabformung wird mit einer Beebe-Zange abgenommen (Abb. 603). Diese Zange verfügt über zwei dreieckige Spitzen, mit denen die Kupferhülse gut zu fassen ist, und eine Stellschraube, durch die die Abformung beim Abnehmen davor geschützt wird, zerdrückt zu werden. Damit sich das Kupfer nicht verzieht, dürfen wir die Hülse beim Abnehmen nicht hin und her rücken.

Manchmal ist es nötig, die Kupferbandabformung mit Graphitwachs auszukleiden. In diesem Fall muß das Kupfer äußerst vorsichtig abgenommen werden, da dieses Wachs nicht ganz hart wird und sich leicht verzieht, ohne daß man es bemerkt.

Kupferbeschichtung des Bandes

Das einfache oder mit Graphit ausgekleidete Band läßt sich auf einfache Weise mit Kupfer beschichten. Das Band wird an einem Galvanisierhalter angebracht, wobei durch das Kupferband und die Platte des Halters Kontakt hergestellt wird. Die Innenseite

---

[12] Reliance Dental Mfg. Co., Chicago, Illinois.

Die Abformung

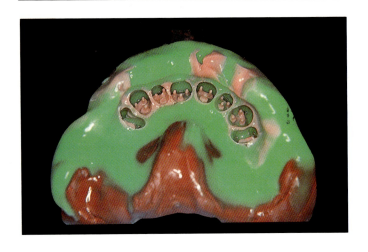

Abb. 610 Eine Abformung von Stiftkronenpräparationen.

der Masseabformung wird sorgfältig mit Aquadag[13], einem Graphitmetallisiermaterial, bestrichen (Abb. 604). Aus grünem Gußwachs legt man einen Kragen um das Kupferband (Abb. 605). Dieses Wachs bildet keine Risse und hindert den Strom am Entweichen. Der Halter mit dem Kupferband wird in ein Kupfergalvanisiergerät gelegt, in dem der Vorgang über Nacht langsam abläuft. Die Masse wird von der Unterseite des Bandes vorsichtig entfernt und durch eine Löteinbettung ersetzt. Das galvanisierte Band wird mit Weichlot verstärkt (Abb. 606) und ein Metallstab angebracht, wodurch der Stumpf druckfest wird (Abb. 607). Nun kann man das Kupferband abnehmen und den kupferbeschichteten Stumpf trimmen, worauf er einsatzbereit ist (Abb. 608).

Abformungen von Präparationen für stiftverankerte Halbkronen

Solche Abformungen können mit Silikon oder Hydrokolloid erfolgen. Seit der Einführung von steifem Material ziehen wir Hydrokolloid vor, da es nicht reißt und leicht zu verarbeiten ist. Die Präparation erfolgt wie zuvor beschrieben, wobei die Löcher mit 700er Bohrern (bei unteren Frontzähnen 699er) angelegt werden. Das Naßverfahren funktioniert bei Stiftverankerungen nicht, da für die Prep-Wet-Lösung kein Ablauf vorhanden ist. Die Präparationen werden getrocknet. Das Ampullenhydrokolloid wird mit einer 25er Nadel (Abb. 609) in einer Van R-Spritze in die Löcher befördert. Dabei wird die Nadel ganz in die Bohrung eingeführt und beim Herausziehen das Hydrokolloid ausgedrückt. Man füllt so viele Löcher, wie dies ohne Anstrengung vor dem Gelieren des Materials möglich ist. Das temperierte steife Material muß anschließend sofort auf das Ampullenmaterial gegeben werden. Gewöhnlich reicht eine Spritze für drei Präparationen (neun Löcher; Abb. 610).

Das Modell wird nach der vom Zahnarzt bevorzugten Methode hergestellt. Gut adaptierte Wachsschablonen erfordern exaktes Einbetten und Gießen, damit die Restaurationen gut passen.

[13] Acheson Colloid Corp., Port Huron, Michigan.

Kapitel 17

Die Remontage

Unter Remontage versteht man den Vorgang, durch den die Restaurationen zueinander und zum stomatognathen System in korrekte Beziehung gesetzt werden, um die verschiedenen Oberflächen exakt auszuarbeiten. Es handelt sich dabei um einen der wichtigsten einzelnen Arbeitsschritte im Rahmen der Rekonstruktion, da wir durch das Remontieren genau verfolgen können, wie die Restaurationen funktionieren. Dies im Mund des Patienten beobachten zu wollen, ist viel schwieriger.

Je nach dem Grund für das Remontieren gibt es verschiedene Arten der Remontage. Zunächst ist da das Remontieren zum Zusammensetzen (assembly remount). Dies reicht vom Zusammensetzen und Einrichten einzelner Restaurationen bis zu den komplizierten Fällen, in denen es um eine herausnehmbare Teilprothese mit Einzelzahnrestaurationen und/oder festsitzenden Teilprothesen geht.

Die zweite Remontage ist zur Korrektur von technischen Fehlern notwendig, die sich beim Löten, Verblenden (z. B. beim Keramikbrand) oder aufgrund von Abweichungen des Werkstoffs eingeschlichen haben können.

Die dritte Remontage wird gewöhnlich aufgrund geringfügiger Veränderungen im stomatognathen System selbst notwendig. Zu diesen Veränderungen kommt es durch kleine Zahnbewegungen. Zähne brauchen Zeit, um sich in ihre neue Umgebung „einzugewöhnen", insbesondere dann, wenn sie nach der Behandlung etwas anders funktionieren müssen als vorher. Zähne mit parodontalem Befund (ganz gleich, ob endgültig behandelt oder nicht) nehmen nach dem Heilungsprozeß und dem Einspielen einer neuen Funktion eine etwas andere Stellung ein. Ich habe des öfteren beobachtet, wie sich Kontaktpunkte öffnen, Zähne durch Dünnerwerden der Parodontalhaut die Okklusion verlassen oder andere leichte Positionsänderungen vorkommen, die die Artikulation negativ beeinflussen.

Im Kiefergelenk kann sich eine geringe Veränderung ergeben haben, die im Vergleich zu den sichtbaren Veränderungen in der Mundhöhle klinisch nicht von Bedeutung ist. Es wurde auch behauptet, daß eine Remontage überflüssig sei. Meiner Ansicht nach erfordern Restaurationen, die nicht remontiert zu werden brauchen, einen Zahntechniker mit übermenschlichen Fähigkeiten und Werkstoffe von bisher ungekannter Genauigkeit.

Bei richtiger Behandlung, d. h., wenn die Gelenkfunktion (falls abnorm gewesen) mittels Aufbißschiene normalisiert wurde, wenn die Diagnose sorgfältig gestellt und die Behandlung entsprechend geplant und dann die notwendigen Maßnahmen durchgeführt wurden, und wenn daraufhin die Restaurationen mindestens zweimal (oder auch dreimal, selbst wenn dies unnötig erschien) remontiert und korrigiert wurden, dann können keine klinisch bedeutsamen Veränderungen im Gelenk vor sich gehen, es sei denn durch einen Unfall oder unvorhergesehene gesundheitliche Komplikationen.

Angesichts ihrer Bedeutung werden wir uns mit der Remontage in allen Einzelheiten befassen, wobei es zunächst um die Remontage zum Zusammensetzen und später um die Remontage geht, die nach viermonatiger provisorischer Zementierung der Restaurationen notwendig wird. Im Rahmen der Behandlung gewisser Fälle dient die Remontage auch anderen Zwecken, die später in Betracht gezogen werden sollen.

Die Remontage

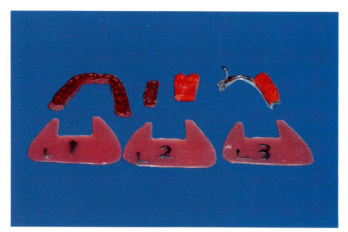

Abb. 611   Vorbereitung auf die Remontage.

Paßform und Kontakt der Restaurationen

Nachdem die Gußstücke hergestellt und gesäubert worden sind, müssen die Restaurationen vorsichtig an den Zähnen eingepaßt werden, um den richtigen Kontakt und die gewünschte Kontur zu erzielen.

Beim Herstellen einer guten Paßform und des Kontaktes der Restaurationen hat sich der Sandstrahler „Handy-Sandy"[1] sehr bewährt. Durch das Sandstrahlen werden die Innenseite und die Approximalflächen der Restaurationen mattiert, so daß sich Kontaktbereiche als blanke Stellen gut abheben. Sorgfältiges Einschleifen dieser Stellen bewirkt eine bessere Paßform.

Als sehr nützlich bei jeder Rekonstruktion erweist sich auch ein Stereomikroskop[2]. Damit lassen sich winzige Knötchen aufspüren und beseitigen, so daß das Gußstück dem Stumpf und damit auch den Zähnen besser angepaßt werden kann.

Abbildung 611 zeigt die zur Remontage nötigen Vorbereitungen: Wachstafeln werden zurechtgeschnitten und Blöcke aus Abformmasse hergestellt. Auf einer herausnehmbaren Teilprothese baut man einen Bißwall aus Duralay auf und fertigt die Frontzahnabstützung an.

Wenn wir mit der Paßform und dem Kontakt der Restaurationen zufrieden sind, können wir ans Remontieren gehen (Abb. 612 und 613). Dazu müssen wir sicherstellen, daß alle Restaurationen an ihrem Platz sind und sich auch im Laufe der nächsten Arbeitsgänge nicht lockern. Die Gefahr des Loslösens kann durch etwas Prothesenhaftpulver oder eine dünne Mischung provisorischen Zement mit Petrolatum gebannt werden. Dies ist sehr wichtig, da eine falsch plazierte Restauration zu den übrigen Zähnen in inkorrekter Relation steht, nachdem sie korrigiert und erneut eingesetzt wurde. Bei schmerzempfindlichen Zähnen drückt man etwas Xylocain-Salbe[3] in die Restaurationen.

Nach Fertigstellung der Restaurationen und einer gewissen Tragedauer muß mindestens noch einmal remontiert werden. Dabei entfernen wir die Restaurationen erst nach der Gesichtsbogeneinstellung, der Aufzeichnung eines zentrischen Registrats und der Remontageabformung. Der Grund dafür ist, daß man die Restaurationen möglichst in derselben Relation zu den Zähnen wie nach dem Zementieren haben möchte. Die Schichtdicke des provisorischen Zement soll der des endgültigen Zements entsprechen. Daran erkennt man, wie sorgfältig wir beim provisorischen Zementieren vorgehen müssen, um die Restaurationen richtig zu plazieren.

Besondere Sorgfalt müssen wir beim Einrichten einer herausnehmbaren Teilprothese walten lassen. Haben wir es mit einer einseitigen Basis zu tun, muß diese mit einer provisorischen „Auflage" ausgerüstet werden, damit man die Basis genauer auf die festsitzenden Restaurationen ausrichten kann. (Im einzelnen wurde diese provisorische Auflage in Kapitel 14 beschrieben.)

Die herausnehmbare Basis wird mittels Duralay, das man mit einem Kamelhaarpinsel aufträgt, mit den festsitzenden Restaurationen verbunden. Der Pinsel wird in die Flüssigkeit getaucht, dann nimmt man damit etwas Pulver auf und plaziert es zwischen der Duralay-„Facette" auf der festsitzenden Restauration und dem Duralay-Bißwall auf der herausnehmbaren Basis (Abb. 614).

Die Basis wird sorgfältig festgehalten, bis das Duralay hart ist (Abb. 615). Wenn die herausnehmbare Basis sicher an der festsitzenden Restauration angebracht ist, gehen die weiteren Arbeiten genau wie bei einem Fall mit ausschließlich festsitzenden Restaurationen vor sich.

---

[1] J. F. Jelenko & Co., Inc., New Rochelle, New York.
[2] DOAA Enterprises, 1912 W.12 Mile Road, Royal Oak, Michigan 48073.
[3] Astra Pharmaceutical Products, Inc., Worcester, Massachusetts.

Paßform und Kontakt der Restaurationen

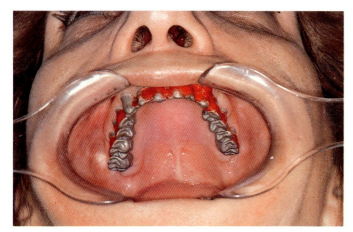

Abb. 612 Alle oberen Restaurationen sitzen richtig.

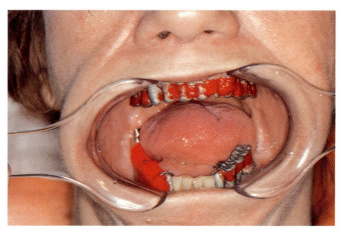

Abb. 613 Alle unteren Restaurationen sitzen richtig, die herausnehmbare Teilprothese ist eingesetzt.

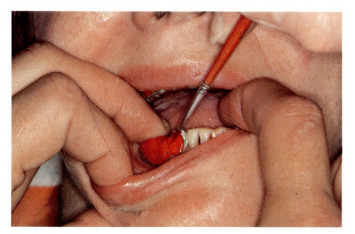

Abb. 614 Mit einem Kamelhaarpinsel wird Duralay aufgetragen, um die herausnehmbare Prothese mit den festsitzenden Restaurationen zu verbinden.

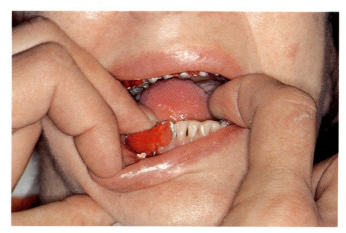

Abb. 615 Die Basis wird sorgfältig festgehalten, bis das Duralay hart ist.

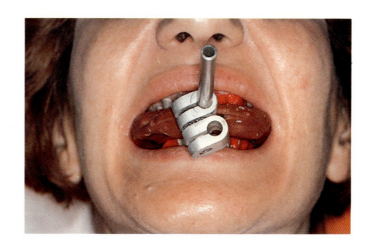

Abb. 616 Der Patient schließt die Zähne in die Abformmasse auf der Bißgabel.

307

Die Remontage

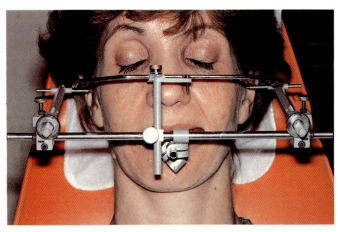

Abb. 617   Der Gesichtsbogen in der richtigen Stellung. Die Patientin hat den Kopf von der Kopfstütze des Stuhles genommen. Der Achsorbitalzeiger ist eingestellt.

Die Gesichtsbogenübertragung

Der erste Schritt beim Remontieren besteht in einer Gesichtsbogeneinstellung. Scharnierachse und Achsorbitalebene wurden schon früher ermittelt und am Patienten dauerhaft markiert.
Die Bißgabel des Gesichtsbogens wird mit einer kleinen Rolle aus roter Abformmasse beschichtet und im Mund eingesetzt, um exakte Abdrücke der oberen Restaurationen und Zähne zu erhalten. Der Patient muß vorsichtig zubeißen, um die Gabel zu stabilisieren (Abb. 616). Dabei müssen wir darauf achten, daß die Abdrücke klar sind und die Zähne nicht bis aufs Metall durchdringen. Die Abformmasse wird getrimmt, so daß nur die Abdrücke der Höckerspitzen übrigbleiben. Wenn die Gabel beim Einsetzen wackelt, muß so lange nachkorrigiert werden, bis sie stabil ist. Nun setzen wir den Gesichtsbogen erneut auf, um zu überprüfen, ob sich die Abformmasse beim Abkühlen verzogen hat.
Auf die Höckereindrücke an der Oberseite der Bißgabel wird eine dünn angemischte Zinkoxideugenolpaste wie z. B. Luralite[4], Ackerman's[5] oder TempBond[6] aufgetragen. Die Gabel wird eingesetzt und belassen, bis die Paste hart ist. Anschließend wird die Gabel herausgenommen und die Paste getrimmt, so daß nur die Abdrücke der Höckerspitzen verbleiben. Die Art, wie das Remontagemodell auf die Gesichtsbogengabel paßt, gibt Aufschluß über den Grad der Genauigkeit von Remontageabformung und -modell. Die einzige Möglichkeit festzustellen, ob das Modell wirklich auf die Gabel paßt, besteht darin zu beobachten, wie die Höckerspitzen in die Abdrücke passen. Wenn man die Umgebung der abgeformten Spitzen beließe, wäre diese Kontrolle nur erschwert möglich.
Nun verriegeln wir den Gesichtsbogen. Dabei darf man nicht vergessen, daß der Patient aufrecht sitzen muß, während die Feineinstellung des Stifts erfolgt (dieselbe Stellung wie bei der Markierung der Achse am Patienten unmittelbar nach deren Ermittlung). Durch das aufrechte Sitzen wird sichergestellt, daß die Haut sich nicht verschiebt, was leicht passiert, wenn der Patient den Kopf auf der Kopfstütze anlehnt (Abb. 617). Der Achsorbitalzeiger wird aufgesetzt und auf die Tätowierung neben der Nase des Patienten eingestellt (Abb. 617).

Anfertigung des zentrischen Registrats

Sobald wir uns von der Genauigkeit der Gesichtsbogenübertragung überzeugt haben, gehen wir daran, ein zentrisches Registrat herzustellen (Abb. 618 bis 624).
Die Aufzeichnung der zentrischen Relation ist so wichtig und kompliziert, daß ihr zuvor bereits ein ganzes Kapitel gewidmet wurde. Daher genügt der Hinweis, daß wir unter Verwendung der Frontzahnabstützung drei zentrische Registrate anfertigen.
Die Aufzeichnung der zentrischen Relation muß folgende Anforderungen erfüllen:

— Die Höcker dürfen das Aufzeichnungsmittel nicht durchdrungen haben.
— Nur die Höckerspitzen dürfen sich abzeichnen.
— Beim Aufsetzen des Registrats muß der Patient die Zähne wiederholt mühelos in die Abdrücke der unteren Zähne schließen können.
— Mit eingesetztem Registrat darf der Patient nirgends eine Spannung verspüren, sondern soll das

[4] Sybron/Kerr, Romulus, Michigan 48174.
[5] Ackerman Dental Mfg. Co., P.O. Box 236, Chandler, Arizona 85224.
[6] Sybron/Kerr, Romulus, Michigan 48174.

Anfertigung des zentrischen Registrats

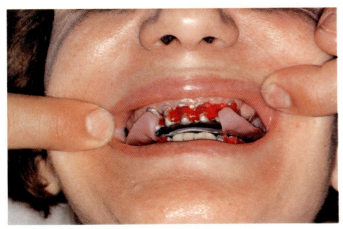

Abb. 618 Die Wachsplatten werden zwischen den Zähnen geformt.

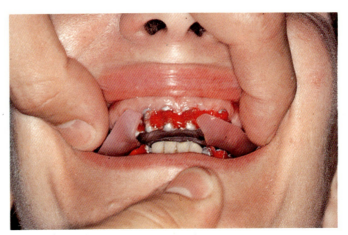

Abb. 619 Der Patient wird in die terminale Scharnierachslage geführt, während sich die Zähne im Wachs abdrücken.

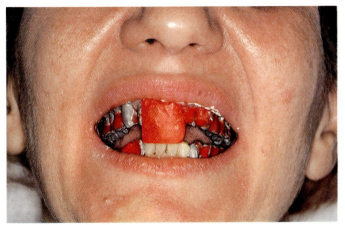

Abb. 620 Der Patient beginnt mit der Frontzahnabstützung zu „üben".

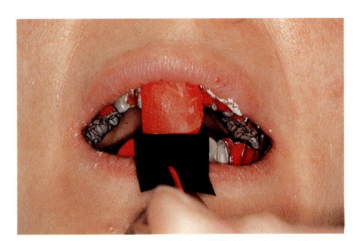

Abb. 621 Mit Kohlepapier wird der RKP-Kontakt markiert.

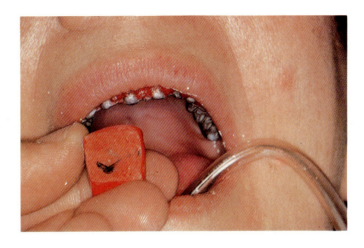

Abb. 622 Der Kontaktbereich muß an der Abstützung beschliffen werden.

Die Remontage

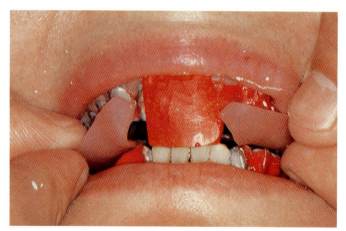

Abb. 623 Das Wachs muß sich immer noch leicht bewegen lassen, wenn der Patient in der RKP fest auf die Abstützung beißt.

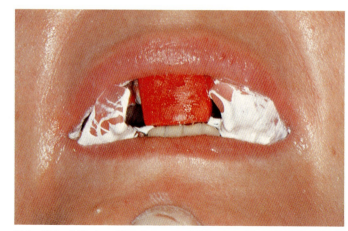

Abb. 624 Mit dem Daumen am Kinn des Patienten läßt sich jede Entspannung feststellen, die vor dem Aushärten der Abformpaste einsetzt.

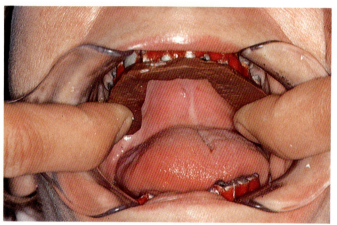

Abb. 625 Die Matrix aus Abformmasse wird daraufhin überprüft, ob sie auf den oberen Restaurationen wackelt.

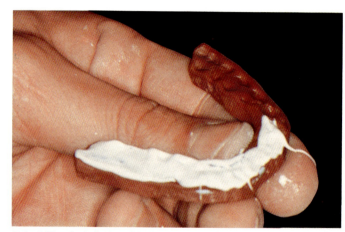

Abb. 626 Auf die Kauflächenseite der Matrix wird etwas Temp-Bond aufgetragen.

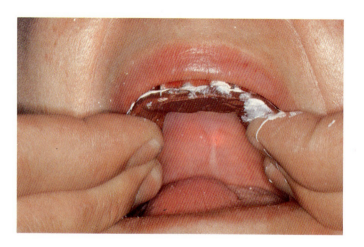

Abb. 627 Die Matrix mit dem weichen Temp-Bond wird vorsichtig eingesetzt.

Anfertigung des zentrischen Registrats

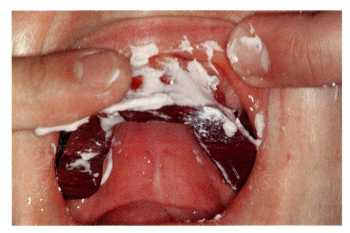

Abb. 628 Um eine exakte Abformung zu erhalten, bestreicht man die labialen und lingualen Flächen der Restaurationen mit Alginat.

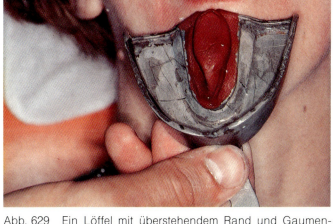

Abb. 629 Ein Löffel mit überstehendem Rand und Gaumenauflage aus Abformmasse gewährleistet eine exakte Alginatabformung, ohne daß die Matrix verrutscht.

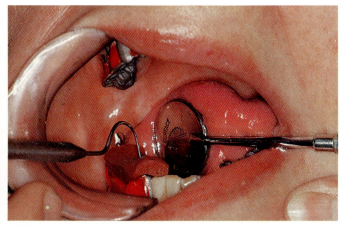

Abb. 630 Die Matrix wird auf dem Bißwall der herausnehmbaren Teilprothese ausprobiert.

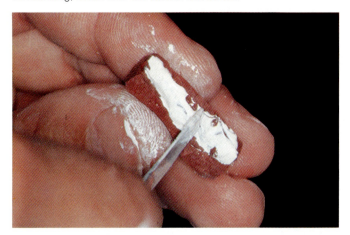

Abb. 631 Die untere Matrix wird mit Temp-Bond unterfüttert.

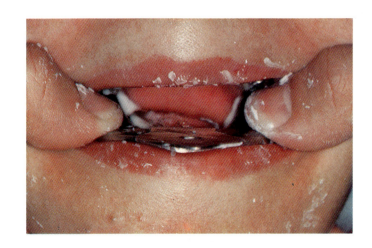

Abb. 632 Die unterfütterten Matrizen werden auf die unteren Restaurationen und den Bißwall aus Duralay aufgesetzt.

Die Remontage

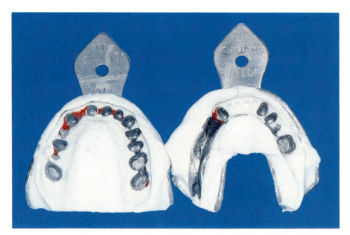

Abb. 633 Die fertige obere und untere Remontageabformung.

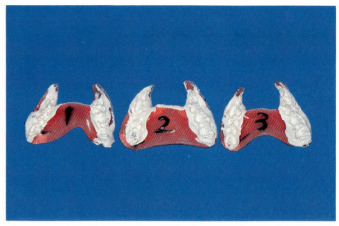

Abb. 634 Die drei zentrischen Registrate zur Überprüfung der RKP der Modelle auf dem Artikulator.

- Gefühl haben, daß der Kontakt überall gleich stark ist.
- Das Registrat muß stabil auf den Zähnen sitzen und darf nicht wackeln.
- Wenn die Zähne in das Registrat schließen, darf es nicht senkrecht verschiebbar sein.

Wenn dieser allerwichtigste Arbeitsgang abgeschlossen ist — und es ist in der Tat der entscheidende Arbeitsschritt, da ein Fehler im zentrischen Registrat alle bisherigen Mühen zunichte machen würde — können wir uns an die Remontageabformungen machen.

Die Remontageabformung

Der mit einem dünnen Kleiderbügeldraht verstärkte Konter wird auf seine Stabilität hin überprüft (Abb. 625). Die Oberfläche des getrimmten Abformmassekonters (nur die Abdrücke der Höckerspitzen werden gebraucht) wird mit etwas Zinkoxideugenolpaste wie z. B. Temp-Bond beschichtet (Abb. 626). Anschließend setzt man den Konter vorsichtig auf, so daß keiner der Zähne irgendwie verschoben wird (Abb. 627). Alle Zahnrelationen — in der Bißgabel, den zentrischen Registraten und den Remontageabformungen — sind in ihrer Normalstellung festgehalten. Dies wurde durch ein weiches Material wie Temp-Bond möglich.

Um eine exakte Abformung aller Zahnflächen zu erhalten, bestreicht man die labialen und lingualen Flächen der Restaurationen mit Alginatabformmaterial (Abb. 628). Mit einem Rim-Lock-Löffel, der über einen Gaumenstopper aus Abformmasse verfügt (Abb. 629), wird eine Alginatabformung des gesamten oberen Zahnbogens über dem Okklusalkonter aus Abformmasse angefertigt. Wenn das Alginat hart ist, nimmt man die obere Remontageabformung heraus (Abb. 630). Nun wird der untere Konter mit Temp-Bond unterfüttert und eingesetzt (Abb. 631 und 632). Die Alginatabformung geschieht wie bei den oberen Zähnen. Abbildung 633 zeigt die fertige obere und untere Remontageabformung. Nun werden die Modelle sorgfältig hergestellt, wie in diesem Kapitel später noch beschrieben wird. Mit Hilfe einer Gesichtsbogenübertragung wird das obere Remontagemodell samt Kontrollsockel in der richtigen Relation am oberen Teil des Artikulators angebracht (Abb. 635).

Mit Hilfe eines der zentrischen Registrate (Abb. 634) wird das untere Modell nach dem oberen ausgerichtet und am unteren Teil des Artikulators befestigt (Abb. 636). Die beiden anderen zentrischen Registrate dienen in Verbindung mit dem Kontrollsockel dazu, sicherzustellen, daß die zentrische Relation korrekt ist (vgl. Kapitel 6 „Die zentrische Relation").

Die Remontageabformung

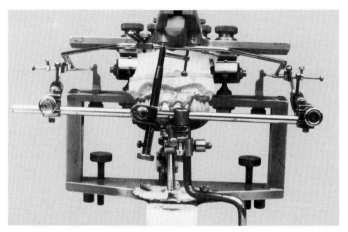

Abb. 635 Durch den Gesichtsbogen wird das obere Remontagemodell auf die Artikulatorachse ausgerichtet.

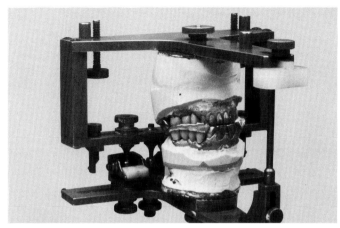

Abb. 636 Das untere Modell wird mit Hilfe eines zentrischen Registrats auf das obere Remontagemodell ausgerichtet.

Da die Remontage von so großer Bedeutung ist, wiederholen wir sie jetzt — und sind damit bei ihrer dritten Variante, die dazu dient, Veränderungen zu korrigieren, die möglicherweise im „lebenden Teil des Mechanismus" auftreten. Dabei ist eine beträchtliche Wiederholung von Arbeitsschritten unvermeidlich.
Der Fall ist inzwischen schon zweimal remontiert worden. Der Patient hat die Restaurationen etwa vier Monate beschwerdefrei getragen.
Der Patient kommt also mit provisorisch zementierten Restaurationen in die Praxis. Alle sind in situ (Abb. 637 und 638). Die Abformmasse auf der Bißgabel nimmt wieder die Zahnabdrücke auf, wird getrimmt und mit Temp-Bond unterfüttert (Abb. 639). Die Bißgabel wird auf die oberen Zähne des Patienten aufgesetzt (Abb. 640), der Gesichtsbogen wird auf die Scharnierachse des Patienten eingestellt (die zu Beginn der Behandlung ermittelt worden war). Nicht vergessen, daß der Patient den Kopf nicht im Kephalostaten abstützen darf, damit sich die Markierung nicht verschiebt (Abb. 641). Der Gesichtsbogen wird abgenommen und beiseite gelegt, bis die Remontagemodelle fertig sind.
Drei Lagen Wachs werden weichgemacht und zwischen den Zähnen adaptiert, während der Patient so weit wie möglich an die zentrische Relation herangeführt wird (Abb. 642 bis 644). (Erneut sei an dieser Stelle daran erinnert, wie wichtig drei exakte Registrate sind.)

Mit Hilfe des Jig muß sich der Patient eventuelle habituelle Kieferschließbewegungen abgewöhnen (Abb. 645). Er schiebt den Kiefer nach rechts und links, wodurch an der Unterseite des Jig ein Pfeilwinkelregistrat entsteht. Dieser Kontakt wird jedesmal ein bißchen reduziert (Abb. 646), wobei man den Patienten daran hindern muß, die Zähne in Kontakt zu bringen. Nach einiger Zeit — gewöhnlich nach 15 bis 20 Minuten — wird der Patient trainiert, und wir können daran gehen, die zentrische Relation aufzuzeichnen. Man beachte, daß der Kontaktbereich der unteren Frontzähne auf einer nahezu ebenen Fläche liegt, obwohl es sich in diesem Fall um einen sehr gravierenden Tiefbiß handelt. Der Kontaktbereich darf ganz minimal nach hinten und aufwärts gerichtet sein — lieber in diese als in irgendeine andere Richtung. Der Kontakt darf auf keinen Fall auf einer stark geneigten Fläche erfolgen, da sonst die Kondylen rückwärts verlagert würden. Es geht hier schließlich nur darum, die Schließbewegung zu beenden, und nicht die Kondylen durch Keilwirkung nach hinten zu befördern (Abb. 647).
Man beachte außerdem, daß die Wachsschicht zwischen den Zähnen frei beweglich ist, während der Patient auf den Jig beißt (Abb. 648 und 649). Die Wachstafel schwimmt buchstäblich im Temp-Bond, während die zentrische Relation aufgezeichnet wird (Abb. 650).

Die Remontage

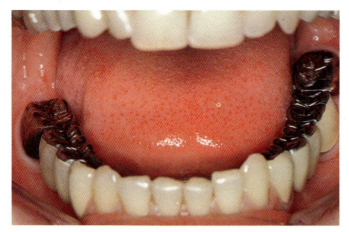

Abb. 637 Alle unteren Restaurationen in situ (anderer Fall).

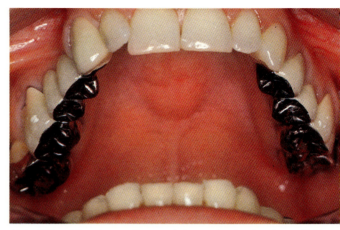

Abb. 638 Alle oberen Restaurationen in situ (anderer Fall).

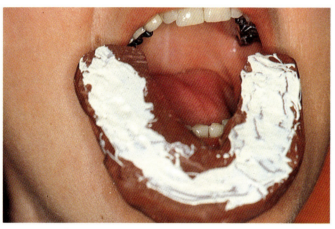

Abb. 639 Die Abformmasse auf der Bißgabel wird mit Temp-Bond unterfüttert.

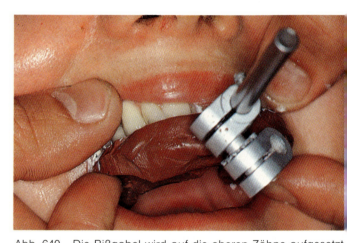

Abb. 640 Die Bißgabel wird auf die oberen Zähne aufgesetzt

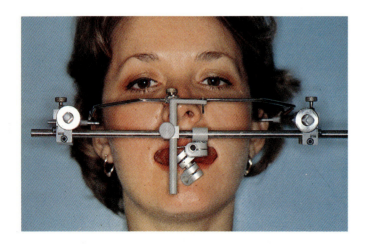

Abb. 641 Der Gesichtsbogen wird auf die Scharnierachse der Patientin ausgerichtet, während diese den Kopf aus der Kopfstütze heraushält.

Die Remontageabformung

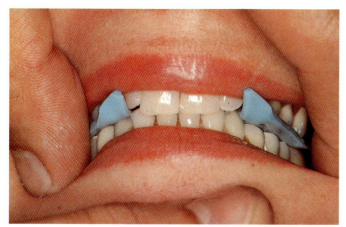

Abb. 642 Die Wachslage wird zwischen den Zähnen adaptiert.

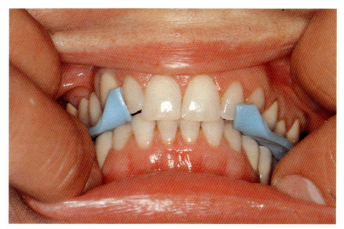

Abb. 643 Eine weitere Lage Wachs wird zwischen den Zähnen festgedrückt.

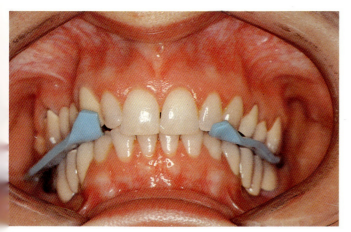

Abb. 644 Nun folgt eine dritte Wachsschicht.

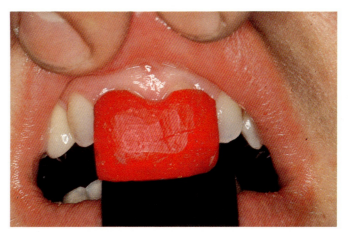

Abb. 645 Das „Training" des Patienten beginnt mit der Ermittlung des RKP-Kontakts.

Abb. 646 Der Kontaktbereich an der Abstützung. Man beachte die Pfeilwinkelaufzeichnung.

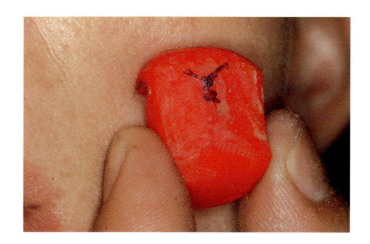

315

Die Remontage

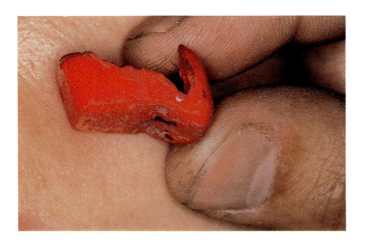

Abb. 647 Seitenansicht der Abstützung nach Beendigung des Trainings. Beachte, daß der Kontakt der unteren Frontzähne auf einer nahezu ebenen Fläche und nicht am Abhang erfolgt, obwohl in diesem Fall ein Tiefbiß besteht.

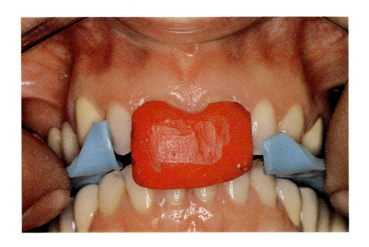

Abb. 648 Das Wachs muß locker sein, wenn der Patient auf die Abstützung beißt.

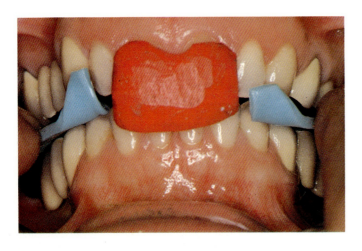

Abb. 649 Das Wachs muß locker sein, wenn der Patient auf die Abstützung beißt.

Die Remontageabformung

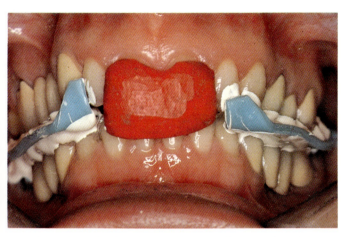

Abb. 650 Das Wachs wird beidseitig mit Temp-Bond bestrichen und eingesetzt.

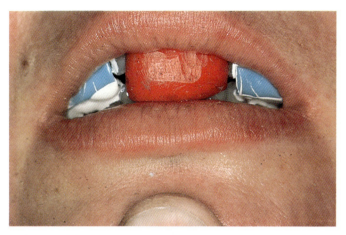

Abb. 651 Mit dem Daumen am Kinn des Patienten läßt sich jede Entspannung feststellen, die vor dem Hartwerden der Paste einsetzt.

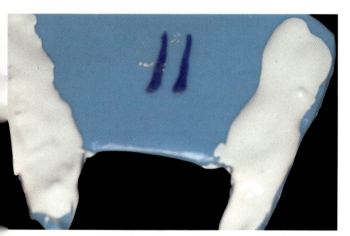

Abb. 652 Wachsplatte 2 fertig zum Einsetzen.

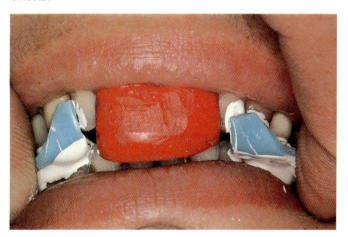

Abb. 653 Bißnahme Nr. 2.

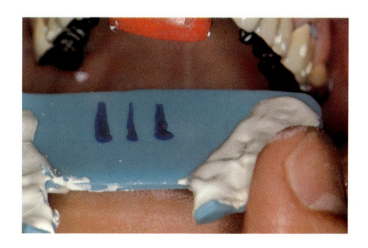

Abb. 654 Wachsplatte 3 fertig zum Einsetzen.

317

Während die Paste hart wird, legt man den Daumen an das Kinn des Patienten, um jegliche Entspannung sofort aufzuspüren und zu verhindern, solange das Temp-Bond noch nicht ganz fest ist (Abb. 651).
Die zweite Wachslage wird mit Temp-Bond unterfüttert und eingesetzt (Abb. 652). Man beachte, daß die Wachsaufzeichnung sich mit Hilfe der hochgebogenen Ecken leicht exakt plazieren läßt, d. h. dort, wo die Abdrücke entstanden sind.
Registrat Nr. 2 erfolgt dementsprechend (Abb. 653). Das Ganze wird schließlich mit dem dritten Registrat wiederholt (Abb. 654 und 655).
Beim Abnehmen der Registrate nach dem Hartwerden der Paste muß man darauf achten, daß die Aufzeichnung sich nicht verbiegt. Wenn man den gegenüberliegenden Zahnbogen als Abstützung verwendet, läßt sich das Registrat verwindungsfrei von den Zähnen abheben. Zunächst hält man die Aufzeichnung auf den unteren Zähnen fest und läßt den Patienten etwas die Kiefer öffnen: dadurch löst sie sich von den oberen Zähnen (Abb. 656 und 657). Nun schließt der Patient wieder; man hält das Registrat an den oberen Zähnen fest, worauf der Patient erneut öffnet (Abb. 658). Auf diese Weise lassen sich die Wachsbisse herausnehmen, ohne sich zu verziehen.
Jedes Registrat wird auf der Seite mit den Abdrücken von überschüssigem Temp-Bond befreit, so daß nur die Abdrücke der Kauflächen übrigbleiben. Dann wird jedes Registrat wieder eingesetzt, nachdem der Jig entfernt wurde, und der Patient wird in die RKP geführt. Damit werden zwei Dinge bewirkt: Sind doch leichte Verbiegungen entstanden, so werden diese korrigiert, und zweitens erkennt man, ob der Patient mühelos die Abdrücke wieder erreicht (Abb. 659 bis 661).
Inzwischen sind wir nun soweit, daß wir die Remontageabformungen vornehmen können. Dazu schneidet man ein Stück Draht (von einer großen Büroklammer oder einem dünnen Kleiderbügel) so, daß es sich über die Kauflächen der Seitenzahnrestaurationen auf einer Seite erstreckt. Der Draht dient als Verstärkung für den Konter aus Abformmasse. Diese Masse wird in weichem Zustand um den Draht herum gelegt und auf die Restaurationen aufgesetzt, wobei darauf zu achten ist, daß sich weder Restaurationen noch Zähne verschieben. Ist der Konter hart, nimmt man ihn ab und trimmt ihn, so daß von den Seiten nur ein leicht überstehender Rand verbleibt, der beim erneuten Einsetzen des Konters als Führung dient.

Der Konter wird dünner gemacht, damit er nicht zu unhandlich ist (Abb. 662). Ein entsprechender Konter wird für die gegenüberliegende Seite angefertigt. An den Kontern muß markiert werden, wo links, rechts und mesial ist.
Nun wählen wir einen Rim-Lock-Löffel, der auf die Konter paßt und groß genug ist, um auch die Frontzähne mit aufzuzeichnen. Man mischt etwas ZOE-Paste, wie z. B. Temp-Bond, an und trägt sie auf die getrockneten Konter auf (Abb. 663).
Die Kauflächen der Restaurationen wurden etwas isoliert. Anschließend werden die Konter vorsichtig auf den jeweiligen Quadranten gesetzt und sacht festgehalten, bis die Paste hart ist (Abb. 664 und 665). Dabei ist darauf zu achten, daß die Bereiche neben den unpräparierten Zähnen frei von Abformmasse oder Temp-Bond sind. Zur Herstellung der Kontakte benötigen wir eine äußerst exakte Aufzeichnung dieses Gebietes. Dazu eignet sich Alginat ausgezeichnet. Wir rühren also z. B. D.P.[7] mit einem Mischgerät unter Vakuum an, füllen damit den Rim-Lock-Löffel (Abb. 666) und setzen ihn auf die Konter und die Frontzähne. Zur Verminderung der Gefahr von Lufteinschlüssen empfiehlt es sich, etwas Alginat mit den Fingern auf die Frontzähne aufzutragen (Abb. 667). Der Löffel wird drei Minuten festgehalten, bis das Abformmaterial ganz hart ist (Abb. 668). Zum Abnehmen des Löffels drückt man auf dessen Seiten, nicht aber auf den Griff. In der Regel werden Konter und Restaurationen mit der Alginatabformung mitgenommen, manche Restaurationen bleiben vielleicht auch auf den Zähnen. In der ZOE-Paste sind eindeutige, scharf umrissene Abformungen, in die man die Restaurationen exakt plazieren kann (Abb. 669).
Die untere Remontageabformung geschieht auf dieselbe Weise.
Die mit Temp-Bond unterfütterten Konter werden auf die Restaurationen aufgesetzt (Abb. 670). Wenn die Paste hart ist, wird das überschüssige Temp-Bond von den Rändern der Konter entfernt, damit beim Abnehmen der Abformung nichts von der Paste abbrechen kann (Abb. 671). Man erzielt eine bessere Alginatabformung dieser Oberflächen und damit wiederum einen besseren Sitz der Restaurationen, wenn man das Remontagemodell herstellt.
Um Lufteinschlüssen vorzubeugen, trägt man etwas Alginat auf die natürlichen Zähne auf (Abb. 672) und

---

[7] Dental Perfection Co., Inc., Glendale, California.

Die Remontageabformung

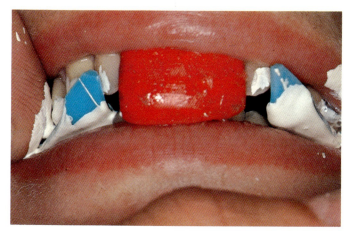

Abb. 655 Bißnahme Nr. 3.

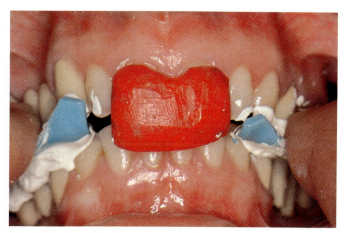

Abb. 656 Das Wachs wird gegen die unteren Zähne gedrückt.

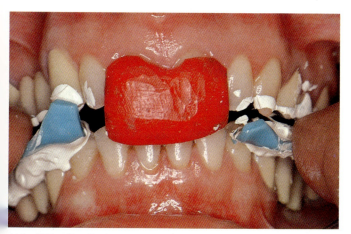

Abb. 657 Der Patient öffnet, wodurch sich das Wachs von den oberen Zähnen löst, durch den Unterkiefer jedoch seine Form behält.

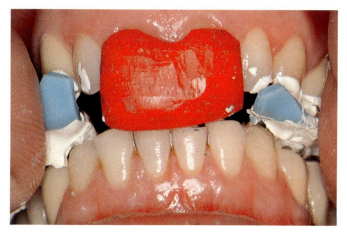

Abb. 658 Das Wachs wird gegen die oberen Zähne gedrückt, während der Patient die unteren Zähne vom Wachs löst.

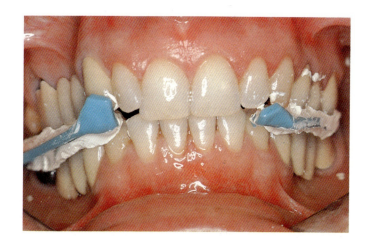

Abb. 659 Aufzeichnung Nr. 1 wird auf Verziehen überprüft.

Die Remontage

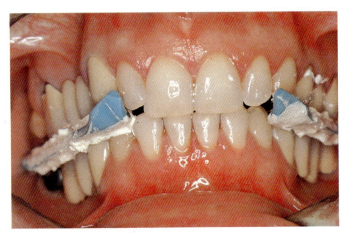

Abb. 660 Aufzeichnung Nr. 2 wird auf Verziehen überprüft.

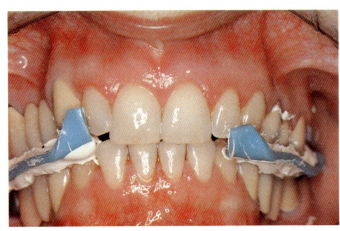

Abb. 661 Aufzeichnung Nr. 3 wird auf Verziehen überprüft.

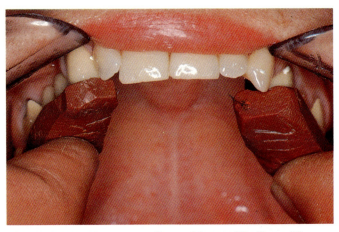

Abb. 662 Die Matrizen werden auf festen Sitz überprüft.

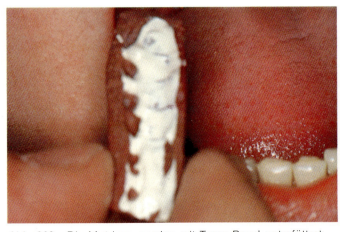

Abb. 663 Die Matrizen werden mit Temp-Bond unterfüttert.

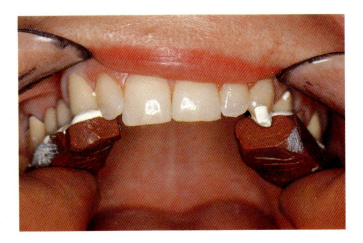

Abb. 664 Die Matrizen mit dem Temp-Bond werden auf die Restaurationen gesetzt.

Die Remontageabformung

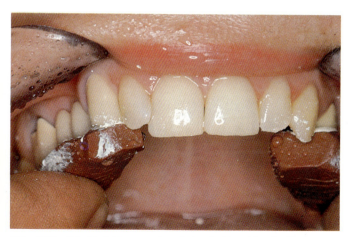

Abb. 665 Die Matrizen werden festgehalten, bis die Paste hart ist.

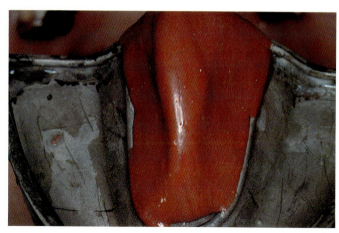

Abb. 666 Eine Gaumenauflage aus Abformmasse verhindert das übermäßige Einsinken des Rim-Lock-Löffels.

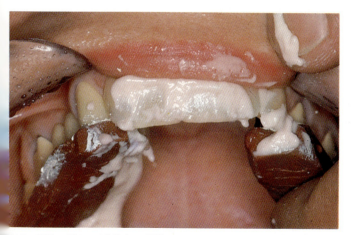

Abb. 667 Die natürlichen Zähne werden mit Alginat bestrichen, um Lufteinschlüsse zu vermeiden und eine exakte Abformung zu gewährleisten.

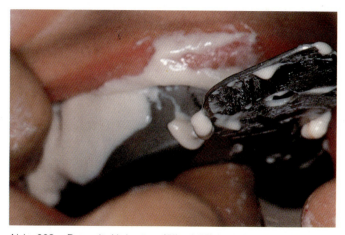

Abb. 668 Der mit Alginat gefüllte Löffel wird auf die Matrizen gesetzt.

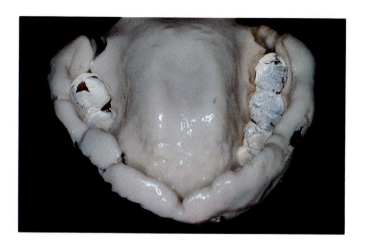

Abb. 669 Die obere Remontageabformung.

Die Remontage

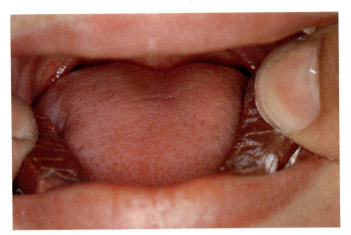

Abb. 670 Die Matrizen werden unterfüttert und auf die unteren Restaurationen aufgesetzt.

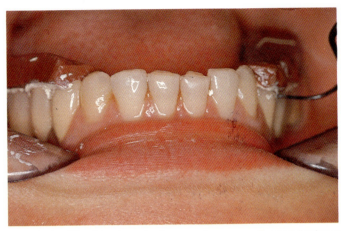

Abb. 671 Die Matrizenränder werden von überschüssigem Temp-Bond befreit.

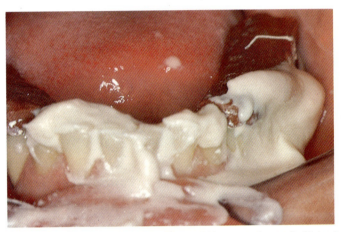

Abb. 672 Die natürlichen unteren Zähne werden mit Alginat bestrichen.

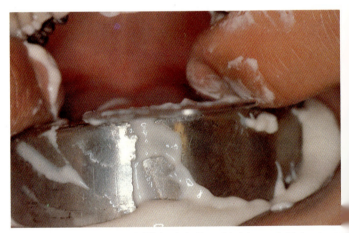

Abb. 673 Der untere Löffel wird über Matrix und Alginat gesetzt.

setzt den unteren Rim-Lock-Löffel auf die Konter und die mit Alginat bestrichenen Frontzähne (Abb. 673). Die Abformung wird abgenommen und für die Herstellung des unteren Modells vorbereitet. Die Gußstücke werden von den Zähnen abgenommen und mit dem Ultraschallzemententferner gründlich gereinigt. Anschließend setzt man sie sorgfältig in die Remontageabformung. Approximal und rund um die Ränder trägt man mit der Spritze Hydrokolloid auf (Abb. 674), damit sich die Gußstücke später leicht entfernen lassen, ohne daß dabei die Ränder gefährdet sind. Diese Methode wurde uns von Dr. Jack Swepston aus Texas empfohlen. Nachdem man das Innere der Gußstücke mit Petrolatum isoliert hat, werden diese vorsichtig mit geschmolzenem „Cerro-Low 136"[8] ausgegossen (Abb. 675).

Die genannte Legierung wird in einem Schmelzlöffel verflüssigt, der mit Wasser gefüllt ist, wodurch eine Überhitzung des Metalls vermieden wird. Ist das Metall flüssig, wird das Wasser aufgetrocknet und das geschmolzene Metall in die Restaurationen gegossen. Aus Büroklammern biegt man Retentionsösen, die die Verankerung an der Gipsbasis sicherstellen, die als nächstes gegossen wird.

[8] Belmont Smelting Works, Brooklyn, New York.

Die Remontageabformung

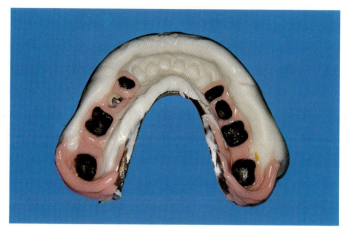

Abb. 674 Die untere Remontageabformung wurde mit Hydrokolloid aus der Spritze ausgeblockt.

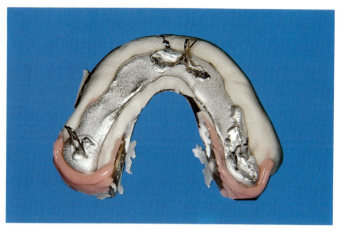

Abb. 675 Die untere Remontageabformung wird mit Cerro-Low 136 ausgegossen.

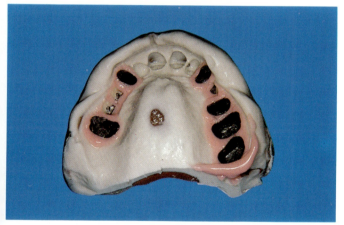

Abb. 676 Die obere Remontageabformung vor dem Ausgießen mit Cerro-Low.

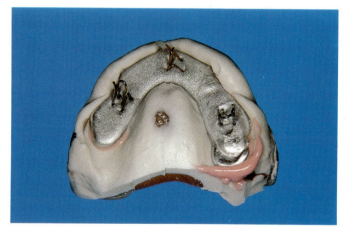

Abb. 677 Die obere Remontageabformung wurde mit Cerro-Low ausgegossen; zur Retention wurden Büroklammern eingesetzt.

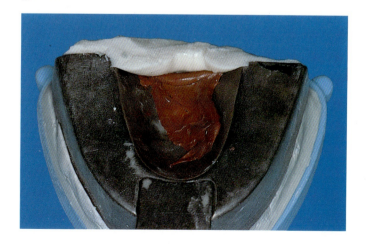

Abb. 678 Mit Hilfe des Kontrollsockelformers von Delar wird die Basis für das obere Modell gegossen.

Die Remontage

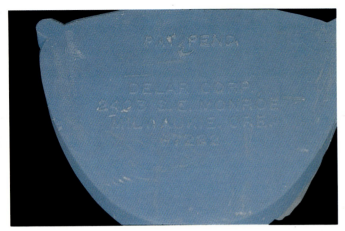

Abb. 679   Der Kontrollsockelformer in situ.

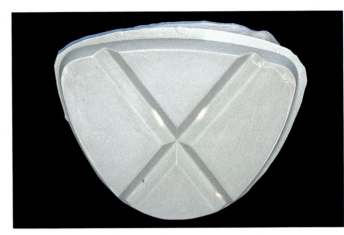

Abb. 680   Nach Abnahme des Kontrollsockelformers.

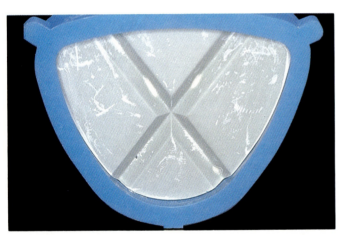

Abb. 681   Der Formring wird auf die erste Hälfte des Kontrollsockels aufgesetzt und isoliert.

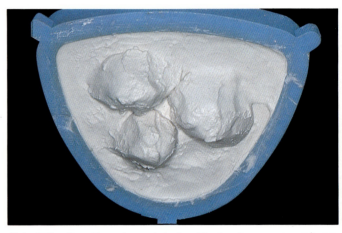

Abb. 682   Der Formring wird des Kontrastes wegen mit andersfarbigem Gips gefüllt. Retentionshöcker nicht vergessen.

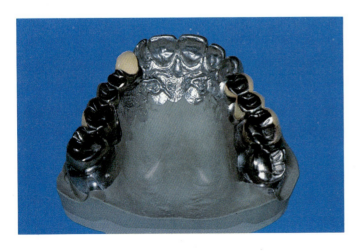

Abb. 683   Das fertige obere Remontagemodell mit Kontrollsockel.

Die Remontageabformung

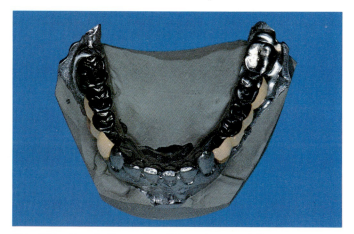

Abb. 684 Das fertige untere Remontagemodell.

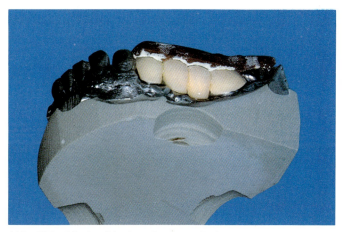

Abb. 685 Mit den Matrizen kann die Paßgenauigkeit der Güsse in der Remontageabformung überprüft werden.

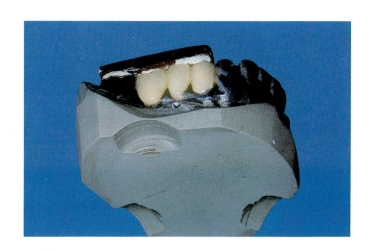

Abb. 686 Überprüfung der anderen Seite mit der Matrize.

Die obere Remontageabformung wird genauso auf den Cerro-Low-Guß vorbereitet (Abb. 676). Die Legierung wird in die oberen Restaurationen gegossen und Halteösen werden angelegt (Abb. 677).
Am oberen Remontagemodell wollen wir einen Kontrollsockel anbringen, mit dem die Montage in der zentrischen Relation überprüft werden kann. Dazu füllt man ein Gipsgemisch in den Delar-Kontrollsockelformer und auf das obere Modell, wobei die Halteösen eingebettet werden. Dies ist die einzige Art der Abformung, die invertiert werden kann, da der Teil mit den Präparationen bereits aus Cerro-Low-Legierung besteht (Abb. 678 und 679).

Wenn der Gips hart ist, nimmt man den Kontrollsockelformer ab (Abb. 680). Der Formring wird auf die erste Hälfte des Kontrollsockels aufgesetzt und das Ganze isoliert (Abb. 681). Ein (zu Kontrastzwecken) andersfarbiges Gipsgemisch wird in den Formring gegossen. Für die spätere Anbringung am oberen Teil des Artikulators formt man mit dem Gips Retentionshöcker (Abb. 682). Wenn der Gips hart ist, wird der Formring abgenommen und die Seiten des oberen Remontagemodells werden auf dem Modelltrimmer überarbeitet (Abb. 683).
Beim unteren Remontagemodell kommt man ohne Kontrollsockel aus (Abb. 684). Einer der Vorteile bei

325

Die Remontage

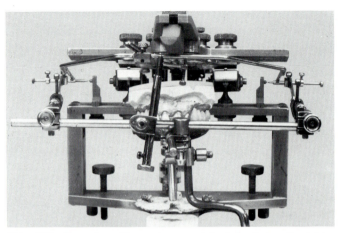

Abb. 687 Das obere Remontagemodell wird mit dem Gesichtsbogen auf den Artikulator ausgerichtet.

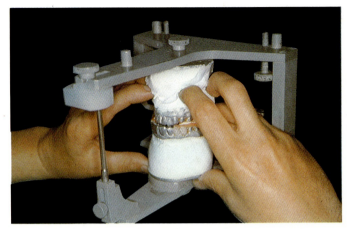

Abb. 688 Das untere Remontagemodell wird mit Hilfe eines zentrischen Registrats auf das obere Remontagemodell ausgerichtet.

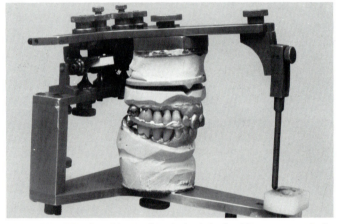

Abb. 689 Mit dem Kontrollsockel wird die Montage und die identische Relation jedes der zentrischen Registrate überprüft.

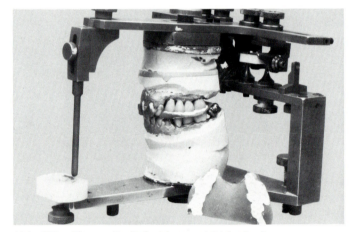

Abb. 690 Die zweite Aufzeichnung ist identisch.

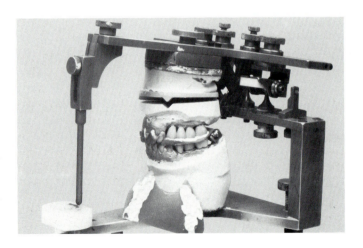

Abb. 691 Die dritte Aufzeichnung ist identisch.

Die Remontageabformung

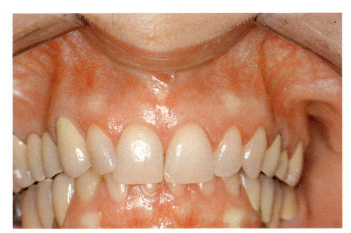

Abb. 692 Der Patient in der RKP.

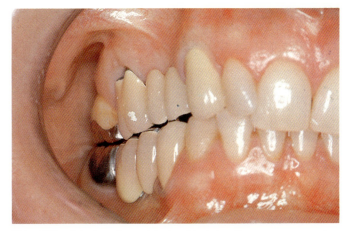

Abb. 693 Arbeitsseite rechts (rechts lateral).

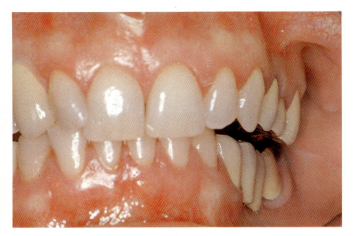

Abb. 694 Balanceseite links.

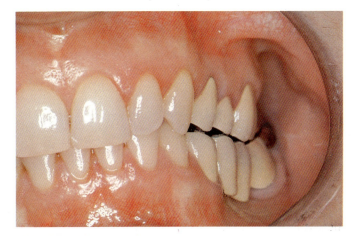

Abb. 695 Arbeitsseite links.

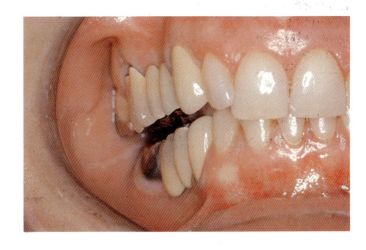

Abb. 696 Balanceseite rechts.

der Verwendung von Kontern aus Abformmasse besteht darin, daß die Seiten abgetrennt werden können und daß man durch erneutes Aufsetzen der Konter auf das Remontagemodell überprüfen kann, ob die Güsse vor dem Gießen der Cerro-Low-Legierung exakt in der Remontageabformung plaziert worden sind (Abb. 685 und 686).

Wenn wir mit der Qualität der Remontagemodelle zufrieden sind, können wir sie auf dem Artikulator einrichten und die notwendigen Korrekturen vornehmen. Das obere Remontagemodell mit dem Kontrollsockel wird mittels Gesichtsbogenübertragung auf die Achse des Artikulators ausgerichtet (Abb. 687). Das untere Remontagemodell wird mit Hilfe eines der zentrischen Registrate in der richtigen Stellung am unteren Teil des Artikulators angebracht (Abb. 688).

Nun wird der Kontrollsockel auseinandergenommen und die Registrate werden verglichen. Der Kontrollsockel muß bei jeder der Aufzeichnungen exakt schließen. Nur dann können wir davon ausgehen, daß wir die Modelle exakt in der zentrischen Relation montiert haben (Abb. 689 bis 691).

In diesem Stadium sind gewöhnlich nur noch geringfügige Korrekturen notwendig, die aber dennoch sehr wichtig sind. Darin besteht der Unterschied zwischen einem brauchbaren Ergebnis und einem, mit dem man sich wirklich sehen lassen kann. Nach den Korrekturen kann die Rekonstruktion endgültig zementiert werden.

Der Patient wird in zentrischer Relation untersucht (Abb. 692), und es sind keine Abweichungen zu entdecken — nur eine glatte Schließbewegung.

Nun beobachtet man die Exkursion nach rechts — es ist darauf zu achten, daß keine arbeitsseitigen Kontakte entstehen (Abb. 693). Bei derselben Exkursion gibt es auf der Nichtarbeitsseite auch keine Kontakte (Abb. 694). Bei der Exkursion nach links entstehen ebenfalls keine Kontakte auf der Arbeitsseite (Abb. 695) und auf der Nichtarbeitsseite (Abb. 696).

Einige Anmerkungen zu den Remontageverfahren

Es gibt noch andere Situationen, in denen sich die hier beschriebenen Remontagevorgänge in geringer Modifikation sehr gut bewähren können. Manche Zahnärzte machen ihre Rekonstruktionen lieber mit Einzelstümpfen. Für die Einzelstümpfe kann man Kappen herstellen und diese bei der Remontage anstelle der endgültigen Restaurationen verwenden. Der einzige Unterschied liegt darin, daß man die Stümpfe in den Kappen plaziert, die sich in der Remontageabformung befinden. Bei der Anfertigung der Remontage- (bzw. in diesem Fall der Arbeits-)Modelle ist die zweifache Möglichkeit von Fehlerquellen gegeben.

Gelegentlich muß im Rahmen einer Rekonstruktion eine Restauration neu angefertigt werden. Hier kann sich eine Kombination aus Remontage und Kappenübertragung bewähren.

Wenn eine Restauration in der Abformung nicht richtig plaziert war und wir den Fall nun einschleifen (vgl. nächstes Kapitel), stellen wir beim erneuten Einsetzen im Mund fest, daß die falsch in der Abformung sitzende Restauration nun als einzige Kontakt hat. Sie stellt also einen gravierenden Frühkontakt dar. Am folgenden Beispiel soll dies verdeutlicht werden.

Wenn ein oberer Prämolar in der Remontageabformung nicht richtig eingesetzt war, befindet er sich nun etwas über der Okklusalebene der übrigen Restaurationen. Beim Ausarbeiten der Artikulation werden die anderen Restaurationen beschliffen (oder der zu kurze Prämolar wird aufgebaut). In beiden Fällen funktionieren alle Restaurationen auf dem Artikulator richtig. Im Mund zeigt sich dann allerdings, daß der in der Abformung falsch sitzende Prämolar jetzt seine richtige Position hat und an dieser Restauration ein Frühkontakt entsteht.

Manchmal stellt man bei einzelnen Restaurationen fest, daß diese nach Remontage und Einschleifen zu kurz sind oder mit den Antagonisten nicht artikulieren. Dies kann vorkommen, wenn der Zahn einen parodontalen Befund aufweist und zwischen der Herstellung der Remontagemodelle und der Korrektur und dem Wiedereinsetzen der Restauration in den Mund eine beträchtliche Zeit verstrichen ist. Dadurch, daß die Parodontalhaut dünner geworden ist, kann sich der Zahn inzwischen in seiner Alveole gesenkt haben; somit ist die Restauration dann zu niedrig. Da hilft nur noch eine erneute Remontage. Selbst bei provisorischer Schienung sind derartige Probleme schon aufgetreten. Wenn eine Restauration nicht richtig auf dem Zahn sitzt oder sich abhebt, während die Remontageabformung angefertigt wird, verliert sie beim Einschleifen der Okklusion den Kontakt mit ihrem Antagonisten.

Kapitel 18

Das Ausarbeiten der Artikulation nach der Remontage

Nachdem wir die finierten Restaurationen mittels Remontage exakt aufeinander und in Bezug zum stomatognathen System eingerichtet haben, können wir mit dem Ausarbeiten der Artikulation beginnen.
Die Fehler und Abweichungen, die in diesem Stadium der Rekonstruktion zu verzeichnen sind, mögen uns in Erstaunen versetzen. Sie lassen sich z. T. auf die Ungenauigkeit der verwendeten Werkstoffe und auf die unumgänglichen Arbeitsschritte zurückführen: das Schneiden und Übertragen von Wachsschablonen von einem Meistermodell auf einen Einzelstumpf kann gewisse Abweichungen bewirken; durch die Herstellung passender Kontaktpunkte kann sich der Sitz einer Wachsschablone auf der Präparation verändern; weitere Abweichungen entstehen beim Einbetten und Gießen — die Gußstücke haben nicht genau die gleiche Paßform wie die Wachsschablonen.
Außerdem ist inzwischen einige Zeit vergangen, seit wir die zentrische Aufzeichnung zur Ausrichtung der Meistermodelle angefertigt haben. In dieser Übergangszeit hat der Patient provisorische Restaurationen getragen, von denen einige der zuvor vorhandenen Frühkontakte u. U. entfernt worden waren. Dadurch hat er einen abträglichen Reflex „verlernt", so daß die zentrische Aufzeichnung mittlerweile viel besser ausfällt. Wir warten daher mit der Aufzeichnung der Relation der Meistermodelle gewöhnlich bis zu diesem Moment. Muß der Patient jedoch zur Praxis jedesmal einen weiten Weg zurücklegen, ist dies nicht immer praktikabel. In vielen Fällen ist es das beste, den Patienten zunächst für einige Tage mit einer Aufbißschiene zu behandeln. Wir können dies zu umgehen versuchen, indem wir mit Hilfe des Jig eine exakte zentrische Relation ermitteln. Dank dieser Frontzahnabstützung lassen sich die Abweichungen beträchtlich verringern, sie sind aber immer noch vorhanden. Außerdem können in der Phase, in der der Patient die provisorischen Restaurationen trägt, Zähne mit parodontalem Befund heilen, wodurch sich ihre Stellung im Alveolarknochen geringfügig ändern kann. Dadurch entsteht eine Abweichung in der Artikulation, die ausgeglichen werden muß. Bei Kiefergelenkpatienten können die Veränderungen so gravierend sein, daß es mit einer einfachen Korrektur nicht mehr getan ist und ein Teil der Rekonstruktion neu angefertigt werden muß. Dies ist der Grund für die wiederholten Montagen im Laufe einer gewissen Zeit, die dem Zahnarzt erst die Gewißheit verschaffen, mit der er einen Fall als abgeschlossen betrachten kann. Werden diese Veränderungen nicht aufgezeichnet und korrigiert, bewirken sie später eine Änderung der okklusalen Verhältnisse, die häufig einer Veränderung im Kiefergelenk zugeschrieben wird. Natürlich sind gewisse Veränderungen im Gelenk möglich, viel eher treten solche Modifikationen jedoch im parodontalen Stützapparat auf, wo man sie wirklich beobachten kann. Wir dürfen also keinen Fall überstürzt abschließen wollen, sondern sollten ausreichend Zeit verstreichen lassen, bevor wir eine abschließende Remontage vornehmen. Die vermeintlichen Gelenkveränderungen sind dann nicht so häufig.
In der Mehrzahl der Fälle ist jedoch lediglich sorgfältiges Einschleifen erforderlich, um das gewünschte Ergebnis zu erzielen. Gelegentlich muß auch durch Löten die Zahnkontur etwas aufgebaut werden. Grundsätzlich sollten wir schon bei der Herstellung der Artikulation in Wachs eine gewisse Öffnung des Bisses vorsehen, wodurch die Korrekturen eingeplant sind. Es ist leichter, ein Zuviel an Gold abzutragen, als Gold wieder aufzubauen, was häufig dann nötig ist, wenn wir im Wachsstadium bereits dem Endergebnis zu nahe kommen möchten.
Die remontierten Goldrestaurationen stellen eine beträchtliche Investition an Zeit und Mühe dar, die durch

unvorsichtiges Einschleifen im Handumdrehen zunichte gemacht werden kann. Das Ausarbeiten der Artikulation ist ein heikles, mühevolles Unterfangen. Dieser Arbeitsgang entscheidet letztlich über Erfolg oder Mißerfolg der gesamten Behandlung.
Die Restaurationen werden in einem eingestellten Artikulator montiert und daraufhin begutachtet, in welchem Ausmaß Korrekturen erforderlich sind. Das Vorgehen bei der Überarbeitung der Artikulation in Gold ist dasselbe wie beim Herstellen der Artikulation in Wachs — mit einer Ausnahme. Wie schon angedeutet, ist es nicht so einfach, in Gold einen zu kurz geratenen Höcker wieder zu erhöhen. Löten ist möglich, aber schwierig. Wir sind daher bestrebt, die Zahnflächen so lange vorsichtig abzutragen, bis wir die erwünschten Relationen erhalten.
Gravierende Interferenzen lassen sich durch bloßes Augenmaß bereinigen. Wir können auch Kohlepapier zu Hilfe nehmen. Über kurz oder lang werden wir jedoch feststellen, daß wir eine viel exaktere Methode zum Auffinden von Frühkontakten benötigen. Wir bedienen uns dazu einer sehr dünnen Mischung aus Schlämmkreide und Alkohol, die wir auf die Kauflächen der Restaurationen auftragen und trocknen lassen. Wenn wir den Artikulator durch die untersuchte Exkursion führen, werden sich die zu hohen Stellen durch die Schlämmkreide abzeichnen. Ebenfalls ein ausgezeichnetes Material, wenn auch nicht so sauber zu verarbeiten, ist in Alkohol aufgelöstes Polierrot. Bei beiden Substanzen ist es in vielen Fällen notwendig, das sich inzwischen angesammelte Material abzuwaschen und mit dem Markieren nochmals von vorn zu beginnen. Manchmal genügt es auch, etwas Alkohol allein aufzutragen, damit sich nicht zu viel Schlämmkreide auf den Kauflächen ablagert. Besteht die Rekonstruktion jedoch aus Kunststoffverblendkronen oder Brückenansätzen, müssen diese so weit wie möglich vor dem Alkohol geschützt werden. Dazu eignet sich ein Übergang aus Tectol[1] (Mineralöl). Die besseren Kunststoffsorten neigen bei richtiger Verarbeitung heutzutage nicht mehr so leicht zur Krakelierung. Auf jeden Fall wird auch der beste Kunststoff durch Alkohol nicht besser. Porzellanverblendungen werden durch Alkohol natürlich nicht beeinträchtigt.

[1] Cosmos Dental Products, Inc., New York, New York.

Ausarbeitung einer front- und eckzahngeführten Artikulation

Beim Ausarbeiten der front- und eckzahngeführten Artikulation im Remontagestadium geht man genauso vor (abgesehen von einigen offensichtlichen Unterschieden) wie bei der Herstellung der Artikulation in Wachs. Bei den fertigen Gußstücken geht es in erster Linie darum, Frühkontakte zu beseitigen und Kontakte einzuschleifen, damit sie gleichzeitig erfolgen; bei der Entwicklung der Artikulation in Wachs müssen dagegen sorgfältig Flächen aufgebaut werden, so daß sie in exakten Kontakt miteinander kommen. Beim Einschleifen sind darüber hinaus notwendigerweise mehrere Schritte miteinander verbunden, und die rechte und die linke Seite müssen gleichzeitig koordiniert werden.
Wichtig ist dabei, sich ständig vor Augen zu halten, wie das Endergebnis aussehen soll, wo die Kontakte und wo die Freiräume sein müssen.
Der Artikulator wird als Meßinstrument verwendet. Man kann ihn aber auch als Frontzahnabstützung zur Ausrichtung der unteren und oberen Zähne aufeinander in den verschiedenen Stellungen betrachten. Unter „Stellung" verstehen wir in diesem Zusammenhang ein feststehendes Verhältnis, das aufrechterhalten und untersucht werden kann. Wir halten also den Artikulator z. B. so, daß die Zähne sich in lateraler Protrusion befinden. Nun können wir den Artikulator weiterbewegen, bis sich die Zähne auf halbem Wege zur Zentrik befinden, um ihre Stellung zu beobachten, und so fort.
Wir beginnen mit der lateralen Protrusion. Der obere Eckzahn hat mit dem unteren Eckzahn Kontakt. Der obere seitliche Schneidezahn trifft auf den unteren seitlichen Schneidezahn und den unteren Eckzahn. Der obere mittlere Schneidezahn hat Kontakt mit dem unteren mittleren und seitlichen Schneidezahn. Alle Höckerspitzen der Seitenzähne müssen etwas Abstand aufweisen. Wenn nicht, sind die Spitzen der oberen und unteren Zähne etwas abzutragen. Um zu einem besseren Endergebnis zu kommen, sollte man die in Kapitel 9 behandelten Grundlagen der Artikulation rekapitulieren (Abb. 697).
Als nächstes wird die Protrusion nach vorwärts überprüft. In dieser Stellung haben die oberen und unteren Frontzähne im Idealfall miteinander Kontakt. Der distale Abhang des oberen Eckzahnes trifft auf

Ausarbeitung einer front- und eckzahngeführten Artikulation

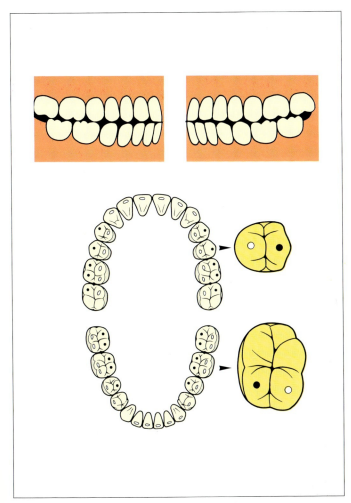

Abb. 697 Kontaktbereiche bei lateraler Protrusion bei einem perfekt eingeschliffenen Idealfall. Ausgewogene Okklusion.

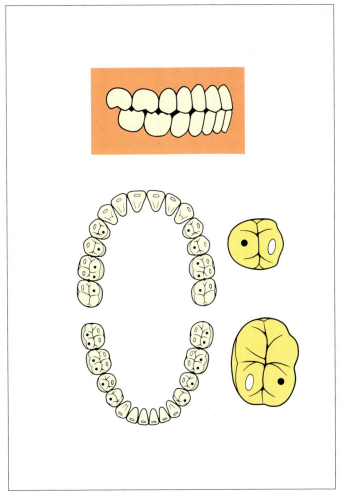

Abb. 698 Kontaktbereiche bei gerader Protrusion. Der distale Abhang des oberen bukkalen Höckers und die mesialen Abhänge der unteren lingualen Höcker wurden eingeschliffen. Ausgewogene Okklusion.

den mesialen Randwulst des unteren 1. Prämolars. Alle Seitenzahnhöcker müssen einen gewissen Abstand aufweisen. Wenn nicht, wird der distale Aspekt der oberen bukkalen Höcker (in der Regel die querverlaufenden Wülste) und der mesiale Aspekt der unteren lingualen Höcker reduziert. Man beachte, daß die Stampf- oder zentrischen Haltehöcker (die bukkalen Höcker der unteren und die lingualen Höcker der oberen Zähne) erhalten bleiben. Der Abstand ist minimal und wird von allen in Kapitel 9 beschriebenen Faktoren bestimmt. Mit anderen Worten, der Abstand könnte größer sein, aber wir hätten dann nicht die Höckerelemente, die für die äußerst wichtigen Kontakte in der RKP, die später eingeschliffen werden, erforderlich sind (Abb. 698).

Nachdem wir also die Höckerspitzen in der lateralen und geraden Protrusion korrigiert haben, müssen wir die Bahnen überprüfen, die diese Höcker beschreiben müssen, wenn sie aus den exzentrischen Stellungen die Zentrik erreichen wollen. Die Stampfhöcker (zen-

331

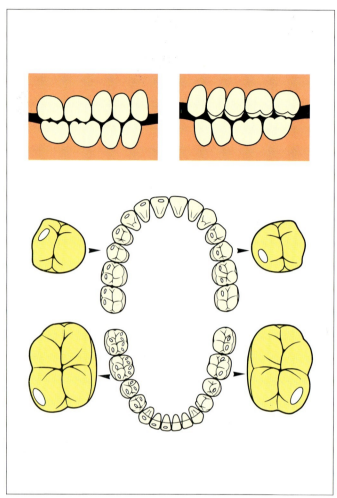

Abb. 699 Die einzuschleifenden Bereiche auf der Arbeitsseite beschränken sich auf die mesialen Abhänge der oberen bukkalen Höcker und die mesialen Abhänge der unteren bukkalen Höcker. Auf der Balanceseite werden die mesialen inneren Flächen der unteren bukkalen Höcker beschliffen. Ausgewogene Okklusion (vgl. Text).

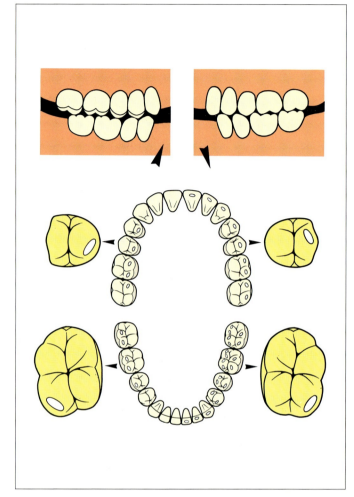

Abb. 700 Die Arbeits- und Balancekontakte der entgegengesetzten Exkursion der Abbildung 699. Ausgewogene Okklusion.

trische Haltehöcker) müssen ihre zentrische Stellung aus den Exkursionen heraus einnehmen, um die Nahrung zerkleinern zu können, ohne dabei an den Seiten zu reiben. Das ist der Grund, weshalb wir eine exakte Aufzeichnung der Grenzbewegungen des Unterkiefers benötigen. Unsere Korrekturen für die Arbeitsseite erfolgen demnach auf den bukkalen Höckern der oberen Zähne und den lingualen Höckern der unteren Zähne. Auch hier schonen wir die Stampfhöcker (Abb. 699).

Gleichzeitig müssen wir die Zahnkontakte auf der Balanceseite oder Nichtarbeitsseite überprüfen. Auf der Balanceseite erfolgen die Korrekturen in den Fossae. Bei den oberen Zähnen sind die Gruben gegen den mesialen Aspekt geneigt, und die unteren bukkalen Höcker müssen ungehindert aus der exzentrischen Balancestellung in die Zentrik wandern können (Abb. 700).

Die Fossae der unteren Zähne sind distal gerichtet und müssen es den oberen lingualen Höckern ge-

Ausarbeitung einer front- und eckzahngeführten Artikulation

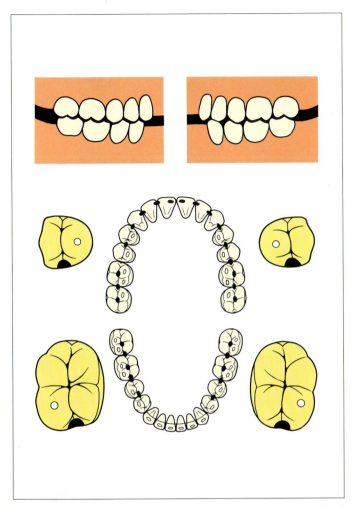

Abb. 701 RKP-Kontakte eines perfekt eingeschliffenen, ideal ausgewogenen Falles. Sollte einer dieser Kontakte stärker ausfallen als die übrigen, wird die Fossa vertieft und nicht die Höckerspitze abgetragen.

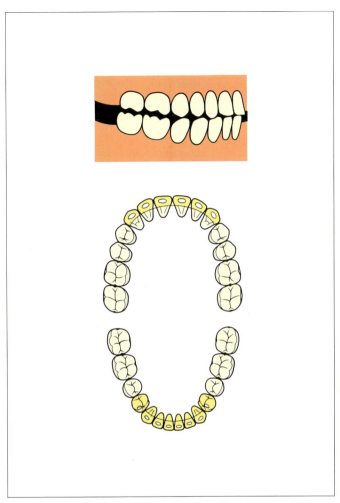

Abb. 702 Bei einer front- und seitenzahngestützten Okklusion entstehen bei gerader und lateraler Protrusion nur an den Frontzähnen Kontakte.

statten, aus der exzentrischen Stellung auf der Balanceseite in die Zentrik zurückzukehren. Es empfiehlt sich, die Bahnen jeweils nur ein klein wenig zu korrigieren: man beginnt also bei der extrem exzentrischen Position (innerhalb des Zahnkontakts) und arbeitet sich langsam zur Zentrik vor. Dies gelingt leichter mit Hilfe der Stellschrauben für die Bennett-Führung. Indem man die Schraube jedesmal ein paar Drehungen hinausschraubt, läßt man die Zähne sich der Zentrik schrittweise nähern.

Korrektur der HIKP

Wenn wir die Interferenzen auf dem Weg von den exzentrischen Stellungen zur HIKP korrigiert haben, so daß die Stampfhöcker ihre Fossae ohne Reibung erreichen, muß in der Regel sehr wenig getan werden. Allerdings ist es sehr wichtig, die HIKP sorgfältig auszuarbeiten. Mit einer Markierhilfe wie z. B. Alkohol und Schlämmkreide, die auf die Gußstücke gestrichen werden, kommen wir eventuell in den zentri-

Das Ausarbeiten der Artikulation nach der Remontage

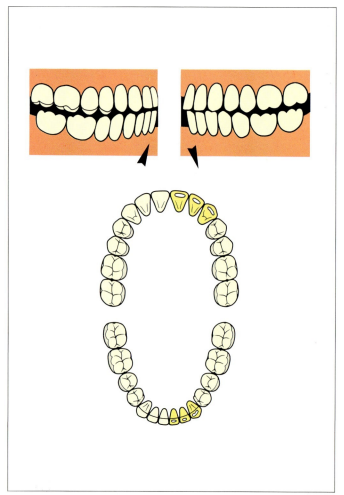

Abb. 703 Bei einer front- und seitenzahngestützten Okklusion haben die Seitenzahnhöcker bei Arbeits- und Balanceexkursionen keinen Kontakt.

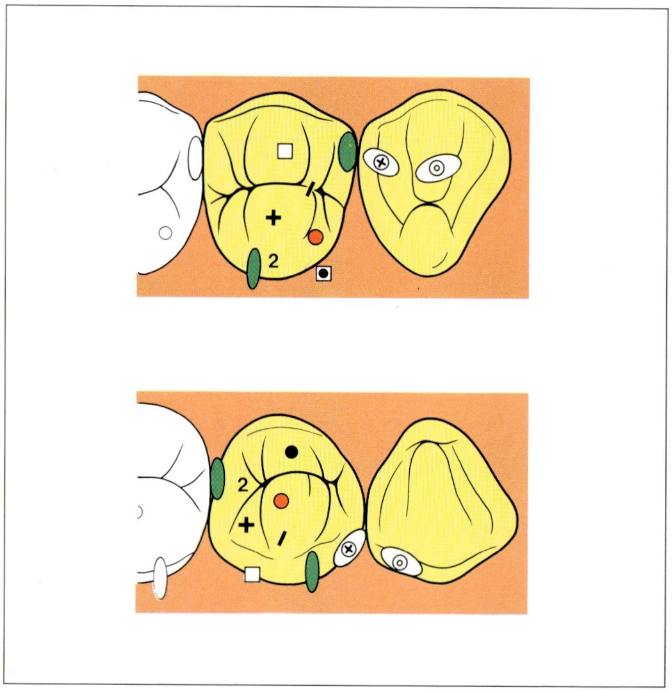

Abb. 704 RKP-Kontakte des oberen Eckzahnes einer front- und seitenzahngestützten Okklusion nach korrektem Einschleifen.

schen Kontakten vorhandenen Diskrepanzen auf die Spur. Diese Kontakte entstehen zwischen den Seiten der Stampfhöcker und den Rändern der Fossae (Rand-, quer- und schrägverlaufende Wülste). Nötigenfalls müssen die Fossae etwas vertieft werden. Wir wollen vermeiden, daß die Höckerspitze auf einer ebenen Fläche an der tiefsten Stelle der Fossa auftrifft (Abb. 701 bis 703).
Bei den Korrekturen in der zentrischen Relation können wir uns an keine festen Regeln halten, sondern müssen uns auf unsere eigene Fallbeurteilung verlassen, die sich danach richtet, wie das Endergebnis

aussehen soll. Frühkontakte lassen sich durch Beschleifen entweder der oberen oder unteren Zahnfläche beseitigen. Welche Fläche wir beschleifen (gewöhnlich werden beide Flächen etwas reduziert), hängt vom Endergebnis der Überarbeitung ab. Um z. B. einen Frühkontakt zwischen einem querverlaufenden Wulst eines oberen Zahnes und einem Randwulst eines unteren zu beseitigen, würden wir den unteren Randwulst nicht beschleifen, da dort sonst eine Kerbe entstehen würde. Also reduzieren wir den querverlaufenden Wulst. Dieses Beispiel soll verdeutlichen, was wir mit eigener Beurteilung meinen, die sich danach richtet, wie das Endergebnis aussehen soll. Eine Vorstellung vom Endergebnis hat man jedoch beim Herstellen der Artikulation in Wachs bekommen.

Alle Korrekturen an den Kauflächen werden mit kleinen Bohrern, Steinen oder Diamanten ausgeführt. Finiert werden die Kauflächen mit einer Messingschleifscheibe. Das ergibt eine feine Mattierung.

Kontaktbereiche in der zentrischen Relation

Die Kontaktbereiche einer front- und eckzahngeführten Artikulation lassen sich am besten beschreiben, wenn man für eine Seite die Relation jeweils eines oberen und unteren Zahnes beschreibt. Bei normalen Verhältnissen gilt für die andere Seite dasselbe. Mit Hilfe der Skizzen soll die genaue Lage der winzigen Kontaktbereiche bei dieser Art der Artikulation verdeutlicht werden.

Eckzahn (Abb. 704)

1. Die mesiolinguale Fläche des oberen Eckzahnes hat Kontakt mit der distobukkalen Fläche des unteren Eckzahnes.
2. Die distolinguale Fläche des oberen Eckzahnes berührt die mesiobukkale Fläche des mesiobukkalen Randwulstes des unteren 1. Prämolars.

Erster Prämolar (Abb. 705)

1. Der bukkale dreieckige Wulst des oberen 1. Prämolars kreuzt und berührt die bukkale Fläche des distalen Abhangs des bukkalen Randwulstes des unteren 1. Prämolars.
2. Der linguale dreieckige Wulst des oberen 1. Prämolars berührt den inneren Aspekt des distobukkalen Randwulstes des unteren 1. Prämolars.
3. Der bukkale dreieckige Wulst des unteren 1. Prämolars berührt den inneren Aspekt des mesiolingualen Randwulstes des oberen 1. Prämolars.
4. Der linguale dreieckige Wulst des unteren 1. Prämolars berührt die linguale Seite des mesiolingualen Randwulstes des oberen 1. Prämolars.
5. Der linguale dreieckige Wulst des oberen 1. Prämolars kreuzt und berührt den mesiobukkalen Randwulst des unteren 1. Prämolars.
6. Der distale Randwulst des unteren 1. Prämolars kreuzt und berührt den distalen Teil des lingualen Randwulstes des oberen 1. Prämolars.

Zweiter Prämolar (Abb. 706)

1. Der bukkale dreieckige Wulst des oberen 2. Prämolars kreuzt und berührt den bukkalen Aspekt des distalen Abhangs des bukkalen Randwulstes des unteren 2. Prämolars.
2. Der linguale dreieckige Wulst des oberen 2. Prämolars berührt den inneren Aspekt des distobukkalen Randwulstes des unteren 2. Prämolars.
3. Der bukkale dreieckige Wulst des unteren 2. Prämolars berührt den inneren Teil des mesialen Abhangs des lingualen Randwulstes des oberen 2. Prämolars.
4. Der linguale dreieckige Wulst des unteren 2. Prämolars berührt die linguale Seite des mesialen Teils des lingualen Randwulstes des oberen 2. Prämolars. Hat der untere 2. Prämolar zwei linguale Höcker, entsteht der Kontakt zwischen dem dreieckigen Wulst des distolingualen Höckers und der lingualen Seite des mesialen Teils des lingualen Randwulstes des oberen 2. Prämolars.
5. Der mesiale Randwulst des oberen 2. Prämolars kreuzt und berührt den mesialen Teil des bukkalen Randwulstes des unteren 2. Prämolars.
6. Der distale Randwulst des unteren 2. Prämolars kreuzt und berührt den distalen Teil des lingualen Randwulstes des oberen 2. Prämolars.

Erster Molar (Abb. 707)

1. Der dreieckige Wulst des mesiobukkalen Höckers des oberen 1. Molars kreuzt und berührt den distalen Abhang des Randwulstes des mesiobukkalen Höckers des unteren 1. Molars.
2. Der dreieckige Wulst des mesiolingualen Höckers des oberen 1. Molars kreuzt und berührt den dreieckigen Wulst des mesiobukkalen Höckers des unteren 1. Molars.
3. Der schrägverlaufende Wulst des oberen 1. Molars reicht vom distobukkalen Höcker bis zum mesiolingualen Höcker und wird durch die mesiodistale zentrale Fossa unterteilt. Der bukkale Teil (auf dem distobukkalen Höcker) berührt die Fossa zwischen dem bukkalen und distobukkalen Höcker des unteren 1. Molars.

Das Ausarbeiten der Artikulation nach der Remontage

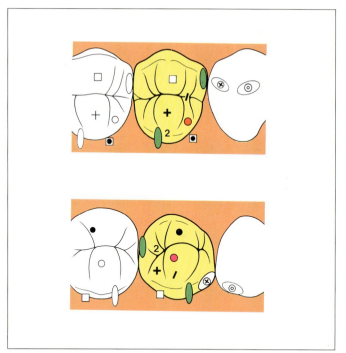

Abb. 705 RKP-Kontakte des oberen und unteren 1. Prämolars einer front- und seitenzahngestützten Okklusion nach richtigem Einschleifen.

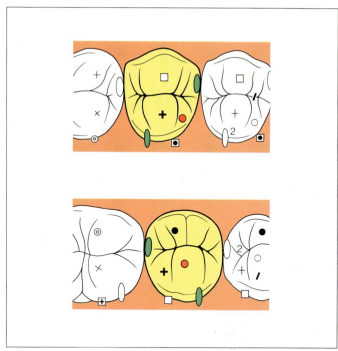

Abb. 706 RKP-Kontakte des oberen und unteren 2. Prämolars einer front- und seitenzahngestützten Okklusion nach richtigem Einschleifen.

4. Der linguale Teil (auf dem mesiolingualen Höcker des oberen 1. Molars) kreuzt und berührt den dreieckigen Wulst des bukkalen Höckers des unteren 1. Molars.
5. Der dreieckige Wulst des distolingualen Höckers des oberen 1. Molars kreuzt und berührt den dreieckigen Wulst des distobukkalen Höckers des unteren 1. Molars.
6. Der mesiale Randwulst des oberen 1. Molars kreuzt und berührt den mesialen Abhang des Randwulstes des mesiobukkalen Höckers des unteren 1. Molars.
7. Der distale Randwulst des oberen 1. Molars kreuzt und berührt den distalen Abhang des Randwulstes des distobukkalen Höckers des unteren 1. Molars.
8. Der dreieckige Wulst des mesiolingualen Höckers des unteren 1. Molars berührt den mesialen Teil der lingualen Fläche des lingualen Randwulstes des mesiolingualen Höckers des oberen 1. Molars (übrigens der Carabelli-Höcker).

9. Der dreieckige Wulst des distolingualen Höckers des unteren 1. Molars kreuzt und berührt die lingualen Flächen des lingualen Randwulstes des oberen 1. Molars, während der Randwulst vom mesiolingualen zum distolingualen Höcker überwechselt.

Zweiter Molar (Abb. 708 und 709)

Die Kontaktflächen des oberen und unteren 2. Molars sind die gleichen wie beim ersten Molar.

1. Der dreieckige Wulst des mesiobukkalen Höckers des oberen 2. Molars kreuzt und berührt den distalen Abhang des Randwulstes des mesiobukkalen Höckers des unteren 2. Molars.
2. Der dreieckige Wulst des mesiolingualen Höckers des oberen 2. Molars kreuzt und berührt den dreieckigen Wulst des mesiobukkalen Höckers des unteren 2. Molars.

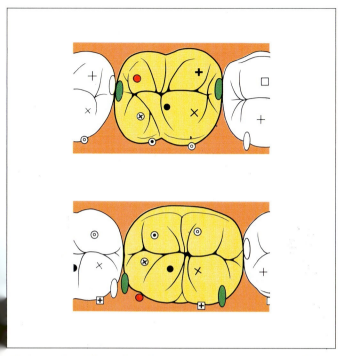

Abb. 707 RKP-Kontakte des oberen und unteren 1. Molars einer front- und seitenzahngestützten Okklusion.

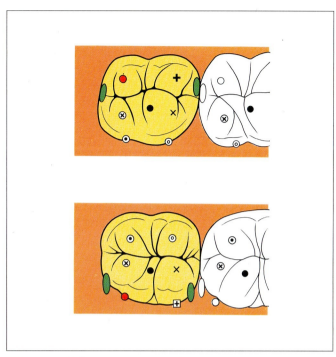

Abb. 708 RKP-Kontakte des oberen und unteren 2. Molars einer front- und seitenzahngestützten Okklusion.

3. Der schrägverlaufende Wulst des oberen 2. Molars reicht vom distobukkalen bis zum mesiolingualen Höcker und wird von der mesiodistalen zentralen Fossa unterteilt. Der bukkale Teil (auf dem distobukkalen Höcker) berührt die Fossa zwischen dem bukkalen und distobukkalen Höcker des unteren 2. Molars.
4. Der linguale Teil des mesiolingualen Höckers des oberen 2. Molars kreuzt und berührt den dreieckigen Wulst des bukkalen Höckers des unteren 2. Molars.
5. Der dreieckige Wulst des distolingualen Höckers des oberen 2. Molars kreuzt und berührt den dreieckigen Wulst des distobukkalen Höckers des unteren 2. Molars.
6. Der mesiale Randwulst des oberen 2. Molars kreuzt und berührt den mesialen Abhang des Randwulstes des mesiobukkalen Höckers des unteren 2. Molars.
7. Der distale Randwulst des oberen 2. Molars kreuzt und berührt den distalen Abhang des Randwulstes des distobukkalen Höckers des unteren 2. Molars.
8. Der dreieckige Wulst des mesiolingualen Höckers des unteren 2. Molars berührt den mesialen Teil der lingualen Fläche des lingualen Randwulstes des mesiolingualen Höckers des oberen 2. Molars.
9. Der dreieckige Wulst des distolingualen Höckers des unteren 2. Molars kreuzt und berührt den lingualen Teil des lingualen Randwulstes des oberen 2. Molars, während der Randwulst vom mesiolingualen zum distolingualen Höcker überwechselt.

Das Einschleifen der Frontzähne

Das Einschleifen der Frontzähne hängt vom Einzelfall und seiner Behandlung ab. Handelt es sich um sechs obere Frontzahnverblendkronen, können sie unschwer mit den Seitenzahnrestaurationen remontiert werden, worauf man sie im Artikulator einschleift. Stiftverankerte Halbkronen können ebenfalls mit den

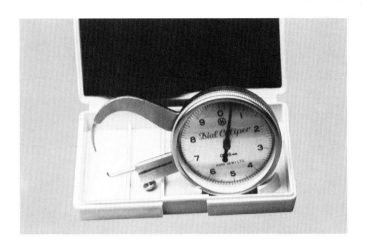

Abb. 709 Dieses ausgezeichnete Gerät zur Prüfung der Kronendicke ist bei Almore International, Inc., Portland, Oregon, erhältlich.

Seitenzahnrestaurationen remontiert werden, wegen ihrer Größe und Form sind sie aber schwieriger zu manipulieren. Mit entsprechender Vorsicht lassen sie sich remontieren und im Artikulator einschleifen. Porzellanjacketkronen können ebenfalls remontiert werden, es besteht dabei jedoch die Gefahr des Brechens. Sicherer ist es daher, entweder die Biskuitjackets zu remontieren und eventuelle Splitter zu reparieren oder die Biskuitjackets direkt im Mund einzuschleifen, nachdem die Seitenzahnrestaurationen eingeschliffen und provisorisch eingesetzt wurden.

Wieder anders ist die Situation, wenn keine Frontzahnrestaurationen vorhanden sind. In diesen seltenen Fällen genügt manchmal eine geringe Überarbeitung der Frontzähne. Dies kann auf den Remontagemodellen geschehen, während die Seitenzahnrestaurationen abschließend ausgearbeitet werden. Die auf den Modellen korrigierten Bereiche werden notiert, wonach die natürlichen Zähne im Mund entsprechend überarbeitet werden. Ungeachtet der Situation im Frontzahnbereich sollte das Endergebnis des Einschleifens immer dasselbe sein.

Einschleifen der Frontzähne bei front- und eckzahngeführter Okklusion

In der RKP sind wir bestrebt, an den Frontzähnen einen etwas geringeren Kontakt als an den Seitenzähnen zu haben. Mit anderen Worten, wenn ein Stück $1/1000$ Zellophan zwischen den Seitenzahnrestaurationen klemmt, sollte man es mit nur geringem Widerstand zwischen den Frontzähnen herausziehen können. In manchen Fällen nehmen die Frontzähne eine Stellung ein, in der dieser Versuch mißlingt.

Es gibt Fälle, in denen wir die Frontzähne mit einer Halteplatte daran hindern müssen, weiter durchzubrechen. Diese Patienten können weder kieferorthopädisch noch chirurgisch behandelt werden.

Aus der zentrischen Relation in die übrigen Exkursionen übernehmen die Frontzähne die Führung. Die Seitenzähne verlieren den Kontakt kurze Zeit, nachdem der Patient die RKP verläßt. Dies würde sich bestätigen, wenn der Patient versuchsweise eine Gleitbewegung ausführte, oder wenn wir den Fall auf dem Artikulator oder im Mund untersuchten.

In vielen Fällen ist diese Anordnung nur im Bereich der Eckzähne möglich. Wo immer dies möglich ist, müssen die Eckzähne in guter Form restauriert werden, so daß beim Verlassen der RKP die Seitenzähne durch die Öffnungskomponente der Kieferbewegung diskludiert werden — unter der Führung der Propriorezeption des Eckzahnes. Der Eckzahn „hebelt" der Unterkiefer nicht auf, sondern wirkt eher wie ein „Fühler", der die Öffnungsbewegung steuert. Da wir diesen Winkel nicht exakt ermitteln und aufzeichnen können, müssen wir den Eckzahnkontakt im Mund anpassen.

Bevor wir eine brauchbare Artikulation der Seitenzähne schaffen können, müssen wir eine Frontzahn-

führung gestalten, die physiologische Höcker ermöglicht. Letzten Endes wählen wir damit eine Frontzahnrelation aus. Aufgrund der Erfahrung und der Faktoren des Einzelfalles erraten wir vorsichtig die notwendige Führung.
Wenn die Restaurationen zur Zufriedenheit eingeschliffen sind, werden sie von den Remontagemodellen abgenommen und gesäubert. Gewöhnlich lassen sie sich ohne weiteres entfernen. Hat man jedoch Mühe, die Restaurationen abzunehmen, da die Gußstücke innen vor dem Anfertigen des Remontagemodells nicht isoliert wurden, taucht man das Modell in über 65 °C heißes Wasser, damit es schmilzt und die Restaurationen abfallen. Natürlich ist das Modell damit verloren, aber gewöhnlich braucht man es nicht mehr, außer um die Gußstücke geordnet zu halten, während man sie im Mund zementiert.

Kapitel 19

Das Zementieren

Nachdem die Restaurationen entsprechend korrigiert wurden und gut passen und nachdem das Parodontium auf die Behandlung angesprochen hat bzw. die Gelenkbeschwerden abgeklungen sind, können die Restaurationen endgültig zementiert werden. Bevor wir an diese Aufgabe gehen, müssen wir aber vollkommen sicher sein, daß wir das ins Auge gefaßte Behandlungsziel erreicht haben. Es ist viel besser, im Zweifelsfalle noch etwas zu warten, als übereilt zu zementieren und dies anschließend zu bedauern. Eine erneute Remontage ist viel weniger aufwendig als nachträgliche Korrekturen, wenn die Restaurationen bereits endgültig zementiert sind.

Das Zementieren stellt einen äußerst wichtigen Schritt in der Behandlung dar. Wenn hierbei nicht jede Einzelheit sorgfältig beachtet wird, kann ein ansonsten exzellentes Ergebnis zu guter Letzt noch verdorben werden.

Vorbereitung der Restaurationen zum Zementieren

Die Restaurationen werden von den Zähnen abgenommen und die Abnahmehöcker, falls vorhanden, abgeschliffen. Die bis jetzt dick belassenen Ränder werden geschmälert.

Bei Inlays oder Onlays empfiehlt es sich, zu diesem Zeitpunkt die Ränder „einzurollen". Dabei werden passend montierte Gipsmodelle verwendet, die man mit Petrolatum bestreicht. Die Restaurationen müssen währenddessen in der exakten Stellung gehalten werden. Mit Hilfe eines sehr praktischen Geräts von Medart[1] wird die Restauration richtig positioniert, während die Ränder eingerollt werden. Außerdem wird das Lockerwerden aufgrund von Vibrationen verhindert.

Die Approximalflächen werden sorgfältig poliert, die Kauflächen dagegen nur mit einer Messingdrahtbürste gereinigt. Eventuell vorhandene Verblendungen werden vorsichtig letztmalig poliert.

Rückstände des provisorischen Zements werden aus der Innenseite der Restaurationen entfernt. Dies gelingt besonders leicht durch Erwärmung in Jel-Sol[2]. Das Innere der Restaurationen wird mit einem in Cavidry getauchtes Wattekügelchen ausgewischt und die Oberfläche getrocknet. Das Ultraschallreinigungsgerät mit Aufsatz zur Beseitigung von provisorischem Zement eignet sich hierfür sehr gut.

Vorbereitung der Zähne zum Zementieren

Die Zähne werden von sämtlichen Spuren des provisorischen Zements befreit. Anschließend werden sie auf ihre Vitalität hin getestet, da eine Wurzelkanalbehandlung vor dem Zementieren der Restaurationen viel leichter durchzuführen ist. Außerdem sollten die Restaurationen auf Schmerzempfindlichkeit hin überprüft werden. Gewöhnlich sind die Zähne wegen der ausreichend langen Phase, in der die Restaurationen provisorisch zementiert waren, nicht mehr schmerzempfindlich. Sind sie es dennoch, ist eine Anästhesie notwendig, da der Patient sonst die Restaurationen durch kräftiges Zusammenbeißen in die richtige Position bringt und damit der Behandlungserfolg zunichte gemacht ist. Das Wohlbefinden des Patienten

---

[1] Inlay Pressure Applicator von Lactona Corporation, Morris Plains, New Jersey 07950.

[2] J. F. Jelenko & Co., Inc., 170 Petersville Road, New Rochelle, New York 10801.

erleichtert das erfolgreiche Positionieren der Restaurationen und kann gar nicht nachdrücklich genug betont werden.

Um die Zähne trocken zu halten, deckt man den Ductus parotideus mit einem Stück Iso-Shield[3] von 3M ab. Während der Zement angemischt wird, kommen Watterollen und Speichelpumpe zum Einsatz. Die Präparationen werden mit einem in Cavidry[4] getauchtes Wattekügelchen von Zementspuren und anderen Rückständen gereinigt. Dann wartet man einen Moment, bis das Cavidry verdampft ist.

Mit einem Wattepellet trägt man CMP Formulae[5] (enthält 1% Prednisolon) auf die Präparationen auf. Nach Trocknung trägt man Kopallack auf, womit die Präparationspflege vor dem endgültigen Zementieren abgeschlossen ist.

Das Sickern im Bereich der Gingiva läßt sich mit 1%iger Adrenalinchloridlösung oder 12%iger Zinkchloridlösung eindämmen. Bei beträchtlichem Sickern empfiehlt sich die Anwendung von Gingi-Pak[6] oder Racord[7]. Ein Wasserstoffperoxidkügelchen wird auf die Gingiva aufgetragen.

Bei allen tiefen Präparationen verwenden wir etwas Metacortalon, das in etwas MCP[8] aufgelöst wird. Dieses wird mit einem kleinen Drahtschlingenapplikator auf den gereinigten Zahn aufgetragen.

Nun rührt man ein sehr dünnflüssiges Zinkoxid-Eugenol-Gemisch an. Nach Anmischen des endgültigen Zements (s. u.) trägt man eine winzige Menge des dünnflüssigen ZOEs auf die Präparation auf. Nun setzt man die Restauration und den Zement rasch auf.

Das Anmischen und Auftragen des Zements

Die besten Ergebnisse lassen sich mit einem hochwertigen Teilprothetikzement erzielen. Er sollte langsam abbinden, da man in der Regel jeweils einen Quadranten auf einmal zementiert. Außerdem ist eine ausreichende Anmischzeit notwendig, um den Säuregehalt abzubauen, so daß die Pulpa nicht geschädigt wird.

Man kühlt eine Glasplatte 30 Minuten lang im Kühlschrank oder in kaltem Wasser und trocknet sie dann gründlich ab. Am einen Ende der Platte trägt man ca. zehn Tropfen Zementflüssigkeit und am anderen Ende etwas Zementpulver auf. Nun gibt man einen Teil dieses Pulvers auf die Flüssigkeit und beginnt mit dem Verrühren. Dabei verteilt man die entstehende Mischung über einen großen Teil der Glasplatte. Damit wird ein hoher Durchmischungsgrad bei starker Abkühlung durch die Platte erreicht. Nun fügt man der Mischung weiter Pulver zu, bis eine sahnige Konsistenz erzielt ist. Diese Mischung ist leicht zu verarbeiten, die Verarbeitungszeit reicht für sorgfältiges Plazieren der Restaurationen aus, sie bindet zu unlöslichen Kristallen ab und traumatisiert die Pulpa nicht. Ist eine längere Verarbeitungszeit erforderlich, wie z. B. zum Zementieren langer Brücken, bedient man sich des Verfahrens des „Löschens". Dazu verteilt man ein paar Körnchen des Pulvers in der Flüssigkeit und rührt diese um. Nun läßt man die Mischung einige Minuten stehen — je länger, desto langsamer bindet sie ab —, nachdem das übrige Pulver beigemischt wurde.

Wir füllen diese sahnige Zementmischung in die sauberen, trockenen Restaurationen, wobei wir darauf achten, daß jede Restauration eine reichliche Menge erhält und keine Luft eingeschlossen wird. Die Präparationen werden mit Warmluft getrocknet — aber nicht ausgetrocknet — und die Restaurationen richtig plaziert. Mit einem automatischen Hammer werden die Güsse in die richtige Lage vibriert. Diese wird dadurch gesichert, daß der Patient auf ein Orangenholzstäbchen beißt. Danach soll er auf den Medart pressure applicator[9] beißen. Sind die Restaurationen soweit versorgt, decken wir sie und die Zähne mit Dry-Foil ab, damit der Speichel den noch nicht angebundenen Zement nicht angreifen kann[10]. Dann lassen wir den Patienten fest auf eine Watterolle beißen und so mehrere Minuten verharren. Weigert sich der Patient, auf die Watte zu beißen, kann man sie in Zellophan einwickeln. Ermüden die Muskeln des Patienten, unterstützen wir ihn, indem wir von unten mit den

---

[3] Minnesota Mining & Mfg. Co., 3M Center, St. Paul, Minnesota 55101.
[4] Parkell Products Inc., Farmingdale, New York 11735.
[5] West Anaheim Pharmaceuticals Inc., P.O. Box 3279, Anaheim, California.
[6] Surgident Ltd., Los Angeles, California.
[7] Pascal Co., Inc., Seattle, Washington.
[8] Wurzelkanalverband aus kampferhaltigem Parachlorphenol mit Metacresylazetat von Sultan Chemists Inc., Englewood, New Jersey. Vgl.: A. E. Fry, R. F. Watkins und N. M. Phatek, „Topical Use of Corticosteroids for Relief of Pain Sensitivity of Dentine and Pulp". *Oral Surgery, Oral Medicine, Oral Pathology* 13 (5, 1960): 594.

[9] Lactona Corporation, Morris Plains, New Jersey 07950.
[10] J. F. Jelenko & Co., Inc., New Rochelle, New York.

Händen gegen den Unterkiefer drücken. Nachdem der Zement völlig abgebunden hat, entfernen wir Watterolle, Iso-Shield und Dry-Foil und beseitigen den überschüssigen Zement.

Gewöhnlich zementieren wir die Hälfte der Restaurationen, d. h. zwei Quadranten, an einem Termin. Vorzugsweise zementiert man erst alle unteren und beim nächsten Mal alle oberen, oder umgekehrt. Sollte sich also die Stärke des endgültigen Zements geringfügig von der des provisorischen unterscheiden, kommt es nicht zu zwischenzeitlichen Diskrepanzen. Diese Gefahr wird weitgehend ausgeschaltet, wenn wir bei der letzten Remontage die Restaurationen mit einem dünnen Verschlußzement provisorisch zementieren.

Die Innenflächen von Vollkronenrestaurationen wurden maschinell bearbeitet, um eine zur Isolation und richtigen Plazierung ausreichende Schichtdicke des Zements zu gewährleisten. Manche Zahnärzte empfehlen Abflußlöcher in den Restaurationen für einen besseren Sitz. Ich persönlich halte dies für überflüssig, wenn das Zementieren sorgfältig erfolgt. Außerdem erübrigt sich damit das Ausflicken der Restaurationen.

Manche Zahnärzte empfehlen, den Zement mit einem Kamelhaarpinsel auf die Präparation (von Vollkronen) aufzutragen und dann die Krone auf den zementbedeckten Stumpf aufzusetzen. Dies bewirkt angeblich einen besseren Sitz der Restauration.

Besondere Aspekte beim Zementieren

Herausnehmbare Restaurationen

Bei herausnehmbaren Prothesen mit Präzisionsgeschieben muß noch eine weitere Vorkehrung getroffen werden: Man darf jeweils nur einen Pfeiler (mit Präzisionsgeschiebe) zementieren. Alle anderen Pfeiler sind an Zähnen ohne Zement zu plazieren. Die Patrizen der Geschiebe an der herausnehmbaren Prothese sind mit Petrolatum zu bestreichen. Dann wird die Präparation des zu zementierenden Pfeilers getrocknet. Der Zement wird angemischt, und nach dessen Auftragung auf die Restauration des Pfeilers wird diese auf die Präparation gesetzt. Nach dem Festdrücken wischt man den überschüssigen Zement von der Matrize des Pfeilergusses. Der Pfeilerbereich wird nun mit Dry-Foil abgedeckt. Der Patient muß beiderseits auf Watterollen beißen. Dank des Petrolatums läßt sich die Teilprothese nach dem Abbinden des Zements leichter abnehmen. Derselbe Vorgang wird jeweils mit einem weiteren Pfeilerguß wiederholt.

Festsitzende Brücken oder Schienen

Beim Zementieren einer festsitzenden Brücke oder von verblockten Brückengliedern kann man den hartgewordenen Zement mit einem Kunstgriff nach Dr. L. A. Cohn leicht entfernen. Dazu drückt man einfach etwas Konterwachs oder irgendein anderes sehr weiches Wachs in die Approximalbereiche der Brücke oder Schiene, wobei darauf zu achten ist, daß man den Rändern nicht zu nahe kommt. Dadurch kann kein Zement in diese Bereiche eindringen. Nachdem der Zement hart ist, läßt sich das Wachs leicht beseitigen, und wir müssen nicht mühsam Zementreste aus den engen Approximalbereichen entfernen.

Ein anderes Hilfsmittel beim Zementieren von Schienen ist die Okklusionsfolie, die man vor allem bei engen Interdentalräumen zwischen die Zähne schiebt. Damit erreicht man zweierlei: Erstens läßt sich die Schiene leichter manövrieren, während man den Zement aufträgt und sie aufsetzt, zweitens lassen sich die Interdentalräume viel leichter von hartgewordenen Zementresten säubern. Dies lernte ich von einem meiner Studenten, Bruce Knox.

Porzellanjackets

Besondere Vorsicht muß man beim Zementieren von Porzellanjackets walten lassen, damit diese nicht brechen. In der Regel werden sie nicht provisorisch zementiert, da sie bei der erneuten Abnahme leicht beschädigt werden können. Es sei daran erinnert, daß diese Restaurationen erst angefertigt werden, wenn die Restaurationen der Seitenzähne vollständig korrigiert und in der Regel endgültig zementiert worden sind. Würde man die Jackets nach dem Biskuitbrand anprobieren, dürften nur geringe Korrekturen — wenn überhaupt — notwendig sein. Die Jackets werden auf richtigen Sitz und Kontakt überprüft und die Artikulation getestet. Fällt der Test zur Zufriedenheit aus, können sie endgültig zementiert werden.

Bevor man die Porzellanjackets endgültig zementiert, sollte man die Farbtönung des zu verwendenden Zements überprüfen, da diese sich nachhaltig auf die Schattierung der Restaurationen auswirken kann. Es ist also nicht zuviel verlangt, etwas Zementpulver mit etwas Wasser oder Glyzerin anzurühren, die Mischung in die Jackets zu füllen und diese auf die Zähne aufzusetzen. Nun erst entsteht der endgültige Farbton. Für die Eckzähne verwendet man gewöhnlich einen etwas dunkleren oder intensiver gelb gefärbten Zement. Werden sechs Frontzahnjackets gleichzeitig angefertigt, erfolgt die Einfärbung „im Verbund", wobei die Eckzähne etwas dunkler getönt sind als die mittleren und seitlichen Schneidezähne. Bevor die Jackets endgültig zementiert werden, sollte man Zementpulver unterschiedlicher Färbung mit Wasser anrühren, um die Sorte mit dem gewünschten optischen Effekt zu ermitteln.

Sechs Jackets aus Porzellan können gleichzeitig zementiert werden. Traut man sich so viel aber nicht zu, sind folgende Vorsichtsmaßnahmen zu beachten.

Nicht mit der ersten Mischung zu zementierende Jakkets sind auf ihren jeweiligen Zähnen zu plazieren. Dies garantiert, daß die Jackets richtig sitzen, da die benachbarten Jackets als Kontaktpunkte fungieren. Außerdem wird dadurch verhindert, daß überschüssiger Zement auf eine benachbarte Präparation gelangt, wovon man ihn wieder entfernen müßte. Außerdem muß das Jacket vollständig mit Zement angefüllt werden, um Lufteinschlüsse zu vermeiden. Eingeschlossene Luft läßt sich nur schlecht austreiben und kann zum Bruch führen.

Das Jacket wird mit vibrierenden Bewegungen, sodann durch Fingerdruck oder mit Hilfe einer Watterolle festgedrückt. Auf keinen Fall darf ein automatischer Hammer oder ein Orangenholzstäbchen verwendet werden, wie bei Restaurationen aus edlen Legierungen empfohlen. Nachdem die Jackets in der richtigen Position sind, deckt man sie mit Dry-Foil ab und fixiert sie mit einer Watterolle und vertikal gerichtetem Fingerdruck. Dies sollte man nie dem Patienten überlassen, da dieser die Jackets unweigerlich beim Zusammenbeißen labial verschiebt.

Wenn wir drei bis sechs Jackets gleichzeitig zementieren wollen, müssen wir warten, bis die erste Zementportion völlig hart ist. Erst dann können die restlichen drei zementiert werden. Schon durch leichten Druck werden gerade entstandene Zementkristalle gestört.

Stiftverankerte Halbkronen

Besondere Vorsicht erfordert das Zementieren von sitftverankerten Halbkronen oder Restaurationen mit zusätzlichen filigranen Retentionen. Der Zement muß sehr sorgfältig in die Löcher gefüllt werden, damit er bis ganz hinunter gelangt. Hier empfiehlt sich eine etwas dünnere Zementmischung, die man mit einem Wurzelkanalstopfer aufträgt, der so klein ist, daß man damit den Zement auf den Wandungen der Löcher verteilen kann. Auch hier ist auf Lufteinschlüsse zu achten. Mit einer spiralförmigen Lentula, die man gegen den Uhrzeigersinn dreht, läßt sich der Zement sehr schön in die Löcher einführen. Diese Restaurationen sind mit einem automatischen Hammer festzuvibrieren und dann mit einem Orangenholz festzubeißen. Dann folgt die Abdeckung mit Dry-Foil. Der Patient beißt auf eine Watterolle, bis der Zement ganz hart geworden ist.

Schlechtsitzende Restaurationen

Selbst bei größter Sorgfalt sitzt manchmal eine Restauration nicht richtig. Dies merkt man in der Regel am endgültig montierten Studienmodell. Nach Abschluß des Zementierens nimmt man vorsichtig eine Abformung, deren Modelle mit Hilfe einer Gesichtsbogenübertragung und eines zentrischen Registrats auf dem Artikulator montiert werden. Irgendwelche Diskrepanzen sind an diesen Modellen erkennbar und lassen sich, falls geringfügiger Art, mit einer kleinen Schleifscheibe beseitigen. Andere Korrekturen der Artikulation sollten nicht erforderlich sein.

Kleine Restaurationen

Bei kleinen Restaurationen trägt man Zement besser auf deren Präparation auf. Die Restauration läßt sich besser handhaben, wenn sie nicht mit Zement bedeckt ist. Dies gilt für Restaurationen der Klasse V, stiftverankerte Halbkronen, kleine MO oder DO sowie Kauflächen. Große MOD-Restaurationen und -Kronen füllt man jedoch besser mit Zement und setzt sie dann auf die Präparation auf.

Kapitel 20

Das Einschleifen der Artikulation natürlicher Zähne

Das wahllose Einschleifen der Kauflächen natürlicher Zähne hat schon häufig verheerende Wirkungen gezeitigt. Viele Bezahnungen sind durch sogenanntes präventives Einschleifen ruiniert worden. Durch unsachgemäßes oder schlampiges Einschleifen kann ein parodontaler Befund verschlimmert werden, ja selbst Kiefergelenkbeschwerden können in ein akutes Stadium treten.

Definition des „Frühkontaktes"

Da der Begriff Frühkontakt im vorliegenden Kapitel häufig auftauchen wird, wollen wir zunächst seine Bedeutung festlegen. Unter Frühkontakt versteht man jeden Zahnkontakt, der
— eine normale scharnierähnliche Schließbewegung des Unterkiefers in jede Position ohne Zahnkontakt verhindert;
— nicht mit dem Kiefergelenk harmoniert und dessen abnormes Funktionieren bewirkt;
— dazu führt, daß ungewöhnliche Beanspruchungen auf die parodontalen Gewebe einwirken und damit die Zielsetzung vereitelt, die Belastungen im stomatognathen System gleichmäßig zu verteilen.

Indikationen und Kontraindikationen für das Einschleifen

Wenn für eine Bezahnung mit einigen Frühkontakten eine dreigliedrige Brücke angefertigt werden soll, müssen dann die Frühkontakte beseitigt werden? Diese Frage wird häufig gestellt, die Antwort hängt jedoch von den Erkenntnissen einer umfassenden Diagnose ab. Kann man die Frühkontakte mit klinischen oder radiologischen Anzeichen für eine pathologische Situation in Beziehung bringen? Gibt es Kiefergelenksymptome?
Wenn wir diese Fragen verneinen müssen, unterlassen wir besser das Einschleifen. Sind die Fragen allerdings zu bejahen, läßt sich durch überlegtes Einschleifen vielleicht etwas Positives bewirken. Ich würde eine Auffächerung der Frontzähne, die direkt auf einen Frühkontakt zurückgeführt werden kann, zum Anlaß für das Einschleifen nehmen.
Bestehen Frühkontakte, ohne daß ein pathologischer Befund erkennbar ist, hat der Patient einen propriorezeptiven Schutzreflex entwickelt, der in Verbindung mit dem Widerstand des Patienten ausreicht, die Entstehung von pathologischen Anzeichen zu verhindern. Was passiert, wenn wir diese Frühkontakte abschleifen? Die beim Frühkontakt auf die Gewebe einwirkenden Kräfte würden beseitigt oder verändert. Die Zähne würden plötzlich einer Beanspruchung ausgesetzt, für die der Patient noch keinen schützenden propriorezeptiven Reflex entwickelt hat. Bei Beginn einer Behandlung kann es sehr wohl möglich sein, daß der Patient aufgrund höheren Alters und verringerten Widerstands den Beanspruchungen nicht mehr so leicht gerecht wird, wie zu der Zeit, als die Frühkontakte entstanden. Außerdem haben sich die Frühkontakte ganz allmählich eingestellt, während bei einer Behandlung die Situation sich auf einen Schlag ändern würde. Als Folge würden tatsächlich pathologische Anzeichen auftreten. Es wäre daher viel sicherer, die Frühkontakte so zu belassen, wie man sie vorgefunden hat. Während wir eine Diagnose für eine vollständige Rekonstruktion erstellen, halten wir es in diesen Fällen für richtig, nur solche Behandlungsmaßnahmen einzuleiten, für die es stichhaltige und eindeutige Gründe gibt.
Genausogut können aber auch Kiefergelenkbeschwerden ausgelöst werden. Auch hier mag eine

bestimmte Kombination von Befunden als nicht normal erscheinen. Solange aber eindeutige Symptome fehlen, empfehlen wir, die Fehlfunktion besser unverändert zu belassen. Alles andere könnte genau das auslösen, was wir zu verhindern suchen. Ohne unser Eingreifen hätte sich aber eine Pathologie vielleicht nie entwickelt.

Meiner Meinung nach ist das Einschleifen von Kauflächen nicht angebracht, solange kein eindeutiger pathologischer Befund vorliegt, der durch überlegtes Einschleifen gebessert werden kann. Das Einschleifen sollte niemals als vorbeugende Maßnahme betrieben werden.

Daraus folgt, daß es Befunde gibt, die durch überlegtes Einschleifen behandelt werden können. In Fällen, in denen die parodontalen Gewebe einen eindeutigen pathologischen Befund aufweisen, kann das Einschleifen eine unterstützende Maßnahme im Rahmen der parodontalen Behandlung darstellen; es kann aber niemals eine vollständige Rekonstruktion ersetzen. Es ist allerdings vorstellbar, daß eine bestimmte Konstellation von Faktoren das überlegte Einschleifen rechtfertigt. Wenn die pathologischen Anzeichen gering sind und sich auf einen kleinen Bereich der Bezahnung beschränken, kann das Einschleifen durchaus einen Teil der parodontalen Behandlung darstellen. Dies gilt besonders dann, wenn die Hartgewebe (die Zähne) frei von Kavitäten sind und keiner der Zähne ersetzt werden muß. Entsprechend können wir in den Fällen, in denen wir Kiefergelenkbeschwerden auf einen oder mehrere störende Höcker zurückführen können, diese in der Hoffnung beschleifen, daß sich der Befund dann normalisiert.

Gelegentlich werden wir einen Patienten antreffen, bei dem ein umfangreicher pathologischer Befund eine entsprechende Fehlfunktion der Zähne begleitet. Dann ist eindeutig eine vollständige Rekonstruktion angezeigt, die sich der Patient aber vielleicht nicht leisten kann. Würde hier das Einschleifen etwas nützen? Das mag schon sein, aber der Erfolg hängt direkt von den Mängeln der Methode ab. Manchmal sind die Mängel so umfassend, daß die gesamte Maßnahme aussichtslos wird. Wenn der Zahn nicht an Stellen, wo dies nötig ist, auch aufgebaut werden kann, bleibt die Aussicht auf Erfolg begrenzt. Daraus könnte man den Schluß ziehen, daß man das Einschleifen mit ein wenig aufbauenden Restaurationen kombinieren kann. Unsere Erfahrungen sprechen allerdings dagegen. Es stellt sich nämlich mit der Zeit heraus, daß man mehr verändern muß, als wenn man gleich eine vollständige Rekonstruktion geplant hätte, und man erzielt doch nur ein mäßiges Ergebnis.

Ein Befund, der allerdings durch Einschleifen verbessert werden kann, umfaßt die Auffächerung von Frontzähnen, die darauf zurückzuführen ist, daß der Unterkiefer von einem Frühkontakt im Seitenzahnbereich abrutscht und auf die Frontzähne prallt. Aus Gründen der Klassifikation kann man die Auffächerung in diesen Fällen als pathologisch betrachten.

Das Einschleifen als stabilisierende Maßnahme nach kieferorthopädischer Behandlung

Überlegtes Einschleifen kann sich bei kieferorthopädisch behandelten Patienten als sehr hilfreich erweisen. In diesen Fällen ist es häufig unmöglich, durch Zahnbewegung eine perfekte Artikulation zu erreichen. Nach Abschluß einer kieferorthopädischen Behandlung sind sehr oft Frühkontakte vorhanden. Die Zähne weisen eine neue Position auf, der sie umgebende Knochen befindet sich in einem fließenden Übergang zwischen Resorption und Heilung. Der Patient hatte noch nicht die Zeit, einen propriorezeptiven Schutzreflex zu entwickeln; ehe sich dieser eingespielt hat, können die Zähne bereits wieder aus der neuen Stellung herausgedrückt sein. Dies sind die Fälle, in denen das präventive Einschleifen die Behandlung unterstützen kann. Manchmal kann es sich dann sogar als vorteilhaft erweisen, mehrere Restaurationen zu plazieren. In der Mehrzahl der Fälle ist jedoch eine vollständige Rekonstruktion aus zwei Gründen nicht zu empfehlen. Erstens sind die Diskrepanzen in der Artikulation gewöhnlich gering und zweitens sind die meisten kieferorthopädisch behandelten Patienten sehr jung, so daß eine umfassende Rekonstruktion nicht angezeigt ist.

Alle gerade abgeschlossenen kieferorthopädischen Fälle sind sehr gründlich auf die Funktion hin zu überprüfen, damit der Bestand des erzielten Ergebnisses gewährleistet ist. Sind wir also zu dem Schluß gekommen, daß ein Fall eingeschliffen werden soll, wie geht es dann weiter?

Als erstes müssen exakte Studienmodelle angefertigt und im Artikulator montiert werden, so daß sie in Relation zur selben Achse stehen wie die Zähne des Patienten. Vollständige Aufzeichnungen würden zwar den erhöhten Zeitaufwand mehr als rechtfertigen, aber achsmontierte Modelle genügen auch. Bei diesen ist es nötig, die exzentrischen Kontakte an den Frühkontakten auf den montierten Modellen zu den im Mund beobachteten sorgfältig in Beziehung zu setzen. Mit vollständigen Aufzeichnungen ist dies ein leichtes.

Wenn wir die Frühkontakte ermittelt haben, steht uns das Schwierigste noch bevor: die Entscheidung, wie sie korrigiert werden sollen. Es kann durchaus passieren, daß man eine halbe Stunde darüber nachdenkt, an welcher Stelle man eine Sekunde lang schleifen soll! Das Einfachste an der ganzen Unternehmung ist tatsächlich das Abschleifen selbst. Wir dürfen aber nie vergessen, daß das Einschleifen einen unwiderruflichen Verlust an Zahnsubstanz darstellt. Die Entscheidung, wo man beschleifen soll, muß auf den Maßnahmen zur Herstellung einer Artikulation beruhen, die bereits früher beschrieben wurden. Ein genaues Verständnis dieser Maßnahmen bewahrt uns davor, die falschen Stellen zu beschleifen, und läßt uns die Mängel des Einschleifens als Behandlungsmaßnahme erkennen.

Allgemeine Richtlinien zum Einschleifen natürlicher Zähne

Aus den Kapiteln, die von der Entwicklung einer Artikulation in Wachs und von deren Ausarbeitung nach der Remontage handeln, können mehrere Richtlinien abgeleitet werden:

1. Höcker, die die RKP stabilisieren (linguale Höcker an oberen Zähnen und bukkale Höcker an unteren Zähnen) dürfen nie beschliffen werden, es sei denn, sie stellen in anderen Exkursionen ebenfalls Frühkontakte dar. Selbst dann dürfen sie nur so weit reduziert werden, daß der Frühkontakt in der Zentrik verschwindet. Sind in anderen Exkursionen dann immer noch Frühkontakte an diesen Höckern vorhanden, müssen andere Flächen beschliffen werden, da diese Höcker den Kontakt in der RKP nicht verlieren dürfen. Durch weiteres Abschleifen würde die Zentrik verlorengehen — mit entsprechend katastrophalen Folgen.
2. Die Korrektur eines Frühkontakts umfaßt immer zwei Flächen: eine an einem oberen Zahn und eine an einem unteren. Durch Beschleifen einer der beiden Flächen verschwindet der Frühkontakt. Die wichtige Frage ist jedoch, welche Fläche man reduzieren soll. Die Entscheidung darf erst nach sorgfältiger Beobachtung in allen Exkursionen fallen, wobei man herausfinden muß, ob die obere oder untere Fläche auch bei anderen Bewegungen einen Frühkontakt erzeugt. Ist dies der Fall, muß die Korrektur so erfolgen, daß auch alle anderen Interferenzen dadurch beseitigt werden. Häufig werden die anderen Exkursionen durch das Einschleifen korrigiert, der Frühkontakt in der Zentrik ist aber immer noch etwas vorhanden. Dann beschleift man die untere Fläche. Dies hat den Vorteil, daß mehrere Verbesserungen bei minimalem Substanzverlust möglich sind.
3. Wir müssen beim Schleifen darauf achten, daß die funktionalen Belastungen immer möglichst nah bei den Längsachsen der Zähne ansetzen. Dies wird durch die Bedeutung der RKP-stabilisierenden Höcker unterstrichen.
4. Zum Einschleifen verwendet man immer kleine Schneidinstrumente, da kaum eine beträchtliche Menge Zahnsubstanz abgetragen werden muß, sondern es vielmehr um das Überarbeiten von Oberflächen geht. Dies ist mit großen Steinen oder Diamanten nicht möglich.
5. Beim Einschleifen darf nie eine ebene Fläche entstehen. Alle artikulierenden Flächen müssen abgerundet (parabelförmig) sein, da alle Kieferbewegungen kreisend ablaufen.
6. Nach dem Einschleifen muß der Patient regelmäßig nachuntersucht werden. Wenn die auf einen Zahn wirkenden Kräfte verändert werden, ist damit zu rechnen, daß der Zahn seine Stellung im Zahnbogen verändert. Es kann daher mehrmaliges Nachschleifen erforderlich sein, bis der Zahn sich endlich stabilisert hat.
7. Im Laufe des Einschleifens und der Anpassung der Zähne an ihre neue Stellung müssen regelmäßig neue Studienmodelle angefertigt werden.

Wahl der zu beschleifenden Bereiche

Am einfachsten läßt sich wohl beschreiben, wo man einschleifen muß, wenn man mehrere häufig auftre-

Das Einschleifen der Artikulation natürlicher Zähne

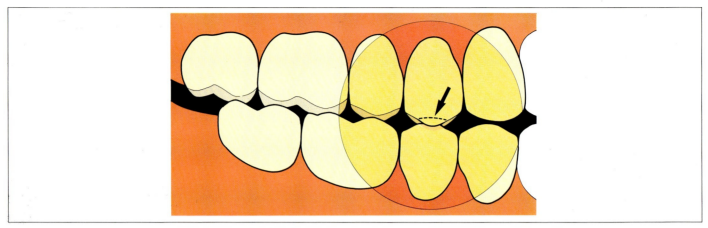

Abb. 710 Der Frühkontakt entsteht nur bei lateraler Protrusion zwischen dem bukkalen Höcker des oberen 1. Prämolars und dem bukkalen Höcker des unteren Prämolars.

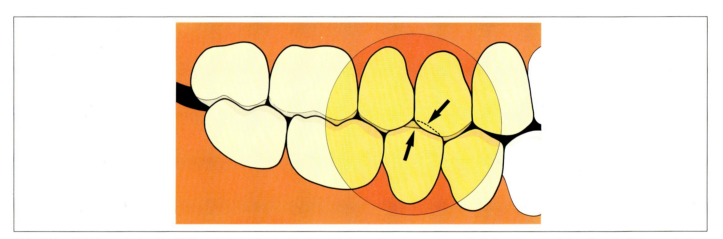

Abb. 711 Frühkontakt in der RKP zwischen der bukkalen Höckerspitze des unteren 2. Prämolars und den Randwülsten zwischen dem oberen 1. und 2. Prämolar.

tende Situationen anführt und dabei jeweils erklärt, warum welche Stellen beschliffen werden müssen. Wir wollen alle potentiell vorkommenden Situationen erfassen. Dabei betrachten wir alle zwischen dem oberen 1. Prämolar und dem unteren 2. Prämolar möglichen Befunde. Mit etwas Überlegung kann man diese Verhältnisse auf alle anderen Bereiche der Bezahnung übertragen.

Fall 1 (Abb. 710)

Befund: Frühkontakt nur bei lateraler Exkursion zwischen der Spitze des bukkalen Höckers des oberen 1. Prämolars und der Spitze des bukkalen Höckers des unteren 2. Prämolars.

Behandlung: Wir beschleifen die Höckerspitze des oberen 1. Prämolars, da diese in keiner anderen Stellung Kontakt hat.

Wahl der zu beschleifenden Bereiche

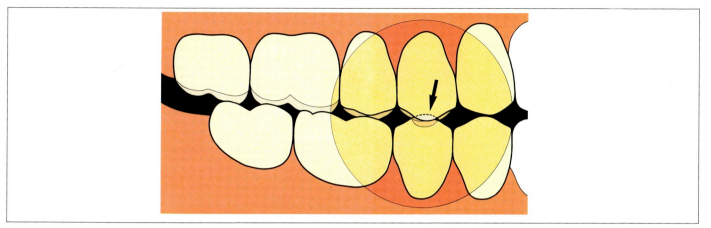

Abb. 712 Im Fall aus Abbildung 711 entsteht bei lateraler Protrusion ebenfalls ein Frühkontakt zwischen der bukkalen Höckerspitze des unteren 2. Prämolars und der bukkalen Höckerspitze des oberen 1. Prämolars.

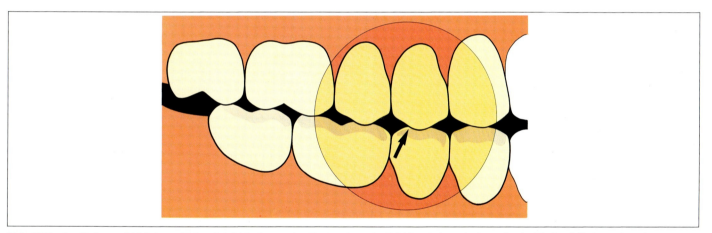

Abb. 713 Im Fall aus Abbildung 711 entsteht bei gerader Protrusion ein Frühkontakt zwischen der bukkalen Höckerspitze des unteren 2. Prämolars und dem Rand des bukkalen Höckers des oberen 1. Prämolars.

Fall 2

Befund: Frühkontakt in der zentrischen Relation zwischen der Spitze des bukkalen Höckers des unteren 2. Prämolars und den Randwülsten zwischen dem oberen 1. und 2. Prämolar (Abb. 711); in lateraler Protrusion zwischen der Spitze des bukkalen Höckers des 2. unteren Prämolars und der Spitze des oberen 1. Prämolars (Abb. 712); bei reiner Protrusion (Abb. 713) zwischen der Spitze des bukkalen Höckers des unteren 2. Prämolars und dem Rand des bukkalen Höckers des oberen 1. Prämolars, der bis zu den mesiodistalen Konturen der distalen Hälfte des bukkalen Höckers des oberen 1. Prämolars reicht (Abb. 714).

Behandlung: Wir korrigieren zunächst den RKP-Kontakt, indem wir die Spitze des bukkalen Höckers des unteren 2. Prämolars reduzieren (Abb. 714). Wir überprüfen ihn nun auf einen Kontakt in der Protrusion hin und beschleifen den Rand des bukkalen Höckers des oberen 1. Prämolars (Abb. 714). Wir reduzieren die mesiodistale Kontur der distalen Hälfte des bukkalen Höckers des oberen 1. Prämolars. Wenn sie bei lateraler Protrusion immer noch zu hoch ist, reduzieren wir die Spitze des bukkalen Höckers des oberen 1. Prämolars (Abb. 714).

Fall 3

Befund: Nur in der RKP Frühkontakt zwischen der Spitze des bukkalen Höckers des unteren 2. Prämolars und den Randwülsten des oberen 1. und 2. Prämolars (Abb. 715). In exzentrischen Stellungen berührt weder die Spitze des bukkalen Höckers des unteren 2. Prämolars noch irgendein anderer Höcker.

Behandlung: Wir beschleifen die Randwülste des oberen 1. und 2. Prämolars (Abb. 716), da der Höcker in den anderen Exkursionen ohnehin schon zu niedrig ist.

Fall 4

Befund: Frühkontakt zwischen dem mesialen Abhang des bukkalen Höckers des unteren 2. Prämolars und dem distalen Abhang des bukkalen Höckers des oberen 1. Prämolars bei arbeitsseitiger Okklusion (Abb. 717).

Behandlung: Wir überprüfen zunächst, ob die laterale Protrusion ungehindert verläuft. Wenn ja, beschleifen wir den mesialen Abhang des bukkalen Höckers des unteren 2. Prämolars (Abb. 718).

Fall 5

Befund: Frühkontakt nur in der Balancestellung zwischen der Spitze des lingualen Höckers des oberen 1. Prämolars und der Spitze des bukkalen Höckers des unteren 2. Prämolars (Abb. 719).

Behandlung: Wenn der linguale Höcker des oberen 1. Prämolars in der RKP zufriedenstellend ist, reduzieren wir die Spitze des bukkalen Höckers des unteren 2. Prämolars. Wir überprüfen den Kontakt der Spitze des lingualen Höckers des oberen 1. Prämolars, während diese sich in der balanceseitigen Relation über den mesialen inneren Aspekt des bukkalen Höckers des unteren 2. Prämolars hinweg bewegt. Entsteht dabei eine Interferenz, reduzieren wir den mesialen inneren Aspekt des bukkalen Höckers des unteren 2. Prämolars (Abb. 720).

Fall 6

Befund: Frühkontakt in arbeitsseitiger Okklusion zwischen dem mesialen inneren Abhang des bukkalen Höckers des oberen 1. Prämolars und dem distalen Abhang des bukkalen Höckers des unteren 1. Prämolars (Abb. 721).

Behandlung: Wir überprüfen zunächst, ob der distale Abhang des bukkalen Höckers des unteren 1. Prämolars dort endet, wo der nächste mesiale Abhang beginnt. Wenn ja, beschleifen wir den mesialen inneren Abhang des bukkalen Höckers des oberen 1. Prämolars (Abb. 722).

Fall 7

Befund: Frühkontakt in arbeitsseitiger und protrusiver Exkursion zwischen dem lingualen Höcker des oberen 1. Prämolars und dem lingualen Höcker des unteren 2. Prämolars (Abb. 723).

Behandlung: Wir überprüfen zunächst, ob der linguale Höcker des oberen 1. Prämolars in der zentrischen Relation und den anderen Exkursionen korrekt ist. Wenn ja, reduzieren wir den lingualen Höcker des unteren 2. Prämolars (Abb. 724).
Wenn der linguale Höcker des oberen 1. Prämolars in der RKP und der Balancestellung ebenfalls zu früh Kontakt bekommt, beschleifen wir ihn, damit ein korrekter RKP- und Balancekontakt entsteht (Abb. 724). Wenn der linguale Höcker des unteren 2. Prämolars nach Reduktion des oberen lingualen Höckers immer noch interferiert, beschleifen wir diesen lingualen Höcker des unteren 2. Prämolars ebenfalls (Abb. 724).

Wahl der zu beschleifenden Bereiche

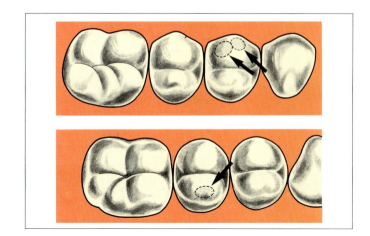

Abb. 714 Zur Korrektur des Falles aus Abbildung 711 ist die Spitze des bukkalen Höckers des unteren 2. Prämolars zu beschleifen; falls nötig, auch den Rand des bukkalen Höckers des oberen 1. Prämolars. Wenn sie bei einer lateralen Protrusion immer noch hoch aufragt, ist die Spitze des bukkalen Höckers des oberen 1. Prämolars zu beschleifen.

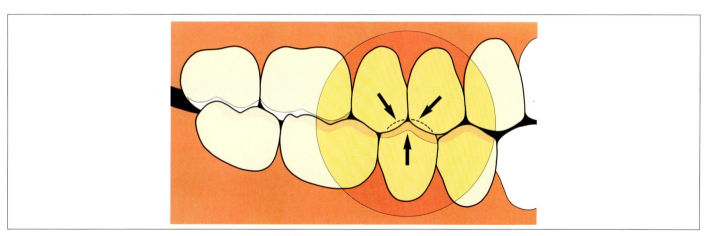

Abb. 715 Frühkontakt nur in der RKP zwischen der Spitze des bukkalen Höckers des unteren 2. Prämolars und den Randleisten des oberen 1. und 2. Prämolars.

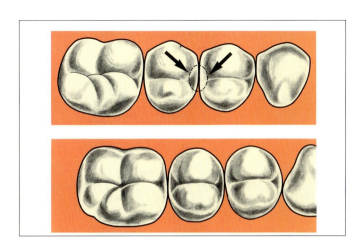

Abb. 716 Zur Korrektur des Falles aus Abbildung 715 werden die Randleisten des oberen 1. und 2. Prämolars reduziert.

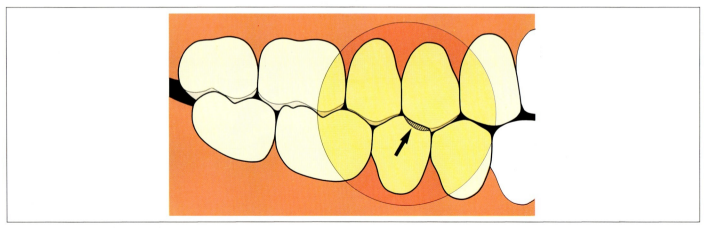

Abb. 717 Frühkontakt zwischen dem mesialen Abhang des bukkalen Höckers des unteren 2. Prämolars und dem distalen Abhang des bukkalen Höckers des oberen 1. Prämolars bei arbeitsseitiger Okklusion.

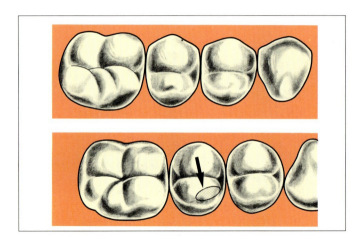

Abb. 718 Nach Überprüfung, ob der Frühkontakt aus Abbildung 717 bei lateraler Protrusion verschwindet, beschleift man den mesialen Abhang des bukkalen Höckers des unteren 2. Prämolars.

Abb. 719 Zwischen der Spitze des lingualen Höckers des oberen 1. Prämolars und der Spitze des bukkalen Höckers des unteren 2. Prämolars entsteht nur in der balanceseitigen Stellung ein Frühkontakt.

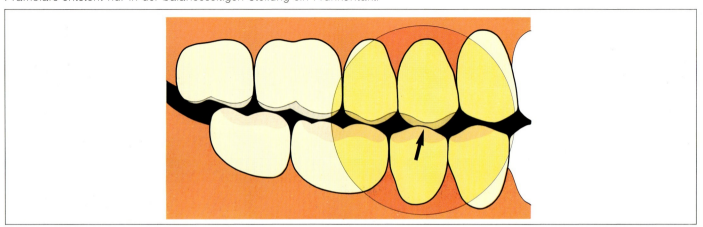

Wahl der zu beschleifenden Bereiche

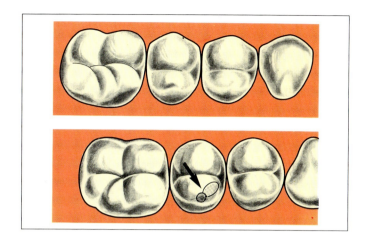

Abb. 720 Wenn die RKP stimmt, wird der Fall aus Abbildung 719 korrigiert, indem die Spitze des bukkalen Höckers des unteren 2. Prämolars reduziert wird. Außerdem ist die mesiale Innenseite des bukkalen Höckers des unteren 2. Prämolars zu beschleifen.

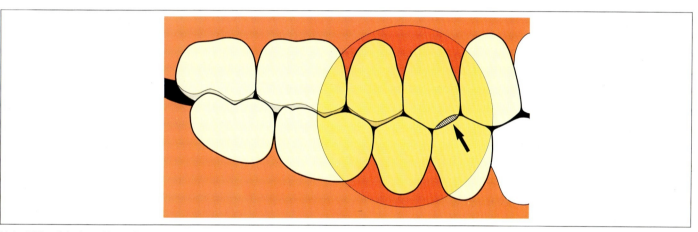

Abb. 721 Arbeitsseitiger Frühkontakt zwischen dem mesialen inneren Abhang des bukkalen Höckers des oberen 1. Prämolars und dem distalen Abhang des bukkalen Höckers des unteren 1. Prämolars.

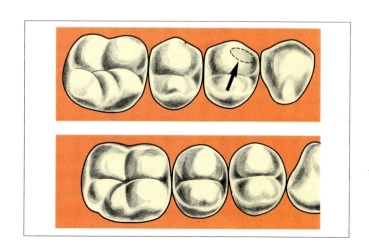

Abb. 722 Zur Korrektur des Falles aus Abbildung 721 wird der mesiale innere Abhang des bukkalen Höckers des oberen 1. Prämolars beschliffen, wenn die distale Schräge des bukkalen Höckers des unteren 1. Prämolars dort aufhört, wo der nächste mesiale Abhang beginnt.

353

Das Einschleifen der Artikulation natürlicher Zähne

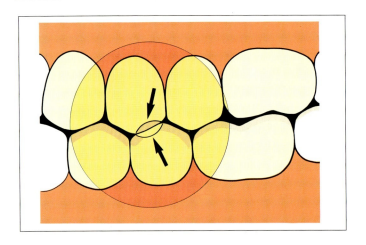

Abb. 723 Frühkontakt zwischen dem lingualen Höcker des oberen 1. Prämolars und dem lingualen Höcker des unteren 2. Prämolars bei arbeitsseitigen und protrusiven Exkursionen.

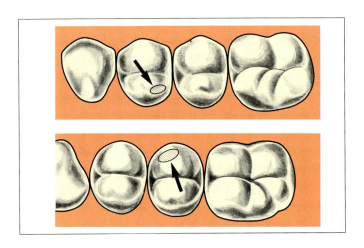

Abb. 724 Korrektur des Falles aus Abbildung 723 durch Beschleifen des lingualen Höckers des unteren 2. Prämolars, wenn der obere linguale Höcker in der RKP und balanceseitigen Exkursion zufriedenstellt. Entsteht in diesen Stellungen jedoch ein Frühkontakt am lingualen Höcker des oberen 1. Prämolars, ist dieser zu reduzieren.

Abb. 725 Frühkontakt zwischen dem lingualen Höcker des oberen 1. Prämolars und den Randleisten des unteren 1. und 2. Prämolars in der RKP.

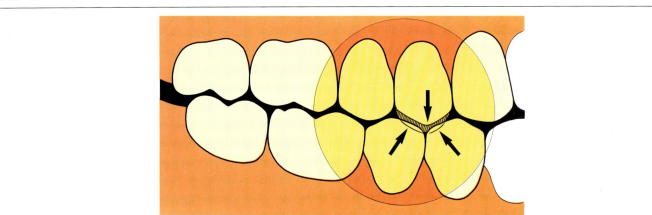

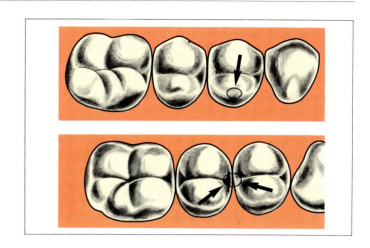

Abb. 726 Korrektur des Falles aus Abbildung 725 nach Feststellung, ob der linguale Höcker des oberen 1. Prämolars bei den anderen Exkursionen benötigt wird. Erzeugt er in balanceseitigen und protrusiven Exkursionen Frühkontakte, ist der obere linguale Höcker zu beschleifen. Ist dieser anschließend bei lateralen Exkursionen problemfrei, jedoch in der RKP immer noch zu hoch, reduziert man die Randleisten des unteren 1. und 2. Prämolars.

Fall 8

Befund: Frühkontakt in zentrischer Relation zwischen dem lingualen Höcker des oberen 1. Prämolars und den Randwülsten des unteren 1. und 2. Prämolars (Abb. 725).

Behandlung: Dieser Frühkontakt läßt sich beheben, indem man entweder den lingualen Höcker des oberen 1. Prämolars reduziert oder die Randwülste des unteren 1. und 2. Prämolars beschleift.
Um richtig zu beschleifen, müssen wir zunächst entscheiden, ob die derzeitige Höhe des lingualen Höckers des oberen 1. Prämolars in den übrigen Exkursionen erforderlich ist. Wenn dieser Höcker in der balanceseitigen und der protrusiven Exkursion interferiert, können wir ihn beschleifen (Abb. 726). Dabei müssen wir sehr vorsichtig vorgehen und nach Abtragung einer geringen Menge Zahnsubstanz sofort wieder überprüfen, wie der RKP-Kontakt aussieht. Dieser ist der wichtigste Kontakt und muß unbedingt erhalten bleiben. Zur Korrektur der anderen Exkursionen dürfen wir nur so viel am lingualen Höcker des oberen 1. Prämolars einschleifen, daß dieser Höcker in der RKP noch Kontakt hat. Wenn nach Beseitigung der Interferenzen in den Exkursionen in der zentrischen Relation immer noch ein leichter Frühkontakt entsteht, reduzieren wir die Randwülste des unteren 1. und 2. Prämolars (Abb. 726).
Wenn wir bei diesem speziellen Fall feststellen, daß der linguale Höcker des oberen 1. Prämolars in den übrigen Exkursionen in Ordnung ist, dürfen wir nur die Randwülste des unteren 1. und 2. Prämolars einschleifen, da die Höhe des lingualen Höckers des oberen 1. Prämolars für die anderen Exkursionen benötigt wird.

Aufgefächerte Frontzähne

Besondere Aufmerksamkeit verdienen die Situationen, in denen die Frontzähne aufgrund eines Frühkontakts im Seitenzahnbereich aufgefächert sind. Wenn wir die Zähne des Patienten in der HIKP überprüfen, zeigt sich, daß die oberen und unteren Frontzähne festen Kontakt miteinander haben (Abb. 727). Die linguale Seite der oberen und die labiale Seite der unteren Frontzähne ist in der Regel etwas abradiert. Bei genauer Untersuchung stellen wir jedoch fest, daß die Frontzähne ein Stück auseinanderstehen, wenn wir den Patienten in die terminale Scharnierachslage schließen und ihn die Kieferbewegung beim ersten Zahnkontakt anhalten lassen (Abb. 728). Wenn der Patient anschließend weiter bis in die HIKP schließt, können wir ein leichtes Gleiten der Zähne beobachten. Die Frontzähne sind nun in festem Kontakt (Abb. 729). Lassen wir den Patienten diesen Bewegungsablauf wiederholen, während wir einen Finger auf die Frontzähne legen, verspüren wir bei jedem Zahnkontakt ein Vibrieren.

Das Einschleifen der Artikulation natürlicher Zähne

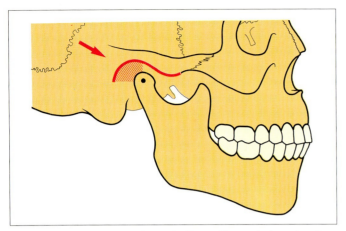

Abb. 727 In der HIKP haben die Frontzähne miteinander Kontakt.

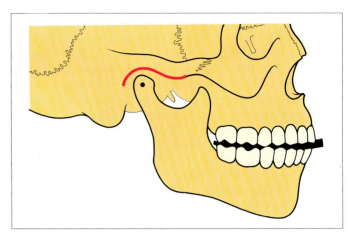

Abb. 728 In der terminalen Scharnierachslage bewirkt ein Frühkontakt im Seitenzahnbereich eine beträchtliche Disklusion der Frontzähne.

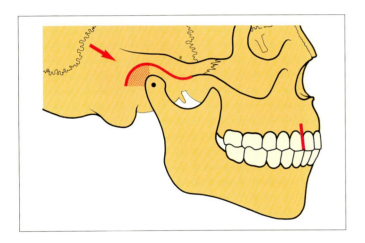

Abb. 729 Nach Abgleiten vom Frühkontakt erreichen die Zähne wieder die HIKP, wobei die Frontzähne guten Kontakt haben.

Das Erstaunliche ist nun, daß nach Beseitigung des Frühkontakts zwischen den Frontzähnen in der HIKP ein beträchtlicher Abstand entsteht, nachdem der Patient auf dem terminalen Scharnierbogen geschlossen hat. Man hat direkt den Eindruck, als habe man den Biß durch das Einschleifen geweitet!

In Wirklichkeit wurde es durch Beseitigung des Frühkontakts für den Unterkiefer erst möglich, seine korrekte Stellung in Relation zum Oberkiefer einzunehmen. Dabei haben sich die Kondylen nach oben rückwärts verlagert, so daß im Frontzahnbereich ein größerer Abstand aufgetreten ist. Durch die Einwirkung der Lippen kann es durchaus passieren, daß die aufgefächerten Frontzähne wieder ihre ursprüngliche Stellung einnehmen. Wenn die Auffächerung bereits lange Zeit bestand, genügt eine mehrwöchige Behandlung mit einem Hawley-Retentionsgerät. Sind irgendwelche Frontzahnrestaurationen nötig, gelingt dies ohne allzu großen Zahnsubstanzverlust und ohne die Labialfläche der Frontzähne zu überhöhen, die bereits zu stark protrudieren. Stiftverankerte Halbkronen sind in diesem Fall die ideale Lösung.

Ermittlung des Frühkontaktes

Der Erstkontakt läßt sich an achsmontierten Modellen sehr leicht bestimmen. Als nächstes muß man entscheiden, wie man den Frühkontakt beseitigt, damit eine störungsfreie Schließbewegung in die Scharnierachse möglich wird. Vielleicht befindet sich der Kontakt auf einem Höckerabhang, so daß dieser beseitigt werden muß. Wir müssen herausfinden, welche Stelle zu beschleifen ist, damit die Interferenz durch möglichst geringen Substanzverlust verschwindet und gleichzeitig der RKP-Kontakt erhalten bleibt. Manchmal liegt der Frühkontakt auch direkt auf einer anderen Höckerspitze. Dies ist schwieriger zu korrigieren, weil man einen der Höcker aushöhlen muß, um für den anderen Platz zu schaffen. Wenn dieses Problem an mehreren Zähnen auftritt, läßt es sich u. U. durch Einschleifen nicht beheben.

Nachdem der zu korrigierende Bereich an den montierten Modellen ermittelt wurde, muß er im Mund beschliffen werden. Dabei ist mit großer Sorgfalt vorzugehen. Der Jig wurde für die vollständige Rekonstruktion entwickelt, um die zentrische Relation leicht und zuverlässig zu sichern. Der Jig ist aber beim Einschleifen natürlicher Zähne sogar von noch größerer Bedeutung. Wurden die Modelle mit Hilfe einer Gesichtsbogenübertragung auf die Achse hin montiert und ist die zentrische Relation mittels Jig festgelegt, kann man die Okklusion ganz genau untersuchen. Die Interferenzen lassen sich näherungsweise bestimmen. Die exakte Ortung ist aber noch etwas anderes. Mit dem Jig wird der Patient überwacht, die Bereiche lassen sich exakt ermitteln. (Zur Verwendung des Jigs siehe Kapitel 6 über die zentrische Relation.) Der Jig verhindert die habituelle Schließbewegung des Patienten, so daß man die Stellung der Zähne in der zentrischen Relation betrachten kann.

Unser Ziel beim Einschleifen natürlicher Zähne ist es, einer front- und seitenzahngestützten Okklusion so nahe wie möglich zu kommen. Dabei gehen wir genauso vor, wie es in Kapitel 18, „Das Ausarbeiten der Artikulation nach der Montage", beschrieben wurde. Wir lassen den Patienten eine laterale Protrusion ausführen, wobei die Frontzähne in Kopfbiß sind. Die Höcker, die jetzt Kontakt haben, müssen reduziert werden. Die Spitzen der oberen bukkalen Höcker und die der unteren bukkalen Höcker sind im gleichen Umfang abzutragen. Das Einschleifen muß so erfolgen, daß die Spee-Kurve dadurch betont wird. Die unteren bukkalen Höcker stabilisieren die Zentrik, und dies ist das einzige Mal, daß sie beschliffen werden.

Kommt es zwischen den lingualen Höckern der unteren und oberen Zähne zu Interferenzen, kann man diese Höcker erneut beschleifen, bis ein ungehindertes Passieren gelingt. Auf die Spiralkurve der Okklusion muß geachtet werden. Durch entsprechende Wahl der zu beschleifenden Stellen kann sie betont werden. Die oberen lingualen Höcker werden bei zukünftigen Exkursionen nicht beschliffen, da sie ebenfalls die Zentrik stabilisieren. In dieser lateral-protrusiven Stellung ermitteln wir die Höhe der Stampfhöcker. Sie wird während des gesamten Einschleifens beibehalten.

Die andere Seite wird haargenau auf dieselbe Weise eingeschliffen.

Als nächstes muß der Patient den Unterkiefer geradeaus protrudieren, bis die Frontzähne im Kopfbiß stehen. In dieser Stellung werden die Interferenzen beseitigt, indem man die bukkalen Höcker der oberen Zähne und die lingualen Höcker der unteren Zähne beschleift. (Diese Höcker stabilisieren die Zentrik nicht.) Nach Einübung mit dem Jig wird der Patient in eine laterale Exkursion geführt.

Auf der Arbeitsseite beschleift man die bukkalen Höcker der oberen Zähne und die lingualen Höcker der unteren Zähne. Um ein ungehindertes Gleiten aus einer exzentrischen Stellung in die Zentrik zu gewährleisten, müssen wir auf der Balanceseite eine Rinne auf den oberen Zähnen anlegen, damit die unteren bukkalen Höcker (Stampfhöcker, die Zentrik stabilisierende Höcker) diese Rinne passieren können. Diese Rinnen sind nach mesial geneigt.

Auf den unteren Zähnen legt man eine Rinne distal vom Kontaktpunkt an, damit die oberen lingualen (die Zentrik stabilisierenden) Höcker ungehindert in die Zentrik gelangen können.

Nachdem also in alle Richtungen freie Bahn geschaffen wurde, kommen wir zum wichtigsten und schwierigsten Teil des Einschleifens: Die Zähne müssen in die zentrische Relation gebracht und auf beiden Seiten ausgeglichen werden. Hierbei ist der Jig unentbehrlich.

Der Patient muß zunächst einige Minuten mit dem Jig üben. Danach wird der Jig entfernt, wobei der Patient die Zähne nicht schließen darf, und das Registriermittel (Kohlepapier oder 30er Wachs) wird auf beiden Seiten plaziert. Der Patient wird in die HIKP geführt, anschließend werden die Interferenzen untersucht. In der Regel befinden sich die Frühkontakte, also die Kontakte, die eine glatte Schließbewegung in die zentrische Relation verhindern, auf den mesialen Abhängen der oberen Zähne und den distalen Ab-

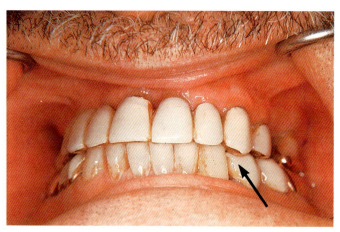

Abb. 730 HIKP; der Pfeil deutet auf einen engen Kontakt.

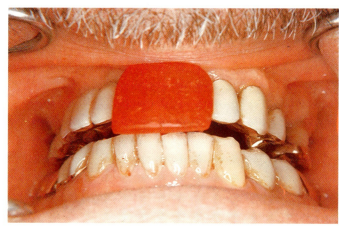

Abb. 731 Mit Hilfe der Frontzahnabstützung soll der Patient die gewohnheitsmäßigen Schließvorgänge verlernen.

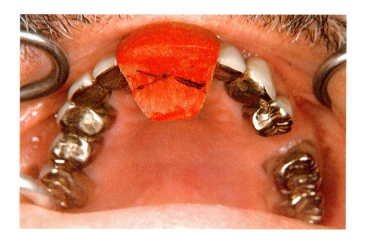

Abb. 732 Die Abstützung nach dem Training des Patienten.

hängen der unteren Zähne. Wenn diese Abhänge (querverlaufende Wülste auf den oberen Zähnen und Randwülste auf den unteren Zähnen) eingeschliffen sind, muß man ggf. die Fossae vertiefen, in die die Höcker eintauchen, die die Zentrik stabilisieren. Wenn der Patient die RKP ohne Interferenzen erreicht, müssen wir als nächstes den Druck auf die Seitenzähne gleichmäßig verteilen.

Erneut muß der Patient mit dem Jig üben. Auf beiden Seiten wird das Markiermedium aufgelegt, und der Patient wird in die RKP geführt. Die Markierungen können auf Höckerspitzen oder in der Umgebung der Fossae liegen. Wenn die Spitzen markiert wurden, muß man die gegenüberliegenden Fossae vertiefen. Liegt die Markierung auf dem Rand der Fossa, reduziert man die Seiten, um seitwärts gerichtete Belastungen auszuschalten. Wir sind bestrebt, tripodisierende Kontakte herzustellen, was äußerst schwierig ist, da man beim Einschleifen nur Zahnsubstanz entfernen, aber keine Kontakte aufbauen kann. Das Ganze stellt also einen Kompromiß dar.

Kohlepapier eignet sich am wenigsten zum Markieren von Frühkontakten, da sich dabei alles und jedes abzeichnet und das Ergebnis verwässert wird. Schreibmaschinenband, wie es von Lauritzen verwendet wird, ist ausgezeichnet, wenn man es richtig

Aufgefächerte Frontzähne

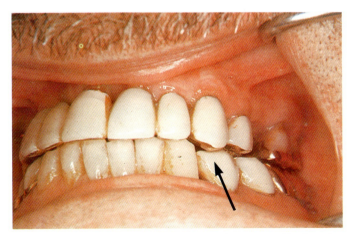

Abb. 733 Nach dem Training zeigt sich nun zu Beginn des Schließvorgangs ein Frühkontakt in der RKP.

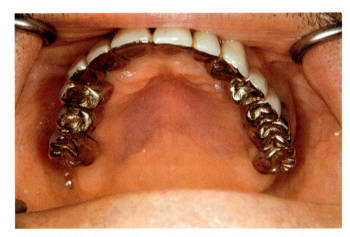

Abb. 734 Nach Beseitigung der Frühkontakte wurde eine dreiteilige Brücke hergestellt.

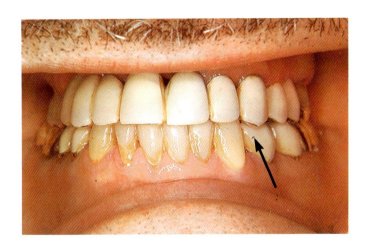

Abb. 735 HIKP und RKP sind nun deckungsgleich.

verwendet. Daß der interferierende Zahn das Farbband hält, ist genauso wichtig wie die eigentliche Markierung. Eine dünne Kunststoffolie, wie sie zum versuchsweisen Ausstopfen von Prothesen verwendet wird, eignet sich ebenfalls. Beim Herausziehen der Folie erkennt man haargenau, wo sich der Frühkontakt befindet.

Ich persönlich verwende lieber grünes 30er Gießwachs, das in Streifen geschnitten wird, die breit genug sind, um die Zähne zu bedecken. Nachdem anhand der montierten Modelle festgestellt wurde, wo eine Korrektur notwendig ist, legt man einen Wachsstreifen auf die oberen oder unteren Zähne. Der Patient wird beim Schließen geführt, bis das Wachs an einer Stelle ganz dünn oder durchgedrückt worden ist. Diese Stelle findet man mit einer Sonde mühelos. Vor dem Entfernen des Wachses markiert man die Stelle mit einem wasserfesten Stift am Zahn. Nach der Abnahme des Wachses ist der Kontaktbereich klar erkennbar.

Wenn wir uns ganz sicher sind, daß wir die richtige Stelle markiert haben, wird dieser Bereich vorsichtig mit einem kleinen umgekehrt kegelförmigen Stein oder Diamanten eingeschliffen. Die entsprechende Stelle kann man auch auf den Modellen entfernen. Nun gehen wir daran, den nächsten zu beschleifenden Bereich zu markieren. Nach vier oder fünf solchen Korrekturen an den Modellen müssen wir neue Abformungen und eine neue Aufzeichnung der zentrischen Relation anfertigen. Die neuen Modelle werden wiederum eingehend auf Frühkontakte hin untersucht, und der gesamte Vorgang wird so lange wiederholt, bis die erwünschten Korrekturen erfolgt sind. Alle beschliffenen Bereiche müssen gründlich poliert werden.

Fallbeispiel

Ein Patient verlor einen oberen linken 2. Prämolaren wegen einer frakturierten Wurzel (möglicherweise wegen eines Frühkontakts). Bevor man den fehlenden Zahn restaurieren konnte, mußte zunächst die Okklusion selektiv eingeschliffen werden.

In Abbildung 730 passen die Zähne in der HIKP gut aufeinander.

Der Patient wurde mit dem Jig „trainiert", die Frühkontakte wurden ermittelt und beseitigt (Abb. 731 bis 733).

Nach dem Einschleifen wurde eine dreigliedrige festsitzende Brücke angefertigt (Abb. 734). Jetzt sind die Zähne in der HIKP, wenn der Unterkiefer in zentrischer Relation ist (Abb. 735).

Kapitel 21

Nachbehandlung

Je besser wir die Rekonstruktionen gestaltet und ausgeführt haben, desto seltener bedürfen sie im Laufe der Jahre einer Nachbehandlung. Am häufigsten wird in den Fällen später eine Nachbehandlung notwendig, in denen wir hinsichtlich Gestaltung oder Ausführung einen Kompromiß eingehen mußten. Gelegentlich versuchten wir, einen hoffnungslos verlorenen Zahn zu retten, und dies war die Ursache für spätere Probleme. Viele Patienten sollten zunächst einige Tage eine Aufbißschiene tragen, ehe man Aufzeichnungen vornimmt. Manchmal wird auch übersehen, daß eine parodontale Behandlung erforderlich ist; diese Unterlassung kann die gesamte weitere Behandlung gefährden. Ebenso ist es falsch, einen Fall übereilt fertig zu behandeln. Damit leistet man dem Patienten einen Bärendienst, da nun Veränderungen Probleme aufwerfen, die leicht zu korrigieren gewesen wären, wenn man die provisorischen Restaurationen etwas länger belassen hätte.

Die Hauptursache für Probleme stellt aber zweifellos die mangelnde Mundhygiene durch den Patienten dar. Manche lassen sich einfach nicht soweit motivieren, sich zu Hause regelmäßig um ihre Zähne zu kümmern. Sie glauben anscheinend, die Rekonstruktion sei wartungsfrei, wenn man schon soviel dafür gezahlt hat. Dies ist aber ein gravierender Irrtum. Daher weigert sich der kluge Orthodont, die Behandlung fortzusetzen, solange er keine Anzeichen für eine verbesserte häusliche Mundhygiene erkennt.

Dauer der provisorischen Zementation

Es ist nur zu gerechtfertigt, die Rekonstruktion so lange vorläufig zementiert zu belassen, bis man sicher ist, daß alle Mängel behoben sind. Solange sich die Restaurationen zu Korrekturzwecken aus dem Mund nehmen lassen, sind solche geringfügigen Modifikationen ein Kinderspiel. Hier hat sich eine Faustregel bewährt: Wenn man glaubt, der Fall sei nun reif für das endgültige Zementieren, so warte man noch ein halbes Jahr damit! Erweist sich die Rekonstruktion nach Ablauf dieses Zeitraums immer noch als zufriedenstellend, kann man sie mit gutem Gewissen endgültig zementieren. Ebenfalls bewährt hat sich folgender Grundsatz: Ein Fall, der den provisorischen Zement nicht mindestens drei Monate hält, darf nicht endgültig zementiert werden. Wenn der provisorische Zement nicht einmal ein Vierteljahr hält, kann man dies vom endgültigen Zement genausowenig erwarten. Der Grund dafür liegt dann in Restaurationen, die nicht gut sitzen, oder in einer mangelhaften Artikulation. Meistens ist das letztere der Fall. Manchmal stellt sich das erst nach einiger Zeit heraus, aber früher oder später werden die Restaurationen undicht oder lockern sich. Es ist ziemlich frustrierend, wenn ein Brückenträger sich löst, während der andere problemlos hält.

Die sicherste Vorkehrung gegen zukünftige Probleme, insbesondere eine „veränderte RKP", besteht darin, daß man sich die Mühe macht, noch einmal zu remontieren, auch wenn alles augenscheinlich optimal ist. Dies ist dann vielleicht die dritte oder vierte Remontage, aber für eine Abkürzung ist hier eigentlich das Risiko zu groß.

Nachuntersuchungen

Nach Abschluß der Behandlung fertigen wir einen Satz Studienmodelle von der fertigen Rekonstrukion an. Diese werden exakt in einem Artikulator montiert und dienen als Bezugssystem für die Zukunft. Immer wenn ein Patient zur routinemäßigen Nachuntersuchung und zu Präventivmaßnahmen kommt, sollte die Kaufunktion überprüft werden. Ist die RKP noch stabil? Fallen die Exkursionsbewegungen zur Zufriedenheit aus? Manchmal wird die Orthofunktion dadurch gestört, daß sich ein Zahn geringfügig verlagert. Durch rechtzeitiges Erkennen und Korrigieren einer solchen geringen Diskrepanz lassen sich größere Schäden und dementsprechend umfangreiche Behandlungsmaßnahmen vermeiden. Solche Schäden treten allerdings kaum auf, wenn die Behandlung beim ersten Mal sorgfältig zu Ende geführt wurde.

Bei jeder Nachuntersuchung sind alle Ränder zu kontrollieren, da dort trotz fachgerechter Behandlung gelegentlich Schäden auftreten. Rechtzeitiges Erkennen verhindert in diesem Fall einen kariesbedingten Zahnverlust.

Häusliche Mundhygiene

Bei der Nachuntersuchung stellt sich heraus, ob der Patient zu Hause die Mundhygiene in ausreichendem Maße betreibt. Dies ist äußerst wichtig, um in Zukunft Probleme zu vermeiden. Sachgemäße Reinigung der Zähne und ausreichende Massage des Zahnfleischs sind für die Gesundheit der Bezahnung unerläßlich. Bei manchen Patienten und in manchen Bereichen ist eine Stimulation mittels Zahnstocher wichtiger als bei anderen.

Der Patient muß bei Bedarf erneut in der richtigen Zahnpflege unterwiesen werden. Dabei müssen wir ihm mit Nachdruck einschärfen, daß dies zum Schutz der zahnärztlichen Bemühungen bzw. der „Investition" ins Gebiß unerläßlich ist. Bei dieser Gelegenheit lassen sich auch schlechte Gewohnheiten entdecken, von denen der Patient abgebracht werden muß, ehe dadurch ernstlicher Schaden entsteht.

Versorgung von Geschieben

Geschiebe erfordern eine intensivere Versorgung als jede Restauration. Auch hier hängt viel von der Qualität der Gestaltung und Konstruktion ab. Sind die Geschiebe lang genug und ist der Fall auf mukostatischer Basis gut artikuliert, hält sich die Versorgung in engen Grenzen. Fachgerecht angefertigte Geschiebe müssen selten zwecks Reibungsretention expandiert werden. Manchmal besteht der Patient aber darauf, daß die Geschiebe sehr knapp gehalten werden. Mit der Zeit führt dies aber zum Verschleiß, so daß die Geschiebe ausgetauscht werden müssen. Zum Glück verschleißt in der Regel die Patrize des Geschiebes. Nur selten muß dagegen die Matrize ersetzt werden.

Der Austausch der Patrize stellt eine einfache Labormaßnahme dar. Man lötet eine Retentionsschleife an eine besondere Geschiebematrize, die nur für diesen Zweck verwendet wird. Die Schleife dient der sicheren Retention des Matrizen-Kastens in einem Gipsmodell. Das Modell wird mit der speziellen Geschiebematrize auf der Patrize, die zu ersetzen ist, hergestellt. Damit haben wir ein Modell, das die exakte Relation der Patrize zur Basis dokumentiert. Nun entfernt man dieses Teil. Eine neue Patrize wird plaziert, indem man sie mit der Matrize in Relation setzt. Seit der Entwicklung der separaten Strebe, die mit selbsthärtendem Kunststoff an der Basis befestigt wird (vgl. Kapitel 14 über Präzisionsgeschiebe), gelingt diese Reparatur mühelos. Zum korrekten Wiedereinsatz der Kauflächen wird ein Index angefertigt und die Strebe mit Hilfe der durch eine Spiritusflamme erzeugten Wärme von der Basis gelöst. Die Patrize wird von der Strebe abgelötet. Eine neue Patrize wird angebracht und in die Matrize im Mund des Patienten eingeklinkt. Die Patrize wird mit Duralay an der Strebe befestigt, eingebettet und verlötet. Die Strebe wird im Mund mit selbsthärtendem rosafarbenen Kunststoff an der Basis befestigt. Der Index gibt die richtige Lage der Kauflächen an, die mit schnellhärtendem Fast-Cure-Kunststoff an der Basis angebracht werden. Diese Reparaturmaßnahmen sind in Kapitel 14 eingehend beschrieben.

Es kommt nur ganz selten vor, daß für eine herausnehmbare Teilprothese mit Präzisionsgeschieben eine neue Basisplatte angefertigt werden muß. Nichts ist leichter als das, wenn die Prothese bei der Herstellung bereits mit der neuen Strebenbefestigung versehen worden ist. In mehr als fünf Jahren, in denen ich das neue System verwendete, mußte ich nur eine Basis auswechseln. Dabei handelte es sich um eine untere Immediat-Teilprothese mit Sattelbereichen aus Kunststoff. Nachdem der Kieferkamm (etwa 18 Monate nach der Extraktion) ausgebildet war, wurde eine neue mukostatische Abformung des Sattelbereichs abgenommen und eine Basis angefertigt, wie in Kapitel 14 beschrieben. Die Retentionspilze neben den Stützzähnen wurden so plaziert, daß die Füße der ursprünglichen Strebe sie exakt umfassen konnten.

Die alte Teilprothese wurde mit Hilfe der von einer Spirituslötpistole erzeugten Wärme zerlegt. Die Streben mit den Patrizen wurden mit Ultraschall gereinigt. Die neue Basis mit einem Bißwall aus Duralay distal von den Pilzen wird im Mund eingesetzt. Die ursprünglichen Streben samt den Patrizen werden in die entsprechenden Matrizen an den Stützzähnen eingeklinkt und das Ganze mit selbsthärtendem rosafarbenen Kunststoff befestigt.

Das obere Kontermodell wird mit Hilfe einer Gesichtsbogenübertragung auf dem Artikulator richtig plaziert. Nun folgt ein zentrisches Registrat. Von einer Alginatabformung wird ein Modell angefertigt, womit die Relation der herausnehmbaren Teilprothese zu den festsitzenden Restaurationen dokumentiert wird. Dieses Modell und die neue Basis werden mit Hilfe des zentrischen Registrats in die richtige Relation zum oberen Kontermodell im Artikulator gebracht. Nach vorsichtiger Abnahme des Duralay-Bißwalles wird die Okklusion restauriert (entweder die alten Zähne oder die Kauflächen aus edler Legierung). Die Kauflächen oder Zähne werden mit der neuen Basis verbunden, und fertig ist die Reparatur.

Neuanfertigung einer Krone oder eines Inlays

Manchmal muß aufgrund von Sekundärkaries eine Krone oder ein Inlay neu angefertigt werden. Dies ist nicht kompliziert und gelingt ohne vollständige Montage. In der Regel genügen ein Modell eines Abschnitts und ein Kontermodell. Zum Modellieren der Kauflächen kann das Modell von Hand manipuliert werden, wobei geringfügige Korrekturen im Mund notwendig werden. Mit Celenza's Verticulator (Hersteller Denar) gelingt diese Aufgabe besonders gut.

Verlust eines einzelnen Zahnes

Der Verlust eines einzelnen Zahnes kann problematisch sein, was aber davon abhängt, welche Lage er in Bezug zu den anderen Restaurationen einnahm. Handelte es sich dabei um einen Stützzahn mit Geschiebe, muß die herausnehmbare Prothese anders gestaltet und ggf. neu angefertigt werden. Wie weit die Erneuerung geht, hängt vom Einzelfall ab. Handelt es sich um einen Brückenpfeilerzahn, muß die Brücke neu angefertigt oder gar eine herausnehmbare Prothese hergestellt werden.

Angenommen, der letzte Zahn einer Zahnreihe geht verloren. An dieser Stelle geht es uns um dessen Antagonisten, deren Funktion erhalten bleiben muß. Unter Umständen müssen sie verblockt werden, damit der Zahn, dessen Gegenüber verlorengegangen ist, nicht weiter extrudiert. Möglicherweise läßt sich die Funktion auch durch Anhängen eines halben Zahnes wiederherstellen. Hat der zu extrahierende Zahn aber zwei Nachbarn, müssen deren Restaurationen entfernt werden. Dann schafft man eine einfache festsitzende Brücke, die die Zahnlücke füllt.

Heutzutage kann der Pulpaspezialist zum Glück Zähne behandeln, die noch vor wenigen Jahren rettungslos verloren gewesen wären. Wo umfangreiche Präparationen notwendig sind, wird u. U. eine Pulpa verletzt, erkrankt aber in den nächsten Jahren nicht vollständig. In diesem Fall kann ein kompetenter Pulpaspezialist Retter in der Not sein, selbst wenn die Rekonstruktion abgeschlossen ist. Dazu wird in die Restauration ein kleines Loch gebohrt, durch das die Wurzelkanalbehandlung erfolgt. Zum Schluß wird die Bohrung mit einem kleinen Kauflächeninlay verschlossen.

Versorgung von Verblendkronen

Wegen der Eigenart des bei Verblendkronen so häufig verwendeten Kunststoffs zementieren manche Kliniker die Restaurationen nicht endgültig. Dadurch lassen sie sich leichter abnehmen, wenn die Verblendungen ausgetauscht werden müssen. Das Problem beim provisorischen Zement besteht darin, daß er in der Zeit zwischen zwei Nachuntersuchungen ausgewaschen werden kann und sich an diesen Stellen Karies einnistet. Gäbe es einen auswaschfesten, aber dennoch leicht entfernbaren Zement, wäre das provisorische Zementieren eine bessere Alternative.

Irgendwann wird es auch ein Verblendmaterial geben, das nicht verschleißt und verfärbt. Einen Fortschritt in dieser Richtung stellt die Kombination aus Keramik und Gold dar. Bis jetzt entstehen mit diesen Materialien aber noch große Probleme, die den Nachteilen der Kunststoffverblendungen vergleichbar sind. Zur Reparatur von verschlissenen Verblendungen gibt es entsprechende Präparate. NuDent in New York City liefert z. B. einen solchen Werkstoff samt Färbungsmittel. Das Aussehen abradierter Facetten läßt sich auf diese Weise vorsichtig verbessern. Überflüssig zu sagen, daß an der Entwicklung neuer Werkstoffe ständig gearbeitet wird.

Man sieht also, daß Patienten nach vollständiger Rekonstruktion gewissenhaft zu Nachuntersuchungen kommen müssen. Es ist unerläßlich, daß man diese Fälle alle sechs Monate auf mögliche Veränderungen kontrollieren muß. Auf diese Weise kommt man auch ungenügendem Zähneputzen und mangelnder Mundhygiene auf die Spur, bevor der Schaden unübersehbar ist. Durch Zahnsteinentfernung und Kürettage wird die Gingiva gesund erhalten. Schließlich dürfen wir nicht vergessen, daß all unsere Bemühungen um eine Rekonstruktion keinen dauerhaften Erfolg haben können, wenn das Parodontium nicht gesund bleibt.

Kapitel 22

Vollständige Rekonstruktion

An dieser Stelle sollen die wirtschaftlichen Voraussetzungen für diese Art der Praxis besprochen werden. Natürlich ist es nicht unsere Absicht, den Zahnarzt, der sich diesem Gebiet zuwenden will, davon abzubringen. Mit dem bloßen Wunsch allein, diese Art der zahnärztlichen Versorgung auszuüben, ist es jedoch nicht getan. Viele Faktoren wirken sich hier hinderlich aus, nicht zuletzt finanzielle Überlegungen.

Das Honorar

Es ist unmöglich, ein Einheitshonorar für restaurative Maßnahmen festzusetzen. Zunächst muß man jedoch überschlagsweise die Aufwendungen für die einzelnen Behandlungsschritte ermitteln. Verständlicherweise möchten aber fast alle Patienten von Anfang an wissen, mit welchen Kosten sie in etwa zu rechnen haben. Für den Anfänger auf dem Gebiet der vollständigen Restauration ist eine genaue Einschätzung aber ziemlich schwierig. Erst nachdem bereits ähnliche Fälle behandelt wurden, gelingt eine auf Erfahrung basierende Kalkulation. Selbst dann können unerwartete Mehrkosten entstehen.

Aneignung der Technik

Zunächst muß man sich natürlich mit der Theorie und Praxis der vollständigen Rekonstruktion vertraut machen. Bis vor kurzem war dies mit Schwierigkeiten verbunden, da man sich die notwendigen Kenntnisse nur im Einzelstudium aneignen konnte. Inzwischen werden verschiedene Veranstaltungen in Gnathologie sowohl im Rahmen des Hauptstudiums als auch für Postgraduierte (in den USA; Anm. d. Übers.) angeboten. Damit werden die Grundlagen der Gnathologie einem größeren Teil der Zahnärzte zugänglich. Dennoch bleibt noch einiges zu tun, um den Zugang zu diesem Fachgebiet nachhaltig zu erleichtern. Mit dem vorliegenden Lehrbuch versuche ich, meinen Beitrag hierzu zu leisten.

Mitarbeiter

Hat man die erste Hürde genommen und sich das notwendige Wissen angeeignet, wird man erkennen, daß es unklug wäre, alle Arbeiten selbst auszuführen. Also muß man einen Techniker einstellen. Aber nach den Richtlinien der Gnathologie arbeitende Zahntechniker sind immer noch eine Rarität. Also muß der Zahnarzt einen Techniker entsprechend anlernen. Dies ist mit einem beträchtlichen Aufwand an Zeit und Geld verbunden. Darüber hinaus muß sich der Zahnarzt dagegen absichern, daß ihn der Techniker nach Abschluß der Einarbeitungszeit wieder verläßt.
Zunächst wollen wir darlegen, warum diese Art der Behandlung einen eigenen Techniker in der Praxis des Zahnarztes erfordert. Angenommen, der Zahnarzt verfügt über einen entsprechend ausgebildeten Techniker, der aber nicht im gleichen Haus arbeitet. Dann sind beträchtliche Vorbereitungen seitens des Zahnarztes notwendig, ehe der Zahntechniker mit seiner Arbeit beginnen kann: Die Herstellung der Modelle läßt sich nicht immer bis zum Feierabend hinauszögern; Gesichtsbogenübertragungen lassen sich nicht ohne Risiko von einem Ort zum anderen transportieren. Außerdem ist eine ständige Überwachung der Arbeiten durch den Zahnarzt wünschenswert, um den jeweiligen Fall erfolgreich zu Ende zu führen. Mit der Anleitung des Technikers allein ist es nicht getan. Der Zahnarzt muß ihm auch einen Ar-

beitsplatz mit der nötigen Ausrüstung bieten. Dies erfordert zusätzlichen Aufwand.
Ebenso unerläßlich für den Zahnarzt ist eine kompetente Helferin. Diese sollte nur für die Behandlung da sein. Wenn sie jedoch auch das Telefon bedienen und Patienten empfangen bzw. verabschieden muß, ist dies eine unnötige Zeitverschwendung.

Labortätigkeit des Zahnarztes

Bei der Kalkulation des Aufwandes für diese Art der Zahnarztpraxis darf man auch die Tätigkeiten nicht vergessen, die der Zahnarzt im Labor selbst ausführen soll: z. B. den Artikulator einstellen. Hierbei handelt es sich um eine äußerst wichtige Maßnahme — gleichrangig mit allem, was der Zahnarzt im Mund des Patienten vornimmt. Das Einstellen des Artikulators ist die Grundlage, auf der die gesamte weitere Behandlung aufbaut. Andererseits ist das Einstellen umständlich und zeitraubend — für den Zahnarzt aber bedeutet Zeit Geld.

Vorteile für den Zahnarzt

Nun wollen wir aber auch die andere Seite der Medaille betrachten.
Eine vollständige Rekonstruktion erlaubt es, den größten Teil der Arbeiten im Labor zu erledigen. Die Zeit, die der Patient im Zahnarztstuhl verbringt, damit irgend etwas korrigiert oder im Mund angefertigt wird, läßt sich auf ein Minimum reduzieren. Auch unter Wahrung einer beträchtlichen Menge Freizeit kann ein Zahnarzt ständig mehrere Techniker beschäftigen. In dieser Hinsicht sind die Möglichkeiten für eine wirtschaftliche Führung dieser Art von Praxis unbegrenzt.
So kann der Zahnarzt genug Arbeit für die Techniker „auf Vorrat" haben, so daß die Praxis nicht stillsteht, während er z. B. einen mehrtägigen Kongreß besucht. Die Arbeit läßt sich so einteilen, daß auch ein längerer Urlaub möglich ist.

Falldarstellung

In der Aufbauphase der eigenen Praxis gehört die gewissenhafte Falldarstellung zu den unerläßlichen Aufgaben. Im Laufe der Jahre, wenn zufriedene Patienten die Behandlung weiterempfehlen, wird sich die Falldarstellung vereinfachen und routinemäßig durchführen lassen. Patienten, die auf Empfehlung kommen, haben im allgemeinen schon eine ungefähre Vorstellung davon, was sie von der Behandlung erwarten können und welche Kosten auf sie zukommen.
Die richtige Falldarstellung ist eine Kunst für sich. Manche Zahnärzte haben sich damit ihre Karriere aufgebaut, andere wiederum haben sie vollkommen vernachlässigt. Wie bei den meisten Dingen gibt es auch hier einen goldenen Mittelweg.

Die typische Falldarstellung

Nachdem wir die Diagnose abgeschlossen haben, die Röntgenaufnahmen, Studienmodelle und eine klinische Untersuchung umfaßt, und zu dem Ergebnis gelangt sind, daß eine vollständige Rekonstruktion angezeigt ist, wird der Patient davon in Kenntnis gesetzt.
Zunächst erklären wir dem Patienten den Befund. Der Zustand des Zahnfleisches wird beschrieben, die Mobilität der Zähne demonstriert. Anhand von Röntgenaufnahmen läßt sich der Knochenverlust veranschaulichen. Alle diese Faktoren werden nun mit dem Funktionieren des stomatognathen Systems in Verbindung gebracht — zunächst mit Hilfe von im Artikulator montierten Studienmodellen, alsdann auch im Mund. Wir reichen dem Patienten einen Handspiegel, so daß er sich selbst von den Befunden im Mund überzeugen kann, auf die wir seine Aufmerksamkeit lenken.
Anhand von Modellen von vergleichbaren abgeschlossenen Fällen veranschaulichen wir dem Patienten, was wir mit ihm vorhaben — d. h. unser Behandlungsziel. Nun beschreiben wir, was diese Behandlung alles umfaßt: vorhandene Restaurationen müssen entfernt werden, Präparationen für die Restauration der verbleibenden Zähne müssen geschaffen, fehlende Zähne ersetzt werden usw.
Natürlich möchte der Patient jetzt erfahren, wie lange die gesamte Behandlung dauern wird. Daher erklären

wir ihm, wie in unserer Praxis die Terminplanung erfolgt, wie viele Behandlungsschritte pro Sitzung erledigt werden können und mit wie vielen Terminen wir rechnen. Daraus ergibt sich der Zeitraum von Behandlungsbeginn bis zum Abschluß.

Über die verwendeten Werkstoffe sprechen wir nur in groben Zügen, soweit der Patient keine Einzelheiten wissen will. Damit soll Mißverständnissen vorgebeugt werden, die entstehen können, wenn der Patient zum ersten Mal Goldrestaurationen der gesamten Kauflächen sieht.

Wir erklären dem Patienten die notwendige Behandlung des Stützapparates, und ob es sich dabei um routinemäßige oder außergewöhnlich umfangreiche Maßnahmen handelt. Wir verdeutlichen dem Patienten, wie wichtig richtige Zahnpflege zu Hause und regelmäßige Nachuntersuchungen sind.

Schließlich wird sich der Patient danach erkundigen, was er nach Abschluß der Behandlung erwarten kann. Dabei ist es von größter Bedeutung, ihm zu erklären, was wir mit der Behandlung zu erreichen hoffen. Der Patient muß begreifen, daß wir versuchen, die richtige Funktion der Bezahnung wiederherzustellen, so daß die auftretenden Kaubeanspruchungen sich gleichmäßig auf die verbliebenen Stützzonen verteilen; ferner, daß wir hoffen, durch bessere Verteilung der Belastung diese Stützzonen länger gesund zu erhalten. Es darf allerdings auch nicht verschwiegen werden, daß irgendwann auch Teile der Restauration ausgetauscht werden müssen, wobei unser oberstes Ziel stets ist, den Gesundheitszustand des Stützapparats möglichst lange zu bewahren.

Inzwischen werden die meisten Patienten darauf brennen zu erfahren, was das alles kosten wird. Nennt man nun eine ungefähre Summe, so wird mancher einwenden, daß es doch billiger wäre, alle Zähne zu ziehen und Vollprothesen anzufertigen.

Hier nun müssen wir eingehend beschreiben, was der Übergang zu Vollprothesen eigentlich bedeutet: Immediatersatz und seine Pflege, ein zweiter Satz Prothesen und die ständig notwendige Pflege sowie die psychische Umstellung, die einen beträchtlichen Faktor darstellt.

Unter Berücksichtigung all dieser Aspekte wird der Patient erkennen, daß er, über längere Zeit gesehen, für die Prothesen genausoviel Geld ausgeben muß wie für die Erhaltung der eigenen Zähne. Letzten Endes wären dann Geld und Zähne weg. Tatsächlich ist es eine Alternative, eine beträchtliche Summe entweder auf einmal als Investition in eine gute Zahnbehandlung auszugeben oder über längere Zeit verteilt in Vollprothesen zu stecken.

Ich kann, ohne einen Moment zu zögern, sagen, daß ich meine Entscheidung vor über 35 Jahren niemals bereut habe, diese Art von zahnärztlicher Behandlung zu verfolgen. Sie stellt eine akzeptable Herausforderung an meine Fähigkeiten dar, verleiht mir die Befriedigung, meine Patienten dauerhaft gut versorgt zu haben und garantiert schließlich ein ganz ordentliches Einkommen.

Kapitel 23

Praktische Hinweise aus vierzigjähriger Berufserfahrung

Eine vollständige Rekonstruktion nach den Regeln der Gnathologie ist nichts für den Anfänger. Schließlich sind dabei zu viele Gesichtspunkte zu beachten, und es können zu viele Komplikationen auftreten. Es ist nicht damit getan, sich für die Gnathologie zu entscheiden und nun in diesem Sinne an die Arbeit zu gehen. Vielmehr muß man allmählich von der allgemeinen zahnärztlichen Praxis dazu übergehen, die meisten Arbeiten „gnathologisch" auszuführen. Das heißt aber nicht, daß man die allgemeine Praxis mit Gnathologie vermischen soll. Man kann nicht ohne weiteres gnathologische Behandlungen zwischen herkömmliche Termine einschieben.

Vorbereitung auf die gnathologische Praxis

Der Anfänger muß einen Tag pro Woche oder zumindest einige Stunden einplanen, währenddessen er sich ganz auf gnathologische Maßnahmen und sonst nichts konzentriert. Im Laufe der Zeit kann er sich mit allen hier beschriebenen Behandlungsschritten vertraut machen. Jeder Abschnitt stellt eine abgeschlossene Einheit dar, so daß man sich jeweils ganz auf ein Problem konzentrieren kann. Die Handhabung der verschiedenen Instrumente muß zunächst geübt werden, damit dem Anfänger die Funktion der diversen Stellschrauben und Hebel in Fleisch und Blut übergeht.
Das größte Problem stellt wahrscheinlich das Wachsmodellieren dar. Dies läßt sich aber in mehrstündige Etappen unterteilen, die man jeweils zur Abwechslung zwischen andere Tätigkeiten einschiebt.
Das richtige Einstellen des Artikulators kann nicht lange genug geübt werden. Die Aufzeichnungsvorrichtung kann am Artikulator angebracht werden, um so die Registrierung von Bewegungen zu üben. Um zu verstehen, wie sich die Einstellungen des Artikulators auf die Aufzeichnung auswirken, darf jeweils nur eine Einstellung verändert werden. Nun vergleicht man die gerade gemachte Aufzeichnung mit der zuvor entstandenen. Geht man umgekehrt vor und bewegt den Stift einer bereits vorhandenen Aufzeichnung entsprechend, erkennt man, welche Einstellungen wie verändert werden müssen, um die Bewegungen des Patienten zu reproduzieren.
Manche Maßnahmen eignen sich auch für die Allgemeinpraxis, wie z. B. eine herkömmliche Montage von Studienmodellen mit Hilfe des Gesichtsbogens. Mit diesem lassen sich auch zentrische Registrate anfertigen oder die Einheiten einer einfachen Brücke zwecks Erleichterung der Remontage richtig aufeinander abstimmen.
Hat sich der Anfänger mit all diesen Behandlungsschritten so weit vertraut gemacht, daß sie ihm praktisch schon wie von selbst von der Hand gehen, muß er sich für einen Patienten entscheiden, den er erstmals gnathologisch behandeln will. Setzt man einen Tag pro Woche sorgfältigster Arbeit an, dauert die Vorbereitungsphase etwa sechs Monate.

Der richtige Zeitplan

Als ersten Patienten sollte man sich einen nicht zu komplizierten Fall aussuchen. Die Wahl sollte auf einen Patienten fallen, der zur Mitarbeit bereit und bei dem eine umfangreiche Behandlung nötig ist. Andererseits sollte er keine Kiefergelenkbeschwerden oder gravierende parodontale Probleme haben. Kurz und gut, der Zahnarzt tut sich — und dem Patienten — keinen Gefallen, wenn er sich einen zu schweren Fall vornimmt.

Der Patient wird an dem Tag hereinbestellt, der normalerweise für die gnathologischen „Übungen" verplant war. Außerdem sollten an diesem Tag keine weiteren Termine anberaumt werden. Nur so läßt es sich vermeiden, daß man unter Zeitdruck gerät, wenn etwas nicht nach Plan verläuft, und damit muß man am Anfang immer rechnen.

Der erste Fall ist für den Zahnarzt ein Experiment. Zum ersten Mal reihen sich die gelernten Behandlungsschritte aneinander, und man erkennt die Gründe für jede der Maßnahmen. Man wird viele Fehler machen — jeder mögliche Fehler wird mindestens einmal begangen. Dies ist keine Schande; begeht man jedoch denselben Fehler ein zweites Mal, kann dies nur noch als schlichte Fahrlässigkeit bezeichnet werden.

Nachdem der erste Fall erfolgreich abgeschlossen worden ist, kann man an die Behandlung des zweiten gehen. Von nun an kann man die Termine so legen, daß sie im Einklang mit der Arbeit des Dentallabors stehen. Man sollte also nicht drei oder vier Patienten gleichzeitig präparieren, da sich sonst die Arbeit im Labor staut. Dadurch kann es zu Verwechslungen kommen. Vernünftiger ist es also, mit der Präparation eines zweiten Falles zu beginnen, wenn der erste Fall im Labor ist. Bis man den zweiten Fall fertig präpariert hat, ist das Labor mit dem ersten fast fertig. Dieser kann nun anprobiert und remontiert werden. Danach kann der zweite Fall in Wachs modelliert und der Guß vorbereitet werden. Die Verblendungen — falls vorhanden — des ersten Falles erfolgen zwischen Modellation und Gießen des zweiten Falles. Der dritte Fall wird präpariert, während der erste Fall provisorisch eingesetzt ist und der zweite modelliert wird.

Die Anfertigung der Restaurationen muß sich zeitlich in den Plan der übrigen Maßnahmen einfügen. Die Registrate sind zwar als diagnostische Maßnahme anzufertigen, sie können jedoch in jedem Stadium bis zur Modellation erfolgen. Manchmal empfiehlt es sich aber, mit den Aufzeichnungen zu warten, bis die Zähne präpariert sind. Dies hat Vor- und Nachteile. Nachdem die Zähne präpariert und provisorisch restauriert sind, verliert der Patient u. U. den ungünstigen propriorezeptiven Reflex, so daß die Aufzeichnung besser ausfällt. Andererseits können sich die provisorischen Restaurationen lockern, so daß der Zahnarzt mit der Befestigung der Ausrüstung seine liebe Not hat. Bei der Abnahme des Aufzeichnungslöffels lösen sich die Restaurationen leicht, so daß sie ersetzt werden müssen. Letzten Endes sind dies aber keine sehr gewichtigen Gründe, so daß der Zahnarzt die Aufzeichnungen machen kann, wenn es ihm gerade genehm ist. Die richtige zeitliche Planung ist auch hier wichtig, damit kein Artikulator blockiert wird, der anderweitig benötigt wird. Nicht vergessen: Der Artikulator muß eingestellt werden, bevor man ihn für einen anderen Fall verwenden kann. Folglich sollte nicht für einen Artikulator an demselben Tag eine Remontage vorgesehen werden, an dem eine Aufzeichnung eingeplant ist. Schließlich müßte dann das Aufzeichnungsgerät oder der Gesichtsbogen weggelegt werden. Dies ist aber nicht ratsam, da sich beides leicht verstellt.

Wenn der Zahnarzt mit der Zeit mehr Patienten behandelt, hat er bestimmt mehrere Geräte zur Verfügung. Auch hier ist ein durchdachter Zeitplan empfehlenswert, damit die Geräte nicht vor dem Abschluß einer Arbeit mehrmals umgestellt werden müssen.

Beispiel: Fall 1 kann aufgewachst werden und wird auf Artikulator 1 montiert. Fall 2 wird registriert und ist auf Artikulator 2 montiert. Fall 3 muß remontiert werden; damit ist Artikulator 3 belegt.

Drei Artikulatoren stellen eine beträchtliche Anschaffung dar. Bei richtiger Arbeitsorganisation seitens des Zahnarztes läßt sich damit aber ein ganz ordentliches Pensum bewältigen.

Muß nun Fall 4 aufgewachst werden, sollte man nicht Artikulator 1 verwenden. Warum? Das Aufwachsen braucht schließlich seine Zeit. Man arbeitet ja nicht durchgehend daran. Manchmal vergehen Wochen, bis der Fall fertig aufgewachst ist. Es wäre also nicht sehr klug, den Artikulator in dieser Zeit immer wieder verstellen zu müssen. Dasselbe gilt für die Aufzeichnung. Dabei können mehrere Tage verstreichen, bis sie abgeschlossen ist. Währenddessen ist der Artikulator belegt. Mit ein wenig Überlegung läßt sich jedoch ein Zeitplan aufstellen, der den Bedürfnissen der eigenen Praxis durchaus gerecht wird.

Die Terminplanung sollte auch dem Patienten entgegenkommen. Dabei ist darauf zu achten, daß man nicht in einen zeitlichen Konflikt mit der Urlaubszeit des Patienten oder des Praxispersonals kommt. Auch sollten die zahnärztlichen Arbeiten nicht im Labor herumliegen, wenn sie zu dieser Zeit nicht bearbeitet werden können.

Da alle Zähne präpariert sein müssen, bevor man mit dem Fall beginnen kann, sollten die Präparationen in großen Abständen anberaumt werden. Der Zahnarzt sollte den Patienten einmal wöchentlich zu einer zweistündigen Behandlung bestellen. Bei diesem Arbeitstempo dauert die Präparation im Schnitt vier bis fünf Wochen.

Längere Behandlungstermine sind effektiver. Um vier Zähne zu präparieren, benötigt man nur wenige Minuten mehr als zur Präparation von zwei Zähnen. In der Regel reicht eine Betäubungsspritze für mehrere obere Zähne aus. Der Unterkiefer wird mit einer Injektion en bloc anästhesiert. Eine Abformung aus Gummi oder Hydrokolloid kann vier Zähne genausogut erfassen wie einen oder zwei. Die provisorischen Restaurationen für vier Zähne lassen sich in derselben Zeit herstellen wie für zwei Zähne. Alles in allem ist es rationeller, jeweils einen ganzen Quadranten auf einmal zu präparieren.

Provisorische Restaurationen

Gute provisorische Restaurationen sind die Grundvoraussetzung für eine erfolgreiche Rekonstruktion. Sie sollten aus Abfallgold guter Qualität hergestellt werden. Eine absolut perfekte Funktion ist nicht unbedingt notwendig (höchstens bei Patienten mit Kiefergelenkbeschwerden). Die provisorischen Restaurationen müssen so beschaffen sein, daß die Zähne nicht wandern, vor Karies geschützt sind und ganz allgemein in einem angenehmen Zustand bleiben. Provisorische Restaurationen werden quadrantenweise angefertigt (gelötet), damit sie leichter einzusetzen und herauszunehmen sind und zugleich den status quo der präparierten Zähne erhalten.

Gute provisorische Restaurationen sind der Mühe wert, da sich der Zahnarzt dann genügend Zeit für die Ausarbeitung der endgültigen Restaurationen nehmen kann. Viele Probleme der endgültigen Restaurationen sind schon am Provisorium zu erkennen; so z. B. der Parallelstand der Stützzähne, die Abschlußlinie von Verblendkronen, die Abtönung der Verblendung, das Ausmaß des freiliegenden Goldes etc. Wenn ein Fall nicht unter Zeitdruck abgeschlossen werden muß, lassen sich andere Arbeiten im Labor dazwischenschieben. Gute provisorische Restaurationen erlauben es dem Zahnarzt, zwischendurch längere Zeit in Urlaub zu fahren, während der Fall im Labor bearbeitet wird. Es ist für einen Zahnarzt an sich kein Problem, so viele Fälle zu präparieren, daß damit mehrere Zahntechniker auf Wochen hinaus beschäftigt sind. Kurz gesagt, das Labor kann arbeiten, während der Zahnarzt abwesend ist.

Das Wichtigste an guten provisorischen Restaurationen ist jedoch, daß damit genügend Zeit zur Heilung des Parodontiums oder der Kiefergelenke geschaffen wird. Dank der Provisorien kann der Patient die eingespielten abnormen Reflexe, wie z. B. das Schließen in einer exzentrischen Stellung, wieder verlernen. Wenn man mehr Erfahrung gesammelt hat, ist es möglich, ganz ohne Provisorien aus Gold auszukommen. Durch einen straffen Zeitplan der in Praxis und Labor nötigen Arbeiten können die Fälle in kürzerer Zeit abgeschlossen werden, so daß man mit provisorischen Restaurationen aus warm- oder kalthärtendem Kunststoff auskommt.

Ein heißer Tip: Nachdem alle betroffenen Zähne präpariert und fertig aufgewachst sind, fertigt man sorgfältig eine Alginatabformung an und stellt Gipsmodelle der Restaurationen in Wachs her. Nun drückt man eine provisorische Kunststoffschiene (0,5 mm dick) auf das Gipsmodell. Die Schienen werden nacheinander mit zahnfarbenem selbsthärtenden Kunststoff gefüllt und auf die Präparationen aufgesetzt, wobei die andere Schiene als Konter dient, um die okklusale Relation herzustellen. Mit geringen Korrekturen kann man so Provisorien erzielen, die den endgültigen Rekonstruktionen sehr nahe kommen. Damit bringt man den Patienten problemlos durch die weiteren Behandlungsschritte wie Gießen, Remontage, Einschleifen und Verblenden.

Verblendkronen

Sind Verblendkronen — sei es aus Kunststoff oder Keramik — vorgesehen, darf man die Fenster nicht vor der ersten Remontage bis zur Kauflächenkante ausschneiden. Die Kauflächenkante muß ziemlich dick bleiben, bis die Okklusion eingeschliffen wurde. Erst dann darf das Gold zu einer dünnen Kante geschliffen werden. Dies ist eine Sicherheitsvorkehrung gegen das versehentliche Durchtrennen der Verblendungskante während des Einschleifens. Endet die Funktion auf Kunststoff oder Keramik, gibt es später Probleme mit der Abrasion und dem Loslösen der Verblendung von der Krone.

Praktische Hinweise aus vierzigjähriger Berufserfahrung

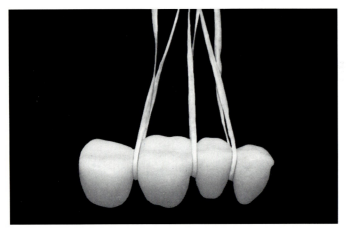

Abb. 736 Verwendung von Zahnseide beim provisorischen bzw. endgültigen Zementieren einer Schiene (Erläuterungen im Text).

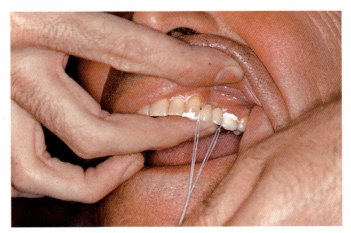

Abb. 737 Die Brücke wurde provisorisch eingesetzt. Mit der Zahnseide läßt sich der approximale Zement leicht herausziehen.

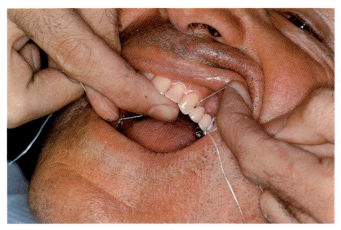

Abb. 738 Indem man die Zahnseide gingival zieht, läßt sich Zement aus der Zahnfleischtasche entfernen.

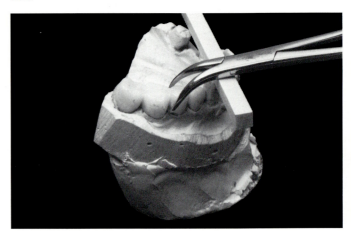

Abb. 739 Mit einer Backhaus-Tuchklemme wird die provisorisch zementierte Schiene abgenommen.

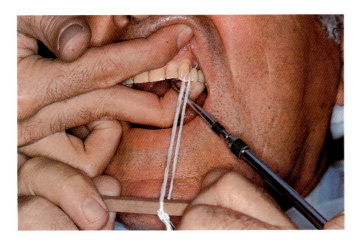

Abb. 740 Mit einem Orangenholzstäbchen, Zahnseide oder dünnem Edelstahldraht sowie dem Kronenabnehmer lassen sich ggf. selbst endgültig zementierte festsitzende Brücken herauslösen.

Provisorisches Zementieren

Wird eine Restauration oder Schiene provisorisch zementiert, empfiehlt es sich, in den Approximalräumen Zahnseide zu plazieren. Dies hat zwei Vorteile: Erstens läßt man die Restauration dann nicht so leicht fallen; viel wichtiger aber ist zweitens, daß sich die Approximalbereiche dann leicht vom Zement befreien lassen. Dies gilt ebenfalls für das endgültige Zementieren (Abb. 736 bis 738).

Beim provisorischen Zementieren sollte man hinsichtlich des Befestigungsmaterials ziemlich wählerisch sein. Es sollte leicht sedierend wirken, dünn genug sein, um ein exaktes Einpassen zu ermöglichen, eine gute Retention gewährleisten und sich andererseits bei Bedarf leicht entfernen lassen.

Wir verwenden verschiedene provisorische Zemente, die sich jeweils für einen Zweck besonders eignen. Werden Restaurationen erstmals provisorisch eingesetzt, bevorzugen wir einen Zement, der eine mühelose Abnahme gestattet. Pulprotex[1], Moyco temporary cement[2] oder Temp-Bond[3] vermischt mit ausreichend Petrolatum gestatten eine problemlose Abnahme (der Patient ist entsprechend zu warnen). Sollte sich eine der Restaurationen lockern, kann sie mit demselben Material jedoch ohne Petrolatum erneut zementiert werden. Dadurch wird die Retention besser. Wenn sie dennoch zu wünschen übrig läßt, versuchen wir es mit dem flüssigen Abformzement von Ackerman[4] und einem Pulver wie z. B. dem faserfreien von Moyco oder Ward[5] mit Petrolatum. Wenn die Restauration wirklich haften bleiben soll, nehmen wir Ackermans Zement ohne Petrolatum. Hält das immer noch nicht, stimmt etwas mit der Paßform und/oder der Artikulation nicht.

Bei extrem empfindlichen Zähnen oder traumatisierter Gingiva scheint sich Ward's Wondrpak zu bewähren. Die Mischung muß dünnflüssig sein, damit die Restauration sich gut plazieren läßt. Bei sehr empfindlichen Patienten kann man etwas fein zerstäubtes Silbernitrat dem Wondrpak beimischen. Das Ganze muß aber schnell geschehen, da Wondrpak durch Silbernitrat schneller hart wird.

Beim provisorischen Zementieren dürfen die Zähne nicht trocken sein. Beim Abbinden des provisorischen Zements (Zinkoxid und Eugenol) wird Feuchtigkeit aufgenommen. Sind die Zähne trocken, wird Feuchtigkeit aus den Dentinkanälchen mit dementsprechend katastrophalen Folgen gezogen. Auf den Präparationen befindliche Blutspuren sind dagegen mit einem Wattebausch zu entfernen.

Das provisorische Zementieren hat mehrere Vorzüge. Erstens werden die notwendigen Veränderungen unterstützt. Zweitens werden die Zähne nach einiger Zeit weniger schmerzempfindlich. Wenn dann der Zeitpunkt der endgültigen Zementation gekommen ist, ist das Wohlbefinden ganz wiederhergestellt. Sind sie aber immer noch empfindlich, ist eine Anästhesie unvermeidlich. Wird nämlich der Patient von Schmerzen geplagt, gelingt es dem Zahnarzt u. U. nicht, die Restaurationen richtig einzusetzen. Eine ansonsten fachgerechte Behandlung kann durch unsorgfältige Zementierung um den Erfolg gebracht werden.

Ein weiterer Vorteil des provisorischen Zementierens besteht darin, daß der Zahnarzt die Gewißheit erlangt, Sitz und Funktion der Restaurationen würden zufriedenstellend ausfallen. Wenn der provisorische Zement nach drei Monaten noch nicht ausgewaschen ist, kann man davon ausgehen, daß die Restaurationen richtig sitzen und funktionieren. Ist der provisorische Zement allerdings innerhalb dieser drei Monate ausgewaschen, wird auch der endgültige Zement nicht viel länger halten.

Eine der größten Versuchungen liegt darin, einen Fall schnell abzuschließen. Dies ist aber der größte Fehler, den ein Zahnarzt begehen kann. Während die Zähne ihre neue Funktion einspielen, gehen in der Zahnrelation Veränderungen vor sich. Solange ein Fall remontiert werden kann, sind eventuelle Korrekturen kein Problem. Schwierig wird es erst, wenn die Restaurationen bereits endgültig zementiert worden sind. Es ist nichts dagegen einzuwenden, die Restaurationen sechs bis zwölf Monate länger als ursprünglich vorgesehen provisorisch zementiert zu lassen. Nur muß man sich gelegentlich davon überzeugen, daß keine Auswaschung aufgetreten ist.

---

[1] The L. D. Caulk Co., Milford, Delaware.
[2] J. Bird Moyer Co., Inc., Philadelphia, Pennsylvania.
[3] Sybron Kerr, Romulus, Michigan 48174.
[4] Ackerman Dental Mfg. Co., P. O. Box 236, Chandler, Arizona 85224.
[5] Westward Dental Products Co., San Francisco, California.

Abnahme provisorisch zementierter Restaurationen

Alle Einzelzahnrestaurationen sollten mit Abnahmeknöpfen ausgerüstet sein. Dabei handelt es sich um kleine Vorsprünge, die vor dem Guß in Wachs modelliert werden. Sie müssen so klein sein, daß sie den Patienten nicht irritieren, andererseits müssen sie mit der Spitze eines Kronenabnehmers zu fassen sein. Am besten bringt man diese Vorsprünge in den lingualen Bereichen — wenn möglich approximal — an, da sie dort am wenigsten stören. Um eine Restauration (Brücke oder Schiene) abzunehmen, nehmen wir zunächst eine Backhaus-Tuchklemme[6], wobei ein Orangenholzstäbchen als Hebel dient (Abb. 739). Dies ist für den Patienten weniger unangenehm. Geht es mit der Tuchklemme nicht, versuchen wir es mit dem Kronenabnehmer. Diese gibt es in mehreren Ausführungen, eine z. B. für die Abnahmeknöpfe, eine andere läßt sich approximal an Brücken verwenden. Bei schwierig abzunehmenden festsitzenden Brücken kann man so vorgehen, wie Dr. Earle B. Hoyt es mir gezeigt hat. Man nimmt ein Stück Zahnseide — ca. 1,50 m lang — mehrmals doppelt, um die Zugfähigkeit zu erhöhen. Nun führt man es möglichst in der Mitte der Brücke durch den Approximalraum und verknotet es zu einer Schlinge. Durch die Schlinge wird ein Orangenholzstab geschoben, an dem die Helferin kräftig und gleichmäßig zieht, während der Zahnarzt den Kronenabnehmer approximal ansetzt. Man wundert sich, wie leicht eine widerspenstige Brücke sich auf diese Weise lösen läßt (Abb. 740). Mit dieser Methode gelang es uns auch, endgültig zementierte Brücken abzunehmen.

Es hat sich auch bewährt, den Patienten mit möglichst warmem Wasser spülen zu lassen (ohne daß er sich dabei verbrüht). Nach zehnminütigem Spülen versucht man nun, die Brücke abzunehmen. Das gelingt in der Regel jetzt leichter, da sich die Restaurationen in der Wärme geringfügig ausgedehnt haben.

Manchmal muß aus dem einen oder anderen Grund eine endgültig zementierte Restauration, sei es eine Brücke oder ein einzelner Zahn, entfernt werden. Vielleicht muß eine Keramik- oder Kunststoffverblendung erneuert werden, vielleicht hat sich die Verankerung an einer Brücke gelockert oder eine Restauration muß ausgetauscht werden. Dazu wird eine KFO-Bandentfernungszange etwas modifiziert, wodurch die Hebelwirkung verändert wird. Die eine Spitze der Zange wird etwas verkürzt, damit sich beim Ansetzen an der Restauration eine günstigere Hebelwirkung ergibt (Abb. 741). Nun bohrt man ein Loch in die Restauration bis hinab auf die Präparation. In dieses Loch wird die Zangenspitze geführt. Die gewinkelte Spitze greift unter den Rand der Restauration. Drückt man die Zange zusammen, gelingt es u. U., die Restauration von der Präparation abzusprengen (Abb. 742). Beim Bohren des Loches muß man darauf achten, der Wurzel nicht zu nahe zu kommen. Schließlich darf es nicht passieren, daß die Zange beim Zusammendrücken in den Wurzelbereich eindringt. Die beschriebene Methode ermöglichte es uns, alte Restaurationen zu entfernen, ohne sie dabei vollkommen zu zerstören, so daß man sie wieder zusammensetzen und als gute Provisorien verwenden kann.

Manchmal war es uns sogar möglich, selbst eine Brücke schonend abzunehmen, so daß wir nach Verlöten der Bohrung die Keramik ersetzen konnten, wenn die endgültig zementierte Restauration frakturiert war.

Um an alle Zähne leichter heranzukommen, veränderten wir eine rechte und eine linke Zange zur Abnahme direkt geklebter Klammern (Modell 342R und 342L von E.T.M. Corporation, Monrovia, California). Dazu ersetzten wir den Kunststoffansatz durch ein kleines Gußstück, um den Angriffspunkt für unsere Zwecke näher an den Zahnmittelpunkt heranzurücken (Abb. 743). Dies war zwar eine Verbesserung, doch der Winkel der Griffe war nicht für alle Bereiche ideal. Wir boten daraufhin mehreren Herstellern einen Verbesserungsvorschlag an, doch diese zeigten sich nicht interessiert.

Die Reinigung von Restaurationen

Bis vor kurzem war das Reinigen von Restaurationen die mit einem ZOE-Zement provisorisch zementiert worden waren, eine unangenehme Sache. Dank des Reinigungsmittels Jel-Sol ist das nun aber ein Kinderspiel.

---

[6] Backhaus-Tuchklemmen von Silverman's Appollo Road, Plymouth Meeting, Pennsylvania 19462, oder von Hu-Friedy, 3118-36 N, Rockwell Street, Chicago, Illinois 60618.

Man legt die Restaurationen zusammen mit etwas Jel-Sol in eine Beizpfanne und bringt die Lösung fast zum Kochen. Nach zehn bis fünfzehn Minuten (oder auch länger, wenn man gerade etwas anderes zu tun hat) läßt sich der provisorische Zement leicht abbürsten. Die Restaurationen wurden dabei überhaupt nicht beschädigt, die Verblendungen sind intakt. Das Ganze ist so sauber wie neu angefertigt. Mit einem Ultraschallreiniger geht das Säubern noch leichter von der Hand. Dafür gibt es verschiedene Lösungsmittel zur Entfernung von provisorischem Zement; ebenso für alle möglichen Maßnahmen wie z. B. das Entfernen der Einbettung vom Gußstück oder von Gipsresten von fertigen Prothesen. Am besten erkundigt man sich bei seinem Lieferanten, da dauernd neue Produkte auf den Markt kommen.

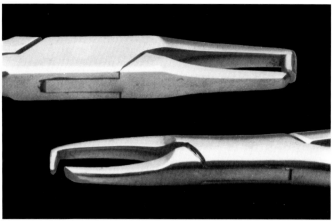

Abb. 741 Mit einer modifizierten KFO-Bandentfernungszange lassen sich endgültig zementierte Kronen entfernen.

Wichtige Hinweise

Manches wäre mir leichter gefallen, wenn mir das folgende zu Beginn meiner Berufslaufbahn schon klar gewesen wäre.

Die richtige Auswahl der Patienten

Die gnathologische Behandlung, nach allen Regeln der Kunst durchgeführt, kann dem stomatognathen System zu guter, problemloser Funktion verhelfen und selbstzerstörerische Aktivitäten verhindern. Die Gnathologie ist jedoch kein Heilmittel für Neurotiker. Heutzutage kommen viele Zeitgenossen mit den Anforderungen des Lebens nicht zurecht, ganz egal ob es sich dabei um familiäre, berufliche oder gesundheitliche Probleme handelt. Diese Patienten suchen eine Ablenkung von diesen Schwierigkeiten, indem sie sie auf die Mundhöhle übertragen. Sie erregen auf diese Weise Aufmerksamkeit, nachdem ihnen das auf anderem Wege nicht gelang. Diese Leute sind auf eine Art krank, die u. U. den Weg zum Psychiater notwendig macht. Patienten, die von einem Zahnarzt sachgerecht behandelt worden sind, können trotzdem noch echte Schmerzen in der Mundhöhle und den umgebenden Geweben verspüren. Das ist dann eine vertrackte Situation: Manche Patienten erwarten das Unmögliche, vor allem mit herausnehmbaren Prothesen. Ein Gesicht läßt sich aber nicht mit Hilfe von Prothesen liften! Es stimmt natürlich, daß jemand mit schlechten Prothesen älter aussehen kann. Aber es gibt eine Grenze, über welche hinaus das Aussehen eines älteren Patienten durch eine Prothese nicht verbessert werden kann. Ein kluger Mann sagte einmal: „Man kann das Gebiß eines Menschen reparieren, nicht aber seinen Kopf."

Manche Patienten glauben, die Prothesen würden so gut sein wie die eigenen Zähne. Aber schließlich sind sie nur ein Zahnersatz. Eine Zahnprothese ist der einzige Ersatzkörperteil, der wie das Original aussieht und auch ungefähr so funktioniert. Ein Glasauge dagegen sieht zwar auch gut aus, dennoch kann man damit nicht sehen.

Hat der Patient bereits Prothesen getragen, sind diese sorgfältig zu untersuchen. Vielleicht ist daran etwas, was der Patient besonders schätzt. Vorsicht mit geplanten Veränderungen! Sie können zwar sachlich gerechtfertigt sein, trotzdem mag sie der Patient vielleicht nicht oder kann sie nicht tolerieren. Hierbei denke ich besonders an den Raum für die Zunge. Man überlege es sich gut, wenn der Zungenraum zur Erhöhung der Stabilität eingeschränkt werden muß. Hat aber die Zunge zu wenig Platz, führt dies zu größter Instabilität.

Man hüte sich auch vor dem Patienten, der über seinen bisherigen Zahnarzt schimpft. Die Klagen können natürlich berechtigt sein, sie können aber auch ein Anzeichen dafür sein, daß man diesem Patienten

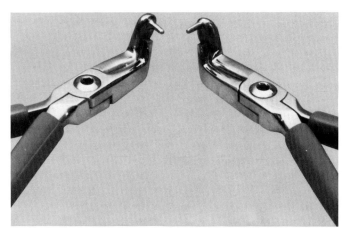

Abb. 742 Zangen zur Entfernung direkt geklebter Klammern wurden so geändert, daß ein leichterer Zugang zu den Kronenrändern möglich wird.

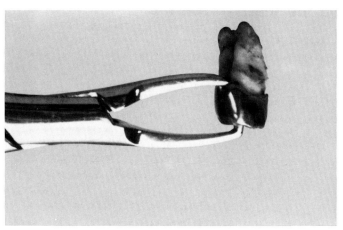

Abb. 743 Der Drehpunkt der Bandentfernungszange liegt in dem Loch, das in die abzuziehende Krone gebohrt wurde.

nichts recht machen kann. Man wäre dann über kurz oder lang der nächste, über den er herzieht. Und wenn wir schon dabei sind: Man sollte nicht übereilt seine Berufskollegen kritisieren. Schließlich kennt man wahrscheinlich nicht alle Einzelheiten des strittigen Problems. Bei der heutigen Prozeßsucht führt das nur zu einer Erhöhung der Haftpflichtprämien. Natürlich gibt es auch weniger gut ausgeführte zahnärztliche Behandlungen; schließlich kann nicht alles perfekt werden. Sie hatten bestimmt auch unlängst eine Reparatur an Ihrem Auto.
Eines der größten Probleme besteht darin, einen Patienten zur häuslichen Mundhygiene zu ermuntern. Wer Probleme mit den Zähnen hat, hat die Mundhygiene gewöhnlich vernachlässigt. Wenn es nicht gelingt, den Patienten entsprechend zu motivieren, wird es immer wieder Probleme geben. Eine richtige Mundhygiene ist die wichtigste einzelne Voraussetzung für die Gesunderhaltung der Mundhöhle. Die beste Behandlung des Parodontiums, gefolgt von einer sorgfältigen Rekonstruktion, ist umsonst, wenn die häusliche Zahnpflege unzureichend ist.

Die Zusammenarbeit mit einem Parodontologen

Wenn ein Fall nicht nur geringfügige parodontale Probleme aufweist (die man selbst behandeln kann), sollte dieser von einem Parodontologen betreut werden. Eine Aufteilung der Verantwortung bewährt sich hier sehr. Allerdings ist eines zu bedenken: Manche Parodontologen sind übervorsichtig und wollen selbst Zähne extrahieren, die auch nur den geringsten Verdacht erwecken. In diesem Fall sollte m. E. der Patient genau befragt werden. Häufig entscheidet ein fragwürdiger Zahn darüber, ob eine festsitzende oder eine herausnehmbare Restauration angefertigt werden muß. Vielleicht möchte es der Patient auf einen Versuch mit einem unzuverlässigen Zahn ankommen lassen, selbst wenn dieser nur noch wenige Jahre hält. Dafür konnte dann aber der Zeitpunkt hinausgezögert werden, von dem an der Patient eine herausnehmbare Prothese tragen muß. Mir sind schon zweifelhafte Zähne — deren Bi- oder Trifurkation angegriffen war — untergekommen, die durch sorgfältige Behandlung noch viele Jahre überlebt haben.

Das Verblocken

Das Verblocken ist kein Allheilmittel, und es weist viele Nachteile auf. Aber im Zweifelsfall ist es doch sicherer, Zähne zu verblocken. Dies gilt besonders für den Bereich der oberen letzten Molaren. Wenn Approximalkontakte sich öffnen, dann passiert das aus irgendeinem Grund häufig bei den oberen beiden letzten Molaren. Hier kann das Verblocken sehr vorteilhaft sein.

Bei festsitzenden Restaurationen aller unteren Zähne sollte die Gestaltung nicht in einem Zug erfolgen. Vielmehr empfiehlt sich eine Unterbrechung im Eckzahn-/Prämolarenbereich (z. B. Präzisionsgeschiebe, Auflage). Da sich der Unterkiefer bei weiter Öffnung verwindet, gibt es Probleme, wenn die Restauration aus einem Stück ist. Mit der Zeit lockert sich der Zement an den Stützzähnen, bricht vielleicht eine Lötverbindung oder lockern sich die Zähne.

Eine Verblockung ist besonders bei Zungenpressen indiziert. Wurden die Frontzähne aus ästhetischen Gründen retrahiert, behalten sie die neue Stellung beim Zungenpressen nur bei, wenn sie verblockt werden.

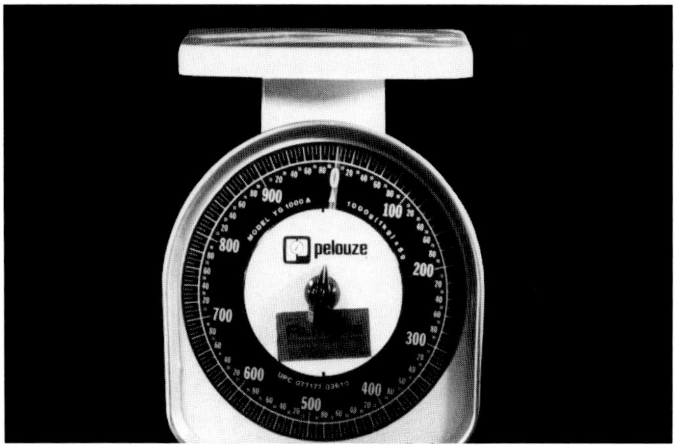

Abb. 744   Waage mit verstellbarer Anzeige zum Abwiegen von Zusätzen.

Werkstoffprobleme

Eine sorgfältige Auswahl der verwendeten Werkstoffe ist unerläßlich. Viele Hersteller bieten Materialien an, die nicht ausreichend getestet wurden und zu Problemen führen. Man verwende immer das beste verfügbare Material!

Während der Verfasser dieses Buch schrieb, stieg der Goldpreis in ungekannte Höhen. Daher kamen viele Ersatzstoffe übereilt auf den Markt. Die meisten bewährten sich aber nicht. Irgendwann einmal wird es ein Material geben, das das Gold ersetzen kann. Bisher ist mir aber noch keines begegnet, das alle meine Anforderungen erfüllen konnte.

Kunststoffverblendkronen haben immer zu wünschen übriggelassen. Daher haben Restaurationen aus Aufbrennkeramik weite Anwendung gefunden. Aber auch hier gibt es Probleme wie Brüchigkeit und zu wenig graziles Design.

Vorgelötete Verbindungen können nach mehrfachem Porzellanbrand spröde werden. Dann kommt es zum Bruch. Dies zwang uns, zu Güssen aus einem Stück oder, wo dies nicht möglich ist, zum Nachlöten überzugehen.

Das Nachlöten ist aber auch nicht ganz problemlos. Die Farbtönung kann sich dabei verändern. Außerdem gibt es Schwierigkeiten, wenn die Keramik danach ausgewechselt oder gefärbt werden muß. Dazu muß sie abgelötet, gesäubert, erneut gebrannt und wieder angelötet werden. Dies kann großes Kopfzerbrechen bereiten. Da erscheinen Güsse aus einem Stück doch als optimal.

Eine Waage mit nachstellbarer Anzeige ermöglicht es, den Gummibecher daraufzustellen, dann die Anzeige auf Null zu drehen und anschließend das Wasser zuzugeben. Nun stellt man die Anzeige erneut auf Null: Jetzt kann die Gips- oder Einbettungsmenge exakt ermittelt werden. Man kommt ohne Addieren, Subtrahieren und Rechenfehler aus (Abb. 744).

Löten an einer kunststoffbeschichteten Teilprothese

Manchmal muß man ein Teil (Klammer, Geschiebe etc.) an eine Teilprothese löten, die teilweise mit Kunststoff bedeckt ist (Abb. 745 und 746). Meistens gelingt dies, ohne den Kunststoff zu verschmoren. Wenn man die zu lötenden Teile so einbettet, daß möglichst viel Metall freiliegt, läßt sich die Wärmeentwicklung steuern (Abb. 747). Das die Lötstelle umgebende Metall wird mit einem als „bloc-heat" (Abb. 748) bezeichneten Stoff bedeckt, aber nicht verunreinigt (Abb. 749). Außerdem umwickelt man das Kunststoffgeschiebe mit feuchtem Asbest. Beim Löten träufelt man Wasser mit einer Tropfenpinzette auf den Asbest (Abb. 750). Bei entsprechender Sorgfalt läßt sich eine gute Lötverbindung herstellen, ohne den Kunststoff zu versengen (Abb. 751).

Praktische Hinweise aus vierzigjähriger Berufserfahrung

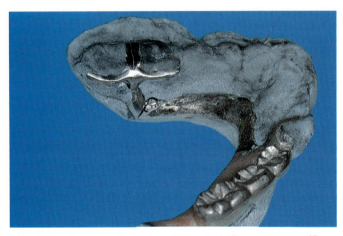

Abb. 745 An eine alte Teilprothese sind Klammern anzulöten. Die Kauflächen aus Gold sind über Kunststoff mit der Basis verbunden.

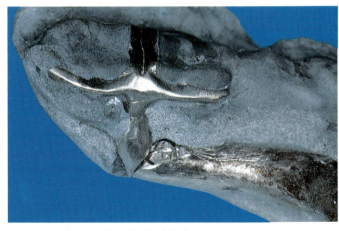

Abb. 746 Die zu lötende Verbindung.

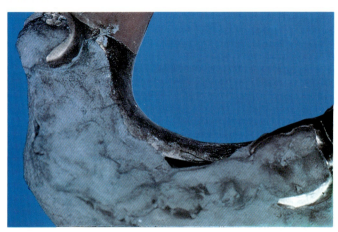

Abb. 747 Zwischen dem lingualen Bügel und der Einbettung (zwischen dem zu verlötenden Bereich und dem Kunststoff) klafft eine Lücke.

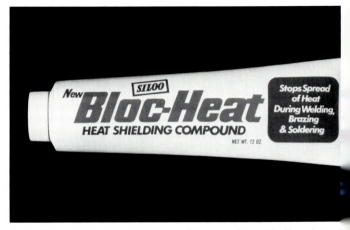

Abb. 748 Wärmedämmstoff von Silco Inc., Newark, New Jersey 07105.

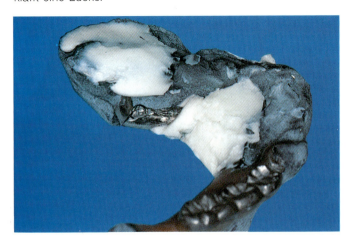

Abb. 749 Zu beiden Seiten der Lötstelle wird Wärmedämmstoff aufgetragen.

Wichtige Hinweise

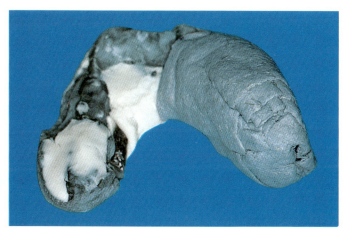

Abb. 750 Der Kunststoff der Teilprothese wird mit feuchtem Asbest abgedeckt.

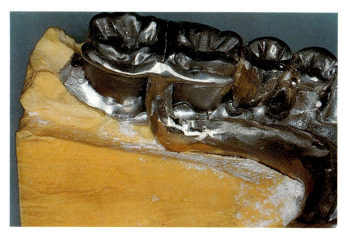

Abb. 751 Die Verbindung wurde zufriedenstellend gelötet, ohne den Kunststoff zu versengen.

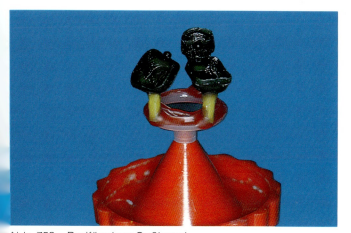

Abb. 752 Radförmiger Gußkanal.

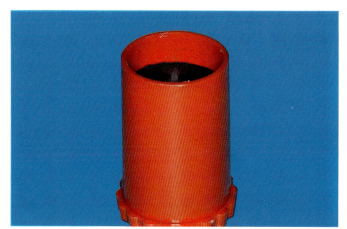

Abb. 753 Kunststoffzylinder anstelle des metallenen Gußringes.

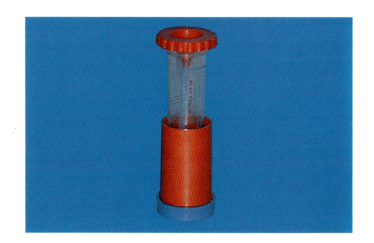

Abb. 754 Mit dem Kolben wird die harte Einbettung aus dem Zylinder geschoben.

379

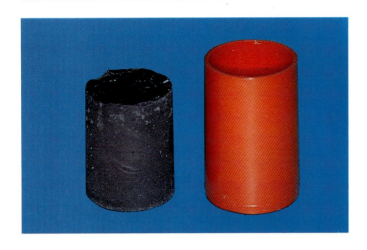

Abb. 755   Einbettung fertig zum Ausbrennen.

Gußverfahren

Unlängst stellte die Firma Degussa einige Neuerungen beim Gießverfahren vor. Mit einem Plastikrädchen können mehrere in einen Ring einzubettende Schablonen mit Gußkanälen versehen werden. Die Fließrichtung des geschmolzenen Goldes bewirkt angeblich bessere Güsse (Abb. 752). Ein leicht konischer Kunststoffzylinder tritt an die Stelle des metallenen Gußringes und macht eine Auskleidung mit Asbest überflüssig (Abb. 753). Ist die hochschmelzende Einbettung hart, entfernt man den Zylinder durch Ansetzen am weiteren Ende. Mit einem Kunststoff-Meßzylinder als Stößel kann man die Einbettung nun herausschieben (Abb. 754). Die herausgenommene Einbettung kann nun — ohne Metallring — beim Ausbrennen ungehindert expandieren (Abb. 755).

Noch ein Wort zur Fortbildung. Bei Werkstoffen und Behandlungsverfahren gibt es dauernd Neuerungen. Also: Fortbildungskurse besuchen, Fachzeitschriften lesen, mit Kollegen reden. Bleiben Sie auf dem letzten Stand der Technik und erfreuen Sie sich an Ihrem Beruf.

Kapitel 24

Die Funktion der Frontzähne

Die Aufgabe der Frontzähne ist es, die Seitenzähne zu diskludieren. Dies wird als Frontzahndisklusion bezeichnet. Häufig spricht man jedoch von Frontzahnführung. Dr. Stuart sieht in jeder Führung eine Interferenz. Wir sprechen von kondylarer Führung. Was die Zähne anbelangt, sollte man diese als kondylare Disklusion bezeichnen. Die Eminentia articularis führt den Kondylus bei seinen verschiedenen Bewegungen, genauso wie die lingualen Flächen der oberen Frontzähne die Bahn der unteren Schneidekanten bei versuchsweisen Exkursionen bestimmen.

Folgen einer falschen Frontzahndisklusion

Ist der vertikale Überbiß im Vergleich zum horizontalen Überbiß zu groß (abgesunkener Biß), ist die inzisal-palatale Höhlung in Relation zur Kiefergelenkdisklusion ungenügend und reicht die mesiodistale Höhlung in bezug auf die Art und das Ausmaß der Bennett-Bewegung nicht aus, können die folgenden Befunde vorliegen:

1. Schmerzhafte Frontzähne
2. Schwierigkeiten beim Sprechen
3. Auffächerung der (oberen) Frontzähne
4. Kiefergelenkbeschwerden
5. Beschwerden beim Essen (Kauen)
6. Abradierte untere Frontzähne
7. Bruxismus

Ist der horizontale Überbiß im Vergleich mit dem vertikalen Überbiß zu groß, ist die inzisal-palatale Höhlung zu ausgeprägt, die mesiodistale Höhlung zu groß, liegt ein Offenbiß vor oder stehen die unteren Frontzähne vor den oberen (Klasse III), können folgende Befunde vorliegen:

1. Bruxismus
2. Schwierigkeiten beim Durchtrennen der Nahrung
3. Kiefergelenksymptome (insbesondere Gelenkknacken)
4. Sprechstörungen
5. Zungenpressen
6. Abradierte Kauflächen an den Seitenzähnen
7. Seitliche Beanspruchung der Seitenzähne, die zu Knochenverlust führt

Frontzahndisklusion (Schneidezahnführung — horizontaler und vertikaler Überbiß)

Aufgaben der Frontzähne:

1. Durchtrennen der Nahrung
2. Gutes Aussehen
3. Disklusion der Seitenzähne
4. Bestimmung des Funktionsbereichs

Was versteht man unter Frontzahndisklusion (Schneidezahnführung)?

Die Frontzahnführung ist die Bewegungsbahn, die die Schneidekanten der unteren Frontzähne bei einer versuchsweisen Exkursion beschreiben und die durch die Neigung der lingualen Flächen der oberen Frontzähne bestimmt wird. In der Regel wird diese Führung als Winkel angegeben, dessen Basis die Achsorbitalebene ist. Sie wird durch den horizontalen und vertikalen Überbiß der Frontzähne determiniert. Bei seitlichen Exkursionen kann man auch von Eckzahndisklusion (Eckzahnführung) sprechen.

Welche Frontzahndisklusion ist ideal?

In der RKP (und HIKP) gibt es zwischen den Zähnen einen ganz geringen Abstand, so daß der Zahnarzt Zellophan hindurchschieben kann. Bei versuchsweisen Exkursionen werden die Seitenzähne sofort diskludiert. In der RKP kann kein fester Kontakt zwischen den Schneidekanten der unteren Frontzähne und den lingualen Flächen der oberen Frontzähne entstehen. Auf einer geneigten Ebene gibt es keinen definitiven Anschlag für eine vertikale Bewegung: die oberen Frontzähne würden nach außen gehebelt werden.

Laut Dr. Stuart „beenden die Frontzähne die Scharnierachsschließbewegung in der inzisalen Position. Das heißt, der Überbiß der Frontzähne bewirkt die Frontzahndisklusion, indem das Schließen der Scharnierachse an irgendeiner exzentrischen Kieferstellung angehalten wird".

Dies darf nicht mit der Art gleichgesetzt werden, in der die Seitenzähne die Schließbewegung aufhalten. Diese sind so gestaltet, daß der Kieferschluß in der RKP endet. Alle kräftigen Kaumuskeln (Temporalis, Masseter, medialer Pterygoideus) kontrahieren beim Schließen in die Zentrik.

Beim Durchtrennen der Nahrung mit den Schneidezähnen sind dagegen diese Muskeln teilweise entspannt, und der Pterygoideus lateralis bringt den Unterkiefer in die inzisale Stellung. Mechanisch betrachtet, stellt die geneigte linguale Fläche der oberen Frontzähne keinen guten Anschlag dar. Die oberen Frontzähne brauchen keine Halbstufen, um senkrecht auf die Längsachse der Zähne wirkende Belastungen aufzufangen. Die inzisive Bewegung ist eine Scherbewegung, die dadurch entsteht, daß sich die unteren Frontzähne der lingualen Fläche der oberen Frontzähne nähern.

Von allen Prinzipien der Okklusion wird die Frontzahnführung am wenigsten durchschaut. Kaum eine andere Phase der Artikulation ist wissenschaftlich weniger ergründet als die Aktion der Frontzähne. In neuester Zeit entwickelte Dr. William McHorris ein Verfahren zur Vermessung der Frontzahnstellung; dabei machte er sehr wichtige Beobachtungen und zog entsprechende Schlüsse.

Dr. McHorris' Schlußfolgerungen (1979)

— „Die Frontzähne nehmen eine Schlüsselfunktion bei der Bewahrung einer guten Okklusion ein."
— „Die Kieferexkursionen erfordern eine bestimmte Neigung und einen gewissen Überbiß der Schneide- und Eckzähne, so daß sich die Frontzähne ungehindert bewegen können und trotzdem die Höcker der Prämolaren und Molaren vollständig schützen."
— „Die Frontzähne dürfen die normale Funktion der Seitenzähne nicht behindern und umgekehrt."
— „Die Okklusion der Seitenzähne ist unerläßlich, um den Kieferschluß zum Stillstand zu bringen, so daß die empfindlicheren Frontzähne vor abrupten Kontakten geschützt werden."
— „Der ideale Winkel der Frontzahndisklusion soll um 5° größer sein als der Winkel der Kondylardisklusion."

Die Längsachse eines unteren Frontzahnes steht senkrecht auf der Achsinzisalebene. Stuart (1976) legte dar, daß die Längsachse des unteren Schneidezahnes einen rechten Winkel mit einer Linie bilden soll, die die Schneidekante berührt und durch die Scharnierachse des Unterkiefers verläuft.

Der McHorris-Analyzer (Hersteller Whip-Mix) wird auf die Artikulatorachse aufgesetzt (Abb. 756). Der rechtwinklig gebogene Stab zeigt die Längsachse der unteren Zähne an. Zur Beurteilung des Eckzahnes (Abb. 757) wird das Gerät auf die gegenüberliegende Seite aufgesetzt.

Das Gerät zur Untersuchung der oberen Frontzähne wird auf den Inzisalstift aufgesetzt und der Stab an die linguale Fläche eines der oberen Frontzähne herangeführt (Abb. 758 a und b). Nach Einstellung des Analyzers überträgt man den gefundenen Winkel auf ein Stück Papier (Abb. 759 a und b). Nun kann man den Winkel mit einem Winkelmesser ermitteln (Abb. 760).

Konstruiert man ein rechtwinkliges Dreieck mit dem gefundenen Winkel, ergibt der dritte Winkel (hier 90° − 39° = 51°) die Neigung eines oberen Frontzahnes (Abb. 761). Die Neigung des Frontzahnes ist um ca. 5° steiler als die Kondylarneigung.

Die linguale Einbuchtung der oberen Frontzähne spiegelt die Unterkieferbewegungen wider. Während der Kondylus die Eminentia articularis hinabgleitet, wandert die Schneidekante eines unteren Frontzah-

Frontzahndisklusion (Schneidezahnführung — horizontaler und vertikaler Überbiß)

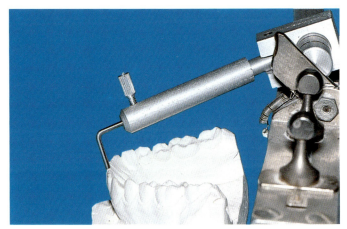

Abb. 756 Der McHorris-Analyzer (Hersteller Whip-Mix) liegt auf der Artikulatorachse auf.

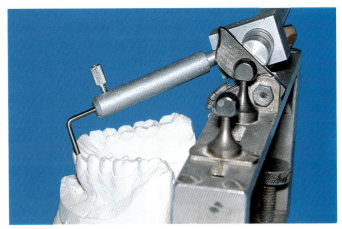

Abb. 757 Zur Analyse des Eckzahnes wird der Analyzer auf die entgegengesetzte Seite aufgesetzt.

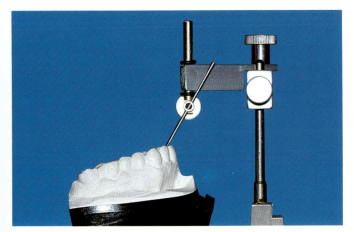

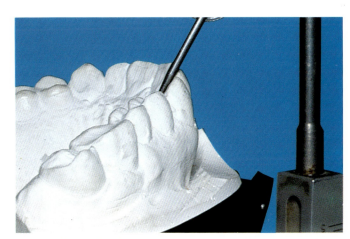

Abb. 758a und b Zur Untersuchung der oberen Frontzähne wird das Gerät auf den Anschlag gesetzt und der Stift bis an die linguale Fläche eines der oberen Frontzähne herangeführt.

nes den Abhang der lingualen Fläche des oberen Frontzahnes hinab. Das Ausmaß der Einbuchtung hängt von der Zeitrelation ab — wie stark die Frontzähne diskludieren, während der Kondylus die Eminentia articularis hinabgleitet.

Beim Kauen gleiten die unteren Frontzähne nicht an der labialen Fläche der oberen hinab, vielmehr dient diese als Begrenzung der Bewegungen. Die linguale Einbuchtung des oberen Eckzahnes hängt von der Bewegungsrichtung des kreisenden Kondylus (Bennett-Bewegung) ab. Ist diese Bewegung nach außen und oben gerichtet, ist die Einbuchtung stärker ausgeprägt. Verläuft die Bewegung dagegen nach außen und unten, ist die Einbuchtung geringer; desgleichen, wenn der rotierende Kondylus nach außen und rückwärts geht. Je größer die immediate Sideshift, desto größer die Einbuchtung. Die Einbuchtung wird auch vom Zeitpunkt der Bennett-Bewegung bestimmt. Je nach dem Ausmaß der Bennett-Bewegung zu einem bestimmten Zeitpunkt der Abwärtsbewegung des rotierenden Kondylus fällt die Einbuchtung unterschiedlich aus.

Bei der Montage der Modelle auf einem eingestellten Artikulator bestimmen die Mittelpunkte der Seitwärtsdrehung die mesiodistale Einbuchtung der oberen Frontzähne. Je größer die Interkondylardistanz, desto größer die mesiodistale Einbuchtung. Je geringer die Interkondylardistanz, desto geringer die Einbuchtung.

Die Funktion der Frontzähne

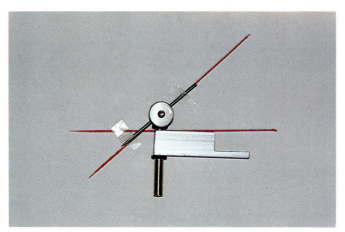 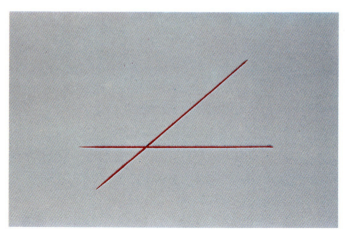

Abb. 759a und b   Der mit dem Gerät ermittelte Winkel wird auf ein Stück Papier übertragen.

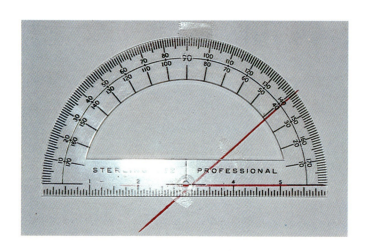

Abb. 760   Messung des Winkels.

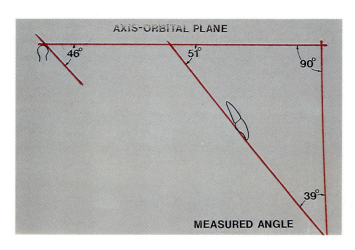

Abb. 761   Durch Einbau des gemessenen Winkels in ein rechtwinkliges Dreieck erhält man die Neigung des oberen Frontzahnes, indem man den gemessenen Winkel von 90° abzieht.

Diese ermittelt man in der Regel, indem man die unteren Schneidekanten gegen Wachs schaben läßt, das auf den lingualen Flächen der oberen Frontzähne aufgetragen wurde. Stuart ermittelte einen idealen Interinzisalwinkel von 125° ± 5°.

Der horizontale Überbiß der oberen Frontzähne wird teilweise durch den Disklusionswinkel des Kondylus bestimmt. Die faziale Stellung der Zähne ist ebenfalls eine Determinante des Verhältnisses von vertikalem zu horizontalem Überbiß der oberen Frontzähne.

Der vertikale Überbiß — die Strecke, die die Schneidekanten der unteren Frontzähne zurücklegen müssen, ehe die Seitenzähne diskludieren (und die Inzision möglich wird) — hängt von den Prinzipien der Artikulation ab: von der Lage der Okklusionsebene in bezug auf die Kondylarbahn sowie von der Höhe der Höcker und der Tiefe der Fossae der Seitenzähne. Je stärker sich die Okklusionsebene der Parallelität mit der Kondylarbahn annähert, desto flacher müssen die Höcker sein, um zu diskludieren; desto größer muß auch der horizontale Überbiß sein. Je steiler die Okklusionsebene die Kondylarbahn kreuzt, desto steiler müssen die Höcker sein und desto weniger vertikaler Überbiß ist zur Inzision erforderlich.

Nach Stuart ist der vertikale Überbiß dann ideal, wenn der Abstand der Schneidekanten der unteren Frontzähne von den lingualen Flächen der oberen Frontzähne ungefähr halb so groß ist wie der Abstand der lingualen Oberfläche vom Gaumengewebe bis zur Schneidekante. Dadurch wiederum wird bestimmt, welcher Anteil der Kondylarbahn (Neigung der Eminentia articularis) bei der Funktion beansprucht wird. Eine normale Frontzahnrelation in einem gesunden, normalen Mund zeichnet sich aus durch: gutes Aussehen (Abb. 762), Eckzahndisklusion (Abb. 763 a und b), Disklusion der Schneidezähne (Abb. 764) sowie korrekten horizontalen und vertikalen Überbiß.

Manche Patienten weisen einen übermäßigen vertikalen Überbiß auf (Abb. 765 a bis d). In diesen Fällen sind die Höcker steil und nicht abradiert (Abb. 766), der Kondylus ist stark geneigt. Man beachte die fehlende Abrasion der lingualen Flächen der oberen Frontzähne (Abb. 767).

Bis jetzt haben wir die Verhältnisse betrachtet, wie sie bei versuchsweisen Bewegungen zu beobachten sind. Beim Kauen führen jedoch die meisten Patienten andere Bewegungen aus. Höchstens Bruxierbewegungen und andere neurotische Parafunktionen laufen auf diese Weise ab.

Der Kauzyklus beschreibt eine tropfenförmige, elliptische Bahn und keine reine Gleitbewegung. Wäre dem nicht so, würden die Front- und Seitenzähne in kürzester Zeit abradiert. Zum Glück für den Patienten und auch für den Zahnarzt passiert dies in der Regel nicht.

Meine persönliche Auffassung von Funktion und Aufgabe der Frontzähne ist etwas anders. Ich meine, die Disklusion, von der wir sprechen, stellt kein mechanisches Auseinanderweichen der Zähne dar, wie man es an Modellen im eingestellten Artikulator oder im Mund des Patienten beobachten kann, sondern ist vielmehr das Ergebnis eines vorprogrammierten Kauzyklus. Die Programmierung erfolgt durch die Propriorezeption der Frontzähne. Bereits kurz vor dem Moment des Zahnkontakts werden die Reize ausgelöst, die den Kaureflex erneut anregen. Die Disklusion wird anscheinend durch einen Schutzreflex eingeleitet, so daß ein Aufeinanderschlagen oder Aneinanderreiben der Zähne verhindert wird. Aus diesem Grund müssen die Frontzähne die zuvor beschriebene „mechanische" Relation aufweisen. Im Rahmen der Behandlung müssen wir daher danach streben, den mechanischen Anforderungen gerecht zu werden, damit der Funktionsreflex richtig programmiert wird, ohne die Zähne zu schädigen.

Länge, Richtung und Neigung der Kondylarbahn beeinflussen den horizontalen und vertikalen Überbiß der Frontzähne — die Frontzahnführung. Ist die Eminentia nur wenig geneigt, müssen die Höcker flach sein. Das bedeutet, daß der Kondylus sich relativ stärker verlagern muß, damit die Seitenzähne diskludieren. Der horizontale Überbiß ist wiederum größer im Verhältnis zum vertikalen Überbiß.

Ist der Abhang der Eminentia sehr steil, sind die Höcker steil und die Seitenzähne diskludieren sehr schnell, wobei sich die Kondylen nur wenig verschieben müssen. Der vertikale Überbiß kann wiederum im Verhältnis zum horizontalen Überbiß größer sein. Dementsprechend verlangt jede einzelne Bewegung des Kondylus ein bestimmtes Verhältnis von horizontalem zu vertikalem Überbiß. Zum Beispiel:

— Je größer die Sideshift, desto größer der horizontale Überbiß in Relation zum vertikalen Überbiß und umgekehrt.
— Je größer die Interkondylardistanz, desto größer sollte der horizontale Überbiß im Vergleich zum vertikalen sein. Dies ist im Eckzahnbereich augenfälliger.

Die Funktion der Frontzähne

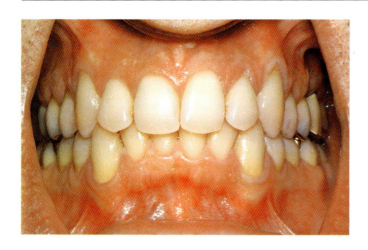

Abb. 762 Normale Frontzahnrelationen in einem gesunden, normalen Mund — ein herrlicher Anblick.

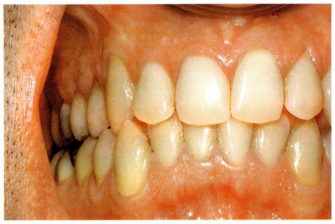 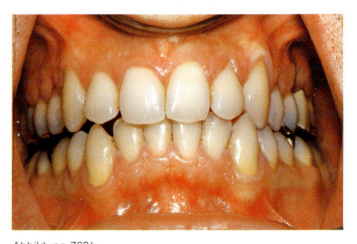

Abb. 763a und b Disklusion der Eckzähne in einem normalen Mund.

Abbildung 763b

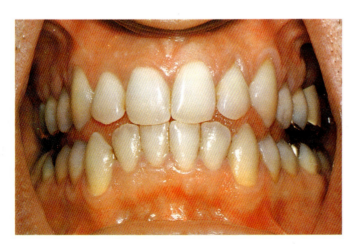

Abb. 764 Normale Disklusion der Schneidezähne.

Frontzahndisklusion (Schneidezahnführung — horizontaler und vertikaler Überbiß)

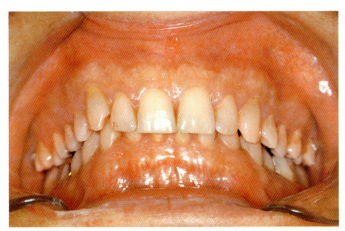

Abb. 765a Patient mit augenscheinlich übermäßigem vertikalen Überbiß.

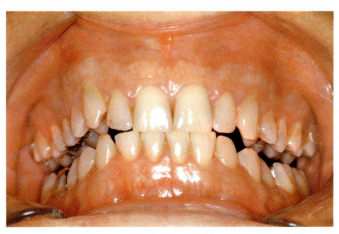

Abb. 765b Disklusion der Schneidezähne im selben Mund.

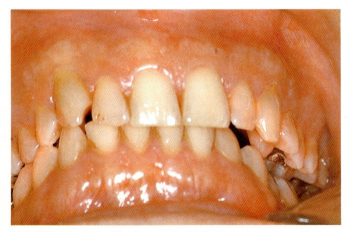

Abb. 765c und d Disklusion der Eckzähne im selben Fall.

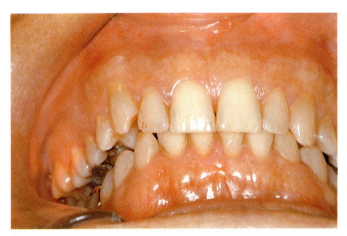

Abbildung 765d

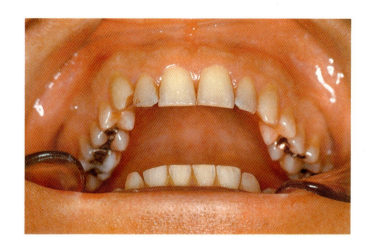

Abb. 766 Dieser Patient mit übermäßigem vertikalen Überbiß weist steile nicht abradierte Höcker auf.

- Bewegt sich der arbeitsseitige Kondylus nach außen und oben, sollte mehr horizontaler Überbiß im Vergleich zum vertikalen vorhanden sein.
- Bewegt sich der arbeitsseitige Kondylus nach außen und unten, kann mehr vertikaler Überbiß in Relation zum horizontalen akzeptiert werden.
- Bewegt sich der arbeitsseitige Kondylus nach außen und vorwärts, wird mehr horizontaler Überbiß in Relation zum vertikalen benötigt.
- Bewegt sich der arbeitsseitige Kondylus nach außen und rückwärts, ist mehr vertikaler Überbiß im Vergleich zum horizontalen erforderlich.

Man muß also immer daran denken, daß entsprechend der durch die Kondylenbewegung bewirkten Disklusion eine passende Frontzahndisklusion notwendig wird. Mit anderen Worten, die Seitenzähne sollen keinen bestimmten Weg zurücklegen, ehe sie von den Frontzähnen überholt werden. Im anderen Fall werden sich die Seitenzähne aneinander reiben. Umgekehrt sollen die Frontzähne nicht diskludieren, bevor die Seitenzähne nicht diskludiert sind, da sonst die Frontzähne stärker abradieren.

Wir haben bisher immer über versuchsweise Kieferexkursionen gesprochen und nicht über die beim Kauen vorkommenden Bewegungen. Bei Orthofunktion liegen diese Bewegungen innerhalb der versuchsweise induzierten Bewegungen. Außerdem befindet sich dann Nahrung zwischen den Zähnen, und die Zähne treffen erst bei Vollendung der Funktion aufeinander. All diese Betrachtungen stimmen anscheinend mit McHorris' Ergebnissen überein, was die ideale Relation der unteren Zähne bezüglich der oberen betrifft.

Wenn alle anderen Faktoren normal sind, ist eine inkorrekte Koordination der oberen und unteren Zähne vermutlich eher auf Bruxismus und eine Dysfunktion der Kiefergelenke zurückzuführen als auf irgendwelche anderen Gegebenheiten.

Möglichkeiten zur Veränderung der Frontzahnführung

1. Vergrößerung der vertikalen Dimension, Pinlays auf den Lingualflächen der oberen Frontzähne
2. Verringerung der vertikalen Dimension im Frontzahnbereich, nachdem die Modelle in der RKP richtig zueinander in Beziehung gebracht wurden
3. Restauration der oberen Frontzähne
4. Restauration der unteren Frontzähne
5. Überarbeitung der Lingualflächen der oberen Frontzähne
5. Überarbeitung der Schneidekanten der unteren Frontzähne
7. Kieferorthopädische Behandlung
8. Orthognathe Chirurgie

Diagnose und Behandlungsplanung zur Veränderung der Frontzahnführung müssen an Modellen erfolgen, die im Artikulator achsmontiert und zentrisch ausgerichtet sind. Anderenfalls kommt man zu falschen Ergebnissen. In der HIKP kann die Frontzahnführung ganz anders sein. Häufig kann eine enge Frontzahnführung im Mund einen beträchtlichen Abstand zwischen den unteren Schneidekanten und der lingualen Fläche der oberen Frontzähne in der RKP aufweisen.

Am leichtesten sind die Fälle zu behandeln, bei denen eine ideale (oder akzeptable) Frontzahnführung vorhanden ist. Der Inzisaltisch wird individuell angepaßt, um die Gipszähne der Modelle zu schützen. So kann man die Okklusion der Seitenzähne herstellen, ohne die Gipszähne zu beschädigen (Abb. 768).

Muß das Aussehen der Frontzähne verbessert werden (z. B. übermäßige Füllungen), ist die Relation aber befriedigend, braucht nur der Inzisaltisch modifiziert zu werden und erhalten zu bleiben, bis die Zähne präpariert und die Meistermodelle richtig im Artikulator montiert sind. Durch den individuellen Inzisaltisch entsteht nachher wieder die alte Frontzahnführung.

Bei unzulänglicher Frontzahnführung (fehlende Zähne oder Fehlstellung) (Abb. 769) kann u. U. der Inzisaltisch mit Einheitsbohrung von Stuart (Abb. 770) verwendet werden. Damit wird eine durchschnittliche Frontzahnführung erreicht, die in erstaunlich vielen Fällen genügt. Jede Untersuchung oder Behandlungsplanung der Frontzähne muß an sorgfältig in der RKP montierten Modellen erfolgen.

Möglichkeiten zur Veränderung der Frontzahnführung

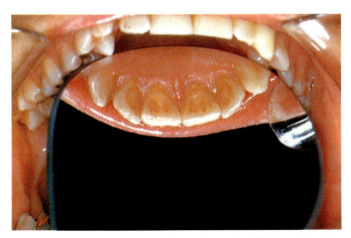

Abb. 767 An den nicht abradierten lingualen Flächen der oberen Frontzähne erkennt man, daß der vertikale Überbiß nicht übermäßig stark ist.

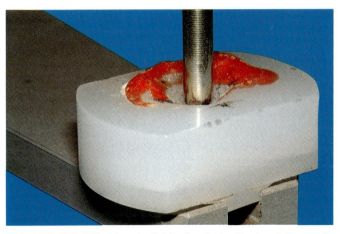

Abb. 768 Mit Hilfe eines individuellen Inzisaltisches können die Gipszähne erhalten werden, wenn nur im Seitenzahnbereich Rekonstruktionen erforderlich sind.

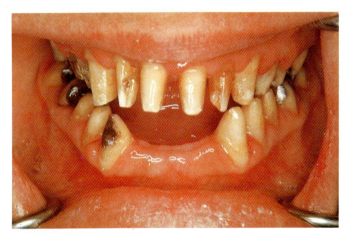

Abb. 769 Bei der Präparation von oberen und unteren Frontzähnen geht deren Führung verloren, wenn sie nicht zuvor in einen individuellen Inzisaltisch eingebaut wurde.

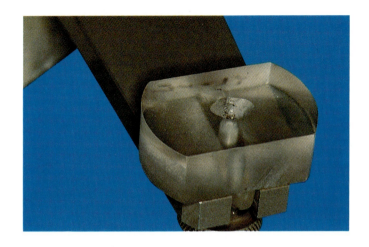

Abb. 770 Ein Inzisaltisch mit Einheitsführung, wie er von Stuart geliefert wird, dient als Anhaltspunkt in Fällen, in denen die Frontzahnführung verlorengegangen bzw. nicht vorhanden ist.

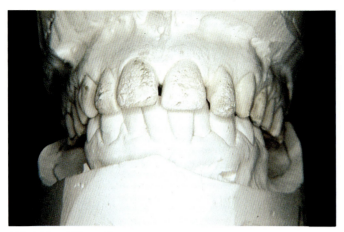

Abb. 771 Offene Frontzahnkontakte.

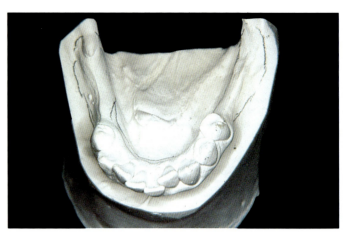

Abb. 772 Durch das Fehlen der Seitenzähne sind die Frontzähne aufgefächert und haben ihre Stützfunktion verloren.

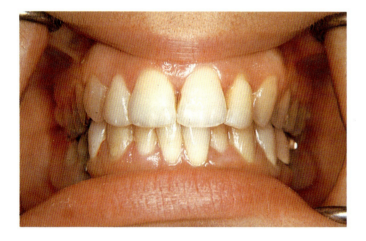

Abb. 773 Nach Rekonstruktion des Seitenzahnbereichs normalisiert sich die Frontzahnführung wieder.

Fallbeispiele

1. Aufgefächerte Frontzähne (Abb. 771)

Bei der Untersuchung stellt man in der Regel einen Frühkontakt im Bereich der Seitenzähne fest: der Unterkiefer wird dadurch abgelenkt, die Frontzähne gleiten nach vorn; oder es sind im Seitenzahnbereich Stützzonen verlorengegangen (fehlende Molaren) (Abb. 772).

Behandlung: Frühkontakte beseitigen bzw. Seitenzahnbereich restaurieren. Danach kommen die oberen Frontzähne in der Regel durch die Wirkung der Lippen in die richtige Stellung (Abb. 773). Wenn nicht, ist ein einfaches Hawley-Gerät für die Dauer einiger Wochen zu verwenden.

2. Stark abgesunkener Biß — Tiefbiß ohne horizontalen Überbiß (Abb. 774 a und b)

Meistens sind diese Fälle in der RKP. Auch durch exakte Montage ist kein Zwischenraum zwischen den unteren Schneidekanten und den lingualen Flächen der oberen Frontzähne zu entdecken.
Ohne triftigen Grund (z. B. traumatisierte Gingiva, notwendige Disklusion der Seitenzähne) sollte die Situation nicht verändert werden. Ist eine gewisse Dis-

Fallbeispiele

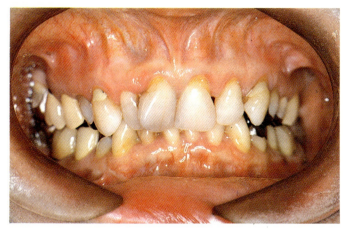

Abb. 774a Stark abgesunkener Biß; Tiefbiß ohne horizontalen Überbiß.

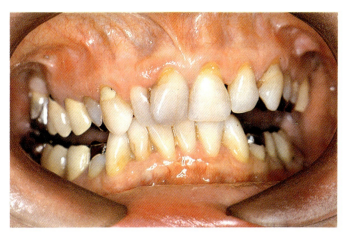

Abb. 774b Extreme Frontzahndisklusion.

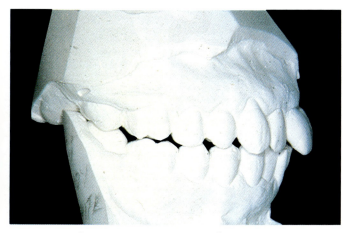

Abb. 775a Übermäßiger horizontaler Überbiß in der HIKP auf dem Artikulator.

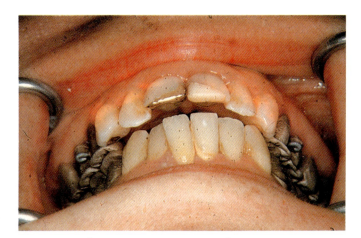

Abb. 775b Übermäßiger horizontaler Überbiß in der HIKP im Mund.

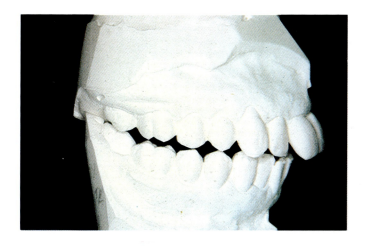

Abb. 776 In der RKP ist der horizontale Überbiß noch größer.

Die Funktion der Frontzähne

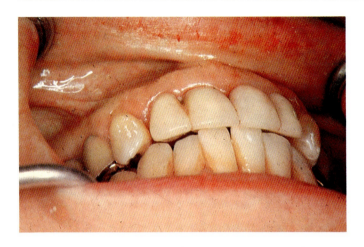

Abb. 777 Die Okklusion der Seitenzähne wird mit Hilfe einer gefühlsmäßig bestimmten Frontzahnführung herbeigeführt.

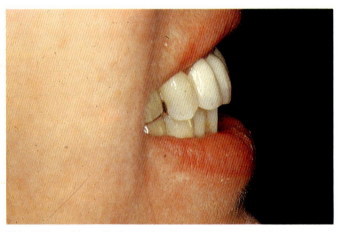

Abb. 778a Neue Stellung der Frontzahnrestaurationen.

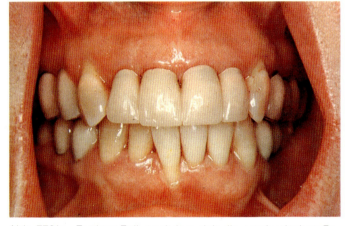

Abb. 778b Fertiger Fall, nachdem sich die provisorischen Restaurationen zufriedenstellend bewährt haben.

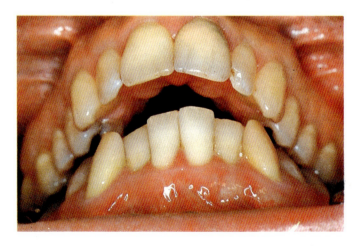

Abb. 779 Ein ausgeprägter Befund der Klasse II.

klusion erforderlich, müssen ggf. Pinlays auf den Lingualflächen der oberen Frontzähne plaziert werden. Ist eine Disklusion erforderlich und entsteht ein Zwischenraum zwischen den unteren Schneidekanten und den oberen lingualen Flächen, der funktionsbedingt ist, können die unteren Zähne u. U. nicht weiter durchbrechen. Dies ist gewöhnlich bei engen Approximalkontakten der Fall. Im voraus läßt sich dies jedoch nicht sagen. Ist eine gewisse Disklusion wegen einer Rekonstruktion von Seitenzähnen erforderlich, und entsteht ein Zwischenraum zwischen den unteren Frontzähnen und den lingualen Flächen der oberen, läßt sich dieser u. U. durch Bewegung der unteren Zähne nach labial schließen.

3. Übermäßiger horizontaler Überbiß in der HIKP (Abb. 775 a und b) oder — noch schlimmer — in der RKP (Abb. 776). Nach Korrektur der Seitenzahnokklusion in die RKP müssen die Frontzähne retrahiert werden.

Das Problem ist in diesem Fall, daß man die endgültige Frontzahnführung nur erahnen kann. Man könnte die Frontzähne im oberen Modell wegfräsen und so weit zurückversetzen, bis wir eine akzeptable Frontzahnführung erreicht zu haben glauben. Nun wird die Okklusion der Seitenzähne geschaffen (Abb. 777). Die Restaurationen können zunächst nur provisorisch eingesetzt werden, da man erst sehen muß, ob die Frontzähne auch in der neuen Stellung bleiben (Abb. 778 a und b).

4. Eine ausgeprägte Malokklusion Klasse II, bei der man anscheinend nicht um eine orthognathe Operation herumkam, läßt sich auf verschiedene Art behandeln (Abb. 779).

Bei der Rekonstruktion der Seitenzähne muß u. U. eine doppelte Okklusion geschaffen werden, so daß der Patient den Unterkiefer um einen ganzen Höcker weiterschieben kann, um eine normale Kinnstellung zu erreichen. Diese Patienten leiden meistens ziemlich stark unter der Entstellung und schieben den Unterkiefer bei Nichtfunktion vor. Dadurch kann der Durchbruch der unteren Frontzähne behindert werden, oder die oberen beginnen zu wandern. Vielleicht pressen diese Patienten aber auch gewohnheitsmäßig mit der Zunge, wodurch die Stellung der Frontzähne bewahrt wird.

Die Disklusion kann man möglicherweise mit Hilfe des unteren Eckzahnes und des oberen 1. Prämolars erzielen. Auch lassen sich diese Fälle sehr gut mittels Gruppenfunktion behandeln (Abb. 780 a und b). Die sicherste Möglichkeit ist eine Aufbißschiene für die Nacht (Abb. 781). Die Schiene ist so beschaffen, daß die unteren Zähne auf eine ebene Fläche an der lingual extendierten Schiene treffen. Die Schiene ist so konstruiert, daß die Seitenzähne nicht diskludiert werden (Abb. 781 a und b). Beachte die abradierte Kaufläche der Molaren (Abb. 783).

5. Echte Malokklusion Klasse III

Bei einer echten Malokklusion Klasse III kann man die Frontzahnführung kaum modifizieren. Meistens ist die Zunge sehr groß, so daß sich kieferorthopädische Überlegungen von vornherein erübrigen.
Vielleicht lassen sich die Eckzähne diskludieren, indem man die oberen zu hoch aufbaut. Bei echtem Kopfbiß können die Zähne unmöglich weiter durchbrechen. Manchmal besteht die Lösung für solche Fälle in einer Gruppenfunktion. Häufig ist bei Malokklusion Klasse III auch ein Kreuzbiß der Seitenzähne vorhanden. Man kann nun den 1. Prämolaren so gestalten, daß eine Art von Seitenzahndisklusion bewirkt wird. Bei Malokklusion Klasse III mit Frühkontakten in den RKP kann sorgfältiges Einschleifen einen positiven Effekt bewirken. In diesem Fall verhindern der obere rechte Eckzahn und der seitliche Schneidezahn den Kontakt der übrigen Frontzähne (Abb. 784).
Durch sorgfältiges Beschleifen des labialen Abhangs des unteren rechten Höckers (Abb. 785) und einer geringen Reduktion der mesialen lingualen Fläche des oberen rechten Eckzahnes wurde eine akzeptable Frontzahnführung bei einer gewissen Disklusion erzielt. Nun ist eine Weiterbehandlung durch Rekonstruktion der Seitenzähne möglich (Abb. 786).

6. Pseudo-Malokklusion Klasse III

Viele Fälle mit Pseudo-Klasse III lassen sich korrigieren, soweit es um die Frontzahnführung geht (Abb. 787). Sind die Modelle richtig einartikuliert, hat sich die Malokklusion Klasse III schon deutlich gebessert. Durch leichtes Überkonturieren der oberen Frontzähne läßt sich eine einigermaßen brauchbare Frontzahnführung erzielen (Abb. 788).

Die Funktion der Frontzähne

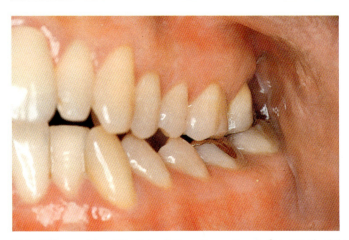 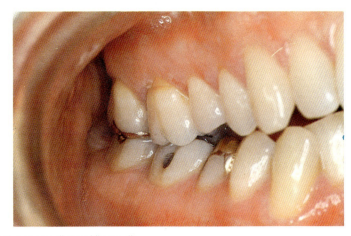

Abb. 780 a und b   Mögliche Behandlung durch Gruppenfunktion bei ausgeprägter Klasse II.

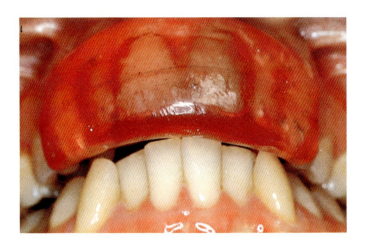

Abb. 781   Aufbißschiene für die Nacht.

Abb. 782 a und b   Die Seitenzähne okkludieren, wenn die Schiene eingesetzt ist.

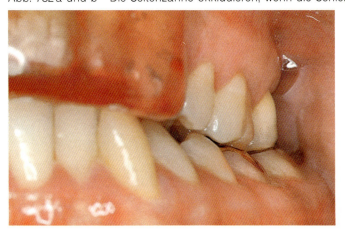 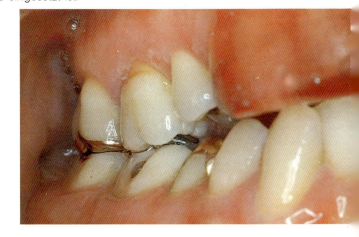

Fallbeispiele

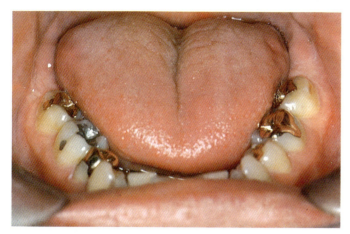

Abb. 783   Die Seitenzähne sind zu stark abradiert.

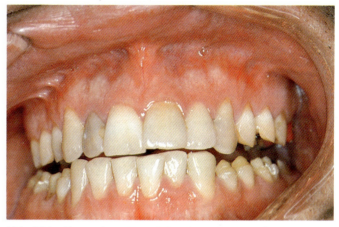

Abb. 784   Der rechte obere Eckzahn und der seitliche Schneidezahn verhindern den Kontakt der übrigen Frontzähne.

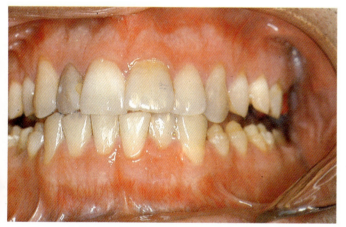

Abb. 785   Ein Frontzahnkontakt wurde möglich, indem der obere rechte seitliche Schneidezahn verkürzt und die linguale Fläche des oberen rechten Eckzahnes modifiziert wurde.

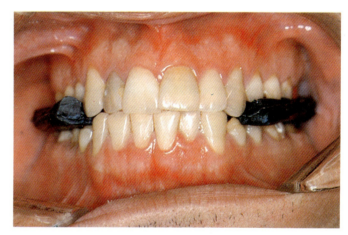

Abb. 786   Nun kann der Seitenzahnbereich rekonstruiert werden.

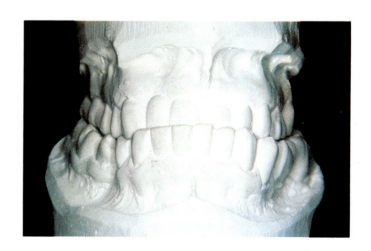

Abb. 787   Pseudo-Klasse III-Befund.

Die Funktion der Frontzähne

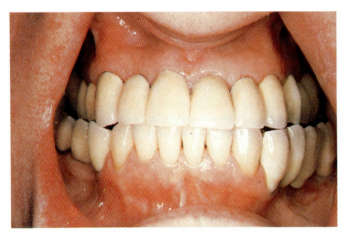

Abb. 788 Die oberen Frontzähne wurden etwas länger gestaltet, nachdem der Fall in die RKP gebracht wurde. So läßt sich eine brauchbare Frontzahnführung erzielen.

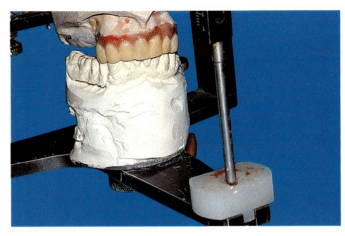

Abb. 789 Die provisorischen Frontzahnrestaurationen auf dem Artikulator.

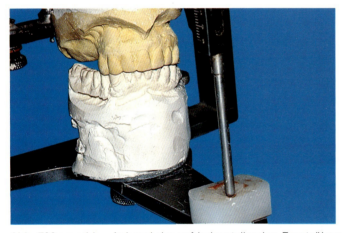

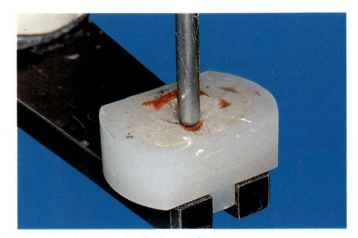

Abb. 790 a und b Anhand der zufriedenstellenden Frontzähne wurde ein individueller Inzisaltisch angefertigt.

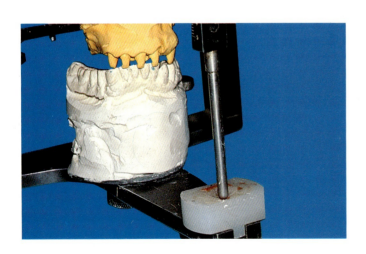

Abb. 791 Das obere Meistermodell wird auf den Artikulator montiert, wobei der individuelle Inzisaltisch die Frontzahndisklusion bestimmt.

Fallbeispiele

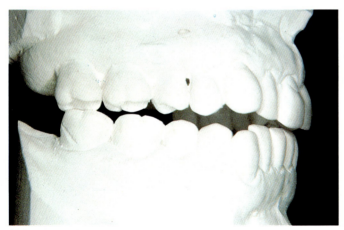

Abb. 792a Gravierender Frühkontakt im Seitenzahnbereich auf dem Artikulator.

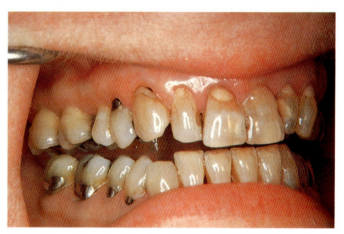

Abb. 792b Ein gravierender Frühkontakt im Seitenzahnbereich bewirkt einen offenen Biß.

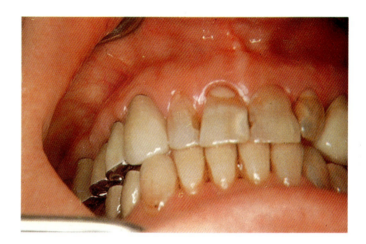

Abb. 793a Die Frontzahnführung wird durch eine Präparation der Seitenzähne zur Rekonstruktion ermöglicht.

Abb. 793b und c Rekonstruktion der Seitenzähne unter Berücksichtigung der neuen Frontzahnführung.

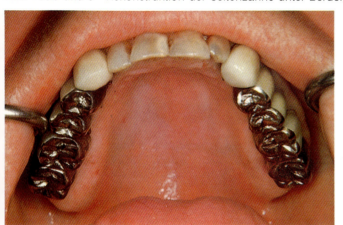
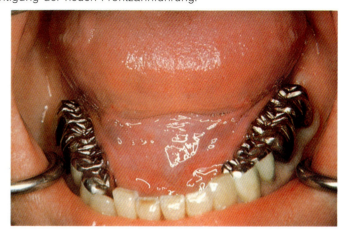

Die Funktion der Frontzähne

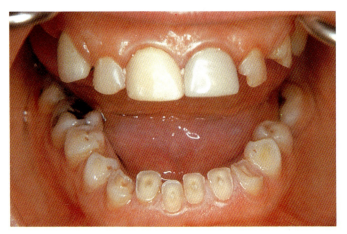

Abb. 794 Die Frontzahnführung wurde durch extreme Abrasion zerstört.

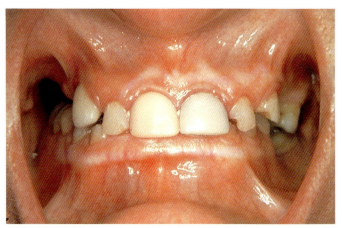

Abb. 795 Abgesunkener Biß durch Verlust von Stützzonen im Seitenzahnbereich.

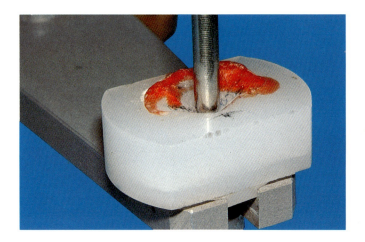

Abb. 796 Nachdem sich die provisorischen Restaurationen bewährt haben, wird ein individueller Inzisaltisch angefertigt.

Ausnahmefälle

Müssen nur die Frontzähne behandelt werden und soll das Aussehen verbessert werden, geht man folgendermaßen vor:
Zunächst wird überprüft, ob die Seitenzahnokklusion stimmt. Deckt sich die HIKP mit der RKP? Wenn nicht, läßt sich dies durch Einschleifen beheben?
Nach Korrektur der Seitenzahnokklusion begutachtet man die vorhandene Frontzahnführung anhand korrekt montierter Modelle.
Läßt sich die Frontzahnführung durch neue Restaurationen korrigieren? Wenn etwas größere Veränderungen nötig sind, empfiehlt es sich, provisorische Restaurationen auf die präparierten Zähne zu setzen und diese sorgfältig zu überprüfen, nachdem der Patient sie einige Zeit getragen hat.
Nach dem Einschleifen fertigt man ein Modell der oberen Zähne mit den provisorischen Frontzahnrestaurationen in situ an (Abb. 789). Das Modell wird im Artikulator montiert und der Inzisaltisch individuell gestaltet (Abb. 790 a und b). Dann montiert man ein Modell mit den Präparationen im Artikulator. Mit Hilfe des individuellen Inzisaltisches als Anhaltspunkt lassen sich die oberen Frontzähne ermitteln (Abb. 791).

Durch Frühkontakt im Seitenzahnbereich verursachter Offenbiß (Abb. 792 a und b)

An richtig montierten Studienmodellen wird der Frühkontakt reduziert, bis die Frontzähne in einer mög-

Ausnahmefälle

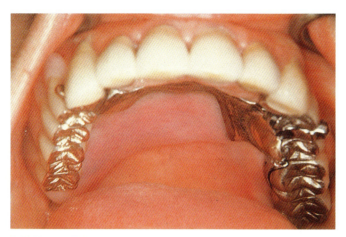

Abbildung 797 a

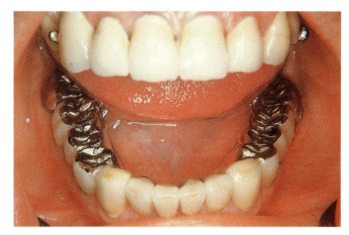

Abbildung 797 b

Abbildung 797 c

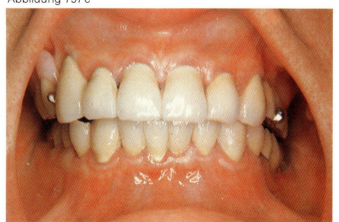

Abb. 797 a bis c   Endergebnis nach Entwicklung einer neuen Frontzahnführung.

Abb. 798 a   Offener Biß vor kieferorthopädischer Behandlung. Mit freundlicher Genehmigung von Dr. Leon Kussick.

Abb. 798 b   Kieferorthopädisch korrigierte Frontzahnführung. Mit freundlicher Genehmigung von Dr. Leon Kussick.

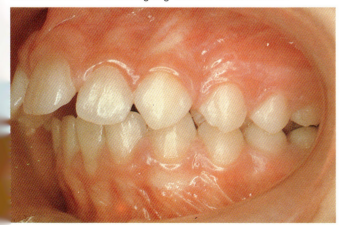

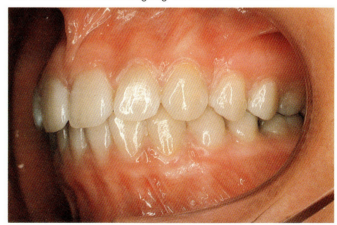

Die Funktion der Frontzähne

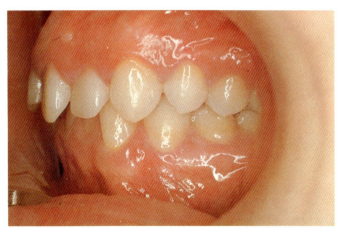

Abb. 799a Abgesunkener Biß vor kieferorthopädischer Behandlung. Mit freundlicher Genehmigung von Dr. Leon Kussick.

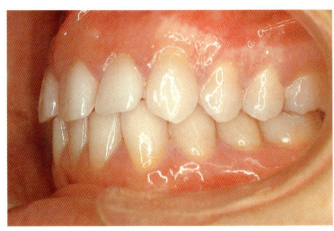

Abb. 799b Kieferorthopädisch diskludierter Biß. Mit freundlicher Genehmigung von Dr. Leon Kussick.

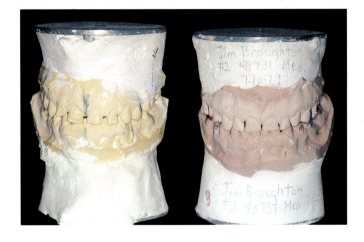

Abb. 800a Frontzahnführung vor und nach Korrektur. Mit freundlicher Genehmigung von Dr. Thomas Hafner.

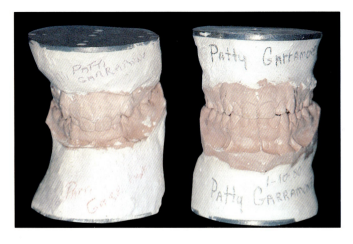

Abb. 800b Frontzahnführung vor und nach Korrektur. Mit freundlicher Genehmigung von Dr. Thomas Hafner.

Ausnahmefälle

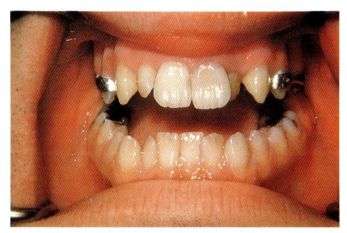

Abb. 801a Dieser offene Biß muß chirurgisch behandelt werden. Mit freundlicher Genehmigung von Dr. Ronald Saglimbene.

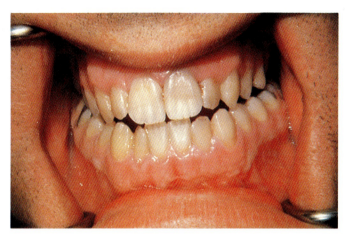

Abb. 801b Nach operativer Korrektur des offenen Bisses. Mit freundlicher Genehmigung von Dr. Ronald Saglimbene.

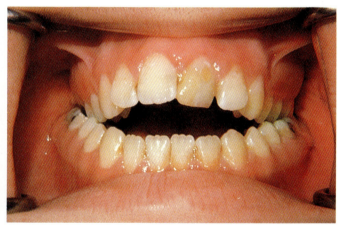

Abb. 802a Kieferorthopädisch nicht behandelbarer offener Biß. Mit freundlicher Genehmigung von Dr. Ronald Saglimbene.

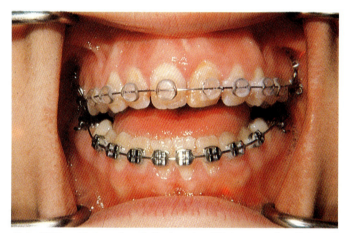

Abb. 802b Kieferorthopädisch unterstützte operative Behandlung. Mit freundlicher Genehmigung von Dr. Ronald Saglimbene.

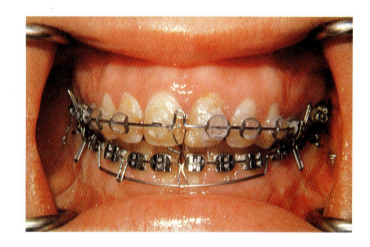

Abb. 802c Nach operativer Behandlung und kieferorthopädischer Stabilisierung. Mit freundlicher Genehmigung von Dr. Ronald Saglimbene.

Die Funktion der Frontzähne

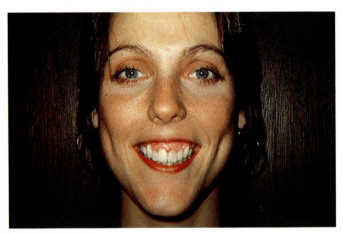

Abb. 803 Patientin mit extrem hohem Zwischenkiefer. Mit freundlicher Genehmigung von Dr. Ronald Saglimbene.

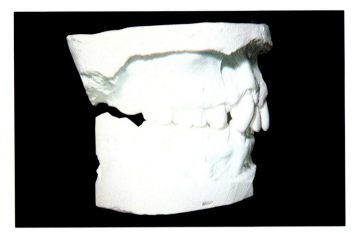

Abb. 804a Studienmodelle zur Planung des chirurgischen Eingriffs. Mit freundlicher Genehmigung von Dr. Ronald Saglimbene.

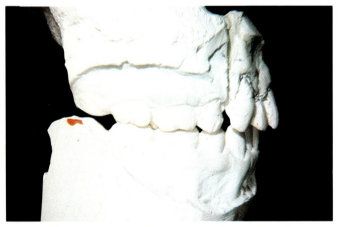

Abb. 804b Modifikation des Gipsmodells, um dem Chirurgen eine Vorstellung vom Ergebnis zu vermitteln. Mit freundlicher Genehmigung von Dr. Ronald Saglimbene.

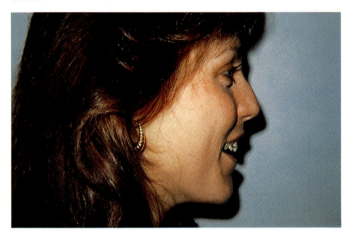

Abb. 805a Patientin im Profil nach der Behandlung. Mit freundlicher Genehmigung von Dr. Ronald Saglimbene.

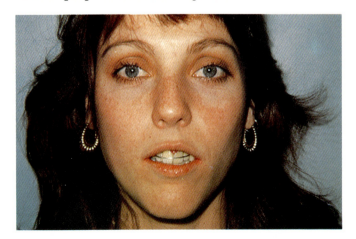

Abb. 805b Patientin nach der Behandlung. Mit freundlicher Genehmigung von Dr. Ronald Saglimbene.

Ausnahmefälle

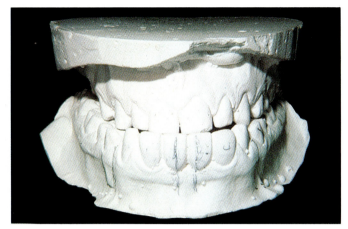

Abb. 806a   Extremer Kreuzbiß, die untere Restauration ist zu breit. Mit freundlicher Genehmigung von Dr. Ronald Saglimbene.

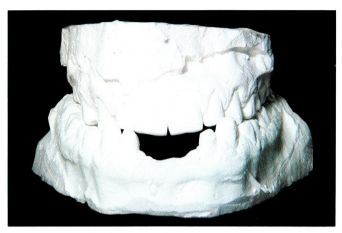

Abb. 806b   Modelle nach Entfernung der unteren Brücke. Mit freundlicher Genehmigung von Dr. Ronald Saglimbene.

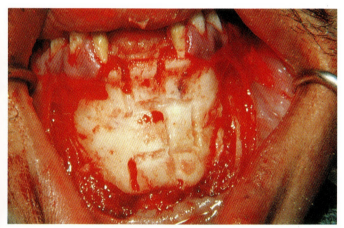

Abb. 806c   Chirurgische Präparation des Unterkiefers. Mit freundlicher Genehmigung von Dr. Ronald Saglimbene.

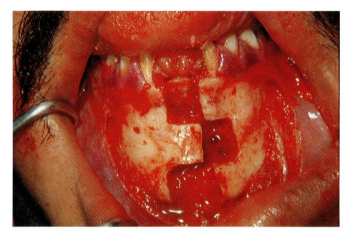

Abb. 806d   Aus dem Unterkiefer wurden Segmente herausgetrennt. Mit freundlicher Genehmigung von Dr. Ronald Saglimbene.

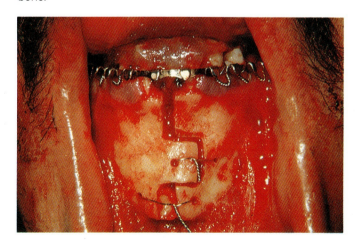

Abb. 806e   Die rechte und linke Hälfte des Unterkiefers werden mit Stahldraht zusammengezogen. Mit freundlicher Genehmigung von Dr. Ronald Saglimbene.

Die Funktion der Frontzähne

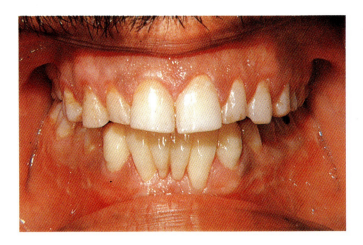

Abb. 806f Nach der Operation ist der Kreuzbiß behoben. Unten wurde eine festsitzende Restauration plaziert. Mit freundlicher Genehmigung von Dr. Ronald Saglimbene.

lichst normalen Relation miteinander in Kontakt kommen. Durch Reduktion und/oder Präparation der Zähne im Mund wird die Frontzahnführung untersucht. Bewegt sie sich im Normalbereich, darf die Okklusion der Seitenzähne entsprechend den Registraten des Patienten und der durch die Zahnpräparation entstandenen Frontzahnführung hergestellt werden (Abb. 793 a bis c).

Ausgeprägter Tiefbiß aufgrund von Abrasion und Stützzonenverlust im Seitenzahnbereich

Bei extremer Abrasion (Abb. 794) und Stützzonenverlust im Seitenzahnbereich (Abb. 795) muß die vertikale Dimension durch Rekonstruktion vergrößert werden. Sie muß mit allen zur Verfügung stehenden Hilfsmitteln gemessen werden. Die ursprüngliche Länge und Stellung der Frontzähne läßt sich nur erahnen. Provisorische Restaurationen der Front- und Seitenzähne sind anzufertigen und müssen so lange getragen werden, bis der Patient mit ihnen zufrieden ist. Die Provisorien (bzw. deren Modelle) werden auf einen eingestellten Artikulator montiert. Der Inzisaltisch wird entsprechend der angenommenen Frontzahnführung und der vertikalen Dimension gestaltet: Erst dann sind die endgültigen Restaurationen möglich (Abb. 797 a bis c).

Kieferorthopädische Korrektur der Anordnung der Frontzähne

Es gibt gewisse Fälle, in denen die Frontzahnführung kieferorthopädisch modifiziert werden muß, bevor man mit den Restaurationen beginnen kann. Vor jeder anderen Behandlung muß ein Offenbiß behoben werden (Abb. 798 a und b). Ein abgesunkener Biß kann vor Beginn der Behandlung ausgeglichen werden (Abb. 799 a und b). Der versierte Kieferorthopäde kann nachhaltig zur erfolgreichen Behandlung abnormer Fälle beitragen (Abb. 800 a und b).

Orthognathe Chirurgie

Heutzutage lassen sich scheinbar unlösbare Probleme operativ behandeln. Mit radikalen Mitteln kann der Oralchirurg Frontzahnrelationen verwandeln, so daß daraufhin der Patient mit Erfolg prothetisch behandelt werden kann (Abb. 801 a und b).
Kieferorthopädisch nicht behebbare Offenbisse können durch orthognathe Chirurgie gemildert werden (Abb. 802 a bis c).
Ein extrem hoher Zwischenkiefer (Abb. 803) kann nach Planung der Operation an einem Gipsmodell (Abb. 804 a und b) reduziert werden. Das Ergebnis zeigen die Abbildungen 805 a und b.
Spezielle Befunde wie gravierende Kreuzbisse bei fehlenden unteren Frontzähnen lassen sich durch kühne Operationen behandeln (Abb. 806 a bis f).

Literatur

McHorris, W. H.: Occlusion, Parts I und II. J. Cl. Ortho. S. 606, 614, 696 (1979).
Stuart, Charles E.: Oral Rehabilitation and Occlusion with some Basic Principles on Gnathology. Artikel 5. Bd. 5. Sponsor: University of California School of Dentistry. Druck und Vertrieb: C. E. Stuart Gnathological Instruments, Ventura, California 93001, 1976.

Kapitel 25

Fallbeispiele

Die hier vorgestellten Fallbeispiele wurden nach Hauptproblemen geordnet, wie sie im Laufe der Jahre immer wieder zu behandeln waren.

Gruppe I — Mangelhaftes Aussehen

Fall 1 — Aufgefächerte Frontzähne

Der Patient lehnte eine umfassende kieferorthopädische Behandlung ab, weshalb eine Korrektur mit vier Porzellanjackets erfolgte.

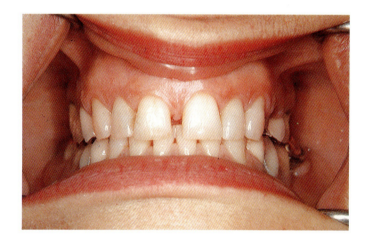

Abb. 807   Vorher.

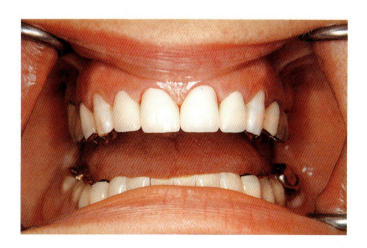

Abb. 808   Nachher.

Fallbeispiele

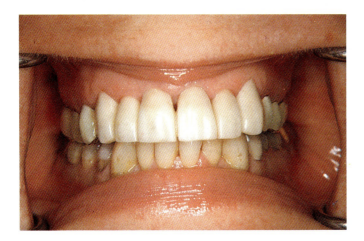

Fall 2 — Schlechte Zahnkonturen

Abb. 809 Die Frontzahnrestaurationen sind mangelhaft konturiert.

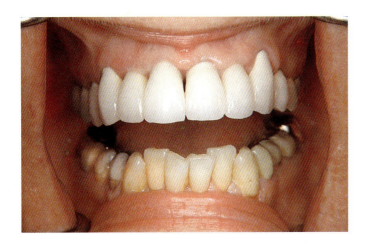

Abb. 810 Das Aussehen wurde durch gut konturierte goldkeramische Einzelzahnrestaurationen verbessert.

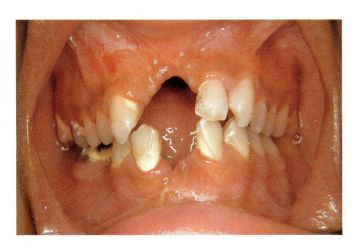

Fall 3 — Unfall

Abb. 811 Ergebnis eines Motorradunfalls und schlechter Mundhygiene.

Gruppe I — Mangelhaftes Aussehen

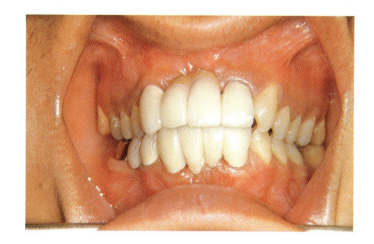

Abb. 812 Metallkeramische Schiene mit rosafarbener Keramik als Zahnfleischersatz.

Fall 4 — Kongenital fehlende Zähne und Zähne in Fehlstellung

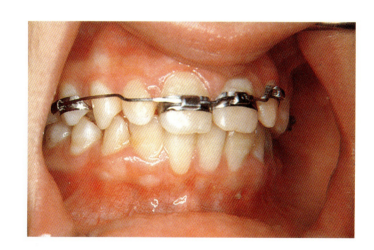

Abb. 813 Kieferorthopädische Maßnahmen an der rechten Seite.

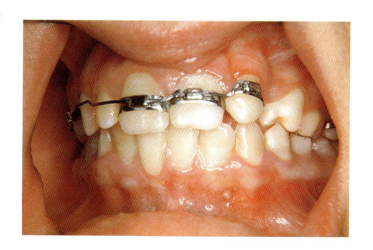

Abb. 814 Kieferorthopädische Maßnahmen an der linken Seite.

Fallbeispiele

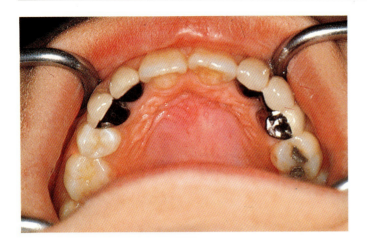

Abb. 815 Okklusale Ansicht von metallkeramischen Restaurationen (Gold) an schwierigen Präparationen.

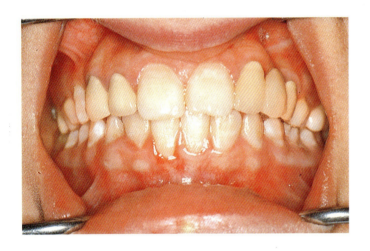

Abb. 816 Labiale Ansicht ein Jahr nach Plazierung der Restaurationen: kein Rezidiv.

Fall 5 — Gravierende Fehlstellung — kieferorthopädisch nicht behandelbar

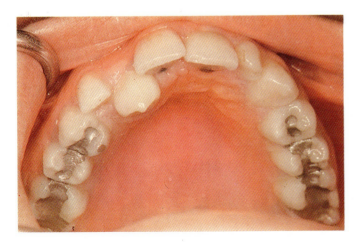

Abb. 817 Eckzahn und seitlicher Schneidezahn in verkehrter Relation.

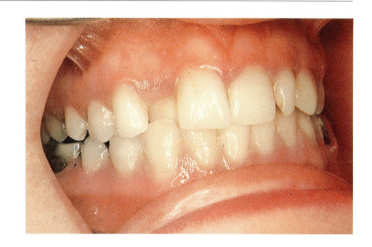

Abb. 818 Eckzahn in lateraler Stellung und in lingualem Kreuzbiß.

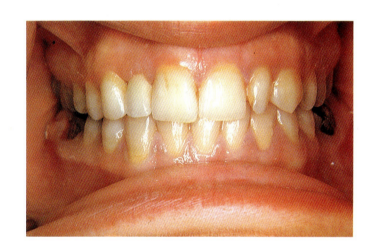

Abb. 819 Eine ungewöhnliche Präparation des Eckzahnes (umgekehrte ¾ Krone aus Aufbrennkeramik) machte dieses Ergebnis möglich.

Gruppe II — Extreme Abrasion

Fall 6 — Ständiges Kauen auf einer Zigarre

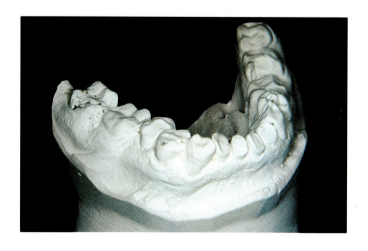

Abb. 820 Unterkiefermodell.

Fallbeispiele

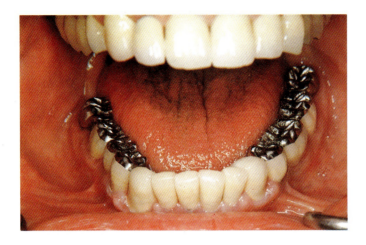

Abb. 821 Nach vollständiger Rekonstruktion mit Metallkeramik.

Fall 7

Deutlich abgesunkener Biß und extreme Abrasion aufgrund oberer Keramikrestaurationen bei fehlender Seitenzahnabstützung.

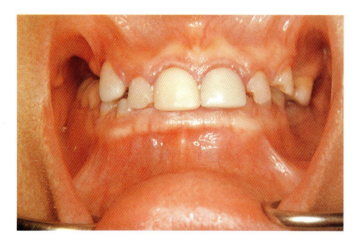

Abb. 822 Die oberen Frontzähne stoßen auf die untere labiale Gingiva.

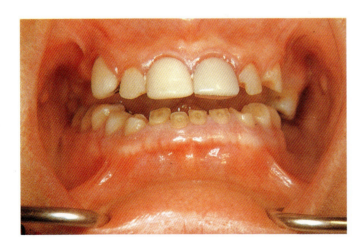

Abb. 823 Die unteren Frontzähne sind fast bis auf die Wurzel abradiert.

Gruppe III — Kreuzbisse

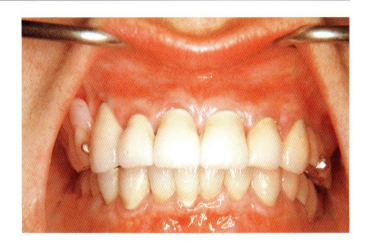

Abb. 824 Rekonstruktion mit einseitiger herausnehmbarer Teilprothese oben und Frontzähnen (oben und unten) aus Metallkeramik. Alle unteren Zähne wurden vital belassen. Die Präparationen mußten osteoplastisch verlängert werden. Die Okklusion der Seitenzähne wurde in Gold aufgebaut. Die Kauflächen der oberen Teilprothese sind ebenfalls aus Gold.

Gruppe III — Kreuzbisse

Fall 8

Einseitiger Kreuzbiß der Frontzähne, nur links. Nach Extraktion des linken unteren mittleren und seitlichen Schneidezahnes wurde der Frontzahnbereich mit metallkeramischen Restaurationen versehen. Die Okklusion im Seitenzahnbereich wurde mit Hilfe von Kauflächen aus edler Legierung und Keramikverblendungen wiederhergestellt.

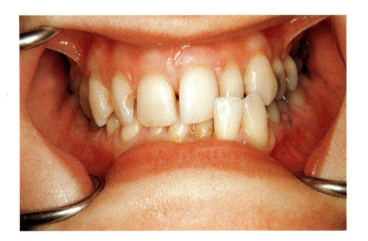

Abb. 825 Vorher.

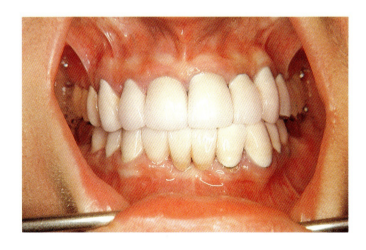

Abb. 826 Nachher.

Fallbeispiele

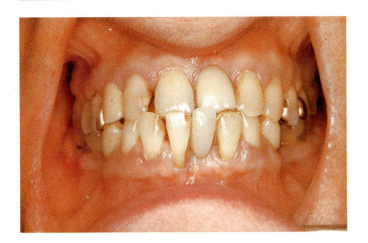

Fall 9 — Ausgeprägte Malokklusion Klasse III mit Verlust einer Stützzone im Seitenzahnbereich

Abb. 827   Vor der Behandlung.

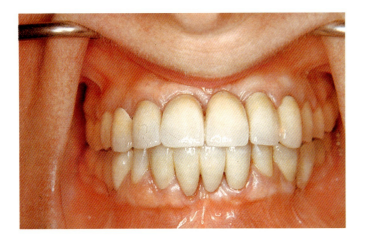

Abb. 828   Vollständige Rekonstruktion mit Kauflächen der Seitenzähne aus Gold. Keramik auf Gold an den oberen und unteren Eckzähnen.

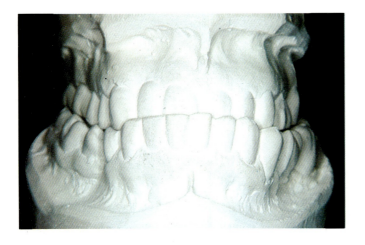

Fall 10 — Gravierende Malokklusion Klasse III mit Verlust der Zentrik

Abb. 829   Studienmodelle in der HIKP.

Gruppe IV — Parodontale Probleme

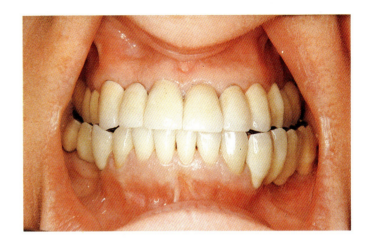

Abb. 830 Vollständige Rekonstruktion aller Zähne außer den unteren Frontzähnen. Keramik auf Gold. Seitenzähne in starkem Kreuzbiß mit Kauflächen aus Gold und Keramikverblendungen. Durch Herstellung der RKP und leichtem Überkonturieren der oberen Frontzähne konnte ein normales Frontzahnverhältnis erreicht werden.
Der Patient hat eine extrem große, aktive Zunge. Nach fünf Jahren lockerte sich die linke untere Seite, die aus einer festsitzenden Brücke auf dem 1. Prämolar bestand, den 2. Prämolar und 1. Molar ersetzte und am 2. und 3. Molar befestigt war. Der untere linke Eckzahn wurde präpariert und als zusätzlicher Pfeiler in die Brücke einbezogen. Außerdem wurde der Zunge etwas mehr Platz durch Vergrößerung des Kreuzbisses auf dieser Seite zugestanden.

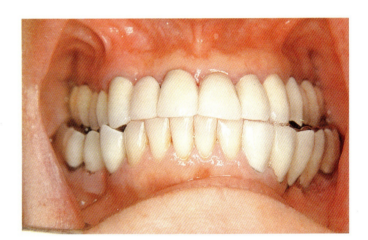

Abb. 831 15 Jahre nach der Rekonstruktion. Der Patient klagt gelegentlich über eine Ermüdung der Muskeln, vor allem in Streßsituationen.

Gruppe IV — Parodontale Probleme

Fall 11 — Im Laufe der Jahre verschiedenste zahnärztliche Maßnahmen; Parodontium erkrankt

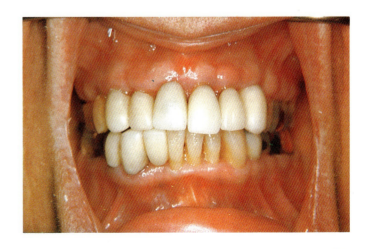

Abb. 832 Acht Wochen nach Operation des Parodontiums. Der Mund wurde an einem einzigen Termin behandelt!

Fallbeispiele

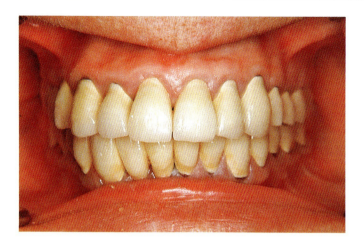

Abb. 833 Vollständige Rekonstruktion mit Keramik auf Gold. Alle Kauflächen der Seitenzähne bestehen aus Gold mit Keramikverblendungen.

Fall 12

Nach Vollendung der Behandlung des Parodontiums blieb die Bezahnung mehrere Jahre unverändert.

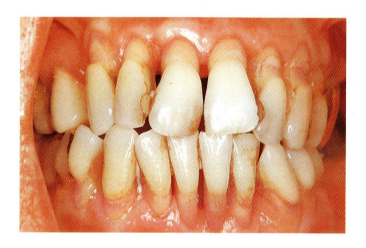

Abb. 834 Das parodontale Ergebnis ist ausgezeichnet, es empfiehlt sich aber keine weitere Behandlung. Es fehlten Seitenzähne, das Aussehen war mangelhaft.

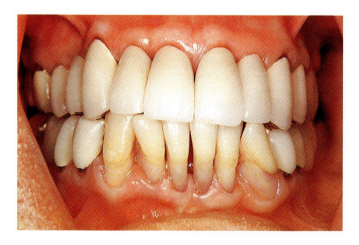

Abb. 835 Das war das Beste, was man mit diesen ungewöhnlich langen Zähnen erreichen konnte. Eine prothetische Behandlung der unteren Frontzähne war aussichtslos. Sie haben sich noch über 15 Jahre gehalten.

Gruppe IV — Parodontale Probleme

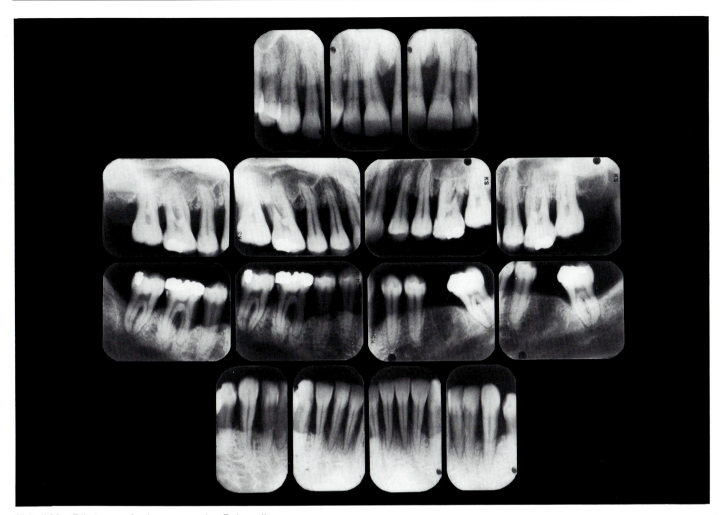

Abb. 836   Röntgenaufnahmen vor der Behandlung.

Fall 13 — Gravierender parodontaler Befund

An sich wären hier Vollprothesen angezeigt gewesen. Da die Patientin jedoch erst Anfang Dreißig war, versuchte man, diesen Schritt möglichst lange hinauszuzögern.

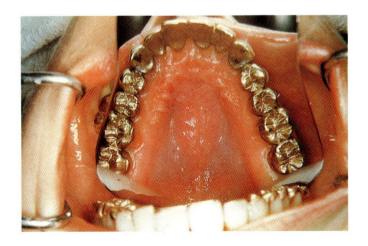

Abb. 837   Die Rekonstruktion der oberen Bezahnung wurde in drei Teilen angelegt. Die oberen sechs Frontzähne wurden mit Stiftkronen verblockt. Distal von jedem der Eckzähne wurde ein Präzisionsgeschiebe angebracht. Die Seitenzahnquadranten wurden verblockt und auf der mesialen Seite jedes der 1. Prämolaren wurde ein männliches Geschiebeteil angebracht, das in die Geschiebematrize an der Distalfläche der Eckzähne paßt.

Fallbeispiele

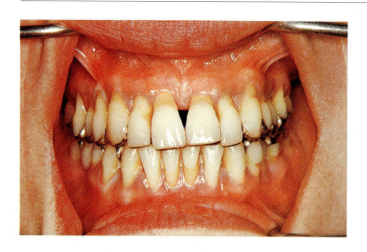

Abb. 838 Die unteren Zähne wurden entsprechend behandelt: drei ineinandergreifende Schienen im Bereich der unteren Eckzähne. Die unteren Frontzähne wurden mit Stiftkronen verblockt.

Abb. 839 Röntgenaufnahmen vier Jahre nach der Behandlung zeigen weder eine Verbesserung noch eine Verschlechterung.

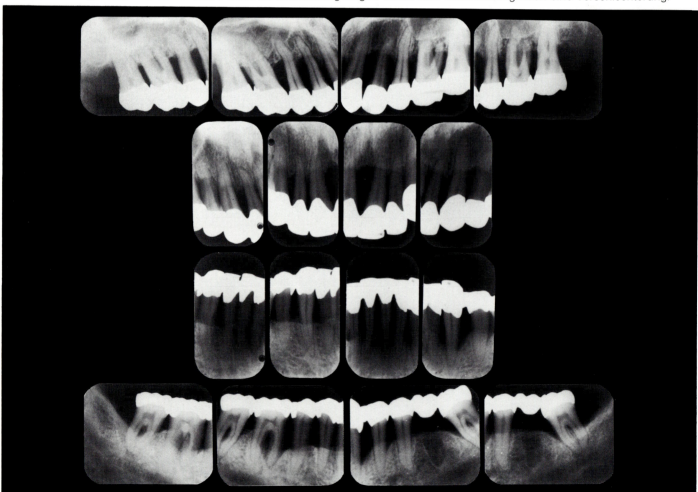

Gruppe IV — Parodontale Probleme

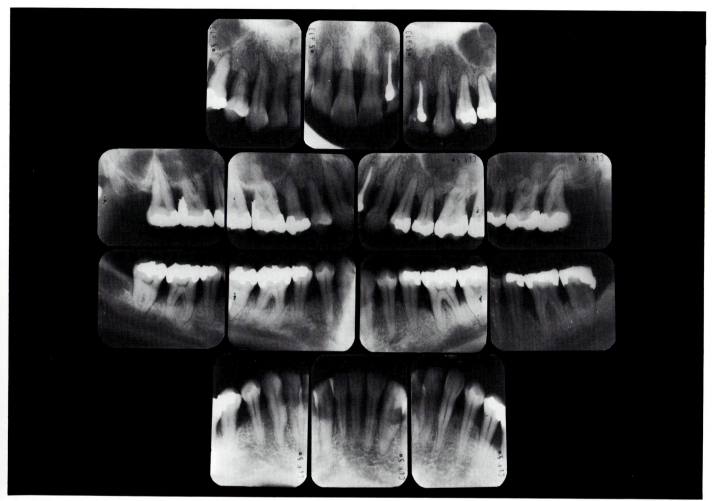

Abb. 840   Röntgenaufnahmen von 1968.

Fall 14 — Gravierender parodontaler Befund

Patient Mitte Zwanzig. Zwei Fachärzte für Parodontose diagnostizierten diese Krankheit. Empfehlung: provisorische Prothesen.

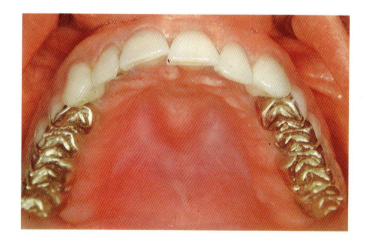

Abb. 841   Seitenzähne vollständig mit Inlays rekonstruiert. Die Molaren wurden verblockt, ebenso die Prämolaren. Auf beiden Seiten wurde eine Schienung zwischen 2. Prämolar und 1. Molar hergestellt.

417

Fallbeispiele

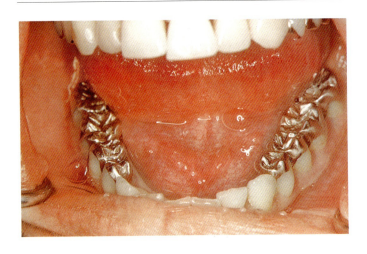

Abb. 842 Die unteren Seitenzähne wurden genauso behandelt wie die oberen: Molaren verblockt, Prämolaren verblockt. Verbindung zwischen 2. Prämolar und 1. Molar.

Abb. 843 Röntgenaufnahmen von 1972.

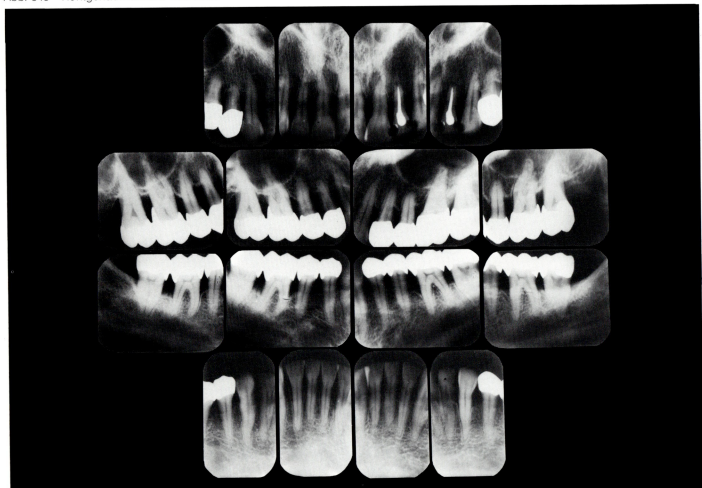

Gruppe IV — Parodontale Probleme

Abb. 844 Die Schneidekanten der oberen Frontzähne wurden aus ästhetischen Gründen beschliffen.

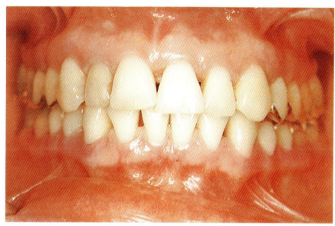

Abb. 845 Röntgenaufnahmen elf Jahre später (1979): Die Patientin verlor den unteren linken 2. Molar, die Pulpa im oberen linken 1. Molar, dem oberen linken mittleren und seitlichen Schneidezahn sowie die Pulpen des oberen linken Eckzahnes und des oberen rechten seitlichen Schneidezahnes (Ursache vielleicht die Präparation und Herstellung der sechsteiligen oberen metallkeramischen Schiene). Die Aufnahmen mit freundlicher Genehmigung des derzeit behandelnden Zahnarztes.

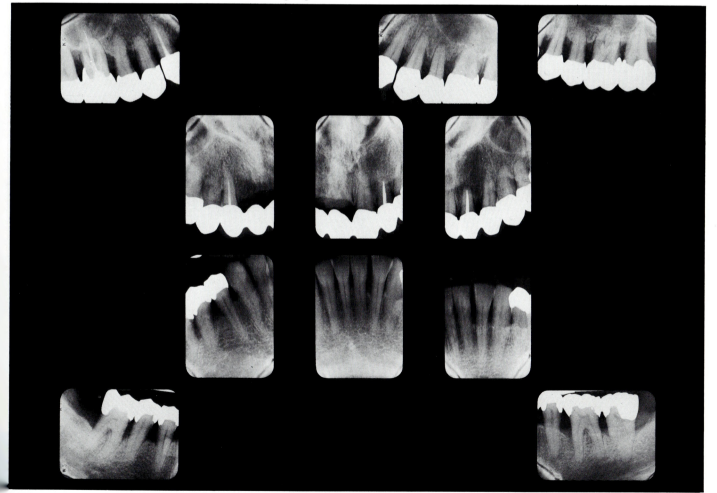

Fallbeispiele

Gruppe V — Bemerkenswerte Fälle

Fall 15

Der Patient klagte über schmerzempfindliche Seitenzähne und wurde mit einer Aufbißschiene behandelt; dabei wurde die Okklusion eingeschliffen.

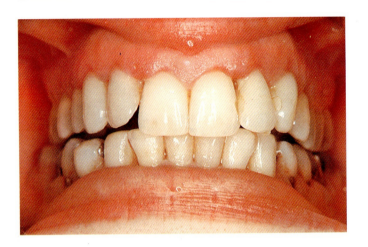

Abb. 846   In der RKP verloren die Prämolaren und Eckzähne den Kontakt mit den unteren Zähnen. Genau diese Zähne aber waren beschliffen, d. h. verkürzt worden.

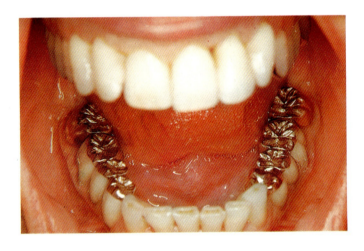

Abb. 847   Dieser Fall wurde in der RKP mit Verblendkronen an den unteren Zähnen versorgt, da bukkal und lingual gingivale Füllungen vorhanden waren. Keine Verblockung.

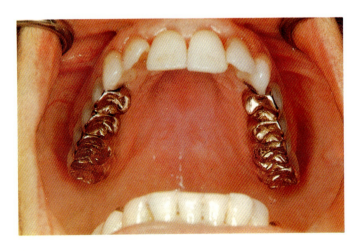

Abb. 848   Die oberen Seitenzähne erhielten Onlays ohne Verblockung.

Gruppe V — Bemerkenswerte Fälle

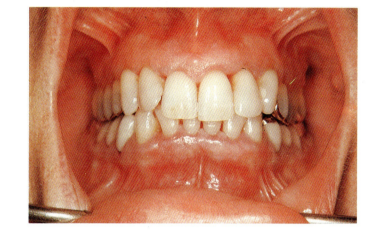

Abb. 849 Der Fall in der RKP nach der Behandlung. Man beachte die verbesserte Okklusion und vergleiche sie mit Abbildung 846.

Fall 16

Dies war mein interessantester Fall überhaupt. Es gab nichts, was es nicht gab: Erkrankung des Parodontiums, Dysfunktion, unmögliches Aussehen.

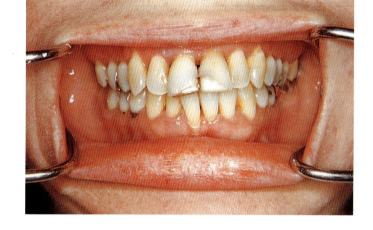

Abb. 850 So kam die Patientin in die Praxis. Lippenschluß über den vorgeschobenen oberen Frontzähnen war unmöglich.

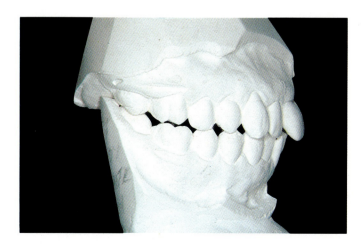

Abb. 851 Die montierten Modelle dieses Falles in der HIKP. Um diese Stellung zu erreichen, mußten sich die Kondylen um 6 mm anterior verschieben.

421

Fallbeispiele

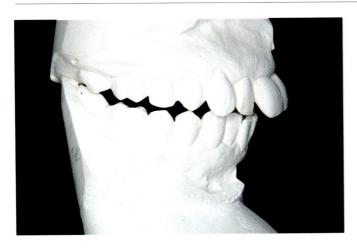

Abb. 852 In der RKP standen die Längsachsen der Seitenzähne übereinander. In bezug auf die oberen Frontzähne, die stark protrudierten, erschienen die unteren deutlich zurückgezogen.

Abb. 853 Die Röntgenaufnahmen von 1962 zeigen vor allem im Bereich der oberen Frontzähne eine deutliche Zerstörung des Parodontiums.

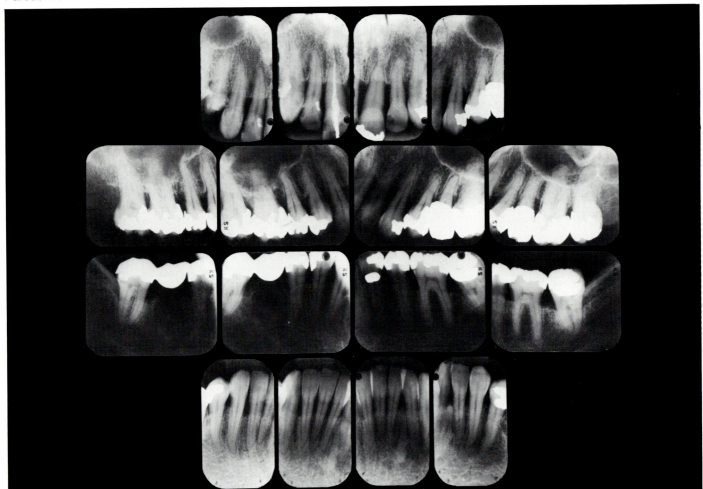

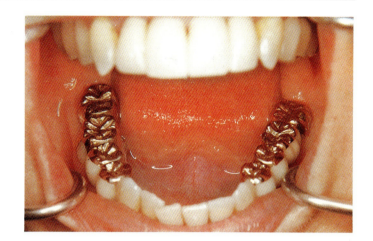

Abb. 854 Die unteren Seitenzähne wurden wegen der umgekehrten Frontzahnrelation mit Verblendkronen rekonstruiert.

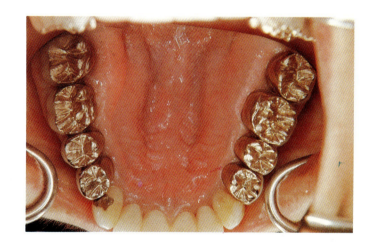

Abb. 855 Die oberen Seitenzähne erhielten ebenfalls Verblendkronen. Man beachte, daß die oberen Eckzähne unbehandelt blieben. Die vier oberen Frontzähne wurden mit Gummibändern retrahiert, die an provisorischen Goldkronen mit Häkchen befestigt wurden. Die Retraktion wurde mit einer Japanseidenligatur, die wöchentlich gewechselt wurde, zu Ende geführt.

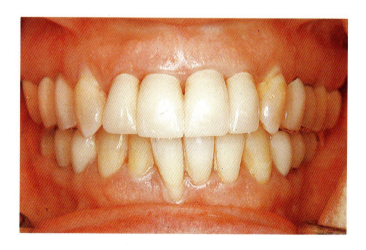

Abb. 856 Die abgeschlossene Behandlung, Dezember 1963.

Fallbeispiele

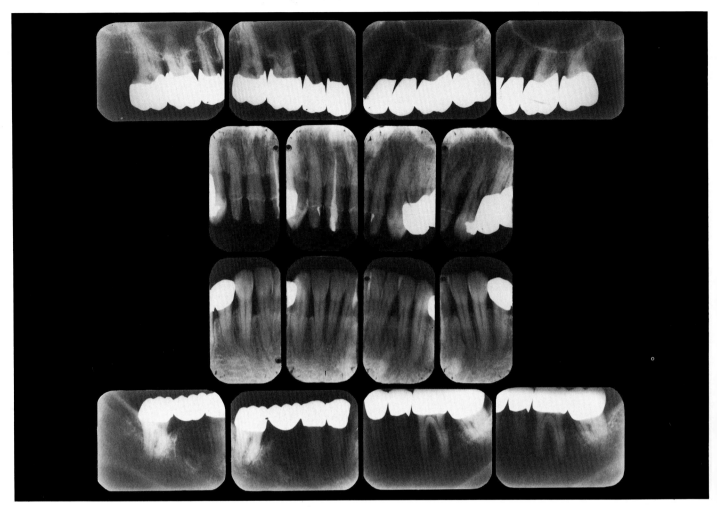

Abb. 857a Röntgenaufnahmen des Falles von 1965.

Da das Aussehen der oberen vier Frontzähne verbessert werden mußte, wurden sie für Jackets präpariert. Im Laufe der Retraktionsphase wurden die provisorischen Einzeljackets aus Kunststoff mesiodistal reduziert. Etwas problematisch war die Nähe der Wurzeln des oberen rechten mittleren und seitlichen Schneidezahnes. In diesem Bereich erholte sich das Parodontium erst nach langer Zeit.

Nach ausreichender Retraktion der oberen Frontzähne wurden sie mit Kunststoff „Diamond D" verblockt. 1962 verwendete ich noch keine metallkeramischen Restaurationen. Die Kunststoffschiene wurde als Provisorium angesehen, das wohl in wenigen Jahren wieder ersetzt werden mußte. Soweit ich weiß, funktioniert es jedoch bis jetzt noch gut.

Das Interessante an diesem Fall waren die Eckzähne. Nach Retraktion der Frontzähne wackelten die Eckzähne schon unter der Einwirkung des Luftbläsers. Seit 1959 bevorzugte ich gegenüber einer bilateral balancierten Okklusion die eckzahngeführte Okklusion. An diesem Fall konnte ich das neue Konzept ausgezeichnet ausprobieren. Die Patientin war über zwei Jahre in Behandlung. Alle Restaurationen wurden nur provisorisch plaziert. Es war daher nicht schwer, die Eckzähne mit den Seitenzahnrestaurationen oder mit den vier Frontzähnen oder mit beidem

Gruppe V — Bemerkenswerte Fälle

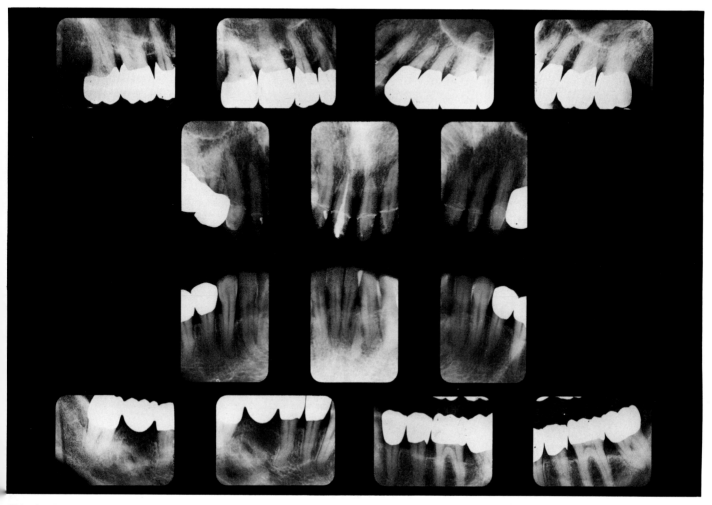

Abb. 857b Röntgenaufnahmen des Falles von 1972.

zu verblocken. In diesem Fall hing der Fortgang der Behandlung völlig vom bisher erzielten Ergebnis ab. Als die endgültigen Restaurationen eine Woche lang provisorisch eingesetzt waren, waren die Eckzähne in ihrer Stellung unverändert. Auch nach einigen Wochen bzw. einigen Monaten waren sie nicht gewandert.
Dies war für mich der Beweis, daß zumindest diese Patientin die Seitenzähne nicht mit Hilfe der Eckzähne diskludierte. Die Eckzähne lagen also ganz eindeutig außerhalb des Funktionsbereichs, sonst wären sie wegen der schlechten Retention schnell in eine andere Lage geschoben worden.

Die Eckzähne blieben also in unveränderter Lage, ihr Halt verbesserte sich, und ich entschloß mich daher, sie unverblockt zu lassen.
Etwa 1970 wollte die Patientin aus ästhetischen Gründen auf den Eckzähnen Jackets haben.
Bis auf die vier Frontzähne und die dreiteilige Brücke unten links kam dieser Fall ohne Verblockung aus. 1972 zog die Patientin um und ging zu einem befreundeten Kollegen, der mir die Röntgenaufnahmen aus diesem Jahr zuschickte (Abb. 857b).

Fallbeispiele

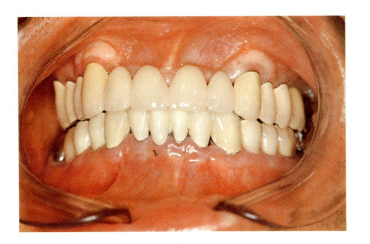

Gruppe VI — Fälle aus dem Aufbaustudium

Fall 17

Dieser Fall wurde von Dr. Alan D. Newton behandelt, während er am Graduate-Prosthodontic-Lehrgang (Kieferprothetik) an der zahnmedizinischen Fakultät der Fairleigh Dickinson University teilnahm.

Abb. 858 Vorderansicht nach abgeschlossener Behandlung. Man beachte die freien Zahnfleischtransplantate über den oberen Eckzähnen. Die Behandlung des Parodontiums erfolgte am Graduate Periodontic Dept. der Fairleigh Dickinson University unter der Leitung von Dr. Abram I. Chasens.

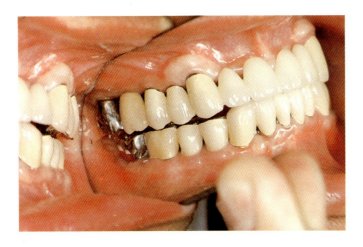

Abb. 859 Exkursion nach rechts.

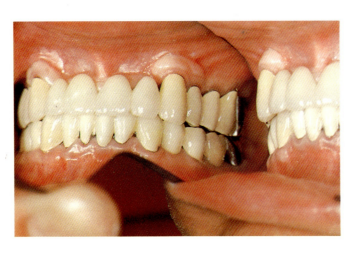

Abb. 860 Exkursion nach links.

426

Gruppe VI — Fälle aus dem Aufbaustudium

Fall 18

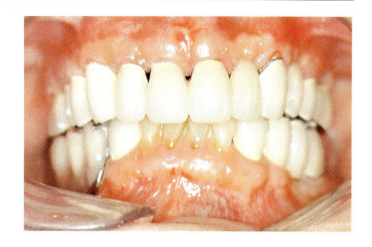

Abb. 861 Auch dieser Fall wurde von Dr. Newton zu Ende geführt. Im Unterkiefer wurde eine einseitige herausnehmbare Teilprothese mit mukostatischem Präzisionsgeschiebe und Kauflächen aus Gold geschaffen, die den oberen Kauflächen aus Gold gegenüberstehen.

Fall 19

Dieser Fall wurde von Dr. Paul A. Eisen im Rahmen der Ausbildung zum Kieferprothetiker an der Fairleigh Dickinson University behandelt.

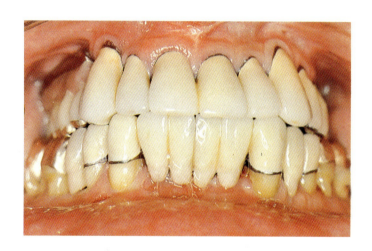

Abb. 862 In diesem Fall war das Parodontium stark angegriffen. Die Behandlung erfolgte in Zusammenarbeit mit dem Graduate Periodontic Dept. der Fairleigh Dickinson University. Man beachte die Teilüberkronung und die Lage der Kronenränder der unteren Zähne, um eine Beeinträchtigung der Pulpa zu vermeiden. Nach Abwägung aller Möglichkeiten erschien dies als der beste Kompromiß.

Fall 20

Nach Behandlung des Parodontiums und einiger kleinerer Zahnbewegungen wurden als Ersatz für die fehlenden oberen und unteren Seitenzähne herausnehmbare Teilprothesen mit mukostatischen Präzisionsgeschieben angefertigt.

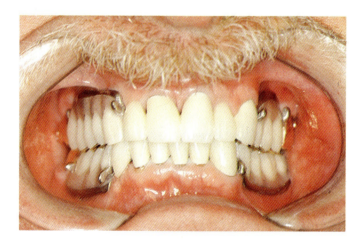

Abb. 863 Auch dieser sehr komplizierte ausgedehnte Fall wurde von Dr. Paul A. Eisen behandelt.

Fallbeispiele

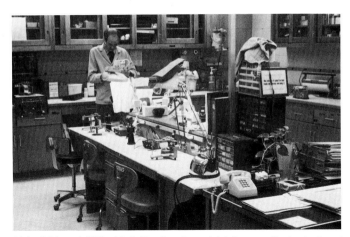 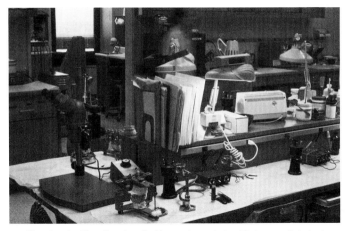

Abb. 864 und 865 Vollständig eingerichtetes gnathologisches Labor am Graduate Prosthodontic Department der Zahnmedizinischen Fakultät an der Fairleigh Dickinson Universität.

Kapitel 26

Zusammenfassung

Wenn man seine niedergeschriebenen Gedanken dem Verlag zum Druck übergibt, liegt darin etwas Endgültiges. Man kann dies mit einer Zusammenfassung des Gestern und Heute vergleichen. Mit diesem Kapitel möchte ich jedoch meinen Fuß in die Tür zum Morgen setzen, damit sie nicht vor mir ins Schloß fällt. Ich hoffe, daß dieses Buch in etwa als Bindeglied zu zukünftigen Entwicklungen dient.

Aus den vorangegangenen Kapiteln kann man den Eindruck gewinnen, daß die Gnathologen alles daransetzen, die Zahnheilkunde mit einer bestimmten Zielsetzung auszuüben. Wir erwecken den Anschein, als ob wir mit äußerster Exaktheit arbeiten; das stimmt aber gar nicht! Die Präzisionsgeschiebe der von uns hergestellten herausnehmbaren Prothesen sind in der Tat so akkurat ausgeführt, wie dies heute möglich ist. Aber wie würde ein Ingenieur diesen Grad der Genauigkeit beurteilen? Natürlich sind diese Befestigungen ganz erheblich besser als solche mit Klammern, aber um wieviel besser sollten sie wirklich sein? Unsere Methoden der Instrumentation sind ganz erstaunlich im Vergleich zu den Möglichkeiten der Vergangenheit, ja sogar verglichen mit dem, was heute teilweise noch üblich ist. Im Zeitalter der Raumfahrt wirken sie dennoch vorsintflutlich.

Die Werkstoffe, die wir mit solcher Sorgfalt verarbeiten, lassen einiges zu wünschen übrig. Gipse, Einbettungen, Gußverfahren — alles läßt die äußerste Präzision vermissen, die wir so dringend brauchen. Nicht einmal eine Lötverbindung ist möglich, ohne daß sich an den verbundenen Teilen oder ihrer Lage zueinander etwas ändert.

Wir haben es hier tatsächlich nicht mit mikroskopischen, sondern mit groben Dimensionen zu tun. Zur Wiedergabe der Kieferbewegungen stellen wir den Artikulator anhand von Strichmarkierungen ein. Aber wie viele Zellschichten übereinander ergeben erst die Dicke eines Strichs! Unsere Behandlung sollte darauf abzielen, das Zerquetschen dieser Zellen unter Funktionsbedingungen zu vermeiden. Wir sollten in mikroskopischen Dimensionen handeln. Bisher können wir aber nur die Traumatisierung dicker Zellschichten verhindern. Eine Behandlung des Parodontiums ist über viele Monate möglich. In vielen Fällen ist ein chirurgischer Eingriff ins Parodontium notwendig und nutzbringend. Aber warum läßt man es erst so weit kommen, daß ein chirurgischer Eingriff der einzige Ausweg ist? Da muß es gewiß noch einen besseren Weg geben!

Die Verantwortung der zahnmedizinischen Fakultäten ist gewaltig. Sie haben viel geleistet, aber das reicht noch nicht. Leider wird ein Großteil der Forschungsarbeit an diesen Fakultäten von Personal geleistet, das nicht für wissenschaftliches Arbeiten ausgebildet wurde. Lehrpersonal eignet sich nicht automatisch auch zum Forschen. Also sollte man erwarten dürfen, daß die zahnmedizinischen Fakultäten auch über einige Fachleute verfügen, die für die Durchführung von Forschungsvorhaben gründlich ausgebildet sind.

Dementsprechend müßten den Fakultäten auch Beschäftigte angehören, die das Lehren gelernt haben. Lehren ist Beruf und Berufung zugleich. Es gibt wohl kaum einen praktizierenden Zahnarzt, der über diese spezielle Eignung und Ausbildung verfügt. So begrüßenswert es ist, daß die Theorie an der Fakultät ein Gegengewicht in Gestalt einiger praktizierender Zahnärzte erhält, so beklagenswert ist es andererseits jedoch, daß der Lehrkörper an vielen zahnmedizinischen Fakultäten aus Teilzeitkräften besteht, die die Verbindung mit der Hochschule nur zu ihrem eigenen Nutzen aufrechterhalten.

Den einen oder anderen Tag, den sie der Fakultät widmen, können sie ohne weiteres aufbringen, es ist für sie sogar eine willkommene Ablenkung vom Praxisalltag. So weit, so gut, aber die Studenten haben dabei das Nachsehen. Qualifizierte Lehrkräfte sollten es nicht nötig haben, ihr Einkommen durch eine Privatpraxis aufbessern zu müssen. Ihr Gehalt sollte ihrer Ausbildung, Erfahrung und ihren Fähigkeiten entsprechen. Sie sollten ihre Freizeit dazu nutzen, sich mit den Neuentwicklungen auf ihrem Fachgebiet vertraut zu machen. An vielen Fakultäten werden immer noch 30 oder 40 Jahre alte Methoden gelehrt, und dies nicht, weil diese Verfahren besser sind, sondern weil die Dozenten keine Zeit gefunden haben, sich darüber hinaus fortzubilden.

Diese Mißstände zu erkennen, ist die eine Seite; eine andere ist es, auch etwas dagegen zu tun. Zusätzliche finanzielle Unterstützung ist nur ein Teil der Antwort, da damit allein der Fortschritt noch nicht garantiert ist. Manche der genannten Mängel bestehen an Fakultäten, denen es finanziell sehr gut geht. Letzten Endes kommt es auf eine engagierte und durchsetzungsfähige Fakultätsleitung an, der an der Hebung des akademischen Standards genausoviel gelegen ist wie an der Beschaffung finanzieller Mittel. Sich mit weniger zufriedenzugeben hieße dem Mittelmaß Vorschub zu leisten.

In jüngster Zeit hat sich auf dem Gebiet der zahnmedizinischen Forschung einiges getan. Dank der Elektromyographie wurden neue Einblicke in die Funktion des stomatognathen Systems möglich. Manche zuvor rätselhafte Tatsachen der Muskelfunktion konnten geklärt werden. Die Ergebnisse unterschiedlicher Behandlungsweisen lassen sich heutzutage besser beurteilen und miteinander vergleichen. Ein Beispiel hierfür ist die Kinefluoroskopie. Die Unterkieferbewegungen lassen sich damit eingehend beobachten und Abweichungen der Bewegungen statistisch auswerten. Dieses neue Hilfsmittel hat bereits viele wertvolle Forschungsergebnisse erbracht. Inwieweit sich Elektromyographie und Kinefluoroskopie in der praktischen Behandlung von Patienten bewähren werden, ist noch unklar. Aber dennoch werden die hier gewonnenen Erkenntnisse ganz gewiß dazu beitragen, etwas mehr Licht in das gegenwärtig noch herrschende Dunkel zu bringen.

Ganz allgemein sind durch die neuen elektronischen Ausrüstungen und Hilfsmittel Lösungsmöglichkeiten für unsere Probleme in der Praxis in greifbare Nähe gerückt. Besonders interessant sind die Versuche der US Air Force mit winzigen Widerständen, die in die Prothesen eingesetzt werden. In Kürze werden viele Streitfragen endgültig geklärt sein. Wenn wir die Antworten auf die Frage, welche Anforderungen eigentlich an das stomatognathe System gestellt werden, begriffen haben, dann können wir unser ernsthaftes Streben darauf richten, diesen Anforderungen gerecht zu werden.

Wir werden bald in der Lage sein, die Kieferbewegungen des Patienten elektronisch aufzuzeichnen. Umgekehrt können die Bewegungen dann mit einem geeigneten Gerät reproduziert werden. Entsprechende Pläne zur computergesteuerten Anfertigung der für den jeweiligen Patienten geeigneten Führungsflächen wurden bereits zum Patent angemeldet.

Das sind einige der Zukunftsträume. Solange wir danach streben, solche Träume zu verwirklichen, wird die Zahnheilkunde auch im Zeitalter der Weltraumforschung in ihrer Entwicklung nicht zurückbleiben.

Register

A

Abformmaterial	217, 284
Gummiabformungen	296
Herstellung	296
mit zwei Gemischen	301
Nachteile	296
Unterfütterung	296
Vorteile	296
herausnehmbare Teilprothese	243
Hydrokolloid	286
reversibles	217
Silikonabformung	299, 302
Zinkoxid-Eugenol	244
Abformung	283–304
Alginat	256, 263, 283, 318
Ausgießen	293
Gummi	294, 296, 302
herausnehmbare Teilprothese	246
Hydrokolloid	217, 246, 256, 284, 323
Kupferband	300
Kupferhülsen	303
mukostatische	243
Provisorium	281
Remontage	312, 321
Sattelbereiche	240
Silikon	302
stiftverankerte Halbkronen	304
Studienmodelle	284
Stützzähne	242
Van R Dental Products	286
zwei Gemische	301
abgesunkener Biß	398, 400, 404, 410
Abnahme	
mittels Knöpfen	374
von Kronen	374
Abschluß	
Keramik	210, 212
Achse	
Neigung	115
Rotation	115
Achsorbitalebene	47, 149, 151, 152
Ackerman	
Abformzement	373
Paste	308
Aluwax	97, 98
American Academy of Prosthodontics	
Hinge Axis Committee	47
Amsterdam, M.	280
Aqua-dac	242, 260
Aquadag	301, 304
Artikulation	
Ausarbeiten	161–189
nach Remontage	329–339
ausgewogene	170
Bennett-Bewegung	148
Definition	143
Einschleifen natürlicher Zähne	345–360
front- und seitenzahngeführte	330, 333, 334, 336
Frontzahnführung	154, 155
Grundlagen	143–160
herausnehmbare Teilprothese	238, 239
Höcker	144
Interokklusalabstand	157
Kennzeichen	159
Krümmung der Kondylarbahn	147, 155
Malokklusion	144
Muskellänge	158
natürliche Zähne	345–360
Neigung der Kondylarbahn	148, 149, 153, 155
Oberkiefer	146
Ruhelage	157, 159
Scharnierachse	147
Spee-Kurve	153, 154
Unterkiefer	146
vertikale Dimension	156, 158
Wilson-Kurve	158
zentrische Relation	146
Artikulatoren	131, 132
Anforderungen	65
D5A-Artikulator	131, 134, 135
numerische Skalen	134
reprogrammierbare	132
Zentralverriegelung	134

einstellbare	131, 134, 135
Gesichtsbogen	46
Einstellung	67, 175
Einstellungsvermerke	129
Frontzahnführung	174
Einstellen	161
Gesichtsbogen	46, 70, 109, 257
Typ Hanau	46, 109
Typ Snow	46
Mark II (halbeinstellbar)	139
Scharnierachse	40, 45
Stuart-Pantograph	109
Ästhetik	204, 205, 210, 235
Aufbißschiene	42, 394
Aufwachsen	188, 200, 247, 249
Aufzeichnung	
Durchführung	68, 80
einstufiges Verfahren	81
in zwei Phasen	95
laterale Exkursion	
nach links	78
nach rechts	79
Protrusion	77
Schnellverfahren	81, 113
Unterkieferbewegungen	199, 200
von Kieferbewegungen	65–81
Aufzeichnungsgerät	80, 110, 111, 113
extraorales	66
Montage	111, 113

B

Backhaus-Tuchklemme	374
Bard-Parker-Messer	98
Basis(platten)	
Alborium	251
Aufwachsen	247
Befestigung an Stützzähnen	253
Metall	237, 251
obere	247, 252
Pfeilerrestauration	239, 241
Remontage	255
Schablonenvorbereitung	247
Stabilität	237, 239
untere	251, 252
Beebe-Zange	300
Behandlung	
Methoden	25
mit der Aufbißschiene	42
Planung	25, 197–202
Belastung	
Verteilung	25

Benett	
Bewegung	34, 65–67, 117, 131, 132, 201, 383
Artikulation	148
Kaufläche der Zähne	150
Winkeleinstellung	115, 117
Führung	125
Einschleifen	125
Biß	
abgesunkener	400, 404
offener	400, 401, 404
Bißgabel	307, 312, 314
Bißnahme	317, 319
Bißwall	251, 252, 253, 306, 311
Bloc-Heat	377, 378
Branstad, W.	47
Brown, S.	99
Brückenansatz	252, 265
Brückenglieder	227, 228, 229
Bruxismus	21, 36

C

Cavidry	341, 342
Celenza, F.	47
Centric Lab Relator	139
Ceramco-Halter	259
Cerro-Low 136-Legierung	256, 322, 323, 325
Chasens, A. I.	426
CMP Formulae	342
Coldpac	282
Collet, H.	246
Complete-Einbettung	255

D

D'Amico, A.	172
Dawson, P. E.	98
Delar	
Kontrollsockelformer	323
Wachs	95, 98, 101, 257
Denar	
Einstellhilfe	139, 141
Field Inspection Gauge	139, 141
Office Tutor	141
Patient Management-Staff Tutor	141
System	55, 131–141
Veri-Check	139
Diagnose	191–195
Die Keen	290
Digastricus	31, 35
Di-Lok	288, 289, 294, 298
Disklusion	25, 173, 174, 381
Eckzähne	386, 387

Frontzähne	381, 382, 391, 395
Schneidezähne	386, 387
D. P.	318
Drehpunkte	68, 123
Aufzeichnung	68
Bestimmung	83
seitliche	125
Dry-Foil	342
Ductus parotideus	301
Duralay	99, 100, 101, 104, 105, 241, 251, 252, 253, 260, 261, 262, 263, 303, 306, 307, 311

E

Eckzahn	145
Disklusion	386, 387
RKP-Kontakte	182, 183, 184, 335, 336
Einbettungsmaterial	255, 259, 265
Gray Investment	245, 247
Einschleifen	
allgemeine Richtlinien	347
Indikationen	345
kieferorthopädische Behandlung	346
Kontraindikationen	345
natürliche Zähne	347
stabilisierende Maßnahme	346
Wahl der Bereiche	347
Eisen, P. A.	427
Eminentia	
Einschleifen	129
Protrusion	129, 130
Entwicklungsfurchen	182
Ergänzungsfurchen	182
Exkursion	
arbeitsseitige	350
balancierende	150, 165, 166, 355
exzentrische	145, 331, 332
laterale (seitliche)	35, 78, 90, 93, 115, 116, 120, 144, 355
Probe-E.	23, 24
protrusive	77, 89, 91, 93, 144, 354, 355

F

Fallbeispiele	405–428
Falldarstellung	366
Farbton	
Archiv	229
Protokoll	228
Skala	230
Wahl	229
Färben	235

Fast-Cure	265
Fehlstellung	407, 408, 421
Klasse II	393, 394
Klasse III	393, 412
Pseudo-Klasse III	393, 395
Unterkiefer	
Anatomie	29, 146
Forma-Tray	104, 105, 240
Form und Funktion	
Harmonie	22, 36
Fossa	
glenoidalis	29, 150
gerichtete Wülste	180
Modellieren	181, 182
Neigung	115
Frontzahnführung	154, 155, 161, 174, 388, 389, 396, 397, 399, 400
Frühkontakt	19, 20, 34, 348, 349, 350, 351, 352, 353, 354, 355
Definition	345
Ermittlung	356, 357, 358, 359, 360
Seitenzahnbereich	355, 356, 397, 398, 404

G

Garvey, R.	47
Gelenkhäute	29
Geschiebe	
Einbettung	255
Guß(stücke)	255, 256, 260, 265
Löten	259, 260, 263
parallele Ausrichtung	259
Versorgung	362
Gesichtsbogen	45, 46, 314
Übertragung	93, 109, 114, 254, 255, 308, 313
Gesichtsbreite (-weite)	68, 72, 114
Gewohnheiten	21, 192, 358, 409
Gingi-Pak	
Pellets	288, 289, 342
Retraktionswatte	288, 292, 293
Gingiva und Krone	203, 204, 205
Gingivaretraktion	213, 214, 215, 216, 286
Aluminiumkrone	290, 292
Retraktionsfaden	286, 287, 288
Glasieren	235
Gnathograph	68
Gnathological Society	39
Gnathologie	
Definition	27
Praxis	369
Gnathologische Gesellschaft	67
Granger, E. R.	99
Gray Investment	245, 247

Grubb, H. D.	99
Gußverfahren	238, 380
Guttapercha	278, 279
Gysi, A.	39, 66

H

Hafner, T.	400
Handy-Sandy-Sandstrahler	306
Harmonie	
von Form und Funktion	22, 36
häusliche Mundhygiene	362
Hemodent	288
Hemogin-L	287, 288
HIKP	
Korrektur	333
hochtourige Instrumente	276
Höcker	
Antagonist	274, 275
Breite	144, 145
Form	153, 154
Höhe	144, 145, 153
mesiolingual	166
Notwendigkeit	143
Spee-Kurve	155
Spitzen	174, 175, 176, 177, 178, 180
Honorar	365
Hoyt, E. B.	374

I

Immediate Sideshift	131
siehe auch: *Bennett-Bewegung*	
Ineinandergreifen der Zähne	20, 144
Infrahyoideus	35
Inlays	
Neuanfertigung	363
Interokklusalabstand	157
Interokklusalregistrat	98
Überprüfung	98
Inzisaltisch	388, 389, 396, 398
Iso-Shield	301, 342, 343

J

Jacobs-Futter	59, 62
Jel-Sol	341, 374, 375
Jig(-Abstützung)	99, 101, 104, 107, 309, 310, 315, 316, 358, 360
Methode	99, 253, 254
Jochbein	32
Tuberculum articulare	32
Jochbogen	33
Jones-Bißrahmen	106, 107

K

Kappen	223, 227, 303
Kapselligament	32
Kariesverdacht	273
Kaubewegungen	35
Muskelkraft	37
Kaufläche	25
Acrylat	263, 265
edle Legierung	264
Gips	263
Gold	264, 265
Wachs	263, 264, 265
Keramik	
Anforderungen	221
Biskuitbrand	233, 234
Farbton	229, 234
Färben	235
Fehler	232, 233
Festigkeit	219
Fraktur im Zahnhalsbereich	224
Glasieren	235
Jacketkronen	277
Kontur	221, 233, 235
Metallkeramik	203–236
poröser Zahnhalsbereich	232
Schwunddefekte	232
Stärke auf Kronen	221
Verblendung	229
Zerstörungskraft	222
Kerr	
Citricon Wash	303
Kwik-Wax	302
Model Christobalite	245, 247
Registration Paste	106, 107
Separating Medium	86
Syringe Elasticon	303
Kieferbewegungen, extraorale	
Aufzeichnungen	68
Aufzeichnungselement	
oberes	76
unteres	76
Aufzeichnungsgerät	72
Kiefergelenk	
Beschwerden	21
Bewegung	32
Ligament	30, 32
Muskeln	30, 31, 32
Kontrollsockel	50, 51, 52, 53

Former	87
Verfahren	86, 257, 258, 323
Kreuzbiß	273, 403, 411, 413
Kronen	
Abschlußlinie	213, 214, 215, 217
Approximalkontakte	235
Ästhetik	204, 205, 210, 212
Festigkeit	225
funktionelle Kontakte	235
Gestaltung des Metallrandes	213
Keramik	
Keramik-Jacketkronen	277
Stärke	221
Zementierung	344
Konturen	189
metallkeramische	
Querschnitt	205
Neuanfertigung	363
Randlegung	203, 212, 216
Retraktion der Gingiva	290
Unterbau	220
Bewertung	220
Gestaltung	221, 222, 223, 224, 225, 226, 227
Wachsen	223
Verblendkronen	371
Versorgung	363
vollständige Überkronung	274, 275
Zahnpräparation	203, 205, 206, 207, 214, 220, 221
Zervikalbereich	223
Kunststoff	
selbsthärtender	263, 264
Kupferbeschichtung	303
Kussick, L.	399, 400
Kwick-Tray	265, 299, 303

L

Labortätigkeit	366
Lauritzen, A.	47, 86, 358
Legierungen	
metallkeramische	203–235
Metallpräparation	229
unedle	229
Levatormuskeln	31, 35, 36
Lingualbügel	250, 251
lingualer Arm, äußerer	267
Lippenbeißen	21
Lucia, V. O.	47
Luralite	308
Löffel	55–63
Anpassung	284
Definition	55
Di-Lok	288, 289, 294, 298
individuell angefertigt	68, 243, 244
maschinelle Bearbeitung	59
oberer	57, 58, 63, 112, 113
Trennen	61
unterer	57, 59, 62, 63, 112, 113
Wachsschablone	56, 58
Anbringen der Gußkanäle	59, 60
Aufwachsen	58
Einbetten	59, 60
Gießen	59, 61
Wahl	284
Zweck	55
Löten	259, 260, 377, 378

M

Mandibula	29
Masseter	31, 32, 33, 35, 36, 157
Matrizen	320, 321, 322, 325
Maxilla	29
McCollum, B. B.	43, 67, 267, 268
McHorris, W. H.	382
Analyzer	382, 383, 384
MCP	342
Medart pressure applicator	341, 342
Microfilm	175
Mitarbeiter	365
Mitteilungen an das Labor	231, 232, 234
Modellation	
Entwicklungsfurchen	182
Ergänzungsfurchen	182
Modelle	
diagnostische	192, 193, 199, 200, 232
Di-Lok-Verfahren	294
Hochtemperaturmodelle	246, 247, 248
Kontrollsockelverfahren	86, 257, 258, 323
Meistermodelle	200, 241
Doublieren	245, 246
obere	55, 56, 57, 58, 71
Remontagemodelle	257, 258, 324, 325, 326
Studienmodelle	193, 283, 289
untere	56, 57, 68, 71
Molar-Kontaktbereiche	
erster	150
oberer 1.	166, 183, 185, 335, 336
oberer 2.	145, 183, 186, 336, 337
unterer 1.	166, 185, 335, 336, 337
unterer 2.	186, 187, 336, 337
zweiter	145
Montagegips	111, 113
Moyco	
Basisplattenwachs	243, 244
Zement	279, 373

mukostatische Basis	25, 243
Mundhygiene	
häusliche	362
Muskelkraft	37
Muskellänge	158

N

Nachbehandlung	361–364
Nachuntersuchungen	361
Nägelbeißen	21
Nähfaden	213, 214
Newton, A. D.	426, 427
Nickel-Chrom-Legierungen	229
Nu-life Nu-Lube (Petrolatum)	280

O

Occlusal Analyzer	140
Occlusal Treatment Planner	140
offener Biß	397, 398, 399, 401
Okey, R.	47
Okklusion	
gestörte	19, 22
Okklusionsebene	153, 154, 200
Omnivac-Verfahren	282
Omohyoideus	31
Onlays	201, 274, 277, 279
Ontray	296
Opotow's Mandibular Paste	107
orthognathe Chirurgie	404
Os	
hyoideum	31
temporale	
Anatomie	29
Öse	247

P

Pantograph	68, 109, 136, 139
Parodontium	
Erkrankungen	413, 415, 417, 421
Behandlung	197
chirurgische Maßnahmen	271
guter Gesundheitszustand	19
Patientenauswahl	375
Pelouze-Waage	293, 294, 377
Pfeilwinkelaufzeichnung	85, 91, 92, 123, 125, 313, 315
Pindex-System	288, 289, 294, 296, 297
Praktische Hinweise	369–380
Prämolar(-Kontaktbereiche)	
oberer 1.	183, 184, 335, 336
oberer 2.	183, 185, 335, 336
unterer 1.	184, 335, 336
unterer 2.	185, 335, 336
Prep Wet	288, 290, 304
Prognose	202
Propriorezeption	34, 36, 94
Prothese mit Präzisionsgeschiebe	237–269
Mängel	238
Präparation	242
Protrusion	
gerade	331, 333, 349
laterale	330, 331, 333, 348, 349, 351, 352
Probe-P.	23
Provisorische Versorgung	218, 220
Pruden, W. H.	276
Psychische Probleme	21, 191, 192
Pterygoideus lateralis	32, 33, 34, 35, 36, 42
Pulprotex	279, 373

R

Racord	288, 292, 342
Radio-Knife	287, 288
Referenzplatte	68, 76, 112
Anbringen	75
Registrat, zentrisches	19, 40, 86, 308
Anfertigung	308
Gewährleistung	86
Kontrolle	86
Wachsplatte	94
Rekonstruktion, vollständige	19–27, 365–367
Behandlungsmethode	25
Verblocken	26
Behandlungsziel	22
Gnathologie	27
Gründe	19
Harmonie von Form und Funktion	22
Kontraindikationen	21
nützliche Hinweise	276
parodontale Behandlung	27
Vorbereitung des Mundes	271–282
Remontage	305–328
Resilienzgeschiebe	238, 267
Restaurationen, provisorische	219, 220, 278, 361, 371
Abnahme	374
Aluminium	279
„Eierschale"	279, 280
Omnivac-Verfahren	282
Onlays	279
Reinigung	374
vollständige Abdeckung	279
Zementieren	373

Retention	237
„Pilze"	240, 241, 249, 250, 251
Retentionsschlinge	247
reziproke Innervation	34
RKP-Kontakt	183, 184, 185, 186, 335, 336, 337, 338
Rotation	
laterale	85
seitliche	85
Seitwärtsdrehung	91, 92
vertikale	83
Zentrum	39, 43, 91
Ruhelage	157, 159

S

Saglimbene, R.	401, 402, 403, 404
Sattel	
Abdruck	240
funktionale Belastung	238
instabile Basis	238
Schaden verhindernde Reaktion	34
Scharnierachse	39–53
Achsorbitalebene	149
Anzahl	47
Artikulation	147
Definition	39
Ermittlung	42, 49, 68
Gesichtsbogen	45, 46, 314
Lage	40, 41, 53
Markierung	45, 46
Nachweis der Brauchbarkeit	49, 53
Referenzebene	47
RKP	40, 47, 49, 147
terminale	45
Transversalachse	47
Bestimmung	47
Übertragung	41, 42, 45, 46, 47, 53
Scharnierbewegung	41, 42
Scharnierfunktion	53
Schienen	
Zementieren	343, 372
Schleimbeutel	29
Schlußbiß	22
Schneidekante	207, 234
Schneidezahnführung	381
Schulter-Präparation	208, 209, 210, 211
Abschrägung	277
Shaw, D. M.	172
Shooshan, E. D.	275
Slikdie	175
Snow, G. B.	39
Spee-Kurve	153, 154, 175, 177, 194, 200
Stallard, H.	27, 172

Stereomikroskop	306
Sternohyoideus	31
Sternothyreoideus	31
stiftverankerte Halbkronen	275, 277, 304, 344
stomathognathes System	29–37
Anatomie	29–37
Physiologie	29–37
Strebe	249, 250
Aufwachsen	260
Ausarbeiten	260
Gießen	239, 260
Konstruktion	240, 241, 249, 250
mit Fuß	240, 241
stress breaker	238, 267
Stuart, Ch. E.	68, 99, 109, 172, 382, 385, 389
Pantograph	109
Verfahren	109–130
Stufenpräparation	
abgeschrägte	209, 210, 216
Super Die	290
Swepston, J.	322

T

Tectol	330
Teilprothese, festsitzende	
Zementieren	343
Teilprothese, herausnehmbare	
Artikulation	238, 239
einseitige	252
Geschieberetention	237–269
Zielsetzung	237
Temp-Bond	74, 101, 103, 254, 279, 308, 310, 311, 312, 313, 314, 317, 318, 320, 322, 373
Temporalis	31, 32, 36
Tenax-Wachs	95, 98
Termin, erster	191
terminale Scharnierachse	
Lage	45, 47, 84
Schließbewegung	40, 140, 141
Thomas, P. K.	172
Thyreohyoideus	31
Tragen der vorläufigen Rekonstruktion	361
Truplastic	69, 78

U

Überbiß	273
horizontaler	381, 390, 391, 393
vertikaler	381, 387, 389
Unterkieferbewegung	29, 31, 35, 36, 39, 49
Aufzeichnung	66, 80

Reproduktion	65
Rotationszentren	67, 83
Scharnierbewegung	84
Unterkiefer-Kondylen	
Anatomie	29
Diskus	29
Eminetia articularis	29, 30, 39
Kondylarbahnen	29, 43, 125, 129
Krümmung	147, 155
Neigung	148, 149, 153, 154
richtige Wahl	125
Protrusion	129
Rotationszentrum	39, 43, 83
Scharnierachse	47

V

Van R	
Behälter	246
Doublierküvette	246, 247, 248
geflochtener Retraktionsfaden	287, 288
Vel-Mix	245
Verblendung	
metallkeramische	203–236, 229
Wahl des Farbtons	229
Verblocken	
Indikationen	26, 376
Kontraindikationen	26, 376
Metallgerüst	227, 228
Verstärkung von Wülsten	254
vertikale Dimension	40, 66, 156
in der Artikulation	156
Richtlinien	158

W

Wachs	
DeLar	95, 98, 101, 255, 257
Guß	246
Moyco	243, 244
Täfelchen	94, 95, 96, 97, 98, 104
Tenax	95, 98
Ward's Wondrpak	197, 373
Weichgewebe	271
Wilson-Kurve	158, 177
Wülste	
dreieckige	181
obere Zähne	180, 181
Querwülste	181
obere Zähne	180, 181
untere Zähne	180, 181
Randwülste	180, 189
obere Zähne	178, 179
untere Zähne	178, 179
Schrägwülste	181
obere Zähne	180, 181
untere Zähne	180, 181
Verstärkung	254

X

Xylocain-Salbe	306

Z

zahnärztliche Maßnahmen	22
Zähne	
Approximalflächen	189
dreieckige Wülste	181
extreme Balancestellung	164, 165, 166
Frontzähne	170, 337, 338, 381–404
aufgefächerte	355, 356, 388, 390, 405
kieferorthopädische Modifikation	404
großräumige Abtragung	209, 218, 219, 220
Höcker	25
Anordnung	22
in der Protrusion	164, 166
Kontaktbereiche	162, 163, 164, 165, 166, 167, 168, 170, 182, 183, 184, 185, 186, 187, 188
approximale	187, 188, 189
arbeitsseitige	166, 168, 169, 327
Kontur	235, 406
Höhe	180
Krone	
Abmessungen	189
Kontur	189
laterale Balancestellung	165
laterale Protrusion	162, 163
Präparation	272
zum Überkronen	203, 204, 205, 206, 207, 214, 220
zum Zementieren	341
Querwülste	181
Randwülste	179
Relation der Zahnlängsachsen	273
Schmerzempfindlichkeit	420
Schrägwülste	181
Seitenzähne	162, 170
Stützzähne	
Abformung	242
Präparation	242
Verlust der Restauration	363
Verlust durch Unfall	406
Zahnlosigkeit, kongenitale	407
Zeitplan	369

Zementieren	279, 373, 341–344
Anmischen	342
Auftragen	342
besondere Aspekte	343
Brücken	343
Moyco	279, 373
Porzellanjackets	343
Provisorium	372, 373
Pulprotex	279, 373
Restaurationen	341
herausnehmbare	343
kleine	344
schlechtsitzende	344
Schiene	343, 372
stiftverankerte Halbkronen	344
Teilprothese	343
Vorbereitung	
der Restauration	341
der Zähne	341
zentrische Relation (RKP)	47, 50, 51, 52, 53, 70, 83–107, 93, 146, 308, 327
Balancestellung	165, 166
Bestimmung	308, 312, 326
Definition	83
Ermittlung	93
Frühkontakt	348, 349, 350, 351, 352, 354, 355
inkorrekte	145
Kontaktbereiche	335
Okklusion der Seitenzähne	392, 394
RKP-Kontakte	169, 170, 182, 183, 184, 185, 186, 187
Scharnierachse	40
Seitenzähne	170
Wachsaufzeichnung	94, 253, 254, 258
Zungenpressen	21
Zusammenfassung	429–430
Zwischenkiefer, hoher	402

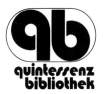

Victor O. Lucia

Behandlung des unbezahnten Patienten

Die *Behandlung des unbezahnten Patienten* ermöglicht die Anfertigung von natürlich wirkenden, angenehm zu tragenden Prothesen, bei denen sich die Resorption des Alveolarkammes in engen Grenzen hält. In diesem Buch werden verschiedene Strategien zur Behandlung unbezahnter Patienten im Detail dargestellt, wobei als Idealversorgung die fortschrittliche Behandlung mit mukostatischen Basisplatten aus Metall unter Berücksichtigung gnathologischer Grundsätze beschrieben wird. Und es werden auch weniger komplizierte Verfahren berücksichtigt, die bei speziellen Befunden angezeigt sind.

Jeder Vorgang bei der Herstellung der Prothese im Labor wird vom Autor Schritt für Schritt beschrieben und ein äußerst präzises Verfahren zur gnathologisch orientierten Anfertigung von Vollprothesen dargestellt. Neben den Verfahren für den total unbezahnten Patienten werden auch Herstellungsmethoden für Immediat- und Überprothesen berücksichtigt. Schließlich werden auch einige chirurgische Maßnahmen angeführt, mit deren Hilfe die Versorgung mit einer Prothese verbessert werden kann.

Die *Behandlung des unbezahnten Patienten* enthält höchst detaillierte Angaben über die Herstellung von Prothesen, die für die tägliche Praxis des Zahnprothetikers wie des Zahntechnikers im Dentallabor von unschätzbarem Wert sind.

248 Seiten, 419 Abbildungen, Format 17 × 24 cm, Leineneinband, ISBN 3876522056, Bestell-Nr.: 1785, Quintessenz Verlags-GmbH · Ifenpfad 2–4 · D-1000 Berlin 42 · Postfach 420452 Telefon (030) 74006-0